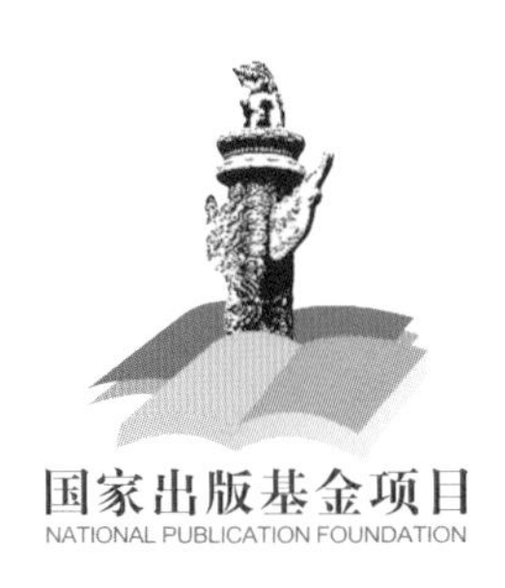

“十二五”国家重点图书

中华临床医学影像学

乳腺分册

CHINESE CLINICAL MEDICAL IMAGING

BREAST

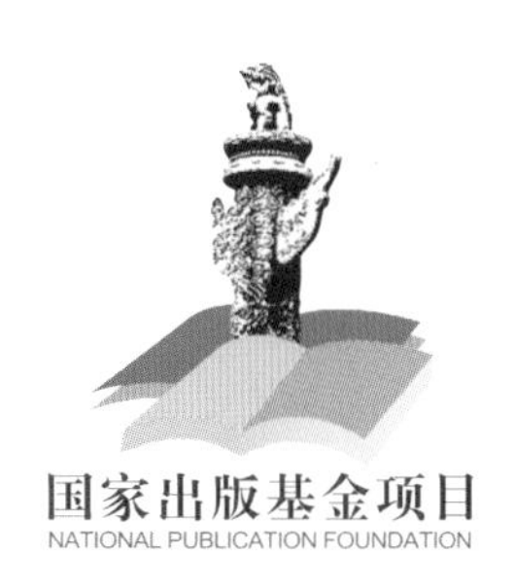

"十二五"国家重点图书

中华临床医学影像学

乳腺分册

CHINESE CLINICAL MEDICAL IMAGING

BREAST

丛书主编　郭启勇

分册主编　周纯武

北京大学医学出版社

ZHONGHUA LINCHUANG YIXUE YINGXIANGXUE RUXIAN FENCE

图书在版编目（CIP）数据

中华临床医学影像学．乳腺分册 / 周纯武主编．
—北京：北京大学医学出版社，2016. 1
国家出版基金项目 “十二五”国家重点图书
ISBN 978-7-5659-1034-0

Ⅰ. ①中…　Ⅱ. ①周…　Ⅲ. ①乳房疾病 -
影像诊断　Ⅳ. ① R445 ② R655.804

中国版本图书馆 CIP 数据核字（2015）第 011584 号

中华临床医学影像学　乳腺分册

主　　编：周纯武
出版发行：北京大学医学出版社
地　　址：（100191）北京市海淀区学院路38号　北京大学医学部院内
电　　话：发行部 010-82802230；图书邮购 010-82802495
网　　址：http://www.pumpress.com.cn
E-mail：booksale@bjmu.edu.cn
印　　刷：北京强华印刷厂
经　　销：新华书店
责任编辑：许　立　　**责任校对：**金彤文　　**责任印制：**李　啸
开　　本：889mm × 1194mm　1/16　　**印张：**17.75　　**字数：**540千字
版　　次：2016年1月第1版　2016年1月第1次印刷
书　　号：ISBN 978-7-5659-1034-0
定　　价：169.00元

中华临床医学影像学
编审委员会

乳腺分册编委会

分 册 主 编　周纯武

分册副主编　罗娅红

编　委　（按姓名汉语拼音排序）

杜红文　西安交通大学医学院第一附属医院

何之彦　上海交通大学医学院附属第一人民医院

李　洁　北京大学肿瘤医院

李　静　中国医学科学院肿瘤医院

刘佩芳　天津医科大学肿瘤医院

罗娅红　辽宁省肿瘤医院

彭卫军　复旦大学附属肿瘤医院

秦乃姗　北京大学第一医院

汪登斌　上海交通大学医学院附属新华医院

张　伟　中国医科大学附属盛京医院

周纯武　中国医学科学院肿瘤医院

分册主编简介

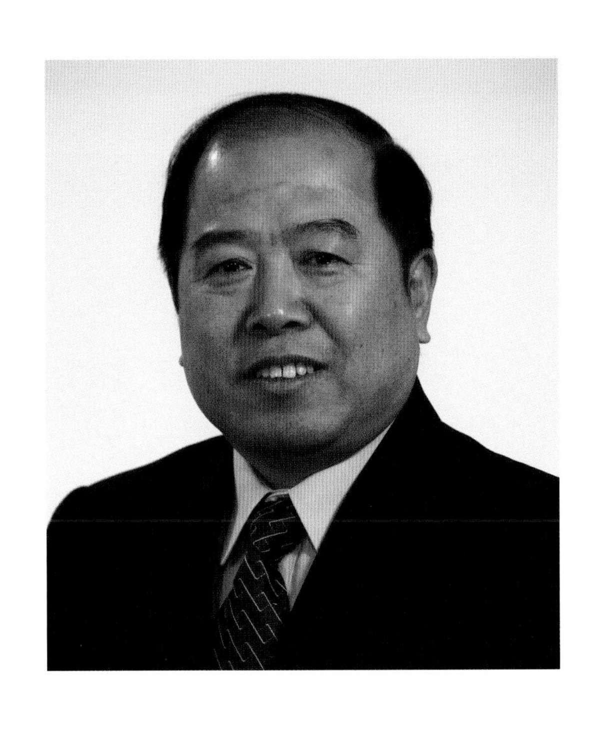

周纯武，教授、主任医师、博士生导师。1978年毕业于沈阳中国医科大学医学系，现任中国医学科学院肿瘤医院影像诊断科主任，中华医学会放射学分会常务委员，中华医学会放射学分会第十二届委员会乳腺学组组长，中国医师协会放射医师分会第三届委员会副会长，北京医师协会放射影像专科医师分会会长，中国抗癌协会肿瘤影像专业委员会第三届委员会主任委员，《中国医学影像技术》和《中国肿瘤影像学》杂志副主编，《中华放射学杂志》《临床放射学杂志》《放射学实践》等多种杂志编委。1995年至2006年曾任中国医学科学院肿瘤医院临床副院长。1997年享受国务院政府特殊津贴。

周纯武教授从事肿瘤影像诊断、科研和教学工作30余年，在肿瘤及疑难疾病的诊断及鉴别诊断方面积累了丰富的临床经验。作为课题负责人主持完成了国家“九五”攻关课题、“十一五”国家科技支撑计划课题和“八六三”攻关课题各一项；参与完成了“九五”“十五”攻关课题各2项。研究成果“常见恶性肿瘤影像学检查优选路径的建立及诊断技术创新与应用”获2013年教育部高校科技成果奖二等奖，“常见恶性肿瘤的综合影像学检查规范及优选指南的建立和临床应用”获2012年北京市科学技术奖三等奖。作为第一作者或通讯作者在国内外杂志发表专业学术论文100余篇，参加多部医学专著的编写，其中主编6部，副主编1部。

序 1

近年来，医学影像学发展迅速，作为现代临床医学体系的重要组成部分，在传统成像技术基础上新技术、新方法的应用不断涌现，使现代医学影像学内涵不断刷新、扩展。迄今，国内医学影像学著作出版颇多，多属有关专著，尚缺少系统性丛书。欣闻“中华临床医学影像学”丛书问世，倍感欣慰。

“中华临床医学影像学”丛书由新闻出版总署立项，国家出版基金资助，并获批国家“十二五”重点图书。保证了本丛书具有高起点和权威性。丛书总主编、各分册主编、副主编及编著者均为我国当前在医学影像学领域第一线工作的有影响力的专家、学者，通过他们的努力，保证了丛书的专业性和时代性。

这套丛书共十二分册，涵盖传统影像学各系统、各专业领域的内容，同时将全身综合性疾病、分子影像学、医学影像信息学及质量控制等重要内容进行专门编著，对于医学影像学知识体系的阐述更为全面，内容更为充实、完整。另外，丛书的编辑特点可以概括为结合临床、病种齐全、纲领清晰、文图并重、检索方便，做到继承传统和开拓创新的适当结合，具有明显的时代性。

祝愿并相信“中华临床医学影像学”丛书的出版，对我国医学影像学进而临床医学和医学科学的发展将起到积极推进作用，谨此对总主编郭启勇教授、各分册主编、副主编及参与编写的各位专家和同道们的辛勤努力表示衷心敬意和感谢！

中国工程院院士

中国医学科学院阜外心血管病医院放射科　教授　主任医师

序 2

医学影像学诞生已百余年，各种影像学新技术、新方法、新应用日新月异、层出不穷。近年来，影像学已从主要依靠形态学诊断发展为集形态、功能、代谢等信息为一体的综合诊断体系，介入诊疗技术、计算机信息技术、分子影像技术等使影像学的范畴不断发展延伸，医学影像学新知识的更新速度已经到了让人应接不暇的程度，医学影像工作者和相关临床医生对系统、全面、实用的医学影像学工具书的需求已经达到渴望的地步，“中华临床医学影像学”丛书的出版恰逢其时！

“中华临床医学影像学”是由国家出版基金资助，由中华医学会放射学分会主任委员、国内影像学知名专家、中华医学会放射学分会专业学组组长组成的专家团队主持撰写的专业影像学丛书。丛书共包括十二分册，内容涵盖神经、头颈、心血管、胸部、乳腺、消化、泌尿生殖、骨关节与软组织、儿科等诸多系统及专业领域，同时涉及全身综合疾病影像学、PET 与分子影像学、医学影像信息学与质量控制等诸多新角度、新内容。在继承传统经典影像学内容的基础上，丛书更体现了影像学的进展和现状，从而保证本丛书的实用性和时代性。

本丛书的特点是传统现代并重，临床影像兼顾，纲领脉络清晰，文字简明扼要，内容充分翔实，典型图像丰富。各分册收录的疾病种类齐全，分类清晰。各疾病相关临床内容全面，包括发病率、病因、临床诊断要点、疾病的演变治疗和随诊等，为读者呈现出立体化的临床诊断思路。影像学表现按检查方法分别阐述，诊断与鉴别诊断要点突出。每节配有大量示范病例图像，以加深理解，方便参考。书后配专业索引，便于根据各种关键词检索到需要的内容。这些特点体现了丛书的系统性、实用性、易读性、方便性。

“中华临床医学影像学”是一套兼顾影像学和临床医学的系统性丛书，以各专业影像学科医生及临床各科室医生为主要读者对象而量身定制的，它同时着眼于目前广大读者临床工作和拓展学习的实际需求，相信大家会发现这是一部内容丰富、精练易读、高效实用的影像学丛书，相信它会成为大家爱不释手的重要参考书。

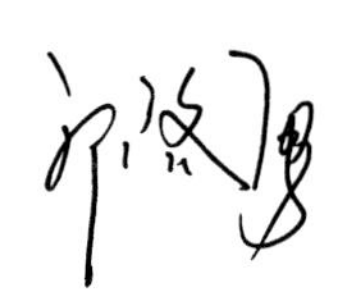

丛书主编

中国医科大学　副校长

中国医科大学附属盛京医院　院长

前　言

为满足广大影像专科医生、其他专业临床医生及医学影像学专业学生的需要，在中华医学会放射学分会前主任委员郭启勇教授的统筹下、在全国众多影像学专家的共同努力及辛勤工作下，“中华医学临床影像学”丛书终于即将出版。

乳腺疾病是女性最常见的疾病之一。近年来，乳腺癌的发病率逐年增高，现已位居我国女性恶性肿瘤之首。所以，本套丛书的乳腺分册得到了相关专家的高度重视。该分册共包括11章，内容涵盖了正常乳腺与常见乳腺疾病的描述。第1～3章依次介绍乳腺疾病常用的检查技术、正常乳腺的解剖结构与影像表现及乳腺基本病变的影像表现；第4章专门介绍美国放射学院（Ameican College of Radiology，ACR）制定的乳腺标准术语系统，即乳腺影像报告与数据系统（breast imaging report and data system，BI-RADS）；第5章、第6章分别以乳腺常见的良性、恶性疾病为主线，对每个疾病依次准确定义其概念，简要介绍了病理生理改变并以要点形式介绍了临床表现，按照影像检查顺序（如X线、相关造影、超声、MRI、PET-CT等）介绍了主要影像表现，对其首选检查、常规检查及金标准检查的方法及影像特征进行重点介绍，最后综合评价各种影像检查方法的优势与不足，以列表的形式准确、扼要地提出该疾病的鉴别诊断及鉴别要点；同时配有典型、清晰、完整的病例影像图像，以直观的形式再次加深读者对该疾病的影像检查顺序、重点检查方法、典型影像表现等印象。第7~10章分别介绍了男性乳腺疾病、乳腺隆胸术后、乳腺外伤和术后改变以及全身性疾病的乳腺改变，最后一章专门介绍了影像导引下介入性技术。

本书作者中汇集了来自全国各地的著名医学院（医院）的著名教授及专家，他们不但系统、扎实地掌握乳腺疾病的基础理论，而且密切关注乳腺疾病相关的最新国际、国内进展，更重要的是他们在乳腺疾病的临床诊断方面经验丰富、观点独到。相信通过大家的一丝不苟的辛勤工作，必将为读者奉献出一本集科学性、实用性于一体的精品。在本书即将出版之际，特向所有编者的辛勤付出致以崇高的敬意和诚挚的感谢。

尽管我们在编写的过程中竭尽全力、精益求精、力求完美，但客观上还会出现这样或那样的不足，恳请读者不吝指出，以便再版时力求更好！

周纯武

目　录

乳腺检查技术

1

第1节　X线检查

【乳腺的解剖】

- 成年妇女的乳腺，位于胸前第2～6肋软骨之间、胸大肌的浅面。外起自腋前线，内至胸骨缘
- 乳腺部位由浅层至深层依次为皮肤、皮下脂肪、乳腺腺体、胸大肌及肋骨等
  - 乳头位于乳腺中心，周围由乳晕包绕
  - 正常乳腺每侧含15～20个腺叶，每一个腺叶又分若干小叶。由乳腺周边的末梢乳管向乳头方向相互汇合成输乳管，逐渐增粗为小导管、中导管、大导管，在乳晕下汇入输乳窦，最终开口于乳头输出管。乳腺导管由腺上皮细胞和肌细胞上皮细胞组成，是乳腺疾病的病变基础
- 乳腺的动脉来自胸廓内动脉的第1～4穿支、腋动脉的分支和第2～7肋间动脉的穿支
  - 乳腺的横向浅静脉回流到胸廓内静脉，纵向的浅静脉回流到锁骨上窝，深静脉与动脉伴行
  - 其中胸廓内的静脉的肋间穿支是乳腺癌转移到肺的主要途径
- 乳腺的淋巴管丰富，分为浅、深两组，浅组位于皮内和皮下，深组位于乳腺小叶周围和输入管壁内，两组间广泛吻合
- 乳腺的淋巴主要注入腋窝淋巴结，占淋巴回流总量的75%，总计有30～60枚以上
  - 正常腋窝淋巴结为椭圆形，长约2mm，质软，临床检查很难触及
  - 腋窝淋巴结包括中央群、外侧群（腋静脉淋巴结）、腋前群（胸肌淋巴结）、腋后群（肩胛下群）和尖群（锁骨下淋巴结）
  - 锁骨下淋巴结又称高位淋巴结，位于腋顶部，与锁骨上淋巴结距离很近
  - 其余的淋巴引流至胸骨旁淋巴结、胸肌间淋巴结和膈淋巴结
  - 淋巴回流的途径和淋巴结群的位置有重要的临床意义

【概念与概述】

近年来，数字化乳腺摄影已广泛应用于临床，提高了乳腺病变特别是早期乳腺癌的检出和正确诊断率。高质量的图像是影像诊断的基础，因此，乳腺X线摄影技术成为临床工作的重点

【检查前准备】

- 乳腺是由腺体，间质组织，脂肪，血管，皮肤等X线吸收系数相近的组织构成的。为显示出乳腺疾病，必须使用专用设备，专业的体位设计
- 操作者必须要有牢固的理论基础知识以及丰富的临床经验，乳腺X线摄影检查工作才能得以顺利开展
  - 要保证机器和受检者接触部分的清洁，根据医生的摄影申请单和受检者的主诉对病变部位进行确认，在用手接触乳腺前，注意手的清洁和温度
  - 乳腺X线摄影检查时，要明确左右和体位，将摄影条件、靶、滤过板、乳腺厚度、压迫压力等信息显示在胶片合适的位置上
  - 为了用少量的放射剂量取得高质量的影像，

对乳腺进行适当的压迫非常重要。其原因如下

- 减少散射线，提高对比度和分辨率
- 乳腺密度的均匀化
- 分离乳腺构造的重叠部分，提高组织内的对比度
- 减少乳腺组织接受的剂量
- 缩小被摄体 - 胶片间的距离，减少几何学的模糊
- 固定乳腺，防止运动模糊

【体位设计】

- 标准摄影体位

根据乳腺结构，最能显示乳腺整体而且盲区少的内外斜位方向摄影（mediolateral oblique，MLO）以及作为其补充的头尾方向摄影（craniocaudal，CC），这两个方向被作为标准摄影体位，因此，通过这两个方向的摄影，就一般不会出现病变被遗漏的现象

- 内外斜位摄影（MLO）

内外斜位摄影是单方向的，能够最广泛地显示出全体乳腺组织的摄影法。此种摄影法，尤其可使乳腺上部外侧的组织被很好地显示出来，但是，乳腺上部内侧以及乳腺下部组织却容易成为盲区，因此，要多加注意摄影平台要与受检者的胸大肌平行（图 1-1-1）

- 摄影技术要点
  - 让受检者面对摄影平台的正面站立，两腿分开，与肩同宽，使摄影平台的角度与胸大肌外侧平行。摄影平台上部的高度调到大概与肩平齐的高度，但不要超过肩部（抬臂时，摄影平台上部处在腋窝的下面）
  - 抬起受检者的手臂，决定肩和腋窝的位置，将受检者的手臂轻轻放在摄影平台侧面。使受检者的上身侧倾，让胸大肌背侧部分的腋窝与摄影平台的上角靠紧。然后让受检者的上身靠在摄影平台外缘。将乳腺外侧的可动性组织充分托起向前方内侧拉出，放到摄影平台上
  - 为了最大限度地显示出乳腺组织，不使乳腺下垂，须将它拉离胸壁，压到摄影平台上。为了不使乳腺下缘从采集野范围漏出，将乳腺下缘的胸壁组

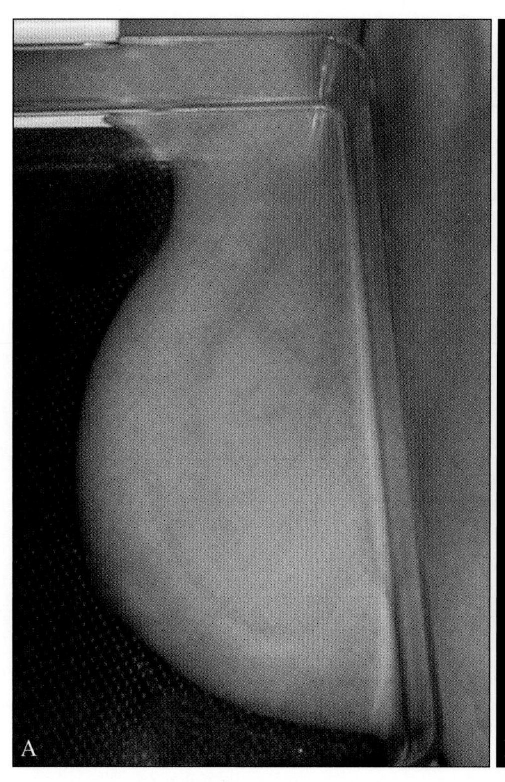

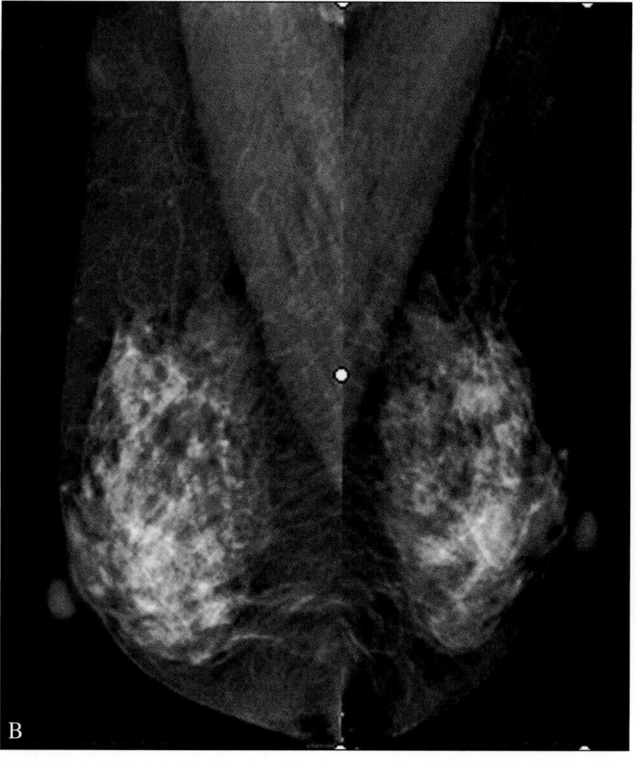

图 1-1-1　**内外斜位摄影**
A．内外斜位摄影（MLO）体位图；B．内外斜位摄影图像

织也包括进去

- 为了使乳腺组织伸展，一边用手拉伸压平乳腺，一边用压迫板压迫，为了使乳腺下部折叠处（inframammary fold）的组织处于充分伸展的状态，在快要结束加压之前，将手从上方外侧抽出。将胸壁组织稍向下拉，消除皱褶
- 压迫要达到使乳腺充分展开的程度。与受检者一边说话分散其注意力，一边加压，尽量使其放松，不要因精神紧张而造成肌肉紧张
- 摄影时为了避开非检侧乳腺，可让受检者用手轻轻将非检测乳腺推向外侧
- 确认自动曝光控制（automatic exposure control，AEC）的位置，示意受检者不要动后，再进行摄影

■ 注意点

- 将可动性组织充分向固定性组织移动，摄影中不要造成盲区
- 使乳腺组织充分伸展
- 乳头的轮廓可见

当缺少内上象限的病灶时，要追加上外下内斜位摄影（superdateral to inferomedial obligue，SIO）、外内方向摄影等的摄影

要最大限度显示出乳腺组织时，有时会出现无论如何都显示不出乳头轮廓的现象，仅在这种情况下允许影像上部不出现乳头轮廓。需要观察乳头附近的病变时，应考虑追加摄影。若以观察腋窝为目的时，可追加腋窝摄影

○ 头尾位摄影（CC）

该体位是MLO位的补充，是一个能够显示乳腺内侧组织的摄影位置，在该体位中乳腺内侧是不能缺失的。所以，在定位时最好将对侧乳腺的内侧也放一些在照射野中。CC位的乳腺上部组织容易形成盲区，所以应尽力充分托起乳腺以消除盲区

■ 摄影技术要点

- 让受检者面向摄影平台的正面站立，使受检侧乳腺对着摄影平台的中央
- 为使胸大肌松弛，可让其放松肩部
- 让受检者的面部转向非检侧，为了使乳腺上部组织进入照射野，用手掌充分托起乳腺下部向前拉伸，将乳腺放在摄影平台的中央。摄影平台的高度以将乳腺托起时乳腺下部折叠处的高度为准进行调节。这时，要注意受检者的上身不能向后仰
- 为使乳腺内侧必须进入胶片，示意受检者让其胸壁内侧紧贴摄影平台前缘，同时要尽量使乳腺外侧也进入照摄野（图 1-1-2）
- 为使乳腺组织伸展，一边用手压迫乳腺，一边进行压迫。在快要结束加压之前，边拉伸乳腺边将手离开
- 压迫要达到使乳腺充分扩展，伸开的程度
- 确认 AEC 的位置，示意受检者不要动之后进行摄影

■ 注意点

- 必须将乳腺内侧置入照射野
- 为了减少盲区，尽量充分地将乳腺托起，使乳腺上部进入照射野
- 使乳腺组织充分伸展
- 乳腺外侧也尽可能放入照射野
- 乳头轮廓显现
- 乳腺无皱褶
- 若乳腺外侧的病变出现缺失时，要追加外侧头尾位摄影
- 要最大限度显示出乳腺组织时，有时会出现无论如何都显示不出乳头轮廓的现象，仅在这种情况下允许影像上不出现乳头轮廓。需要观察乳头附近的病变时，应考虑追加摄影

● 追加体位

追加体位是对于用标准体位不容易显示出的部位，通过从其他方向的摄影以及把感兴趣区为重点的摄影方法。另外，为了更详细，积极地显示出感兴趣区，可以追加放大摄影，点压摄影以及点压放大摄影等

○ 追加摄影必须明确以下目的

- 标准摄影中感兴趣区不确定，需再加一个体位的摄影
- 标准摄影中仅有一个体位观察到异常，为了提高准确度，需追加一个体位的摄影
- 标准摄影中两个体位都能观察到病变，需进一步了解病变结构

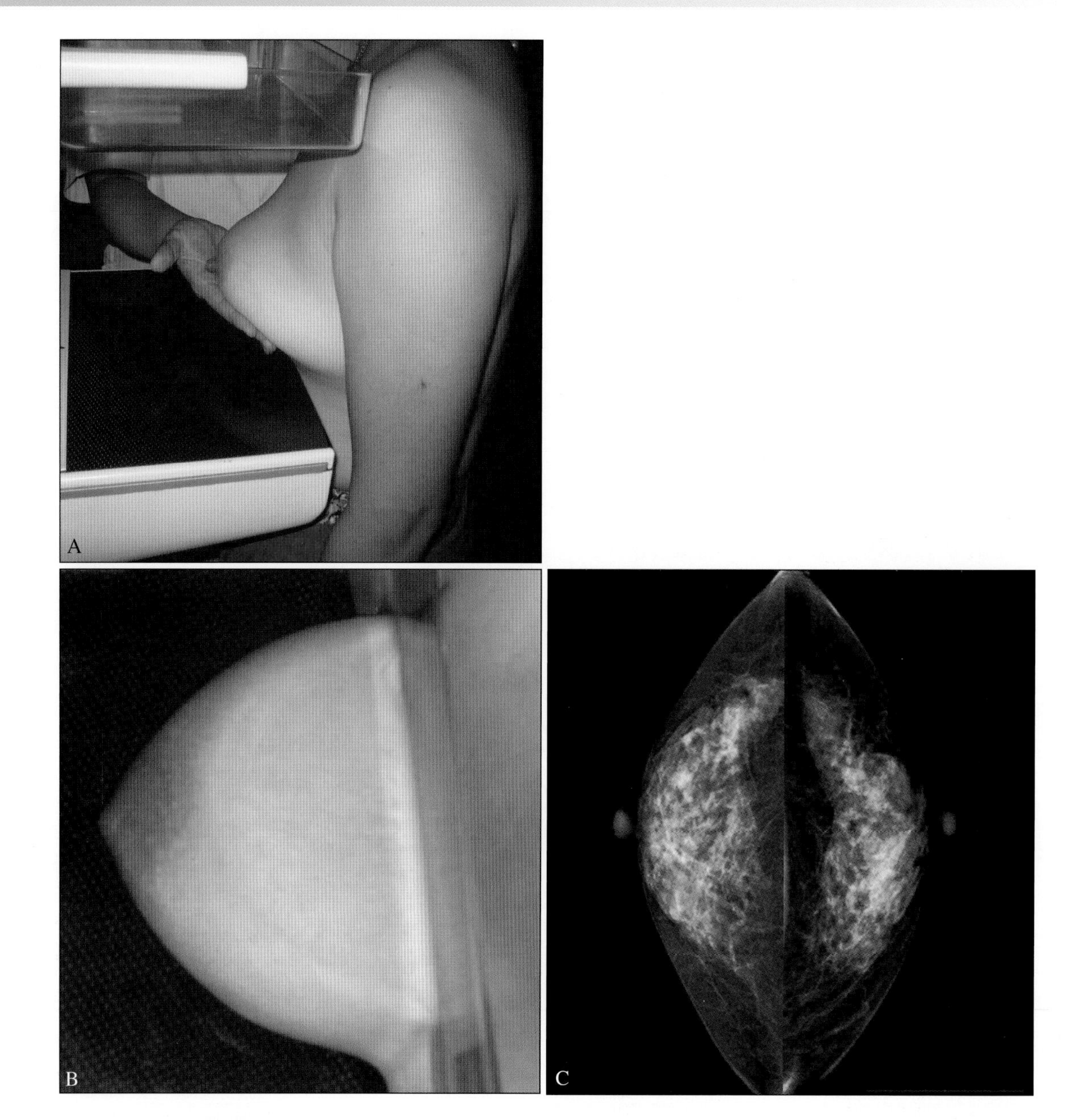

图 1-1-2 **头尾位摄影**
A．头尾位摄影体位正面观；B．头尾位摄影体位图；C．头尾位摄影图像

- 追加摄影时，从与标准摄影体位不同的方向进行摄影，可获得更多、更高质量的信息，包括点压摄影等
- 在追加摄影前，要充分考虑用哪个体位进行摄影会更好地显示出病变
- 点压摄影

标准摄影中，有时会有病变不明确，或将正常组织的重叠判断为异常所见等情况，使这些判断为假阴性或假阳性的可能性减少的最有效的方法，就是追加摄影。点压摄影（spot compression）对于被怀疑为病变的特定区域，以及限定的感兴趣区的显示非常有效。它与对乳腺的整体压迫不同，通过局部压迫，使压迫对分离乳腺组织的能力达到更高。另外，由于乳腺厚度有所降低，加之 X 线束对感兴趣区的准直，减少了散射线，使对比度和分辨率得到改善，视读就能变得更准确。这种摄影法，配合能很好地显示出病变的其他摄影位置（方向），就能更进一步详细地显示出病变（图 1-1-3）

- 点压＋放大摄影

为能更加清晰、详细地显示出感兴趣区的特征，尤其是钙化和肿块边缘的特征，放大摄影（magnification mammography）对诊断很有意义。而且，为了更详细地显示出小的病变，经常与点压＋放大摄影相结合。这种方法与标准摄影相比，有对

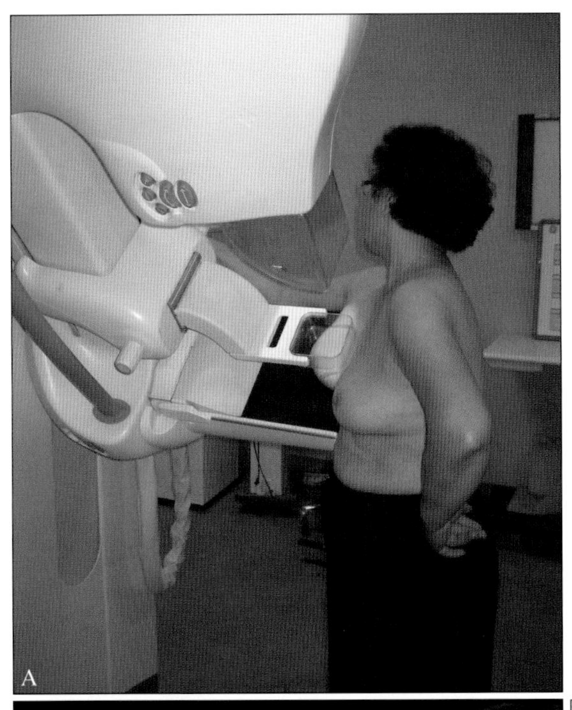

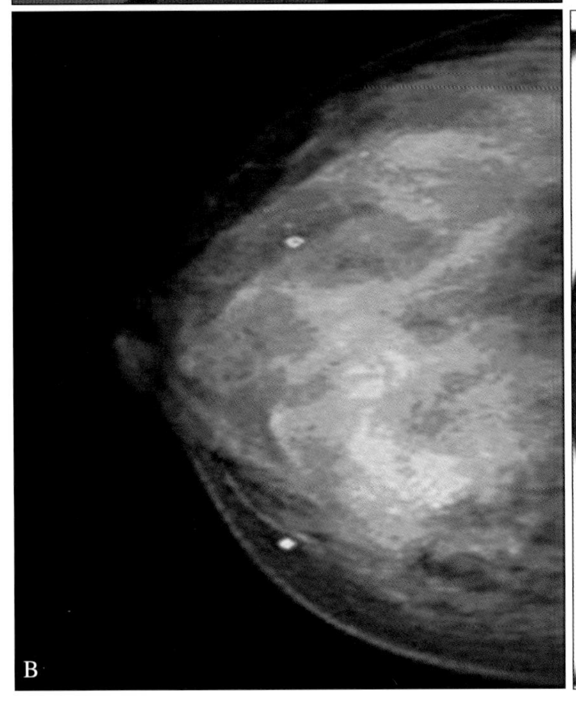

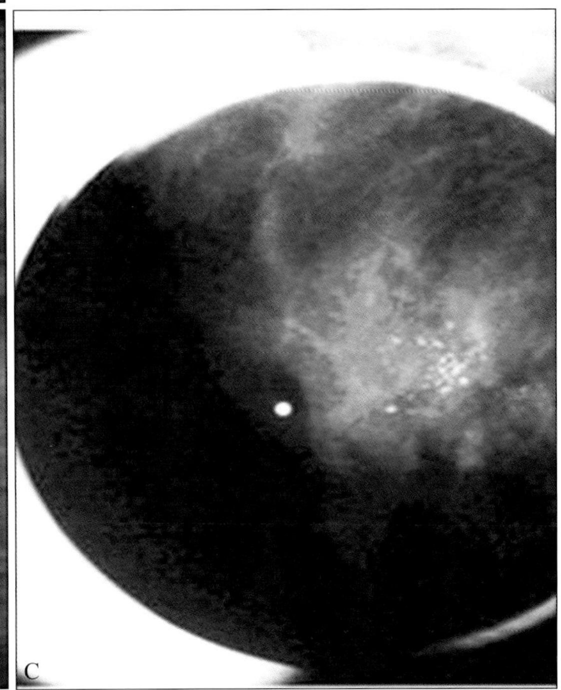

图 1-1-3 **点压摄影**
A．点压摄影体位；B．标准体位摄影图像；C．点压摄影图像

比度稍差，辐射剂量增加以及容易引起运动模糊等应注意的问题，使用前要充分考虑其适应性。为了使几何学模糊降到不成为问题的程度，必须使用小焦点（0.1mm），以及专用的放大摄影台进行摄影（图 1-1-4）

○ 内外方向摄影（ML）

病变靠近胶片就能更清楚地被显示出来，所以内外方向摄影是一个用来显示乳腺外侧病变的有效方法

■ 摄影技术要点

将摄影平台与水平方向成 90° 角，使被检测的手臂向前抬高到 90° 角，放在摄影平台侧面上，然后，将乳腺组织和胸大肌拉向前方内侧，托起乳腺，固定在摄影平台的正确位置上；然后进行压迫。乳腺下部折叠处组织应被伸展开。需要注意的是：

□ 尽可能显示出乳腺后部组织，可用手将

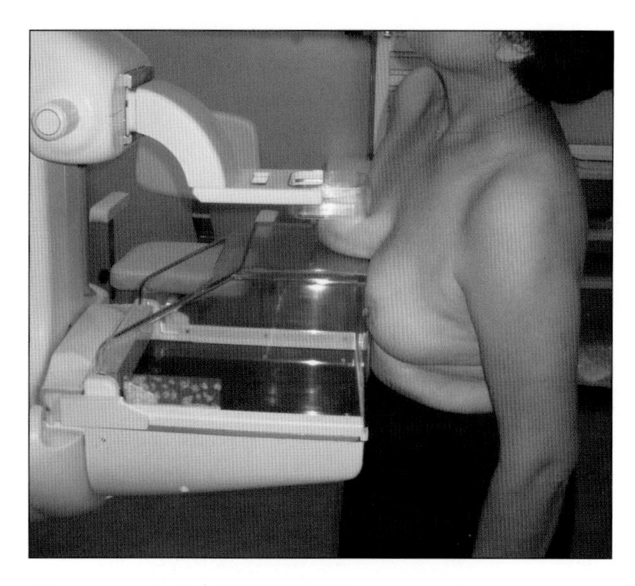

图 1-1-4 **点压 + 放大摄影体位**

可动组织推到内侧，边将乳腺向上托起边使组织伸展，固定到摄影平台上

- 使乳头的轮廓可见
- 放入胸壁组织，使乳腺下部折叠处组织伸展

○ 外内方向摄影（LM）

摄影平台与压迫板的关系与内外方向摄影时正相反。因为是用压迫板把可动组织（外侧区域）压向固定性组织（内侧区域），所以特别适合拍摄较瘦体型的小乳腺和男性乳腺。另外，该体位也可用于内侧病变的显示

■ 摄影技术要点

摄影平台与水平方向成 90° 角，将摄影平台上缘的高度调节到胸骨切迹的高度。让受检者的胸骨接触到摄影平台外缘，示意受检者将颈部伸直，把下颌放在摄影平台的侧面上。受检侧手臂的肘部轻微弯曲，抬起放到头上，或者让其手扶着摄影台的把手。然后，托起并拉伸乳腺，固定到摄影平台上，再把乳腺向前上方拉伸同时进行压迫。乳腺下部折叠处组织应伸展开

○ 外侧头尾位摄影（XCC）

相对于重视乳腺内侧的 CC 位摄影来说，这是其补充摄影，是将 CC 位摄影中的乳腺外侧作为重点的摄影方法（图 1-1-5）

■ 摄影技术要点

该摄影方法与 CC 位一样，将乳腺抬起放到摄影平台上，让胸壁靠紧摄影平台前缘，使受检者侧转直到乳腺外侧进入照射野为止，进行乳腺定位。要注意不要使肩部进入照射野

○ 两侧乳腺间隙（乳沟）位摄影（CV）

两侧乳腺间隙（乳沟）位摄影（cleavage，CV）是显示乳腺内侧后方深部组织的体位

■ 摄影技术要点

为很好地显示出乳腺内侧组织，要把两侧乳腺尽量向前方拉出。因为 AEC 探测器处在两侧乳腺之间，故应采取手动曝光（图 1-1-6）

○ 上外下内斜位摄影（SIO）

对于用标准摄影体位很难显示出的乳腺内侧以及位于内侧上部的肿块，用上外下内斜位摄影

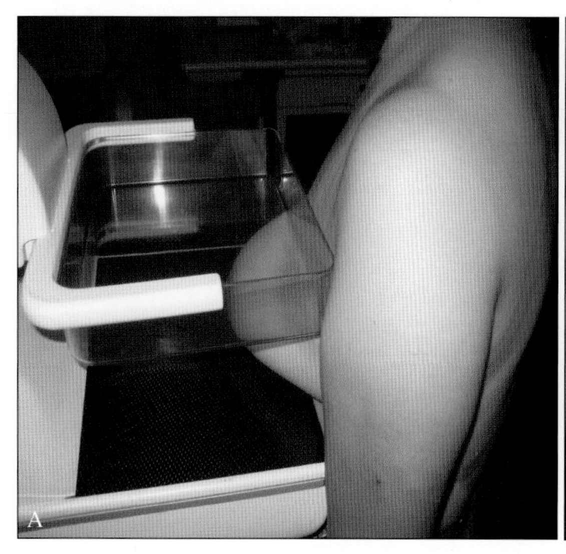

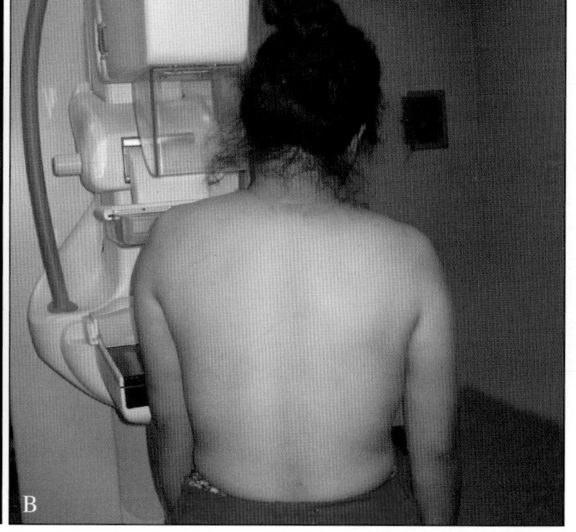

图 1-1-5 **追加摄影（XCC）摄影体位图**
A．侧面观；B．后面观

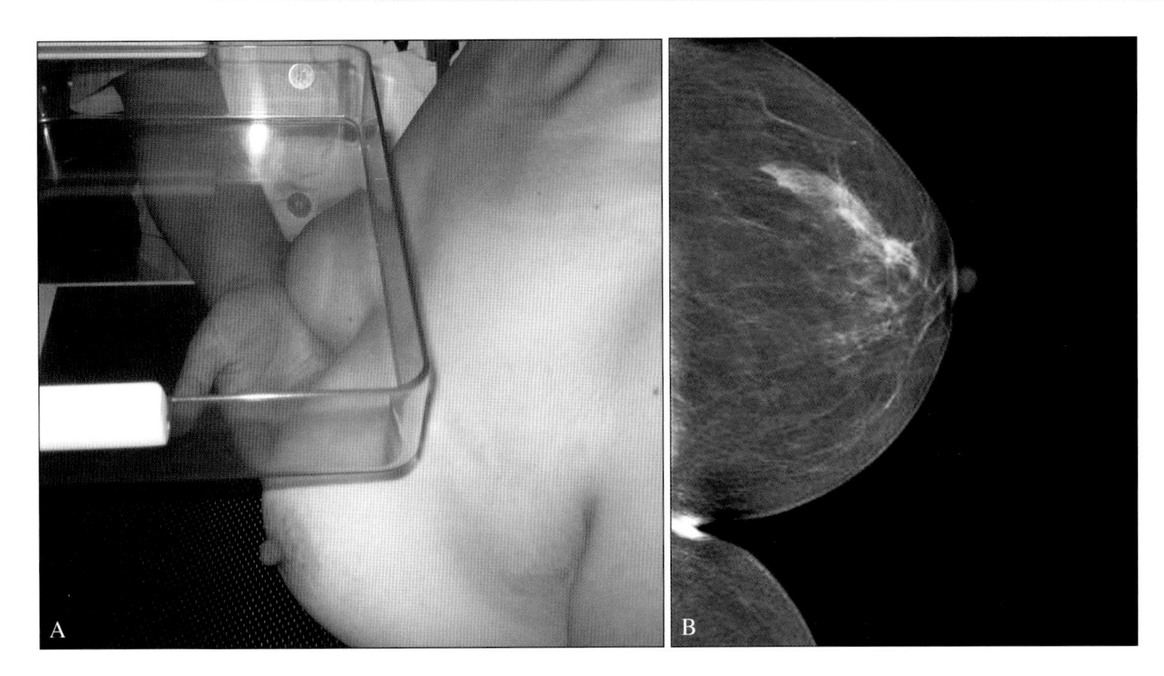

图 1-1-6 两侧乳腺间隙（乳沟）位摄影（CV）
A．乳沟位摄影体位图侧面观；B．乳沟位摄影图像

（superolateral to inferomaedial，SIO）摄影时很有效的。使用该摄影体位，有可能显示出被固定于内侧更后面的组织。摄影平台的角度取决于乳头和肿瘤间的连线方向（图 1-1-7）

○ 腋尾位摄影（AT）

腋尾位摄影（axillary tail，AT）是用于显示乳腺外侧和腋窝的摄影体位。不能倾斜受检者的上身，调节摄影平台的角度直到腋尾平行，以及受检者的位置使腋尾进入照射野，让受检者的肘部稍弯曲放到摄影平台侧面，手扶把手。最后，将乳腺腋尾从胸壁拉出，进行压迫

○ 切线位摄影（TAN）

切线位摄影（tangential，TAN）是将病变摄影到乳腺组织以外的表浅脂肪组织上，改善病变显示的最有效方法。因此，当病变位于乳腺组织周围时，作为追加摄影，首先要考虑的是切线位摄影。将其与点压摄影并用时效果更佳

○ 转动位摄影（RLRM）

转动位摄影（rolled lateral rolled medial，RL RM）是为了减少乳腺组织的重叠，改善病变的显示以及为了分离多数存在且重叠的病变而使用的摄影方法。另外，用标准摄影仅有一个位置可看到异常时，也可用此方法确认病变的存在

■ 摄影技术要点

将乳腺向左或向右旋转（10° ~ 20°）进行摄影。或者改变摄影平台的角度也可取得同样的效果。是转动乳腺还是转动摄影平台，从中取一即可

○ 尾头位摄影（FB）

尾头位摄影（from below，FB）是对有乳腺上部肿瘤的受检者使用的摄影方法，它可以显示出被固定于乳腺上部后方的组织。因为病变部位靠紧平

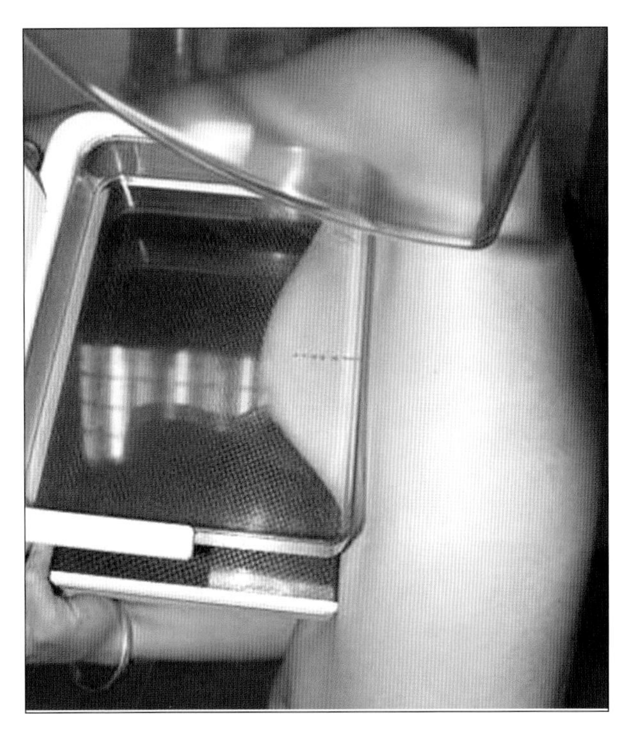

图 1-1-7 上外下内斜位摄影体位图侧面观

板探测器，所以更容易显示出。另外，对于瘦体型的小乳腺，男性乳腺，驼背和装有起搏器的受检者，都能更大限度地显示出乳腺组织（图 1-1-8）

○ 外内斜位摄影（LMO）

外内斜位摄影（lateromedial oblique，LMO）是对有乳腺内侧肿瘤的受检者使用的摄影方法，因为乳腺内侧被固定的病变部位靠近胶片，所以更容易显示（图 1-1-9）

○ 植入物退避位摄影

丰胸后的乳腺因为含有植入物，所以以标准摄影下的条件设定，用手动模式曝光。因为植入物周围的乳腺组织被植入物掩盖了，所以除了标准摄影外，还要进行将植入体从照射野除去的内外斜位以及头尾位的植入物退避摄影（implant displaced，ID）（图 1-1-10）

■ 摄影技术要点

在头尾方向中，将植入物向后，向上推移，拉出包含乳腺上下组织的腺体整体，进行压迫固定摄

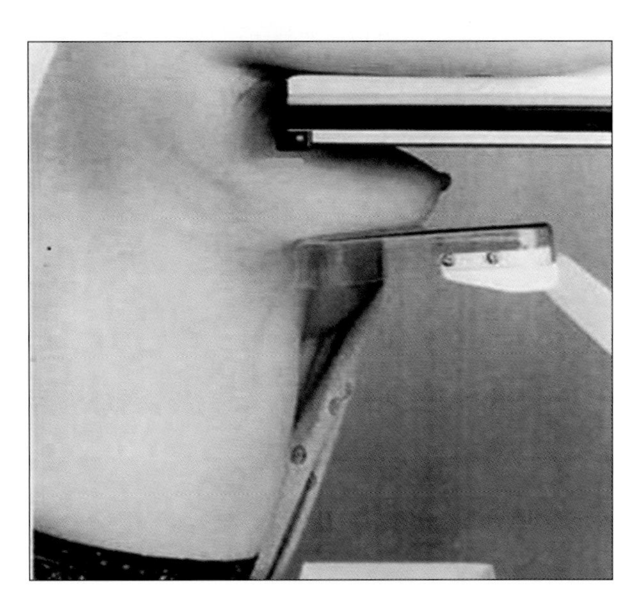

图 1-1-8 尾头位摄影体位图侧面观

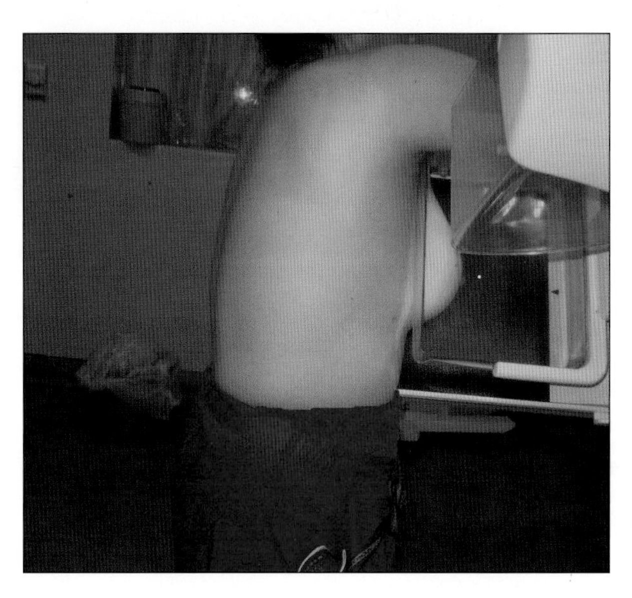

图 1-1-9 外内斜位摄影（LMO）体位图侧面观

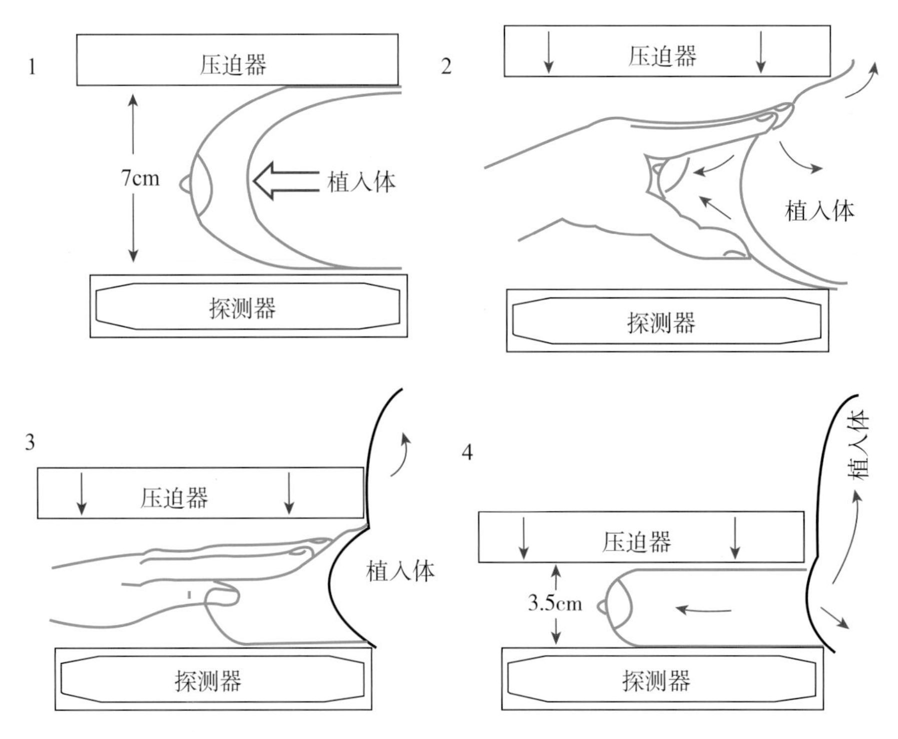

图 1-1-10 植入物退避位摄影示意图

影。同样地，在内外斜位中，推开植入体，拉出乳腺上部内侧及下部外侧组织的乳腺整体，进行压迫固定摄影（图 1-1-11）

○ 腋窝摄影（Axilla）

该体位是以显示腋窝淋巴结和腋窝部分为目的的摄影。

■ 摄影技术要点

让受检侧倾斜 20°～30°，并让受检侧的上臂外展 90° 抬起，使部分上臂和肋骨以及全部腋窝进入照射野进行摄影。

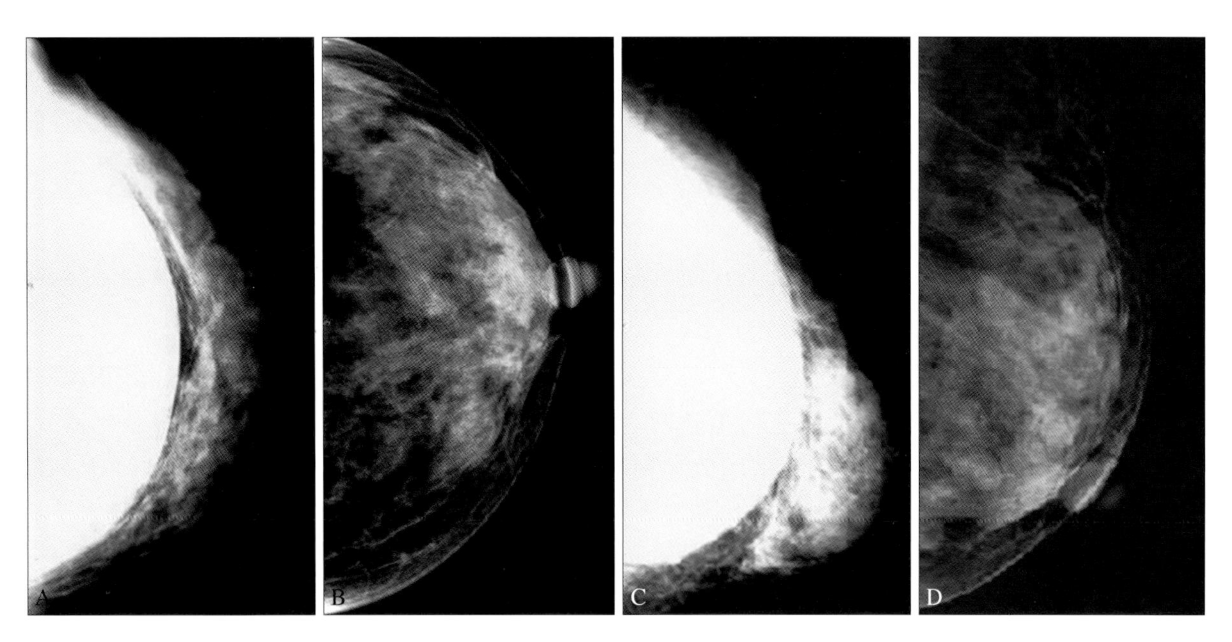

图 1-1-11 **植入物退避位摄影图像**
A，C．人工（植入物）乳房成像；B，D．右植入物退避位图像

（王长德　王菲菲）

重点推荐文献

[1] 鲍润贤．中华影像医学：乳腺卷．北京：人民卫生出版社，2002.

[2] American College of Radiology（ACR）. ACR BI-RADS®-Mammography.4th Edition. In：ACR Breast Imaging Reporting and Data System，Breast Imaging Atlas. Reston，VA. American College of Radiology，2003.

[3] Pisano ED，Hendrck RE，Yaffe MJ，et al. Diagnostic accuracy of digital versus film mammography：Exploratory analysis of selected population subgroups in DMIST. Radiology，2008，246（2）：376-383.

第2节 超声检查

【超声诊断技术概述】

超声波（ultrasound）在传播途中和介质（例如人体组织和造影剂等）相遇会产生相互作用。当超声波受到介质作用时，会引起它的参量发生变化。超声诊断技术就是利用某些和人体解剖学信息或功能信息有关的超声参数的变化，设法将其检测并以特定的方式显示以供医生了解它所携带的人体解剖学信息或功能学信息的技术

【乳腺超声检查方法】

- 仪器条件
  - 通常采用中高档实时超声诊断仪，宜选择线阵式频率≥7.5MHz探头，或≥5～10MHz的超宽频带探头
  - 采用10～14MHz探头，利用实时复合成像技术对发现病变中的微小钙化灶具有更高的敏感性
  - 具有宽景成像功能的仪器，有助于全面显示乳腺病变和整体乳房结构的关系
- 体位

仰卧为常规采用的体位，充分暴露双侧乳房，以便进行比较超声检查。检查腋下淋巴结时，可以侧卧位抬高同侧上肢，取抱头姿势。患者一般无需特殊准备

- 检查方法
  - 扫查方法
    - 采用高频线阵探头或超宽频带高频探头，直接放在乳房上扫查。此法扫查灵活方便，图像清晰，伪差少，效果好
    - 采用10～14MHz探头扫查时，需适当加压以提高穿透力
    - 检查时在乳腺皮肤表面涂以耦合剂，探头直接放在皮肤表面进行检查
  - 常规步骤
    - 首先灰阶超声，然后彩色多普勒超声（CDFI或PDI）显示乳腺或肿瘤内血流信号，必要时再做频谱多普勒检查和记录。注意轻持探头，切勿加压，以免影响血流显示
    - 可采用纵断扫查、横断扫查和以乳头为中心的放射状扫查。特别值得注意，以乳头为中心放射状扫查，其相应断面易于从长轴显示乳房腺叶、乳腺大导管及其分支、乳腺小病变以及肿物定位诊断，故更为重要
    - 垂直于放射方向扫查，可以比较准确地显示该乳房腺叶的短轴切面。检查时须注意探头位置，扫查断面应相互覆盖，不要有遗漏部位，扫查速度不能太快
    - 乳腺的体表范围相对较大，探头面积相对较小，乳腺各种良、恶性病变绝大多数是低回声，乳腺的皮下脂肪呈结节样低回声，腺体组织受不同年龄和生理因素影响，通常表现为不均质低回声或强弱相间的不均质结构，加之乳腺活动度较大等因素，乳腺超声检查特别要注意漏诊危险，常常需要多断面交叉重复扫

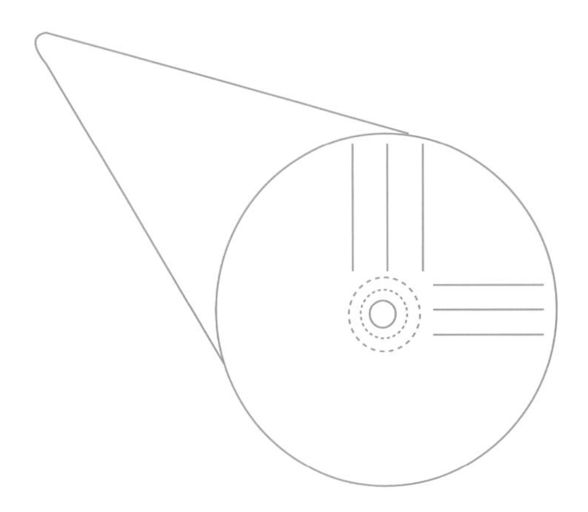
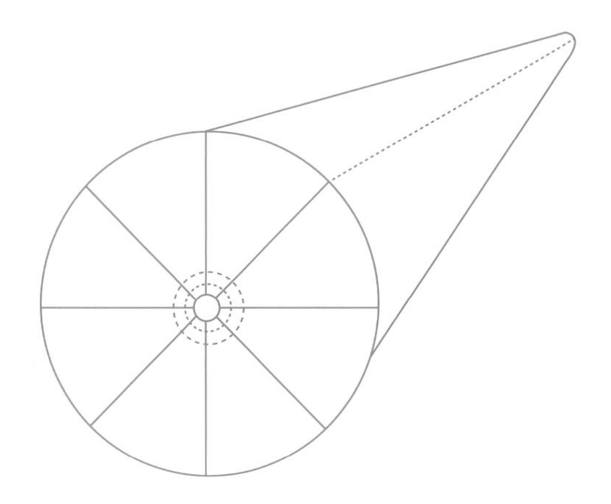
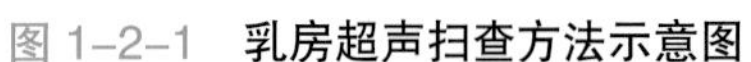
图1-2-1 乳房超声扫查方法示意图

查，尤其是乳腺边缘和乳腺中央区
- 对乳头溢液的患者，应注意乳头内和乳晕旁，仔细观察导管有无扩张，管壁是否光滑，管腔内有无异常回声
- 由于恶性肿瘤可能浸润胸壁，而胸壁占位性病变临床扪诊又容易误诊为乳腺肿瘤，因此在乳腺超声检查时，乳腺后方的胸壁结构应常规观察
- 腋窝为乳腺超声检查的常规部位。检查腋窝淋巴结有无肿大及淋巴结髓质强回声是否已经被破坏，有无腋窝副乳腺肿块及其他腋窝病变

○ 乳房体表分区及病变定位方法（国际通用）
- 乳房体表分区　外上象限、外下象限、内上象限、内下象限、尾区和乳晕区，共六区。乳晕区重点用来检查大导管及其病变。
- 乳房病变定位描述方法——时针表示法，此法准确方便，更能反映病变于乳房某个腺叶和导管的关系

● 乳房断面

○ 乳房断面的三个带区
- 乳腺前区（皮下脂肪组织区）

位于皮肤和乳腺浅筋膜之间，可见弧形线状库柏（Cooper）韧带。皮下疏松结缔组织区内脂肪含量有很大的个体差异。原发于乳腺前区和皮肤组织的病变如脂肪瘤、皮脂腺囊肿、血管瘤等，理论上并不属于乳腺疾病，只不过位置在乳房表层

- 乳腺区

即乳腺实质区，位于乳腺浅筋膜和深筋膜之间。主要成分包括：腺叶、导管及其分支，许多终端导管一小叶单元（TDLU）及其周围大量特异基质纤维成分（简称间叶组织）。此带区为乳腺多种良、恶性疾病最好发的部位和来源，尤其是 TDLU

- 乳腺后区

位于乳腺深筋膜和胸肌筋膜之间，由血管、淋巴管和深层脂肪组织构成的狭窄间隙

○ 正常乳房声像图（breast sonography）
- 采用以乳头为中心的放射状扫查法能够最清晰地显示乳头、导管系统及其腺叶的解剖学分布。此时，乳腺实质断面略呈三角形或呈梭形
- 正常乳房声像图的层次 由浅入深依次为：
  - □ 皮肤－乳头层　皮肤厚 2 ~ 3mm 的较强回声带，边界整齐、光滑。乳头呈中低水平回声，边缘整齐，后方常伴衰减声影
  - □ 皮下脂肪层　呈低回声区，其中散在分布细线状较强回声。此区内有细弧形或吊床样强回声为库柏韧带
  - □ 乳腺实质层　包括腺叶和导管，呈非均质的中强回声。乳头下面的输乳管和输乳窦较粗（< 3mm），呈低回声，导管及其分支自然延伸，特点是有逐渐变细的倾向。乳腺导管系统纵断面声像图呈树根状分布的低回声，故横

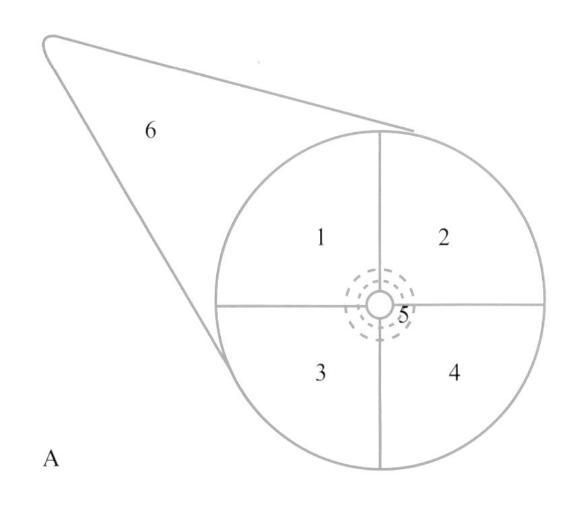

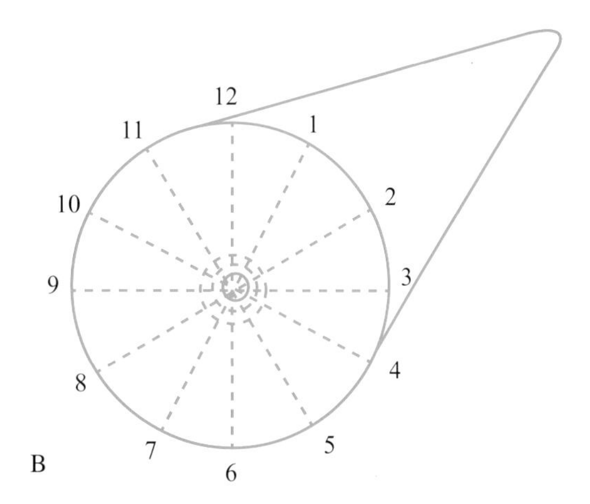

图 1-2-2　乳房体表分区（A）和病变时针定位方法（B）示意图
A．图中 1 外上象限，2 内上象限，3 外下象限，4 内下象限，5 乳晕区，6 尾区；B．病变时针定位方法，图中 1 ~ 12 代表时针指向

断面声像图呈斑纹状，也有称“豹皮”样（注：正常乳腺导管腔闭合，呈细线样回声位于导管中央，回声虽然略微增强，往往由于正常乳腺导管弯曲和入射声束不够垂直不易显示，或只能隐约断续显示。必须用高档仪器充分放大仔细进行观察。在导管梗阻扩张和积液时才比较容易显示）

- 乳腺后脂肪层　呈薄层低回声区，有时很不显著，显示不清，但老年妇女较显著或较厚
- 胸肌、胸壁层　包括胸大肌、肋骨及肋间肌。胸大肌纵断呈平行线条形回声，其表面可见筋膜回声；肋骨表现为衰减无回声区

- 检查内容
  - 导管、小叶形态结构，导管是否扩张
  - 乳腺腺体内是否有占位性病变，单发还是多发，特别是触诊或乳腺X线摄影发现有肿块的部位更应仔细扫查
  - 每一占位性病变的二维声像图特点，如位置、大小内部回声、边界是否 光滑或有否“蟹足样”改变，后方回声是否增强或衰减
  - 如有彩色多普勒应观察每一占位性病变的血流信号
  - 对于发现的任何病变均需进行前后径和横径测量

- 注意事项
  - 检查乳腺时探头应轻放于皮肤上，不宜加压，以免改变肿块形态、位置等，特别是检查肿块内血流时，加压会影响小血管的显示
  - 检查乳腺腺体组织的同时，应观察前后脂肪层、库柏韧带（乳房悬韧带）等是否有病变，特别是周围脂肪伸入腺体层内，会造成类似肿块假象，应仔细加以鉴别

- 乳腺超声检查的适应证

乳腺超声适用于乳腺病变触诊不清和乳腺X线检查不能明确诊断者，特别适用于孕妇、哺乳期及年轻妇女，以及评价临床可触及但X线摄影阴性的肿块。其适应证包括：

- 确定乳腺内有无肿块及其大小、位置
- 确定乳腺肿块是囊性或实性
- 鉴别乳腺良性和恶性肿块，并提示其可能性
  - 提示良性肿块及其病变性质：纤维腺瘤、乳腺炎、脓肿、乳腺增生症或囊肿
  - 提示恶性肿瘤大小、部位、侵犯范围及有无淋巴结转移
- 乳头溢液的病因检查
  - 提示导管内肿瘤（乳头状瘤或乳头状癌）
  - 其他良性病变 导管扩张症、纤维囊性增生合并交通性囊肿等
- 介入性超声应用
  - 超声引导组织活检：囊肿、脓肿穿刺抽液
  - 诊断与治疗：乳腺小肿物术前放置金属标记物等
- 隆乳术后的超声检查
  - 乳腺实质病变、假体缺损（塌陷、破裂、溢漏），除外内囊破裂

（邬晓明　于　韬）

重点推荐文献

[1] American College of Radiology (ACR). ACR BI-RADS@-UltrasounD. First Edition. In: ACR Breast Imaging Reporting and Data System, Breast Imaging Atlas. Reston, VA. American College of Radiology, 2003.
[2] 周永昌，郭万学 . 超声医学 .4 版 . 北京：科学技术文献出版社，2002.

第3节 MRI 检查

【概念与概述】

- 自从20世纪70年代磁共振成像（magnetic resonance imaging，MRI）问世开始，即有许多专家、学者试图应用具有较高软组织分辨力的MRI对乳腺病变进行诊断和鉴别诊断，但是由于乳腺良恶性病变的组织信号强度具有很大的重叠，因此临床应用明显受限
- 此后，包括脂肪抑制技术在内的MRI检查技术虽然在一定程度上提高了乳腺MRI的图像质量，但在提高乳腺疾病诊断的敏感度和特异度上，仍未能带来突破
- 基于乳腺MRI平扫存在的问题，Heywang等人在1985年首先应用顺磁性对比剂Gd-DTPA对乳腺疾病进行诊断，同时将快速梯度回波成像序列与之同时应用，明显提高了MRI对乳腺癌与其他良性病变的鉴别能力
- 近年来，随着MRI磁场均匀性的提高、乳腺专用线圈的临床应用、三维快速成像技术的出现，特别是乳腺扩散加权成像、波谱分析成像的进展，应用MRI对乳腺病变进行诊断和鉴别诊断的水平不断提高

【乳腺 MRI 的成像优势】

- 无损伤，无辐射性
- 软组织分辨力高并具有极高的敏感度
- MRI三维成像使乳腺病灶定位更准确
- 在检出乳腺高位、深位、多中心、多灶性病变以及致密乳腺内病变
- 动态增强检查可了解病变的血流灌注情况，有助于评价病变的良恶性
- 为乳腺癌的准确分期和临床治疗方案的制订提供可靠依据

【乳腺 MRI 的适应证】

- 适用于乳腺X线和超声对病变检出和难以诊断的患者
- 适用于腋下淋巴结肿大评价是否有隐性癌的患者。
- 适用于乳腺癌术前分期
- 乳腺癌术后和放化疗后的患者
- 适用于乳腺癌高危人群普查
- 适用于乳腺整形后的患者
- 适用于乳腺癌新辅助化疗后的评价

【乳腺 MRI 扫描对硬件要求】

- 高场强MRI扫描仪

建议使用高场强MR设备，保证强大的梯度场强和较快的梯度场切换率，中低场强（低于1.0T）设备SNR（信噪比）随场强成比例降低，图像准确度降低，且不能提供化学饱和法进行脂肪抑制，大多数漏诊病变发生在低场情况下，不建议用

- 乳腺专用相控阵线圈
  - 目前多数高场强MR扫描仪器配有乳腺专用线圈为多通道相控阵线圈，一个相控阵线圈由多子线圈单元构成，同时需要有多个数据采集通道相匹配
  - 目前临床高场强MR仪器上，其相控阵线圈的子单元和与之匹配的数据采集通道，一般在8个，部分设备达到16到32个接收通道
  - 利用相控阵线圈可以明显提高SNR，有助于改善薄层扫描和高分辨的图像质量，利用相控阵线圈与并行采集技术相结合，可以进一步提高MRI信号采集速度

【检查前准备】

- 了解患者体内是否有金属异物
- 了解患者是否有特殊药品过敏史
- 了解患者是否妊娠
- 嘱咐患者去除所带金属物品（包括乳罩及带金属纽扣的裤带）
- 向患者说明磁共振扫描有噪声，消除患者紧张

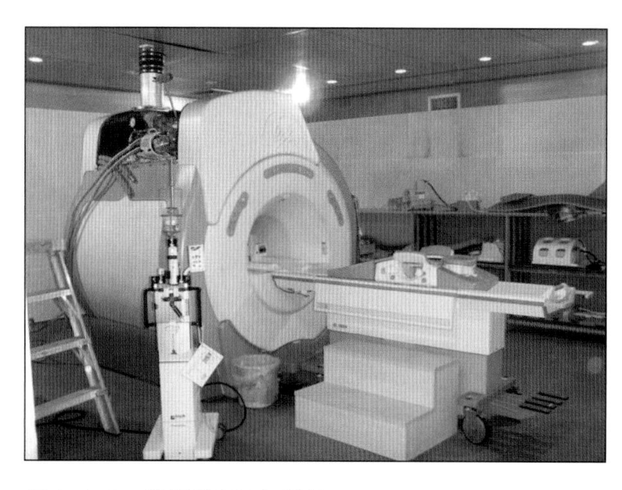

图 1-3-1　高场强 MR 扫描仪

和顾虑

- 向患者说明整个检查 15 ~ 30 分钟，依病情而定，扫描过程中保持不动，注射造影剂时避免体位移动

【检查体位】

- 乳腺 MRI 扫描一般采用俯卧位使乳腺自然下垂于线圈的空洞内，即保持了乳腺的自然形态又减少了呼吸运动伪影
- 双上肢自然放到身体两侧或伸直过头舒适地放到头的两侧

【扫描方位选择】

- 横轴位（axial）
  - 优点：可显示放射状向乳头聚集的导管和腺体尾部的腺体及对侧乳腺情况
  - 缺点：视野较大，分辨率较低，左侧乳腺因心脏运动的影响及腺尾远离线圈中心与伪影重叠
- 矢状位（sagittal）
  - 优点：可良好的显示腺体、导管及乳头，视野大，分辨率高，改变相位编码方向能有效地减少心脏运动伪影
  - 缺点：只能观察一侧乳腺
- 冠状位（coronal）不能同时于同一层面显示腺体，导管及乳头所以较少使用

【乳腺 MRI 扫描伪影】

乳腺 MRI 扫描伪影主要来自两个方面：

- 受检者因素
  - 定位　要让乳腺充分舒展地悬垂于乳腺线圈中央
  - 运动　俯卧位不是受检者舒服的姿势，一定要告诫受检者在扫描时保持体位不动，在摆位时，一定让受检者处于尽可能舒服姿势，告知扫描时间，让其做好心理，生理准备
  - 金属伪影告知受检者去除所有金属物品
- 扫描技术因素
  - 合适的扫描野（field of view）一般情况下 FOV 超出目标区域 1 ~ 2cm
  - 使用乳腺专用相控阵线圈（相控阵线圈可有效提高信噪比）
  - 脂肪抑制 采用均匀的磁场，使脂肪抑制效果良好

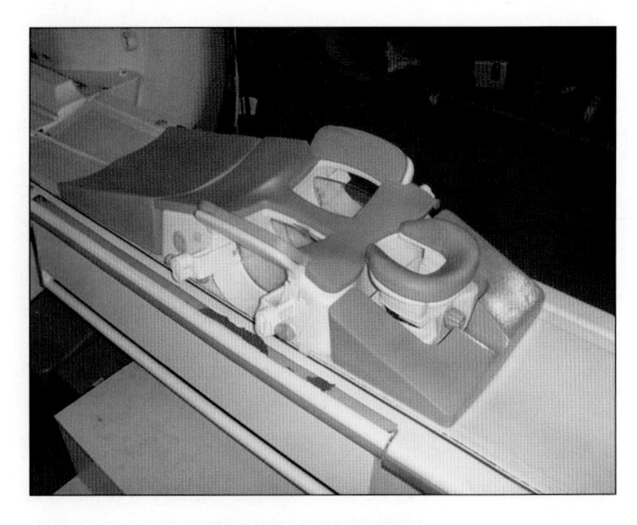

图 1-3-2　GE 8 通道乳腺相控阵线圈

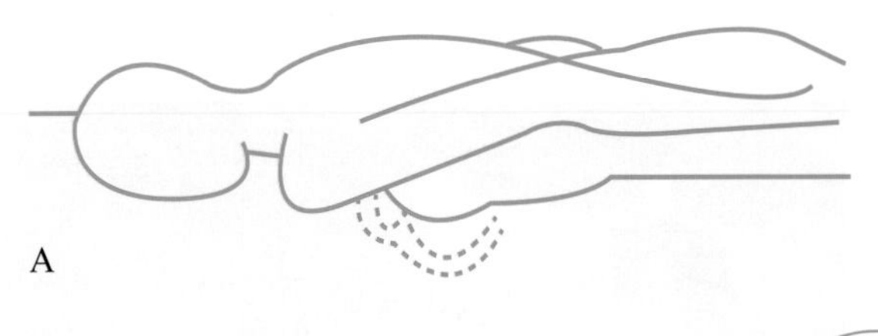

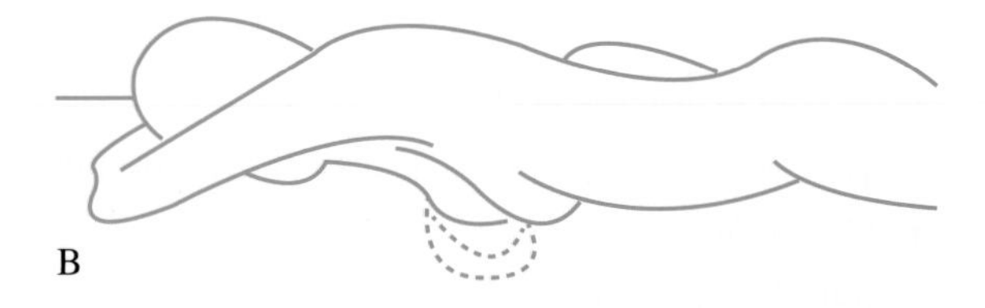

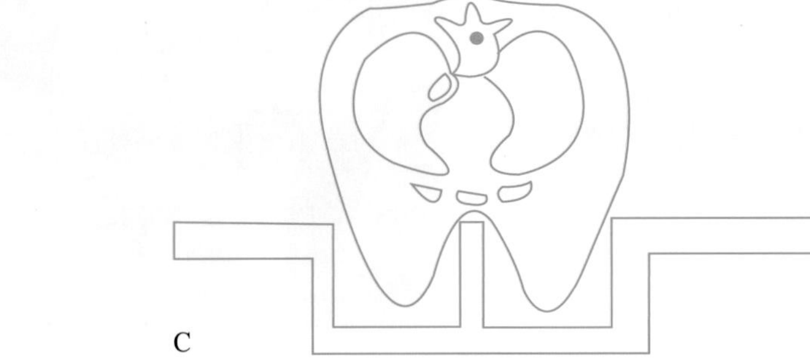

图 1-3-3　乳腺 MRI 检查体位

- 相位编码方向 不同方位扫描的成像时，选择合适的相位编码方向可以避免心脏搏动及胸壁运动带来的伪影
- 射频干扰 化学位移伪影

【检查技术概况】

- 乳腺 MRI 诊断在很大程度上有赖于检查方法是否恰当，所采用的扫描序列和参数是否合理
  - 在乳腺 MRI 检查中，最常用的成像序列包括：自旋回波序列、快速自旋回波序列、梯度回波序列、脂肪抑制脉冲序列及 MRI 增强扫描等
  - 由于所应用的 MRI 设备型号和场强不同，所应用的成像序列和技术参数亦可有所不同。不过，对于一种理想的乳腺扫描技术而言，其临床应用价值受制于两方面因素：
    - 一方面要求具有极高的空间分辨力，以检出早期的小乳腺病变
    - 另一方面要求具有极高的时间分辨力，以取得动态增强后乳腺病变的时间 – 信号强度曲线
  - 近期出现的三维快速成像技术很好地平衡了以上两方面的因素，因其能够同时激励扫描各层面，可进行薄层无间隔扫描、任意角度和方位的重建和短时间内的所有层面测量，并实现了较高的信噪比，因而成为了乳腺 MRI 检查的重要方法
  - 脂肪抑制脉冲序列可使脂肪组织在影像上显示为低信号，正常乳腺腺体组织显示为中等信号。二者间的对比有助于发现乳腺内异常信号病变和增强扫描时的异常强化病灶
- 乳腺 MRI 增强检查
  - MRI 平扫能够对乳腺囊性、实性病变做出准确鉴别诊断，但在乳腺病变的定性诊断方面与 X 线检查对比并无明显优势，因此常规需行 MRI 增强扫描
  - MRI 增强扫描常用的对比剂为 GD-DTPA，常用剂量为 0.1 ～ 0.2mmol/kg，采用静脉内团注方式，一般在增强后进行快速梯度回波 T1WI 的不同时相动态扫描，并采用或不采用脂肪抑制技术
  - 动态扫描一般 1 ～ 2 次 / 分钟，延迟 7 ～ 10 分钟，最后对增强前后图像逐一进行数字减影处理
  - 时间 – 信号强度曲线 时间信号强度曲线就是反映强化前后变化的曲线
    - 时间 – 信号强度曲线（time intensity curve，TIC）对病灶进行连续动态变化观察分析及具有价值的参数，病灶出现强化的时间是早还是迟，只有从动态增强图像研究中才能获得这样的信息
    - 恶性病变由于其瘤内微血管密度大，微血管基底膜极不完整，病灶局部灌注量明显增大，通常早期出现强化。相反，良性肿瘤病灶内微血管密度减少，早期无明显强化
- 乳腺 MRI 扩散加权成像
  - MRI 扩散加权成像（diffusion weighted imaging，DWI）出现并应用于临床，因其通过探测水分子的自扩散的大小来反映受检组织的结构特性，并依据 ADC（apparent diffusion coefficient，ADC）值作为成像指标，提供组织微细结构信息，进而在一定程度上反映乳腺病变的良恶性，因此日益受到重视
  - 在 DWI 成像时，采用单次激发自旋平面回波序列（SE-EPI），弥散敏感因子（b）值选择 800s/mm^2 或 1000s/mm^2。参数选择：TE 最小回波时间、TR 在 5000ms 左右，层厚≤ 4mm，间隔≤ 1.5mm
- 乳腺 MRI 波谱成像
  - 磁共振波谱成像（magnetic resonance spectroscopy，MRS）作为一种无创性反映乳腺病变的代谢和生化信息的新技术，乳腺波谱成像多采用 H 质子波谱，主要集中研究 Cho 峰
  - Cho 是细胞膜磷脂代谢的成分，MRS 中 Cho 峰只要来源磷脂胆碱和甘油磷酸胆碱，这两种成分占 80%，二者均为膜的前体和（或）降解产物。乳腺 Cho 及其代谢物的含量决定于乳腺上皮细胞代谢水平，主要参与细胞膜运输及扩散
  - 乳腺上皮细胞从良性到恶性进展过程中，伴随膜磷脂胆碱的代谢变化。在乳腺肿块的良恶性鉴别，提高乳腺诊断的敏感性，特异性，准确性方面有着重要价值

【定位像扫描基线】

- 3-pl SSFSE Loc　患者定位是影响图像质量的关键因素。三平面定位的图像必须包括全部乳腺三个断面，以方便定位
- Cal Scan FOV　大于解剖，FOV 的中心位于乳腺的解剖中心，而不是以胸壁或胸腔为中心
- Ax DWI　b=800　在冠状面上定位，在矢状面上必须确认扫描范围包括了乳腺的全部解剖范围，FOV 尽量包括腋下。频率编码前后方向，并添加 NPW 频率编码左右，b 值高 SNR 下降，因此需要增加 NEX。高 b 值的图像比低 b 值的图像背景抑制的更好
- R-Sag FSE T2 fs　在横断面定位像上定位，FOV 的中心为乳腺中心，FOV 尽量少包括胸腔，频率编码为前后方向。右侧乳腺使用右侧线圈，化学饱和法偏中心扫描必须使用局部匀场，大小与乳腺大小相同
- L-Sag FSE T2 fs　在横断面定像上定位，FOV 的中心为乳腺中心，FOV 尽量少包括胸腔（左侧乳腺后面即是心脏），频率编码为前后方向。左侧乳腺使用左侧线圈，化学饱和法偏中心扫描必须使用局部匀场，大小与乳腺大小相同
- Ax STIR　在冠状位上定位，在矢状位上必须确定扫描范围必须包括乳腺的整个范围，FOV 尽量包括腋下，频率编码前后方向，并添加 NPW，如果乳腺假体可以用 IVI 重建
- Ax FSE　T1 在冠状位上定位，频率编码前后，加 NPW，采集次数 2 次
- Ax Vibrant Mask　VIBRANT 专用于乳腺增强扫描。在冠状面、矢状面图像上定位横断面，以乳腺为中心，决不能以胸骨或胸腔为中心，上下范围要超出乳腺一部分，频率编码前后方向，并添加 NPW。扫描时间一般为 60 ~ 90 分钟。同时可以添加双侧乳腺局部匀场
- Ax Vibrant+C　下载之后，直接点击 Manual Prescan 跳过预扫描（使用上一序列的预扫描结果，保证增强前后的图像基础信号相同），注药后直接扫描，扫描时间接近 10 分钟。所有的 Vibrant 图像包括增强前扫描，用 Functool SER 作动态增强曲线后处理。同时，

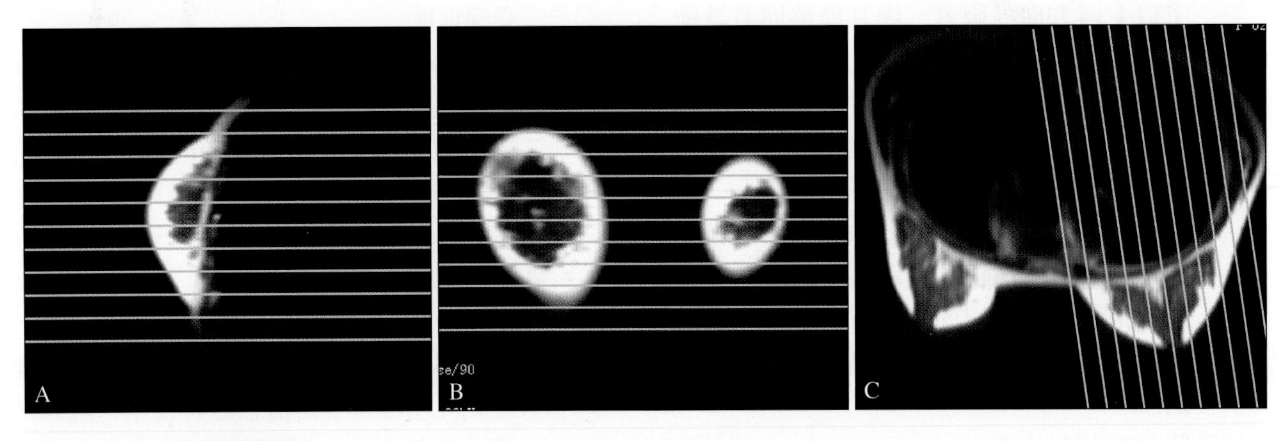

图 1-3-4　MR 扫描定位线

A．乳腺横轴位扫描定位线；B．乳腺冠状位定位线；C．乳腺矢状位定位线（平行于乳腺长轴）

表 1-3-1　常见的扫描序列及方法

3-plan 定位	BODY	乳腺线圈	乳腺线圈	定位
矢状位 FSE T2 脂肪抑制	单侧乳腺线圈	单侧乳腺中心	单侧乳腺	乳腺局部和腋下显示淋巴结
轴位 DWI	双侧乳腺线圈	双侧乳腺中心	腋窝到乳腺下方	显示病变扩散情况
轴位 FSE T1	扫描序列	使用线圈	中心点	扫描范围整个乳腺
轴位 VIBRANT 动态扫描	双侧乳腺线圈	双侧乳腺中心	腋窝到乳腺下方	动态增强，提示血供
矢状位 VIBRANT	双侧乳腺线圈	双侧乳腺中心	腋窝到乳腺下方	增强后延迟，显示延迟血供

将强化最明显的一期图像与蒙片图像进行减影，IVI 三维后处理

【正常乳腺 MRI 图像】

（刘 凡 何翠菊）

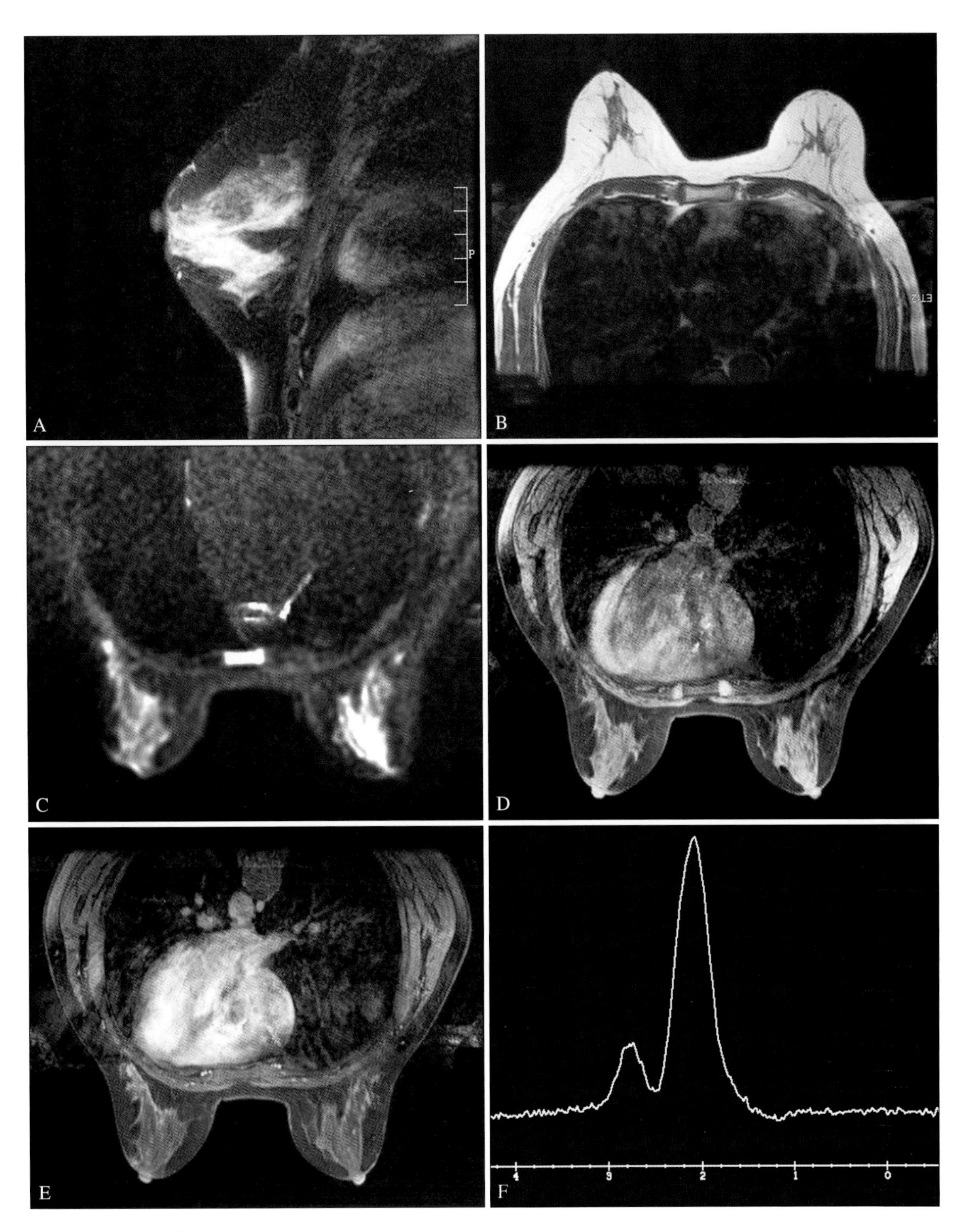

图 1-3-5 正常乳腺 MR 图

A．乳腺矢状位脂肪抑制 T2WI；B．乳腺轴位 T1WI 图像；C．轴位弥散；D．乳腺动态扫描图像（蒙片）；E．乳腺动态增强图像；F．乳腺 MRS 图像

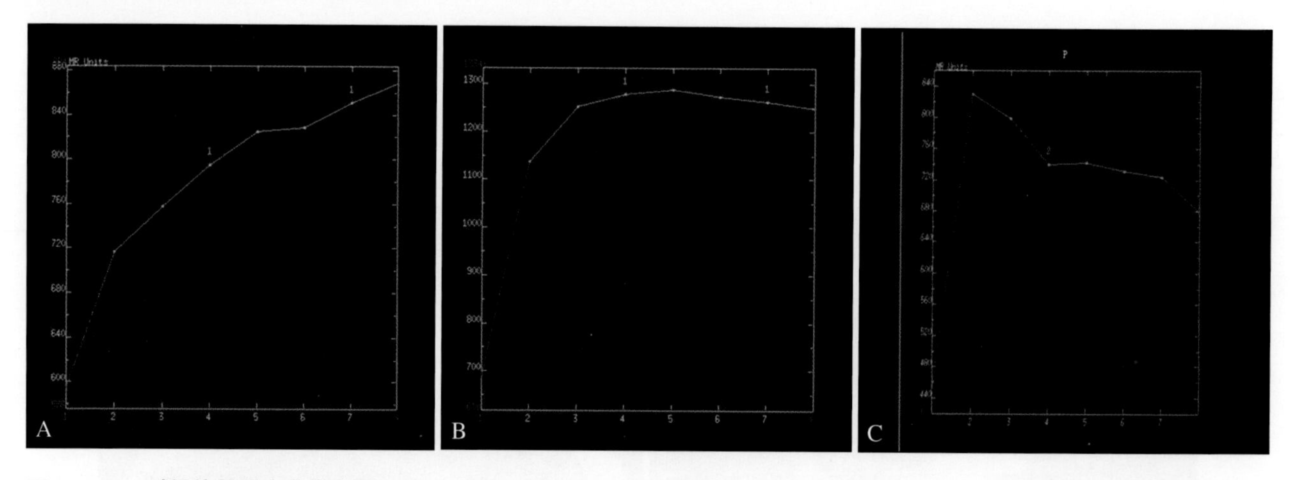

图 1-3-6 **时间信号强度曲线分型**
A．Ⅰ型渐增型；B．Ⅱ型平台型；C．Ⅲ型流出型

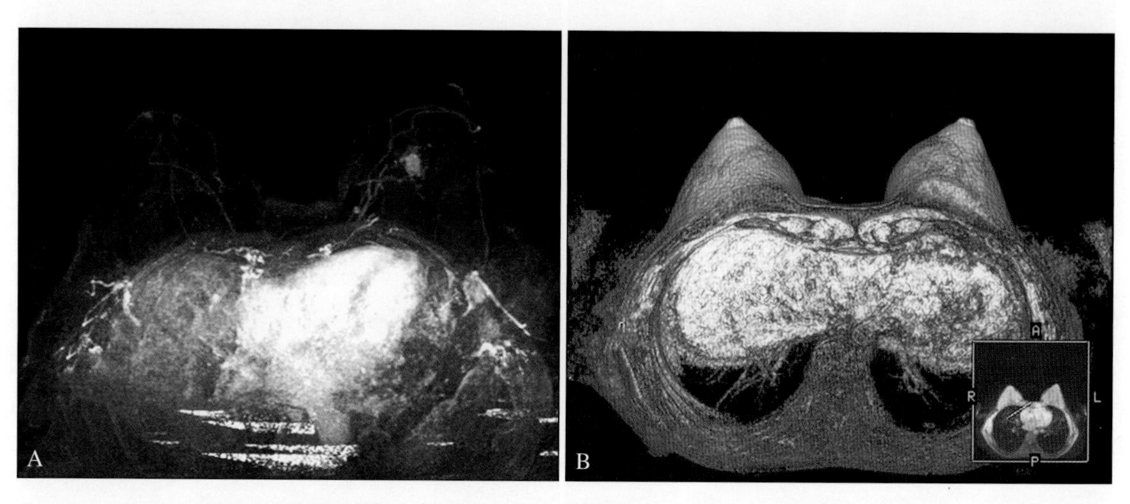

图 1-3-7 **图像后处理，表面重建及剪影图像**
A．剪影图像；B．表面重建

重点推荐文献

[1] 鲍润贤．中华影像医学：乳腺卷．北京：人民卫生出版社，2002.

[2] 郭启勇．实用放射学.3版，北京：人民卫生出版社，2007.

[3] American College of Radiology（ACR）. ACR BI-RADS@-Magnetic Resonance Imaging.First Edition. In：ACR Breast Imaging Reporting and Data System，Breast Imaging Atlas. Reston，VA．American College of Radiology，2003.

第 4 节 PET/CT 检查

【概念与概述】

- 正电子发射型断层显像（positron emission computed tomography，PET）是一种利用向生物体内部注入正电子放射性核素标记的化合物而在体外测量它们的空间分布和时间特性的三维成像无损检测技术
- PET/CT 综合了 PET 功能、分子代谢影像与 CT 精细解剖影像的优势，在恶性肿瘤早期诊断与肿瘤分期分级、临床疗效评估与随访监测，良、恶性病变鉴别，协助临床治疗方案决策和放疗生物靶区确定等方面具有极为重要的作用

【PET/CT 显像基本原理】

- PET 作为一种射线断层显像技术，是当前医学界比较认同的最先进的大型医疗诊断成像设备之一，成为肿瘤、心、脑疾病诊断的重要方法
  - 该技术是利用回旋加速器加速带电粒子轰击靶核，通过核反应产生带正电子的放射性核素，合成显像剂，注入体内，通过吸收代谢定位于靶器官，在衰变过程中发射带正电荷的电子
  - 正电子是一种放射性核素发射出来的带正电荷的电子（β^+），其与电子质量相等，电量相同，只是符号相反。它是一种反物质，在介质中仅运行极短的距离，即与邻近的普通电子结合而消失，转化为一对能量相等（511 keV）而方向相反的光子，这一过程称湮灭辐射（annihilation radiation）
  - 注射进入人体的正电子示踪剂发射的正电子穿过人体组织时，在很短的距离内（1mm 左右）与电子发生湮灭作用产生互成 180° 的 γ 光子。在体外探测示踪剂所产生之湮灭辐射的光子，采集的信息通过计算机处理，显示出靶器官的断层图像并给出定量参数
  - 将发射正电子的核素（简称正电子核素）引入体内，所发射的正电子形成的成对光子射至体外，由 PET 的成对符合探测器（coincidence detector）采集，经过计算机重建而成断层图像，显示正电子核素在体内的分布情况，称为正电子显像（positron imaging）或 PET 显像（PET imaging）
- PET 技术被称为“活体生化显像”，它可以从分子水平洞察人体内代谢物的活动及生理、生化变化，可以更早期、灵敏、准确地诊断和指导治疗多种疾病
  - CT（computer tomography，CT）即计算机断层显像，是用 X 射线照射人体，由于人体内拥有不同密度与厚度的组织或器官，故其对 X 射线产生不同程度的衰减作用，形成不同组织或器官的灰阶影像对比分布图，以病灶的相对位置、形状和大小等改变来判断病情
  - CT 的成像是用 X 线束围绕人体选定部位作 360° 的匀速选择扫描，穿过人体的 X 线经检测器接受，转变为数字信号，经计算机存储、运算并重建为断层图像。CT 图像的分辨率高，可直接显示人体各器官的形态和密度的改变，现已广泛应用到全身各部位的检查
  - PET/CT（positron emission tomography and computer tomography）全称为正电子发射断层与计算机断层成像，是将 PET 和 CT 前后排列在同一扫描轴上，分别扫描，患者进行全身扫描，可以同时获得 PET 功能代谢图像和 CT 解剖图像，两种图像优势互补，使医生在了解生物代谢信息的同时获得精准的解剖定位，从而对疾病做出全面、准确的判断

【PET/CT 结构】

- PET/CT 物理结构上是由 PET 系统和 CT 系统两部分组成，从功能上看又由数据采集系统、数据重建系统及图像显示存储系统。数据采集和数据重建系统是被固定在一体化扫描机架上，共同完成扫描数据的采集和处理。一体化扫描机架是为两个子系统提供了相对固定的空间位置，并且能够获得精确的同机融合的数据
- CT 系统
  - 与我们日常所用的 CT 基本一样，系统的 X 线球管产生经过准直的扇形束 X 线，穿过

扫描区的容积区域后扇形X线束会存在不同程度的衰减，被探测器记录后经过模数转换，由计算机重建出不同灰阶的图像
- CT系统从功能上也分为3部分：数据采集系统、数据重建系统、图像显示和存储系统

- PET系统
  - PET设备由扫描机架、检查床、主机柜、操作控制台部分组成
  - 扫描机架是最大的部件，内部装有透射源、隔板、激光定位器、探测器环、探测器电子线路、符合线路、分拣器、移动控制系统等，主要功能是采集数据
  - 主机柜由CPU、输入输出系统、内外存储系统等构成，主要功能是数据存储、处理和图像重建
  - 操作控制台主要用于控制进行扫描，它包括显示器、控制盒、键盘、鼠标、图像控制系统、图像重建系统
  - PET/CT机主要由两台主计算机控制，即图像控制系统导航器和图像重建系统，执行所有输入计算机的命令，可以控制PET/CT进行检查，并可存储检查数据
  - 图像重建系统与扫描系统进行通讯，它使用控制测量系统测定的数据来计算各个断层的图像，然后将数据传送到图像控制系统
- PET系统探测器
  - PET系统的主要结构是探测器环，它是由多个晶体环组成。探测环接收由受检者体内发射出的湮灭反应后的两个方向相反的γ光子，γ光子入射到晶体后形成一次闪烁过程。目前临床应用的新型PET探测器多采用多排环形晶体结构
  - 闪烁晶体的种类和性能
    - 闪烁晶体的种类很多，如：碘化钠晶体（NaI）、锗酸铋晶体（BGO）、硅酸镥晶体（LSO）、硅酸钆晶体（GSO）等
    - 就晶体的性能而言每种晶体都具有作为闪烁晶体的部分优势和劣势，没有一种晶体能满足全部的要求
    - 各种晶体的物理特性和闪烁性能不同，基于PET/CT显像的要求、探测技术、晶体的物理特性和闪烁性能等多方面的综合权衡，目前PET/CT主要使用LSO、GSO、BGO 3种晶体
    - 晶体的尺寸也影响着系统性能。晶体的横断面积影响系统的分辨率、灵敏度，横断面积越大，系统的灵敏度越好，但会降低系统的分辨率。增加晶体的厚度会提高晶体对光子的阻截能力，提高探测效率，但晶体的厚度过大会增加晶体自身的吸收和散射，降低系统的能量分辨率，因此晶体尺寸的选择非常重要。目前，BGO、LSO、GSO、LYSO晶体均已达到切割成4mm×4mm大小（γ射线入射面）
    - PET上晶体是环形排列的，PET检查以轴向扫描晶体有效视野作为一个床位，逐床位显像。相同的轴向扫描视野，晶体环数越多，切割晶体块越小，分辨力越高
- 2D采集与3D采集
  - PET有两种采集模式，2D采集与3D采集，二者并无本质上的区别
  - 2D采集时探头环与环之间放置了隔离片，防止错环符合事件的发生，隔离片并不能防止相邻环之间的符合发生，这些符合事件被相加和重组后，成为采集数据的一部分
  - 3D采集由于去除了隔离片，明显增加了探测效率，可提高采集速度和探测灵敏度，缩短显像时间，但相应也增加了随机符合和散射符合，并使由于死时间而导致的计数丢失增加，给定量分析带来困难，并且图像在视野边缘会产生畸变
  - 为尽量减少这些因素的影响，就必须缩短符合时间窗，但这就要求晶体的余辉时间尽量短，或具有更好的能量分辨率

【PET/CT主要性能参数】

- 空间分辨率

空间分辨率是指PET对空间的两个“点”的辨别能力。其物理定义为探测器在X、Y、Z三个方向能分辨最小物体的能力。一个理想的放射性点源放在PET的视野（field of view，简称FOV）中。PET所得到的放射性分布图像并不是一个点，而是有一定扩展，所得到的是一个“球”，球的大小反映了PET的空间分辨能力。另外，点源放在视野中不同位置，其分辨率稍有不同，距FOV中心越远，其分

辨率越差

- 灵敏度

灵敏度是指在相同条件下衡量探测器获得计数多少的能力。物理定义是单位时间内，单位辐射剂量条件下获得的符合计数。灵敏度越高表明在一定统计误差要求下，对特定脏器的放射性强度要求越低。影响灵敏度的主要因素有：

  - 系统的死时间
  - 探测器本身的探测效率，即探测器响应事例数与入射事例数的比例
  - 整个探测器对被测物体所张的立体角
  - 系统时间窗、能量窗大小

- 时间分辨率

PET 时间分辨率的好坏取决于探测器对 γ 光子对的响应时间长短，通常这一时间响应是按高斯分布，单位是纳秒（ns），其物理定义为：正电子探测器可计数的一对 γ 光子之间最短时间间隔。时间分辨率是时间窗的选定主要依据。时间窗选择应比时间分辨率稍大，一般以时间分布曲线的 1/10 高宽来定

- 能量分辨率

是指探测器对射线能量甄别的能力。能量甄别是排除散射事例的有力依据。因为散射事例中至少有一个光子经过了康普顿散射，能量部分损失，因而可以根据被测光子的能量大小决定好坏事例的取舍。能量分辨率的好坏会影响空间分辨、噪声等效计数率等指标，会降低对散射符合甄别的能力，从而会影响图像质量，并使 PET 定量分析的精度变差

- 图像重建

图像重建包括迭代重建法和解析法。迭代重建法是以收敛为基本特征的算法处理，通过多次迭代运算和比较，使实际图像数据与重建数据一致。迭代重建法属于数值逼近算法，即利用断层图像的初始值，通过对图像的估计值进行反复修正，使其逐渐逼近断层图像的真实值。解析法是以中心切片定理为基础的反投影方法。PET 采集图像数据完成后，探测器间符合投影线上的计数值和沿这条投影线的放射性活度的积分量成正比，这些线性积分值称为投影。根据这些投影数据可以完成各断面层的图像重建

【乳腺癌 PET/CT 显像药物及原理】

- 葡萄糖代谢显像剂
  - 葡萄糖是主要用于供给组织细胞能量的。恶性肿瘤细胞的异常增殖，需要过度的利用葡萄糖，目前，最为广泛使用的显像剂为 2-^{18}F- 脱氧葡萄糖（^{18}F-FDG）
  - 18F-FDG 是葡萄糖结构类似物，通过与葡萄糖相同的转运载体 Glut-1 转运入细胞，在胞质内经己糖激酶 II 的催化生成 6- 磷酸 -FDG，6- 磷酸 -FDG 不能被特异的果糖 -1- 激酶识别和催化生成 ^{18}F- 葡萄糖 -l, 6- 二磷酸继续糖代谢，所以滞留、聚集于胞浆内
  - 在细胞不同的状态下，细胞对葡萄糖的利用将会发生变化，而导致人体的某些功能改变。恶性肿瘤细胞受局部肿瘤生物行为的表达使糖代谢速率异常增高，葡萄糖转运蛋白功能活跃和己糖激酶活性增强，使得 FDG 在肿瘤细胞中摄取增加，所以可以通过 FDG 的摄取程度来早期发现和诊断恶性肿瘤
  - 乳腺肿瘤组织的血管网不完整、葡萄糖转运体 -l（Glut1）和己糖激酶（HKs-I）的过度表达、细胞有丝分裂活跃等因素均导致乳腺癌对 ^{18}F-FDG 的摄取增高，在 PET/CT 显像中表现为局部异常浓聚
- 氨基酸代谢显像剂
  - 氨基酸同样也是人体必需的营养物质，其体内主要代谢途径为：合成蛋白质；转化为具有重要生物活性的酶、激素等；氨基酸转运、脱氨、脱羧，变成二氧化碳、尿素等，而被其他组织利用或排出体外。氨基酸参与蛋白质的合成、转运和调控
  - 由于恶性肿瘤细胞蛋白质代谢增强，近年来用放射性核素标记氨基酸进行蛋白质代谢显像也取得了明显进展。标记氨基酸的正电子发射核素主要有 ^{11}C、^{18}F 和 ^{13}N，前两种在肿瘤研究中很有发展
  - 由于具有合成简单、易于自动化及显像效果较好等优点，^{11}C 标记的蛋氨酸（^{11}C-MET）是目前应用较多的氨基酸类显像剂，它代表了体内氨基酸的转运、代谢和蛋白质的合成情况，已用于多种恶性肿瘤的鉴别诊断及疗效监测
  - 与正常乳腺相比，乳腺癌的基因变化导致癌肿血流增加，葡萄糖代谢、氨基酸转运、蛋白质合成、受体表达增加，DNA 合成和

细胞增殖活跃，并诱导细胞凋亡，肿瘤脉管系统氨基酸转运体的表达上调，从而使乳腺癌组织摄取 ^{11}C-MET 增多

- ^{11}C-MET PET-CT 显像在鉴别肿瘤良恶性、复发诊断、评价疗效等方面有其独特的应用价值，目前国外已经用于原发性乳腺癌诊断及疗效监测
- 在肿瘤 PET 显像中，^{11}C 和 ^{18}F 标记氨基酸反应氨基酸转运和蛋白质合成具有同等临床应用价值，与 ^{18}F-FDG 比较，其优点是肿瘤组织与正常组织的放射性比值高，图像清晰，更易于诊断

- 胆碱代谢显像剂
  - 细胞中普遍存在磷酸胆碱反应，胆碱的代谢途径是参与细胞膜膜磷脂的合成
  - 肿瘤细胞的分裂增殖极为旺盛，其细胞膜生物合成也同样活跃，细胞膜合成需以大量胆碱为原材料以合成磷脂酰胆碱，胆碱在肿瘤细胞中被磷酸化后停留在细胞内，^{11}C 及 ^{18}F 标记的胆碱（choline，CHO）是磷脂类代谢显像剂，乳腺肿瘤快速增殖及细胞膜成分高代谢的特性使其摄取胆碱增加
  - 胆碱代谢显像剂的优点是肿瘤组织周边本底放射性非常低，肿瘤组织显像清楚，可大大缩短显像时间
- 核酸代谢显像剂
  - 核酸的合成与代谢反映细胞分裂增殖情况，而肿瘤细胞的关键特性是无序的增殖性，因此正电子标记的核酸及其类似物的 PET/CT 显像成为可能
  - ^{11}C 标记的胸腺嘧啶（^{11}C-TdR）参与 DNA 的合成，静脉注射后 ^{11}C-TdR 血液中清除快，肿瘤细胞因增殖快而显像。可反映细胞分裂繁殖速度，最早被用于 PET 显像监测局部细胞增殖水平
  - 5-^{18}F- 氟尿苷和 5-^{18}F- 脱氧尿苷参与 DNA 和 RNA 合成，可用于乳腺癌的诊断，但由于体内降解迅速，现应用较少
- 雌激素受体显像剂
  - 由于大多数乳腺癌组织细胞表面保留了正常乳腺组织细胞所含的类固醇激素受体，因此利用类固醇激素受体能够和乳腺癌细胞表面受体结合，检测乳腺癌组织中相关受体分布和浓度，进行肿瘤诊断、分期、治疗效果判断和疗效观察
  - ^{18}F-FES（16α- 氟 -17β- 雌二醇）雌激素受体显像剂已进入初步研究阶段，比 ^{18}F-FDG 更具有特异性，其常规临床的应用指日可待

【显像方法】

- 使用不同显像剂时的 PET/CT 操作略有不同
- 患者在注射放射性药物之前禁食 8 小时以上，至少禁食 4 ～ 6 小时。从而保证血糖和血清胰岛素的稳定
- 注射 FDG 前应检测血糖水平，研究表明，血糖水平与肿瘤组织摄取 FDG 的程度成负相关，因此，高血糖水平和胰岛素诱导的低血糖状况均能影响乳腺癌病灶对 FDG 的摄取。因此，在注射 ^{18}F-FDG 之前，一定要严格控制患者的血糖水平，使之低于 8.32mmol/L
- 患者注射 FDG 后，必须安置在一间安静的单人房间休息，尽量避免身心过度的活动，不说话可以减少喉部 FDG 增加。要防止眼睛的转动、呼吸次数的增加和过度饥饿增加胃肠的运动。任何肌肉的紧张，都会增加肌肉的 FDG 摄取
- 应在患者安静休息 10 ～ 20 分钟后再经病变乳房对侧肘前静脉或足背静脉（如果双侧乳房均有病变）注射 ^{18}F-FDG 5.55MBq/kg，静卧 45 分钟后行 PET/CT 显像
- 俯卧位 FDG 显像病变显示较仰卧位清楚，为了更好的显示乳房病变的位置和形态，可以让女性患者俯卧于乳房显像专用泡沫垫上，使乳房处于自然悬垂状态，双上肢上抬放于头两侧
- 男性患者因乳房小而采用正常仰卧位。患者排空膀胱后先行 CT 扫描
- PET 全身检查从盆腔向头颅方向用二维或三维方式进行透射和发射采集，三维采集时床位之间需要部分重叠
- 局部检查时患者俯卧位且双上肢举过头顶，检查范围包括腋窝和乳腺
- 数据衰减校正后经迭代重建进行图像融合，分别得到冠状、矢状、横断的 CT、PET 及其融合图像
- 正常的成年非哺乳妇女双侧乳腺部位可见乳头和乳晕轻度放射性摄取，其他乳腺组织及腋窝

基本无放射性摄取。月经期妇女常见双侧乳腺弥漫性、对称性轻度 FDG 摄取

【PET/CT 在乳腺癌中的作用】

- 原发病灶
  - 乳腺 X 线摄影检查是乳腺癌筛检首选方法，敏感性可达 80% ～ 90%，但特异性较差，需结合其他检查并活检证实
  - FDG PET 由于是代谢成像，特异性较高。一般认为，FDG PET 发现乳腺癌的敏感性可达 80% ～ 90%，特异性达到 83% ～ 100%
  - 影响乳腺癌摄取 FDG 的因素主要包括
    - 肿瘤生长类型
    - 肿瘤的组织类型
    - 肿瘤细胞的增殖
    - 肿瘤组织中的血管密度
    - 肿瘤组织中肿瘤细胞的百分比
  - 乳腺癌根据病理类型不同对 ^{18}F-FDG 摄取程度也不同，将影响 PET 显像准确率，浸润型导管癌较浸润型小叶癌敏感，浸润性小叶癌 PET 显像的假阴性率远高于浸润性导管癌
    - 分化程度高、恶性度低的病灶葡萄糖代谢率相对较低
    - 大部分的浸润性小叶癌不能被发现，可能为肿瘤细胞的密度低、浸润性生长的特性以及代谢活性低所致
  - PET 诊断乳腺癌的准确性主要与肿瘤大小有关。对于＞ 2cm 的乳腺肿块，PET 诊断乳腺癌的灵敏度和特异度均较高，而随着肿块体积的减少，PET 的灵敏度和特异度也随之下降
    - 当直径＞ 1.0cm 时，FDG PET 敏感性为 78%
    - 当直径为 0.5 ～ 1.0cm 时仅为 12.5%
    - 当直径＜ 0.5cm 时无 1 例检出
    - 检测微小肿瘤时出现的假阴性，主要是由于部分容积效应的影响和乳腺的自然本底掩盖了 FDG 摄取较低的病变
    - 肿块直径较大时出现的假阴性主要是与肿瘤的分化程度有关
  - 浸润性乳腺癌也可以表现为多个肿块。当在乳房的一个象限内出现 2 个以上的肿块时，通常称之为多灶性肿瘤生长；而当多个肿块出现在乳房的不同象限时，则被成为多中心性肿瘤生长。大约 60% 的直径大于 4cm 的肿瘤在主灶周围都存在卫星灶
- 区域淋巴结
  - 腋窝淋巴结的转移是影响乳腺癌治疗方案及患者预后的一个重要因素，而以往对腋窝淋巴结的准确评价只能通过活检病理检查获得
  - FDG PET 显像中腋窝和内乳区局限性代谢增高与相应部位的淋巴结转移具有高度的一致性。多数研究认为，FDG-PET 判断淋巴结累及情况敏感性可达 90% 以上，特异度（性）最低可达 75%，具有较高的诊断准确性
  - 缺点是不能准确确定转移淋巴结数目，并且微小淋巴结转移常被漏诊
  - PET 诊断腋窝淋巴结的准确性与乳腺癌原发灶及腋窝淋巴结的大小有密切关系
    - 对于原发灶体积较大的患者，尤其对于原发灶大于 2cm 的进展期乳腺癌患者，PET 诊断腋窝淋巴结转移的灵敏度和特异性均较高
    - FDG PET 前哨淋巴结的检测，与前哨淋巴结活检术（sentinel lymph node biopsy，SLNB）相比，其阳性预测值高，如果 FDG PET 呈现阳性结果，可以避免 SLNB 而直接行淋巴结清扫术，但目前 FDG PET 仍无法取替 SLNB
    - 对于早期乳腺癌，腋窝淋巴结活检是最佳选择，而对于进展期乳腺癌，PET 可以较为准确地诊断腋窝淋巴结的转移，对患者进行准确术前分期，从而进一步指导治疗
- 远处转移　对于常规不能发现远处转移的病例，FDG PET 是一种可以准确区分Ⅲ～Ⅳ期乳腺癌并能正确指导治疗非常有效的方法
  - 远处转移是影响乳腺癌患者预后以及决定治疗方案的关键因素。PET、PET/CT 具有一次显像可以全身检查的优点，PET/CT 诊断远处转移具有重要价值
  - 乳腺癌最常见的转移部位为骨骼系统，FDG PET 对乳腺癌骨转移的病变的检出率总的来说要高于常规核素骨显像

- PET/CT 对乳腺癌放疗的影响
  - 过去，PET 在临床肿瘤学中主要应用于评估淋巴结（N）的浸润以及远处转移（M），而不是确定肿瘤的扩散（T）和肿瘤与周围正常组织间关系的判断。
  - PET/CT 的出现改变了这一状况，它正是通过将肿瘤结构与代谢信息相融合的方式，能显著改善对于肿瘤浸润边缘的判断。
  - 在乳腺癌的随访观察到，直径在 2cm 以上原发肿瘤或处于 Nl 以上阶段肿瘤复发和转移概率较高。PET/CT 可以对病变进行准确临床分期，并为选择性照射提供准确的肿瘤体积评价和生物活性特征
  - 随着 PET/CT 应用有效的发挥，通过对病变准确分期，为选择性照射提供准确肿瘤体积评价和生物活性特征的临床应用，因而有望进一步提高放射治疗的效果
- PET/CT 对乳腺癌治疗效果监测
  - 传统评价乳腺癌治疗后疗效的影像学方法均是通过探测肿块大小，体积变化来诊断肿瘤治疗后疗效。然而肿瘤体积变化的观察较难反映治疗早期的肿瘤病理组织的改变以及鉴别活性肿瘤组织和瘢痕组织。在诊疗过程中肿瘤代谢变化明显早于其形态变化
  - PET 成像对早期观察乳腺癌治疗疗效具备优势，对治疗反应无明显效果病例将通过立即停止无效治疗，减少副作用等措施，以有效提高治疗效果。对于进展期乳腺癌，越来越多的患者接受术前化疗从而提高了乳腺癌保守手术的概率，而且手术后化疗可以提高患者的生存期
  - 肿瘤体积的改变并不是确定治疗反应灵敏的参数，如果能有一种技术在化疗 1 ~ 2 周期即可探查到该化疗方案的疗效，并据此及时调整化疗方案，避免推迟或放弃更有效化疗方案的实施，必将提高化疗疗效并降低化疗毒性和治疗费用
    - 有学者对乳腺癌患者进行了化疗前、中、后的重复 PET 显像并与病理结果对比分析，显示在化疗第 1 周后，有效化疗表现为病灶葡萄糖代谢明显降低，PET 评价化疗疗效的灵敏度和特异性为 90% 和 74%
    - 随着新辅助化疗的推广应用，同样 PET 可以检测其疗效。尤其联合 150-water PET 血流显像时，通过观察肿瘤局部糖代谢的高低和化疗前后有无血流灌注的改变，能判断肿瘤是否对化疗药耐药和患者预后
    - FDG PET 结合 ^{18}F 雌二醇（FES 显像），对内分泌治疗监测也十分有效
    - FDG PET 显像评价治疗反应应用中的局限性为不能从对治疗完全响应的患者中鉴别出微小的残存病灶
- PET/CT 对乳腺癌复发的评价
  - 约 80% 的局部复发发生在乳腺癌手术后 5 年内发生。早期发现乳腺癌局部复发和转移性病灶可以明显影响患者的进一步治疗。局部复发的发生率与原发肿瘤的大小及分化程度，腋窝淋巴结是否转移，自手术到局部复发的时间间隔均密切相关
  - 乳腺癌手术及化疗、放疗后，对有复发症状或无复发症状但肿瘤标志物上升的患者，传统影像学检查阴性，用 FDG PET 检查往往有意外结果
    - 这是因为常规检查对因治疗而改变的解剖结构与病理组织结构的鉴别困难
    - 研究显示，FDG PET 明确乳腺癌复发和转移范围的敏感性、特异性、准确率分别达到 94%、91%、92%，并且使 32% 的治疗计划得到修正
    - 全身 FDG PET 对乳腺癌远处转移较早而准确的发现，也有助于乳腺癌预后的判断

（邱　吉　罗娅红）

重点推荐文献

[1] 刘庆伟，刘奇 . PET/CT 肿瘤学，北京：科学出版社，2006.
[2] 潘中允 . PET 诊断学，北京：人民卫生出版社，2005.
[3] 陈盛祖 . PET/CT 技术原理及肿瘤学应用。北京：人民军医出版社，2007.
[4] 田嘉禾 . PET、PET/CT 诊断学，北京：化学工业出版社，2007.
[5] Avril N，Rose C A，Schelling M et a1．Breast imaging with Positron emission tomography and fluorine-1 8 fluorode oxyglucose：use and Limitations[J]．J Clin Oncol，2000，18（20）：3495-3502.

第 5 节　比较影像学优选

【概念与概述】

- 随着影像学技术的进展，乳腺 X 线摄影（mammography）、超声（sonography）、MRI（magnetic resonance imaging）和 PET-CT 等影像学方法在乳腺癌的临床诊断、鉴别诊断、术前分期和预后评价上，取得了越来越广泛的应用
- 在以上乳腺影像学检查方法中，由于成像原理不同，各种检查方法成像特点各异，各自具有其独特的诊断优势和不足
- 如何根据患者的临床特征和医生的检查要求，确定适宜的影像学检查方法或最佳的检查组合，是乳腺癌影像学诊断的重要任务

【X 线检查的应用价值及限度】

- 应用价值
  - 作为最早应用于乳腺疾病检查的影像学方法，乳腺 X 线检查操作简单、价格相对低廉、易于接受，诊断准确率较高；同时，由于其对微小钙化具有极高的检出敏感性，可以先于临床触诊发现临床上无症状的隐匿性乳腺癌，因此，已经成为乳腺癌首选的影像学检查方法
  - 在临床上，乳腺 X 线检查主要应用于乳腺疾病的筛查和乳腺癌的早期发现和早期诊断。特别是将乳腺 X 线检查应用于乳腺癌的筛查，可以降低 30% 以上的 50 岁以上妇女的乳腺癌病死率。同时，乳腺导管造影技术在乳头溢液患者的疾病诊断上，亦具有突出价值
- 局限性
  - 尽管乳腺 X 线检查在乳腺癌的诊断上具有明显优势，但仍存在着固有的局限性，即使在最佳的摄影和诊断条件下，仍有 5% ～ 15% 的临床体检阳性的乳腺癌患者在乳腺 X 线检查中表现为阴性，特别是在致密型乳腺、乳腺手术后或乳腺成形术后的乳腺癌患者中更是如此
  - 在乳腺良、恶性病变的鉴别诊断上，乳腺 X 线检查也存在着阳性预期值较低的问题。例如，在美国依据乳腺 X 线筛查影像而建议进行穿刺活检的妇女中，仅有 25% ～ 29% 的妇女被确诊为乳腺癌。造成乳腺 X 线检查“高检出率、低诊断率”的主要原因在于：
    - 乳腺 X 线检查是形态学检查方法，主要依据乳腺病变的大小、形态、边缘、密度等形态学指标对其进行诊断，不能从乳腺病变组织的功能代谢水平对病变进行诊断
    - 在乳腺 X 线摄影影像上，乳腺良、恶性病变的影像学特征存在交叉
    - 乳腺 X 线检查是重叠性影像，因为影像的重叠而造成病变形态学信息的部分缺失，更易造成不同乳腺疾病的“同病异影、异病同影”
- 最新进展
  - 近年来，随着数字化技术的发展，数字化乳腺摄影机出现并应用于临床。数字化乳腺摄影机具有钼靶 / 铑靶双靶球管、数字化平板探测器、自动拍片剂量调整技术等优点，使数字化乳腺 X 线检查具有良好的密度对比度、较少的成像伪影和较大的成像动态范围，真正实现了图像的后处理观察，日益成为乳腺疾病检查的首选。数字化乳腺摄影机的主要成像优势在于：
    - 在 X 线的剂量调节上，实现了根据乳房的大小、压迫的厚度和腺体的致密程度

进行X线的剂量的自动调节
- 在图像的调节上，因其为数字化影像，可进行全面的图像后处理
- 在图像的质控上，可有效减少因技术不当、图像不满意或局部放大所导致的重复摄影，有助于减少乳腺的X线辐射量
- 在图像的存储上，因其为数字化影像，数据可通过存储介质进行存储，减少了存放胶片的空间
- 在图像的传输上，通过PACS网络进行数字化传输，建立高效的远程会诊平台
- 尽管数字化乳腺X线检查在乳腺微小钙化的检出上，与传统的乳腺X线检查的检出率相似，但传统的乳腺X线检查的微小钙化检出更依赖于技术条件及操作者的经验。在工作中，依据数字化乳腺X线检查评价乳腺良、恶性钙化的敏感度接近90%，特异度则高达97%，远高于传统的乳腺X线检查

- 数字化乳腺X线检查的另一优势在于它为乳腺X线影像新技术的发展提供了应用平台，目前应用较多的主要有计算机辅助检测（computer-aided detection，CAD）、三维乳腺立体定位穿刺技术等
  - 乳腺CAD是使X线片所显示的数字化图像数据输入计算机，然后利用专用的计算机算法分析图像并对各种异常征象给予标记，经专科医师阅片，以期提高对微小病变特别是微小钙化的检出能力。在工作中，CAD对乳腺微小钙化病灶的检出率93.3%～98.5%，肿块样病灶的检出率82.7%～85.7%，综合使用CAD可以将乳腺癌的检出率提高20%左右
  - 三维乳腺立体定位穿刺技术是近年来出现的乳腺微创活检技术。应用三维乳腺立体定位穿刺技术，乳腺影像诊断医生可依托数字化乳腺X线检查平台和强大的后处理工作站，真正做到较小摄片量和较快数据处理速度下的乳腺X线影像的三维重建和计算机精确三维定位。在此基础上，医生可依据操作规程，在计算机的控制下自动而精确地取得感兴趣区的病理学、细胞学材料，为后续临床治疗打下基础
- 乳腺X线检查尽管取得了极大的进步，但其仍存在着乳腺X线检查所固有的局限性。对于数字化乳腺X线不能发现的病变，超声、MRI在其检出和诊断上发挥着重要的价值。此外，近年来出现的新技术，如乳腺X线断层摄影（tomosynthesis）、对比增强X线检查、乳腺X光相位成像等技术，尽管存在着这样那样的不足，但在提高对乳腺癌的检出率上具有不同的优势，有望成为数字化乳腺X线检查的重要补充

【超声检查的应用价值及限度】

- 应用价值 自20世纪80年代彩色多普勒超声技术出现以来，超声检查因其无辐射、价格低廉、易于接受等优势，在乳腺疾病的诊断上始终占有重要地位，并成为年轻或妊娠、哺乳期妇女乳腺病变的首选检查方法
  - 超声检查能够采用多方位交叉扫描的方式清晰显示乳腺的各层结构，并明确乳腺内有无肿块、病变的囊实性
  - 能够实时地对乳腺病变的大小、形态、边界、内部及后方回声等二维特征和彩色多普勒血流特征进行评价
  - 能够对临床触及不到或X线不能发现的乳腺病变、腋窝淋巴结进行确认并行超声引导下的活检及定位
  - 能够对致密型乳腺及植入假体后乳腺内病变进行准确诊断；能够对乳腺癌的化疗和放疗疗效进行客观评价
- 局限性 尽管超声检查在乳腺病变的诊断上具有重要价值，但仍存在着固有的局限性：
  - 乳腺超声诊断的准确性很大程度受制于所应用的设备及检查医生的个人经验
  - 尽管高频超声探头可对乳腺病变内成簇微小钙化进行检出，但其敏感性仍明显低于乳腺X线检查
  - 超声检查对于乳腺深在、微小病变显示受限，难以评价其良恶性
- 最新进展 近年来，随着三维超声成像技术、弹性成像技术、超声声学造影的出现，使乳腺病变的超声诊断达到了一个新的阶段
  - 三维超声是通过获取和存储体积参数并进行重组而获得三维图像，它可对各个断面

进行重建和显示，可以立体地展现各组织结构的解剖特征和空间关系。三维超声重建成像技术较之二维超声最大的特点是能够立体显示肿瘤的整体大小和形态，成像敏感度约95%，特异度约97%，准确度约98%，因此，依据三维超声影像评价乳腺肿块的大小、形态、边缘，具有明显临床应用价值

- 超声弹性成像是一种体外测定组织机械特性的超声检查方法，通过其可获得常规成像模态所无法获取的组织弹性信息，进而依据有关组织内弹性特性信息鉴别病变性质的影像学新方法。应用弹性成像评价乳腺病变的性质，灵敏度约86.5%，特异度约98.85%，准确度约88.3%。但是，由于不同乳腺组织的弹性系数存在一定的重叠，因此，超声弹性成像仅可对病变的性质起到一定的提示作用，不能作为唯一的诊断依据
- 超声造影即超声"增强扫描"，即经过外周静脉注入气体造影剂声诺维，通过造影剂微气泡的气液界面反射来充分显示肿瘤血管并对病变进行诊断的影像学新方法。超声造影能够显示乳腺肿瘤内微小低速的血流，提高超声对肿瘤血管显示的准确性，从而提高超声对乳腺肿瘤良恶性、乳腺术后复发及腋窝淋巴结转移的判定

【MRI检查的应用价值及限度】

- 应用价值 自20世纪90年代以来，MRI因其极高的软组织分辨力、极高的诊断敏感性、无辐射损伤等优势，在乳腺病变的诊断和鉴别诊断上，日益显示出其独有优势，成为乳腺X线检查的重要补充方法。乳腺MRI检查的优势主要有：
  - 双侧乳腺同时检查，且对受检者无辐射性损伤
  - 对于发现乳腺病变具有极高的敏感性，特别是对于X线平片评价较为困难的致密型乳腺内肿瘤、乳腺癌术后局部复发和乳房成形术后乳腺组织内有无病变以及观察假体位置、有无溢漏或并发症
  - MRI三维成像使病灶定位更准确，显示更直观
  - 在检出乳腺高位、深位、多中心、多灶性病变以及致密乳腺内病变和评价胸壁侵犯、周围淋巴结转移上，具有明显价值
  - 动态增强检查可了解乳腺病变的血流灌注情况，有助于评价病变的良恶性
  - 为乳腺癌的准确分期和临床治疗方案的制订提供可靠依据
  - 适用于CT增强扫描检查有对比剂过敏者
- 局限性 乳腺MRI检查的局限性在于：
  - 对乳腺内微小钙化不敏感，特别是当钙化数目少、仅3～5枚时更难以显示，而微小钙化常是乳腺癌诊断的可靠依据
  - MRI检查费用较高，检查时间费时
  - 乳腺MRI检查仍需在乳腺X线检查的基础上进行，并须密切结合乳腺X线检查进行诊断
- 最新进展 近年来，MRI功能成像出现并应用于临床的，将乳腺癌的MRI影像学诊断带入了"形态学、功能学兼备"的新阶段
  - MRI扩散加权成像（diffusion weighted imaging，DWI）主要通过探测水分子的自扩散的大小来反映受检组织的结构特性，并依据表现弥散系数（apparent diffusion coefficient，ADC）值作为成像指标，提供组织微细结构信息
    - 在临床工作中，依据DWI评价乳腺病变的良恶性，阴性预测值达93%以上，准确度达88%～97%
    - DWI因其影像大小反映了乳腺癌浸润和反应性改变涉及的范围，因此，在检出乳腺癌主病灶周围的其他小病灶以及评估乳腺癌最大浸润范围方面，具有一定价值
  - 磁共振波谱成像（magnetic resonance spectroscopy，MRS）作为一种无创性检查技术，能够通过检测不同病变内代谢物质含量的差异来反映病变的代谢和生化信息，进而提高病变诊断的特异性，其中，胆碱（tCho）是最常见的MRS检测物质
    - MRS对乳腺癌的诊断敏感度、特异度不断提高，目前已分别达到70%～100%和67%～100%
    - 将MRS作为常规MRI的成像补充使相应活检的阳性预测值由35%提高到82%

- 尽管 MRI 新技术在乳腺癌的诊断上取得了长足的进步，但较低的诊断特异性仍是制约乳腺 MRI 成像进一步应用的“瓶颈”
  - 乳腺 MRI 假阳性主要见于小叶原位癌、不典型导管增生、不典型小叶增生等乳腺癌高危病变和纤维腺瘤、乳头状瘤、硬化性腺病、纤维囊性病变、导管增生和间质纤维化等良性病变
  - 鉴于这些病变与乳腺癌在 MRI 表现上具有较大的相似性，对 MRI 表现不典型病变的活检尤为重要

【PET-CT 检查的应用价值及限度】

- 应用价值 PET-CT 全身显像作为功能影像学方法，能够探测原发乳腺癌和术后复发病灶，同时能够发现腋窝、纵隔淋巴结和肝、骨等全身转移病灶，因此，在乳腺癌的早期诊断、分期、疗效评价和预后判断上，具有重要的临床价值
  - 乳腺 PET-CT 检查的最大优势在于，在同一体位下经一次扫描即可同时完成 CT 解剖成像和 PET 功能成像两种功能，并进行 PET 和 CT 图像的实时融合，达到 CT 解剖成像和 PET 功能成像的高度统一；两种技术优势互补，产生了 1+1 ＞ 2 的效应，大大提高了肿瘤病灶特别是小病灶的检出，并提供精确的解剖定位，为治疗方案的选择提供了有利依据
  - 目前，应用 ^{18}F-FDG 诊断乳腺癌的灵敏度约 93%，特异度约 75%，准确度约 89%，取得了很好的临床应用效果
- 局限性 PET-CT 检查也有其固有的局限性：
  - 检查费用昂贵
  - 为有辐射性检查
  - ^{18}F-FDG 不是肿瘤特异性显像剂，炎症、肉芽组织均可表现为假阳性，而生长缓慢的乳腺癌可表现为阴性
  - 尽管采用 PET-CT 延迟显像有利于乳腺病变性质的判定，但仍常常难以得到正确的诊断

【成像技术的优选的应用价值及限度】

- 目前，乳腺影像学检查主要以乳腺 X 线检查和超声检查为主，两者结合是目前国内、国际广泛采用的检查方法并被认为是乳腺影像学检查的最佳组合
- MRI 和 PET-CT 因其各自的成像优势，被认为是乳腺 X 线检查和超声检查的重要补充方法，二者在乳腺癌的分期、疗效评价和预后推测上具有重要的临床应用价值

（于　韬　罗娅红）

重点推荐文献

[1] 鲍润贤 . 中华影像医学：乳腺卷 . 北京：人民卫生出版社，2002.

[2] American College of Radiology（ACR）. ACR BI-RADS®-Mammography.4th Edition. In：ACR Breast Imaging Reporting and Data System，Breast Imaging Atlas. Reston，VA. American College of Radiology，2003.

[3] American College of Radiology（ACR）. ACR BI-RADS®-UltrasounD. First Edition. In：ACR Breast Imaging Reporting and Data System，Breast Imaging Atlas. Reston，VA. American College of Radiology，2003.

[4] American College of Radiology（ACR）. ACR BI-RADS®-Magnetic Resonance Imaging.First Edition. In：ACR Breast Imaging Reporting and Data System，Breast Imaging Atlas. Reston，VA. American College of Radiology，2003.

[5] Buck AK，Herrmann K，Stargardt T，et al. Economic evaluation of PET and PET/CT in oncology：evidence and methodologic approaches.J Nucl Med，2010，51（3）：401-412.

主要参考文献

[1] 鲍润贤 . 中华影像医学：乳腺卷 . 北京：人民卫生出版社，2002.
[2] American College of Radiology（ACR）. ACR BI-RADS@-Mammography. 4th Edition. In：ACR Breast Imaging Reporting and Data System，Breast Imaging Atlas. Reston，VA. American College of Radiology，2003.
[3] American College of Radiology（ACR）. ACR BI-RADS@-UltrasounD. First Edition. In：ACR Breast Imaging Reporting and Data System，Breast Imaging Atlas. Reston，VA. American College of Radiology，2003.
[4] 周永昌，郭万学 . 超声医学 . 4 版，北京，科学技术文献出版社，2002.
[5] 郭启勇 . 实用放射学 . 3 版 . 北京：人民卫生出版社，2007.
[6] 杨正汉 王宵英 磁共振成像技术指南 ，北京 人民军医出版社，2007
[7] American College of Radiology（ACR）. ACR BI-RADS@-Magnetic Resonance Imaging.First Edition. In：ACR Breast Imaging Reporting and Data System，
[8] Breast Imaging Atlas. Reston，VA. American College of Radiology，2003.
[9] 刘庆伟，刘奇 . PET/CT 肿瘤学. 北京：科学出版社，2006.
[10] 潘中允 . PET 诊断学 . 北京：人民卫生出版社，2005.
[11] 陈盛祖 . PET/CT 技术原理及肿瘤学应用 . 北京：人民军医出版社，2007.
[12] 田嘉禾 . PET、PET/CT 诊断学 . 北京：化学工业出版社，2007.
[13] Avril N，Rose C A，Schelling M et a1. Breast imaging with Positron emission tomography and fluorine-1 8 fluorode oxyglucose：use and Limitations[J]. J Clin Oncol，2000，18（20）：3495-3502.
[14.] Buck AK，Herrmann K，Stargardt T，et al. Economic evaluation of PET and PET/CT in oncology：evidence and methodologic approaches.J Nucl Med，2010，51（3）：401-412.

2 正常乳腺解剖结构及影像表现

第1节 正常乳腺解剖

【乳腺的外部形态】

- 乳腺（mamma or breast）是人和哺乳动物最大的皮肤腺，乳腺的形态因种族、遗传、年龄、妊娠、哺乳等因素有较大的差异
  - 成人女性乳房位于第 2 ～ 6 肋之间，两侧基本对称，内缘近胸骨旁，外缘达腋前线，乳房肥大时可达腋中线。乳房外上极狭长伸向腋窝的部分形成乳房腋尾部，称为 Spence 腋尾
  - 青年女性乳头位于第 4 肋间或第 5 肋间水平、锁骨中线外 1cm 处
  - 中年女性乳头位于第 6 肋间水平、锁骨中线外 1 ～ 2cm 处
- 成年未孕的女性乳腺多呈圆锥形或半球形，哺乳后有一定程度的下垂或略呈扁平，按之紧张而有弹性
- 乳房基底直径平均大小 10 ～ 12cm，平均中央厚度为 5 ～ 7cm，两乳头距离为 20 ～ 40cm，乳房重 150 ～ 200g，体积 93 ～ 2380ml，平均为 903ml。因遗传因素和营养状况的不同，个体差异很大。乳腺的外上象限组织往往较其余部分丰厚，因而乳腺肿瘤的发生也较其他部分为多
- 乳头（nipple）位于乳房的中央，正常乳头呈筒状或圆锥状，两侧对称，表面呈粉红色或棕色。乳头直径（3.41 ± 1.39）cm，由结缔组织构成，表面高低不平，其上有许多小窝，为输乳管开口，输乳管口周围还有许多皮脂腺开口，但无毛囊及汗腺
- 乳晕（areola of breast）是乳头周围皮肤色素沉着较深的环形区，乳晕的直径 3 ～ 6cm，色泽各异，青春期呈玫瑰红色，妊娠期、哺乳期色素沉着加深，呈深褐色
- 乳晕腺（gland of areola）是汗腺与乳腺的中间过渡型，单独开口于乳晕区，可分泌脂状物，对乳头和乳晕有保护作用。呈小结节样散在分布于乳晕表面，乳晕腺有 5 ～ 12 个，妊娠及哺乳期女性的乳晕腺特别发达
- 乳房皮肤厚度为 0.5 ～ 2mm，有时可透过皮肤见到皮下浅静脉，乳头和乳晕区皮肤较薄弱，在哺乳期特别容易损伤
- 临床上人为地以乳头为中心，按水平线和垂直线将乳腺分为外上象限、外下象限、内上象限、内下象限、乳头乳晕所在的中央区及腋尾区（图 2-1-1）

【乳腺的内部结构】

- 乳腺的主要基础是乳腺体，它由乳腺纤维腺体和脂肪等组织构成
  - 有 15 ～ 20 个乳腺叶（lobule of mammary gland）
  - 每个乳腺叶可由 30 ～ 80 个腺小叶组成，小叶间由致密的结缔组织和脂肪组织所填充
  - 每个腺小叶又由 10 ～ 100 个腺泡组成
  - 每个乳腺叶都发出一个输乳管（lactiferous duct），一个乳腺大有 15 ～ 20 条输乳管，呈放射状排列于乳头周围，每一个导管引流 20 ～ 40 个小叶组成的腺叶（图 2-1-2）
    - 输乳管依次分为大导管、中导管、小导

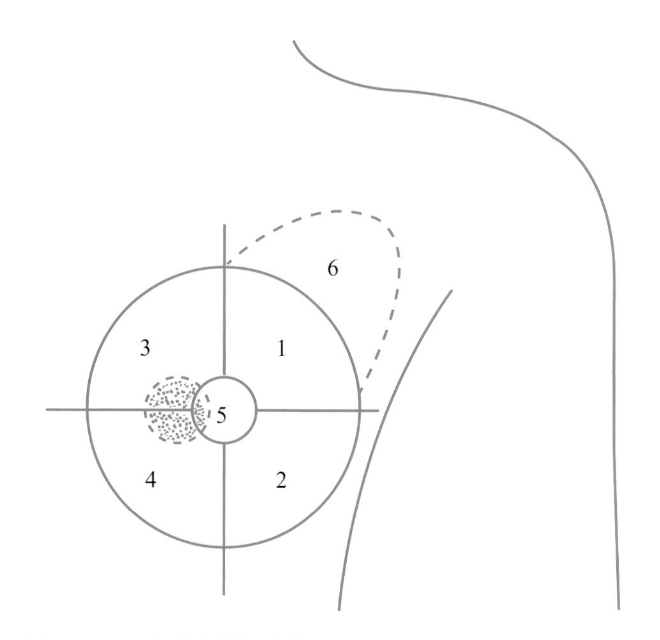

图 2-1-1 乳腺分区示意图
1. 外上象限；2. 外下象限；3. 内上象限；4. 内下象限；5. 乳晕中央区；6. 腋尾区

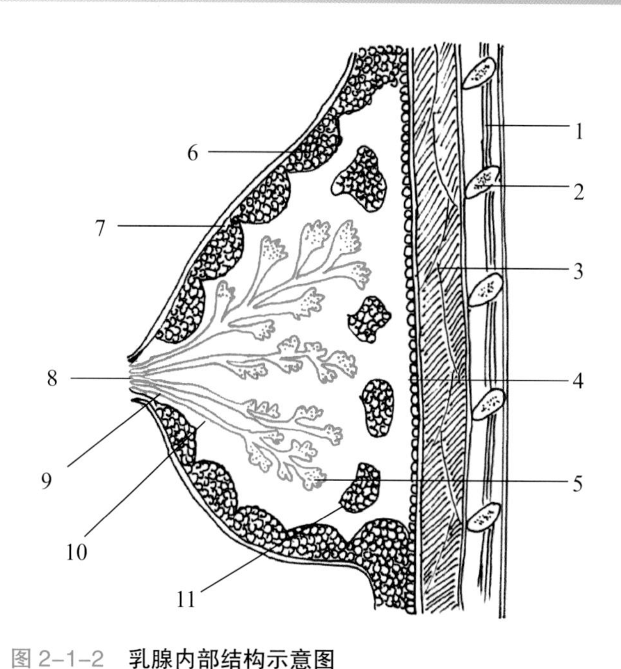

图 2-1-2 乳腺内部结构示意图
1. 肋间肌；2. 肋骨；3. 胸大肌；4. 乳腺后脂肪；5. 乳腺小叶；6. 皮下脂肪；7. 乳房悬韧带；8. 乳头；9. 输乳管窦；10. 输乳管；11. 脂肪囊

管，最终末端为管状或泡状的末梢导管（腺末房），从而形成许多小叶

- 输乳管在乳头附近膨大成囊状（内径为 5 ~ 6mm），称为输乳管窦（lactiferous sinus），可暂存乳汁
- 输乳管末端又变细，最后开口于乳头（有些输乳管在到达乳头之前相互汇合，所以输乳孔的数目往往少于输乳管）
- 乳腺导管开口处为复层鳞状上皮细胞，狭窄处为移形上皮，壶腹以下各级导管为双层柱状上皮或单层柱状上皮，终末导管近腺泡处为立方上皮，腺泡内衬立方上皮

- 小叶为乳腺解剖上的一个结构单元，它由若干腺泡和与之相连的末梢导管汇集而成
  - 乳腺叶的数目是固定不变的，腺小叶和腺泡的数目和大小因发育、妊娠、哺乳、月经周期的变化而有所不同
  - 年轻女性乳腺小叶数量多，体积大；而处于绝经后期女性乳腺小叶数量减少，其体积也明显缩小，有时一个小叶中仅有 3 ~ 4 个末梢导管（腺末房）
  - 静止期乳腺小叶内无明显腺泡，妊娠和哺乳期时，腺泡明显增多
- 乳腺腺体周围的乳腺内脂肪组织称脂肪囊（capsula adiposa）或称乳腺脂肪体（capsula adiposum mammae），它的体积大小决定乳腺外形的大小。脂肪囊的厚薄可因年龄、生育、肥胖等原因个体差异很大
- 腺叶间结缔组织中有许多与皮肤垂直的纤维束，一端连于皮肤和浅筋膜浅层，一端连于浅筋膜深层，称为乳房悬韧带（suspensory ligament of breast）或 Cooper 韧带，能使乳房固定在胸大肌上
- 乳腺基底面稍凹陷，在浅筋膜深层与胸大肌筋膜之间有疏松的结缔组织间隙，称作乳房后间隙（retromammary space）

【乳腺的血液供应】

乳腺动脉

- 乳腺内的血液供应很丰富，供应乳腺的动脉有 3 个来源：腋动脉的分支、胸廓内动脉的分支和胸主动脉的肋间后动脉的分支，前二者是主要供血来源，约 60% 的乳房（主要是中部和中央部分）依靠内乳动脉穿支供应，约 30% 的乳房（主要是上部和外侧）依靠胸外侧动脉供应
  - 腋动脉分支
    - 胸最上动脉：位于第一肋间，小而不恒定，沿胸小肌上缘下行进入乳腺
    - 胸肩峰动脉：其胸肌支经胸大、小肌之

间，穿过胸大肌，到达乳腺深面，主要供应乳腺上内侧部的血运
- 胸外侧动脉：自腋动脉中段分支，供血于胸大肌、胸小肌、前锯肌及乳腺外侧部
- 肩胛下动脉：是腋动脉最大的分支。自肩胛下肌的外侧缘发出，供血背阔肌及前锯肌

- 胸廓内动脉（乳房内动脉）
  - 自锁骨下动脉发出，下行与腹壁上动脉相连
  - 位于第 1 ~ 6 肋软骨肋间肌之后胸膜之前，距胸骨边缘外 1 ~ 5mm，在第 1 ~ 4 肋间水平发出穿通支，分布于乳腺的内侧
  - 在乳内动脉与胸膜间有一薄层的胸横肌及其肌膜，由外上向内下走行，扩大根除术时应视为避免损伤胸膜的标志
- 肋间动脉穿通支
  - 肋间动脉直接来源于胸主动脉
  - 第 3 ~ 5 肋间动脉从各相应的肋间穿出，与乳内动脉和胸外侧动脉分支相吻合，供应乳房下部血液

乳腺静脉

- 乳腺静脉分为浅、深两个静脉系。深静脉与同名动脉伴行，位置较深。浅静脉则位于皮下浅筋膜内，有时肉眼可见
  - 浅静脉位于皮下与浅筋膜浅层之间，有横、纵两种走向
    - 横向的静脉向胸骨旁引流，穿过胸肌进入乳内静脉
    - 纵向的静脉向上行走，注入颈根部的浅静脉，再注入颈前静脉
    - 乳头周围有静脉吻合环（Haller's 环），形成包围乳腺的静脉支，最后进入腋静脉及乳腺静脉
  - 深静脉有三组
    - 第一组是内乳静脉的穿通支，是乳腺内最大的静脉，随后注入同侧的无名静脉
    - 第二组静脉粗细分布变异较大，引流入腋静脉，再经锁骨下静脉注入无名静脉
    - 第三组乳腺静脉直接流入肋间后静脉及胸外静脉，随后注入奇静脉、半奇静脉，再流向脊椎静脉丛，是乳腺癌转移至中枢神经系统及骨骼的重要途径

【乳腺的淋巴引流】

乳腺内部的淋巴回流

- 乳腺表面皮肤的淋巴引流与其他部位的皮肤相似，由浅层和深层淋巴管网组成
  - 浅层的毛细淋巴管网位于真皮和乳头下层，无瓣膜
  - 深层淋巴管网在浅层的深面，含瓣膜，网状结构相对于浅层较为疏松，而管径较粗，其在乳头乳晕下方形成相对致密的网状结构，称为乳晕下淋巴管丛
- 乳腺内的淋巴管起源于小叶周围，与各级导管相伴行，与乳腺的各级导管结构不同的是淋巴管之间相互吻合形成网状，汇集成集合淋巴管
- 乳腺实质内的淋巴管网与乳晕下淋巴管丛相交通，乳腺内的集合淋巴管可能伴随深静脉汇入相应的淋巴结

乳腺外部的淋巴回流

- 乳腺外的淋巴引流区在生理状态下主要包括两大部分，即腋淋巴结区和乳内淋巴结区，一般认为约 75% 的乳腺淋巴液流向腋淋巴结区，约 25% 的乳腺淋巴液流向乳内淋巴结区（图 2-1-3）
  - 腋淋巴结，按 Rouviere 的分法，腋淋巴结有如下 6 群

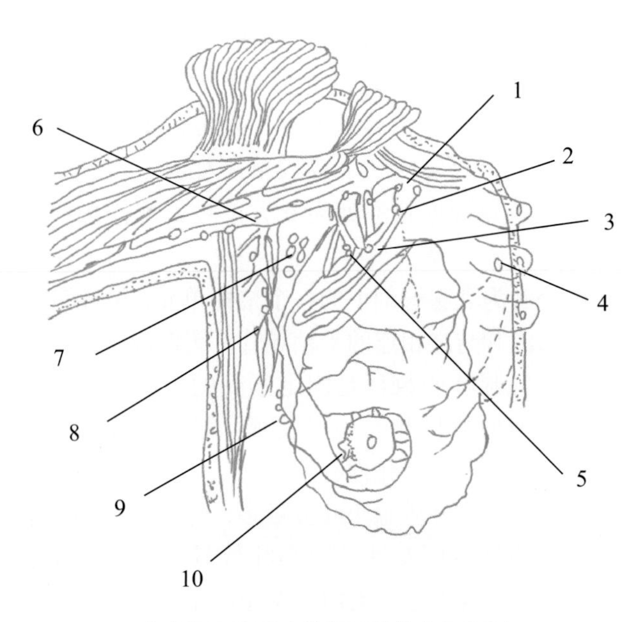

图 2-1-3 乳腺淋巴液回流的淋巴结分布示意图

1．锁骨下淋巴结；2．穿胸肌淋巴结；3．胸肌间淋巴结；4．乳内淋巴结；5．胸肌后淋巴结；6．腋静脉淋巴结；7．腋中央淋巴结；8．肩胛下淋巴结；9．乳房外侧淋巴结；10．主要集合淋巴管

- 锁骨下淋巴结：位于腋静脉的下方，沿腋静脉直达腋尖，此处为锁骨下肌所遮盖，在腋静脉肩峰静脉入口处有 1 ~ 2 个锁骨下淋巴结，由于此群淋巴结是最高、最内侧的一群，手术时不易达到
- 腋中央淋巴结：位于腋窝中央的脂肪组织中。有的很浅，位于腋窝中央的皮肤和筋膜的深面，腋前后皱褶之间是腋淋巴结之中最大、最多、易于触及的一组，如有转移极易发现，所以此群淋巴结最为重要
- 肩胛下淋巴结：位于肩胛下动脉和胸背支附近，一般有 1 ~ 8 个淋巴结。沿肩胛下血管排列，自胸侧壁直到腋静脉，接受腹后壁、背阔肌和前锯肌的部分集合淋巴结，输出管注入中央群淋巴结及尖群淋巴结
- 乳房外侧淋巴结：位于腋窝内侧胸大肌外侧缘的深面，于第 2 ~ 6 肋的胸壁上与胸外侧动脉伴行，位于前锯肌肌齿的上面、筋膜层内或在其下面。乳房外侧淋巴结既小又少，Rouviere 将其分为上下两群。上群位于第 2、3 肋间隙的平面，下群在第 4、5、6 肋间隙的平面
- 腋静脉淋巴结：位于腋静脉外侧，尾部的腹面。从背阔肌白色肌腱处直到胸肩峰静脉注入处的内侧。如癌肿广泛侵犯此群，形成的肿块与腋静脉粘连固定而不可切除；如未固定则可与脂肪疏松组织、腋淋巴结一并切除
- 胸肌间淋巴结：亦称 Rotter 淋巴结，位于胸大、小肌之间，沿胸肩峰动脉的胸肌支排列，有 1 ~ 4 个，较小。除非在切除胸大肌时，否则不可能被切到

- 乳内淋巴结
  - 在胸骨两侧肋软骨间隙后，由 4 ~ 9 个淋巴结组成的淋巴结链，与乳内动脉伴随而行
  - 乳腺中央部及内侧的淋巴管向内侧行走，与伴随血管共同穿过胸大肌，注入乳内淋巴结
  - 乳内淋巴结还接受上腹壁深层组织、肝上面和前胸壁深部的淋巴引流，其输出管为单一管道，直接开口于颈内静脉及锁骨下静脉的交界处，右侧乳内淋巴结淋巴引流入胸导管
- 锁骨上淋巴结
  - 靠近颈内锁骨下静脉交界处的锁骨上淋巴结，位于胸锁乳突肌下端外缘之下，在锁骨后面，是颈深淋巴结的最下群
  - 位置深在，不易触及，是乳腺癌易转移的处所
- 膈下淋巴结
  - 乳腺内侧及下部的淋巴管以及乳内淋巴结链通过深筋膜淋巴管、腹直肌筋膜淋巴管与膈下淋巴结相交通
  - 乳腺癌可通过该途径转移至肝和腹腔
- 肋间后淋巴结
  - 位于脊柱旁、肋骨颈附近
  - 当肿瘤侵犯胸壁或乳腺其他淋巴引流途径丧失时，乳腺或胸壁的淋巴液可沿伴随肋间血管穿支的淋巴管入该组淋巴结，最后通过淋巴导管或胸导管及锁骨上淋巴结注入血管

前哨淋巴结

- 前哨淋巴结是乳腺癌患者淋巴液流经肿瘤后首先引流到的一个或少数几个淋巴结，是乳腺癌最先发生转移的淋巴结。理论上讲，如果患者的前哨淋巴结没有转移，那么腋窝淋巴引流区的其他淋巴结也不会出现转移
  - 若前哨淋巴结没有发生转移，就不进行腋窝淋巴结清扫术
  - 若前哨淋巴结已有转移，或行腋窝淋巴结清扫术，或行腋窝放疗
- 前哨淋巴结的定位，目前有以下几种方法
  - 放射性核素探测　术前在肿瘤周围注射放射性核素，术中利用探测仪探测放射性的高低来识别前哨淋巴结
  - 亚甲蓝染色　术前注射生物蓝色染料，术中通过蓝染的程度来识别前哨淋巴结
  - 联合应用上述两种方法　即根据放射性的高低，又根据蓝染的程度，识别前哨淋巴结
- 乳腺癌前哨淋巴结活检是乳腺癌外科治疗的一次革命，随着操作技术的不断完善，其准确性达到 96% ~ 98%

【乳腺的神经分布】

- 乳腺由第 2 ～ 6 肋间神经的皮肤侧支和颈丛的第 3 ～ 4 支支配
- 感觉神经分布于乳房的皮肤，包括乳房内侧支、乳房外侧支及锁骨上神经的分支。乳房内侧支和外侧支分别来自第 4 ～ 6 肋间的前皮支和外侧皮支，分布于乳房内侧和外侧皮肤
- 交感神经纤维随血管走行分布于乳头、乳晕和乳腺组织
- 肋间壁神经属感觉神经，分布于上臂的尺侧和背侧的皮肤，手术中应予保留，以免术后发生上臂皮肤麻木和疼痛
- 另外，还有三种神经不属于乳腺本身，因为乳腺癌根治手术中必须涉及，描述如下
  - 臂丛神经　乳腺癌根治手术中仅需清除其周围的脂肪纤维组织，无需剥离其鞘膜，避免术后引起上肢疼痛
  - 胸背神经　自臂丛分支，经肩胛下肌前面，与肩胛下血管伴行，进入背阔肌
  - 胸长神经　自臂丛分支，沿胸侧壁表面下行，终于前锯肌

【乳腺区域的肌肉】

- 乳腺区域重要的肌肉有胸大肌、胸小肌、前锯肌和背阔肌，还有腹外斜肌和腹直肌鞘
  - 胸大肌　起自锁骨、胸骨和上 6 个肋软骨，肌束向外上集中，止于肱骨大结节下方
  - 胸小肌　起自第 3 ～ 5 肋，止于肩胛骨喙突
  - 前锯肌　起于第 1 ～ 8 肋，肌束向后上方，止于肩胛骨的内侧缘和下角
  - 背阔肌　位于背下部和胸侧部，为全身最大的阔肌，以腱膜主要起于下 6 个胸椎和全部腰椎棘突，肌束向外上方，集中止于肱骨小结节下方的骨嵴
  - 腹外斜肌　起自下位 8 个肋骨的外面，肌束斜向前下，近腹直肌的外侧移行为腱膜，经腹直肌的前面，参与构成腹直肌鞘的前层，止于腹前壁正中白线

【乳腺生理学】

新生儿乳腺

- 出生 3 ～ 4 天，由于母体分泌的黄体酮和雌激素及催乳素在分娩前进入婴儿体内循环，约 60% 的新生儿乳腺可出现暂时性增大，甚至分泌少量乳汁，1 ～ 3 周后自然消退
- 新生儿乳腺增大是一种生理现象，切忌挤压，以免继发感染
- 出生后 6 个月至青春期开始，乳腺导管延长、分支增多，但进行极其缓慢，并不与身体的生长同一步调。这是一生中乳腺所谓最静止的时期。此时期，男性和女性的乳腺无本质上区别

青春期乳腺

- 在月经初期的前两三年，当临近青春期时，女性乳房开始逐步增大成为半球形，乳头突出
- 女性乳腺腺体组织越出包膜，向四周组织伸展，在卵巢雌激素的作用下，乳腺导管和周围间质增生，导管扩大，分支增多，向更远的方向穿凿，压迫脂肪小叶。小导管末端基底细胞增多，形成即将发育成为腺末房的小叶芽，并逐渐出现管腔，最后形成小叶。腺末房的周围为疏松结缔组织，其发育速度和程度变化很大
- 青春期乳腺仅含有导管而不分小叶，许多导管分支都沿着乳头至胸大肌筋膜的方向伸展
- 我国女性乳腺开始发育的时间在 9 ～ 15 岁，平均年龄为 11.4 岁，但经常食用含有激素的饮料和食品的女童，乳腺发育常常提早
- 青春期同一乳腺内，不同区域乳腺组织的发育并不一致。靠近胸肌处乳腺导管的发育更甚于靠近乳头附近的导管。这与前者有来自胸大肌的丰富血液供应有关
- 青春期乳腺内，有时可触及小结节状结构，这种结节因乳腺的进一步发育而逐渐消失，不要误认为是纤维腺瘤，应随访观察一段时间。其形成原因如下
  - 青春期乳腺的正常结构成熟不完全一致
  - 乳腺导管的过度扩张或部分乳腺小叶的发育
- 月经周期开始以后，乳腺随月经周期而发生周期性变化
  - 月经前可有不适，如发胀或有不同程度的疼痛、压痛
  - 排卵前或排卵时，乳腺导管和小叶出现增生和分泌现象，可以有少量乳头溢液，月经期 1 ～ 2 日停止
- 青春期男性乳腺也有增生，但极其轻微。若男性乳腺发育增大类似女性，称之为男性乳腺发育症（gynecomastia），是一种良性乳腺增生
  - 发病机制尚不十分清楚，一般认为与血清中雌、雄激素水平失调有关

- 大多数可在数月至1年内自动萎缩，不需要特殊治疗
- 严重者可选择药物或外科手术治疗

性成熟期乳腺

- 性成熟后，成人乳腺随着卵巢的周期性活动和子宫内膜一样，在雌激素和孕激素的作用下，发生着周期性的变化。分为三个阶段
  - 增殖期　在月经周期的前半期，雌激素的水平逐步提高，乳腺导管上皮增生、伸展、管腔增大，管腔周围结缔组织水肿、淋巴细胞浸润、血管增多、组织充血
  - 分泌期　在月经来潮前3～4天，小叶内导管上皮细胞肥大，并有轻度分泌现象。此时，很多妇女乳腺有沉重、肿胀、压痛或疼痛的感觉，与月经前乳腺导管上皮增生、小叶内腺泡上皮肥大、周围结缔组织水肿、淋巴浸润、血流量增多、组织充血有关
  - 月经期　月经来潮后，雌激素和孕激素水平迅速下降。乳腺导管与腺末房上皮萎缩、剥脱，残留的上皮呈低柱状，间质中结缔组织增生，乳腺小叶体积缩小，此过程称为复旧
- 乳腺是一种有变化的器官
  - 不同妇女的乳腺，由于年龄的不同，其发育和结构有显著的差异
  - 同一妇女乳腺，在不同的区域也存在着明显差异
  - 乳腺永远不存在静止状态，情绪紧张、过敏或其他可引起内分泌改变的因素均可使乳腺发生变化
  - 乳腺的细微变化一般不能被察觉，即使在组织切片上有所发现，也难以肯定是属于生理的，还是属于病理的。因此什么是正常的乳腺很难给出明确的界定
- 乳腺检查的最佳时间是月经来潮后的一周左右，此时期乳腺导管与腺末房上皮萎缩、间质充血水肿消失，乳腺组织变软，易于对乳腺做出正确的判断

妊娠期乳腺

- 妊娠期乳腺比非妊娠期乳腺具有更大的变异性，乳腺发育的程度是决定分泌乳汁多少的重要因素
- 在妊娠早期，乳腺导管上皮增生，乳腺小导管末端细胞增生尤其明显，乳腺小叶增多、增大，小叶内腺泡增多，小导管中度扩张，管腔内充满增生的细胞。乳腺内结缔组织水肿，可能与卵巢的黄体生长有关。此等现象在妊娠初几天内并不明显，不久后逐渐显突出
- 妊娠至第5个月末，在雌激素和孕激素的作用下，乳腺的小导管和腺泡迅速增生，腺泡增大，上皮为单层柱状或立方细胞，结缔组织和脂肪组织相应减少
- 妊娠后期，在垂体分泌的催乳激素的影响下，小导管末端腺泡开始有分泌作用

哺乳期乳腺

- 哺乳期乳腺结构与妊娠期乳腺相似，但腺体发育更好，腺泡腔增大。腺泡处于不同的分泌时期，有的腺泡呈分泌前期，腺细胞呈高柱状；有的腺泡处于分泌后期，腺细胞呈立方形或扁平形，腺泡腔充满乳汁。腺细胞内富含粗面内质网和线粒体等，呈分泌状态的腺细胞内有许多分泌颗粒和脂滴
- 妊娠末期腺泡细胞开始分泌并有初乳形成，分娩后，初乳量分泌增多，但仅持续2～3天
  - 初乳稀薄，水样透明，含有脂滴、乳蛋白、抗体等。初乳中的脂肪酸如磷脂、脂溶性维生素和乳球蛋白具有相当多的营养价值
  - 初乳中有充满脂肪滴的巨噬细胞，称初乳小体（colostrums bodies）
  - 初乳分泌后，就是过渡乳汁和成乳，为乳白色不透明的液体，内含蛋白质、脂肪微球、水和无机盐等
- 断乳后，乳腺停止分泌，开始进入复旧期，腺泡萎缩，细胞内分泌颗粒消失，扩大的导管变细，间质增生，淋巴细胞浸润。约经3个月，乳腺恢复到哺乳前状态。如恢复不完全，可出现乳腺增生或导管扩张等病变

绝经期乳腺

- 绝经前后，乳腺小叶和腺泡开始退化，由边缘向乳头部进展，纤维结缔组织变得致密并发生玻璃样变，乳管及其主要分支仍保留，乳腺小叶数量显著减少
- 此时因脂肪沉积，乳房可有所增大

老年期乳腺

- 是乳腺退化、萎缩的最后阶段
- 纤维结缔组织增多、玻璃样变，脂肪沉积，可

有钙化出现，乳腺小血管、乳腺导管也因发生玻璃样变而闭塞

（杜红文 张毅力）

重点推荐文献

[1] 杜红文，张蕴．乳腺疾病影像诊断学．西安：陕西省科学技术出版社，2003：18-23.

[2] Jay R Harris，Macrc E Lippman，Monica Morrow，C Kent Osborne. Diseases of The Breast. 王永胜，于金明，叶林，主译．乳腺病学．济南：山东科学技术出版社.2006：3-13.

[3] 左文述，徐忠信，刘奇．现代乳腺肿瘤学．济南：山东科学技术出版社，1995：16-38.

第 2 节　正常乳腺的影像表现

【概述】

正常乳腺的影像学表现指乳腺纤维腺体（实质）、乳头、皮肤、皮下脂肪、乳腺内血管、淋巴管等的正常表现。因为上述组织的含量和比例因人而异，所以乳腺的正常影像表现差异很大，同时乳腺正常影像学表现又受年龄、营养状态、月经、妊娠、哺乳及生理时期等因素的影响。因此，正确识别乳腺的正常影像表现是发现病变、诊断乳腺疾病的基础和前提。

【X 线表现】

正常乳腺除乳头、皮肤外，主要由乳腺导管、腺体及间质（包括纤维组织、脂肪、血管及淋巴管等）三部分组成。正常乳腺为圆锥形，底座落在胸壁上，尖端为乳头。各种解剖结构在 X 线影像上一般均可见到（图 2-2-1）

乳头

- 乳头位于锥形乳房的顶端和乳晕的中央，双侧对称
- 在 X 线片上可呈勃起状态，密度均匀，顶端因有乳腺导管开口而不光滑，可有小切迹
- 少数因发育状况不同，乳头可扁平
- 乳头直径为（3.41 ± 1.39）cm，青春期与未

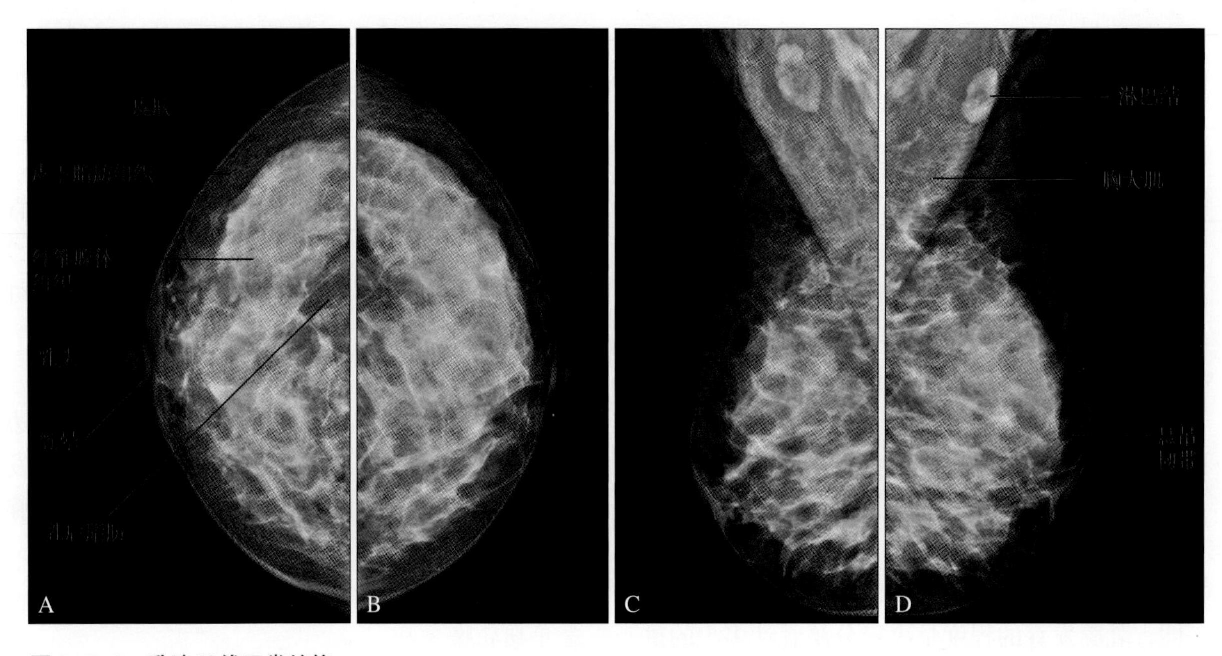

图 2-2-1　**乳腺 X 线正常结构**

A，B．双乳头尾位；C，D．为双乳内外斜位

生育者乳头较小，也有乳头发育巨大或特小，偶见双侧乳头大小不对称

乳晕

- 乳晕是乳腺皮肤较为特殊的区域，较其他部分皮肤厚，厚度为 1 ~ 5 mm
- 头尾位图像上，乳头内外侧乳晕与乳头间距相等
- 侧位或内外斜位像上乳头上下方乳晕与乳头间距相等

皮肤

- 乳腺皮肤呈弧形线状中等密度影，均匀一致，厚度为 0.5 ~ 2mm
- 皮肤局限性增厚或变薄均可能为病理性
- 要确定局部皮肤有无病理性增厚，应与对侧乳腺同部位皮肤进行比较

皮下脂肪层

- 皮下脂肪层位于皮肤与腺体之间，X 线表现为宽度为 0.5 ~ 2.5mm 的低密度的透亮影
- 皮下脂肪层的厚度因人而异
  - 青春期和未婚未育者较薄
  - 老年女性和肥胖者较厚，可达 10mm 左右
  - 绝经后，乳腺组织萎缩，皮下脂肪与乳腺组织间脂肪影混为一体不能分辨
- 皮下脂肪层中可见到粗细不等的乳腺悬韧带影，呈细线状，或与皮肤垂直，或基底位于浅筋膜浅层，斜向乳头侧，止于皮下。炎症、肿瘤侵犯时，悬吊韧带影增厚，皮下脂肪结构不清
- 皮下脂肪层中还可见到迂曲走行的血管阴影，两侧对称或不对称。静脉较粗，容易显示；动脉较细，不易显示

乳腺导管

- 较大的乳腺导管表现为乳头下方放射状向乳腺深部走行的密度均匀的条状阴影
- X 线影像所见到的乳腺导管的数目、粗细与年龄及 X 线的投照位置有关
- 一般可显示 3 ~ 5 条

乳腺组织

- X 线影像的乳腺组织影实际上是乳腺小叶（腺体）、乳腺导管及结缔组织共同形成的影像，称之为纤维腺体组织（fibrioglandular tissue）
- 呈片状、结节状、团状、条索状中等密度影，其间夹杂数量不等的低密度脂肪影，边缘模糊
- 一般外上象限分布较多
- 双侧乳腺组织的数量、分布基本对称，少数正常人可不对称
- 年轻女性，因为腺体和纤维组织丰富，常表现为整个乳腺的致密性阴影，缺乏层次对比
- 老年女性，纤维腺体影像可以完全消失，整个乳腺表现为仅由脂肪组织构成的透亮阴影，“小梁”（残留的结缔组织与乳腺导管）及血管清晰显示

乳腺后脂肪间隙

- 乳腺后脂肪间隙位于乳腺组织与胸大肌之间，延至腋部，表现为乳腺组织与胸壁之间的低密度透亮影，宽度因人而异
- 乳腺癌侵犯胸壁时，乳后脂肪的透亮影密度增高或消失，胸大肌前缘毛糙模糊不清

乳腺血管

- 乳腺血管多在乳腺上部皮下脂肪层中出现，呈线条状阴影，两侧一般等粗，走行和分布可不一致，多数为乳腺静脉的影像（图 2-2-2，图 2-2-3），乳腺的小动脉一般不显示
- 未婚、未育者较细，生育哺乳后较粗
- 在致密型乳腺不易见到，绝经期乳腺易见
- 若动脉壁发生钙化，其形态、走行清晰可见（图 2-2-4）
- 急性炎症或恶性病变时，双侧乳腺血管影明显不对称；充血性心力衰竭患者，静脉影可增粗、迂曲

腋前淋巴结

- 乳腺内外斜位像上可显示 1 ~ 4 枚腋前淋巴结影，甚至更多（图 2-2-5，图 2-2-6）
- 两侧腋前淋巴结的多少、大小、形态不太一致
- 短径或直径小于 2cm，呈肾形、长椭圆形或小圆形，切线位可见凹陷的淋巴门结构
- 老年女性因多量的脂肪浸润，淋巴结直径可在 2cm 以上
- 腋前淋巴结增大见于乳腺癌、急慢性乳腺炎、恶性淋巴瘤等

副乳

- 多位于腋前区
- 表现为絮状、片状或结节状阴影，为副乳之纤维腺体组织（图 2-2-7，图 2-2-8），与乳腺主腺体之间有脂肪组织相间隔

- 单侧或双侧出现

年龄对乳腺组织影像学表现的影响

以年龄为标志可将女性乳腺组织分为：婴幼儿期乳腺，青春期乳腺，性成熟期乳腺（成熟期乳腺）和绝经期乳腺

- 婴幼儿期乳腺
  - 婴儿无论男女，因受母体雌激素的影响，出生后 3 ～ 5 天内可有乳腺增生，乳头下乳腺组织肿胀，可触及直径 1 ～ 2cm 的扁平结节

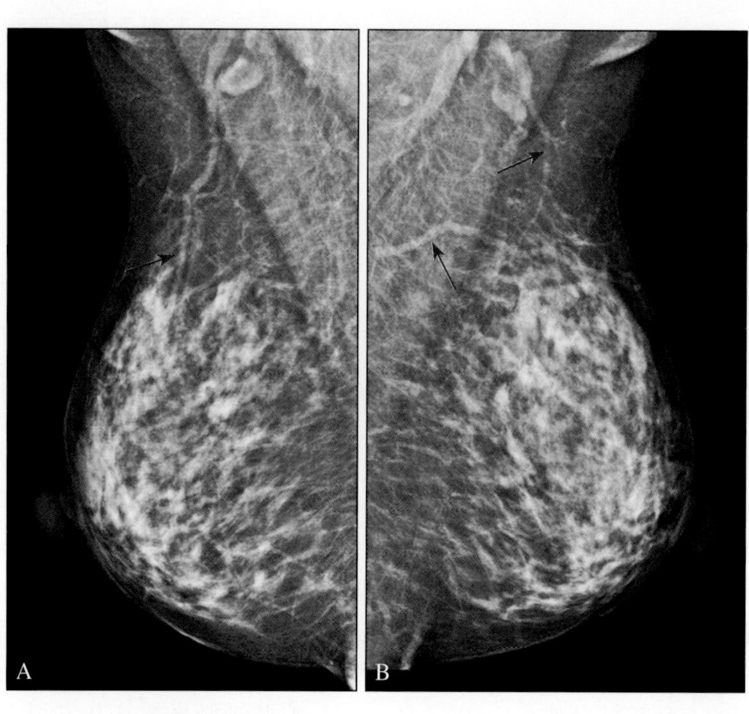

图 2-2-2 **乳腺血管**

A，B．双乳内外斜位。双乳纤维腺体呈索条状致密影，乳腺上部可见多条血管阴影（箭头），左右粗细不等

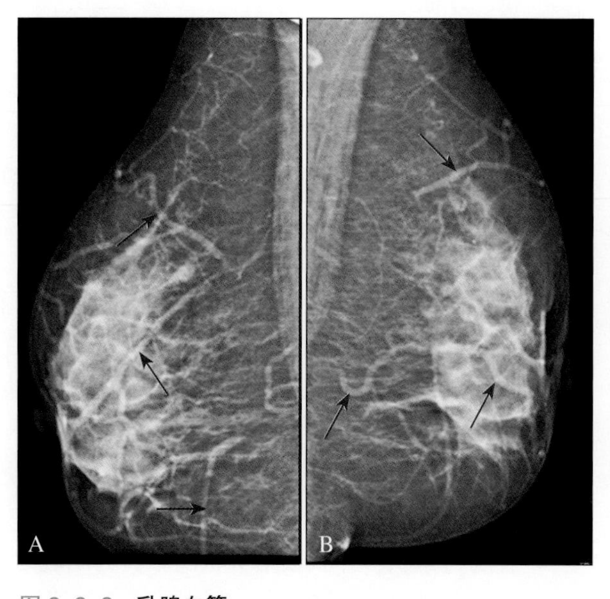

图 2-2-3 **乳腺血管**

A，B．双乳内外斜位像。双乳乳腺实质呈片状致密影，均匀，其内可见多条走行方向各异的血管阴影（箭头）

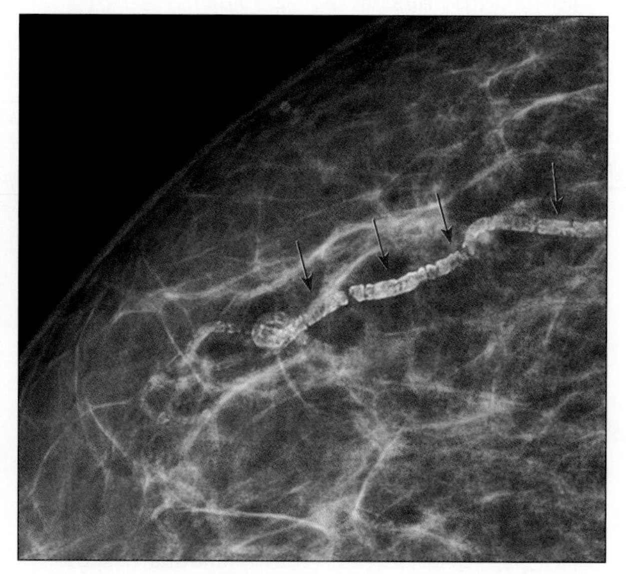

图 2-2-4 **动脉壁钙化**

绝经期乳腺，钙化的动脉壁使动脉形态、走行清晰可见（箭头）

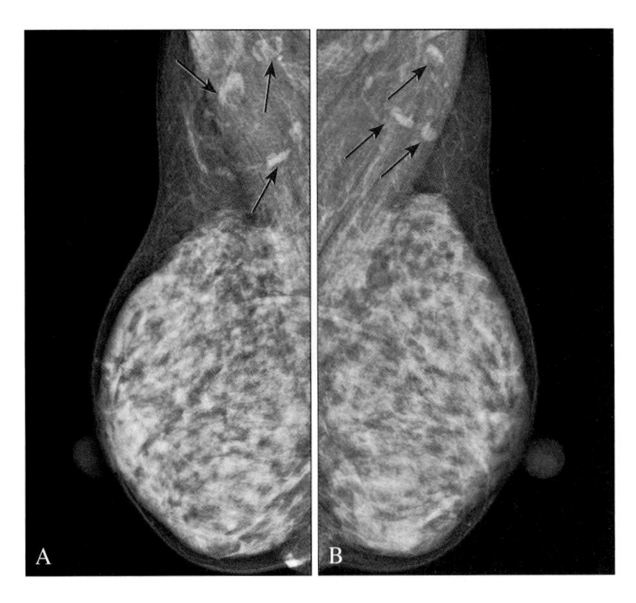

图 2-2-5　**腋前淋巴结**
A，B．双乳内外斜位。双腋下多个大小、形态不一的肾形、长椭圆形或小圆形淋巴结影（箭头），其内可见低密度脂肪浸润的淋巴结门

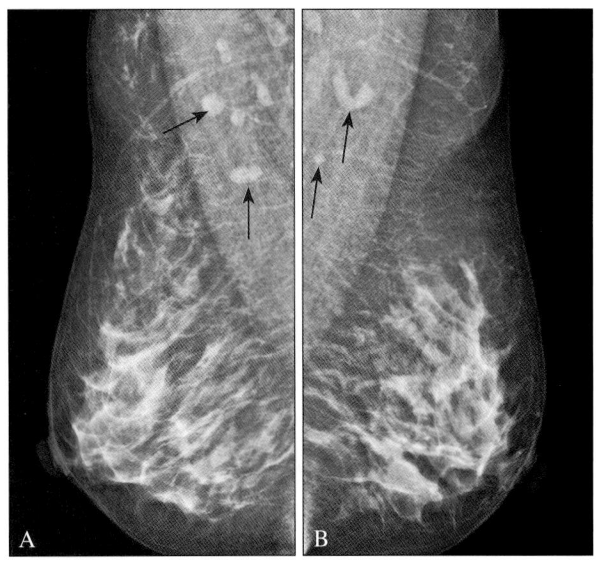

图 2-2-6　**腋前淋巴结**
A，B．双乳内外斜位。双腋下多个淋巴结影（箭头），大小、形态各异，右侧多于左侧，部分淋巴结可见低密度脂肪浸润的淋巴结门结构

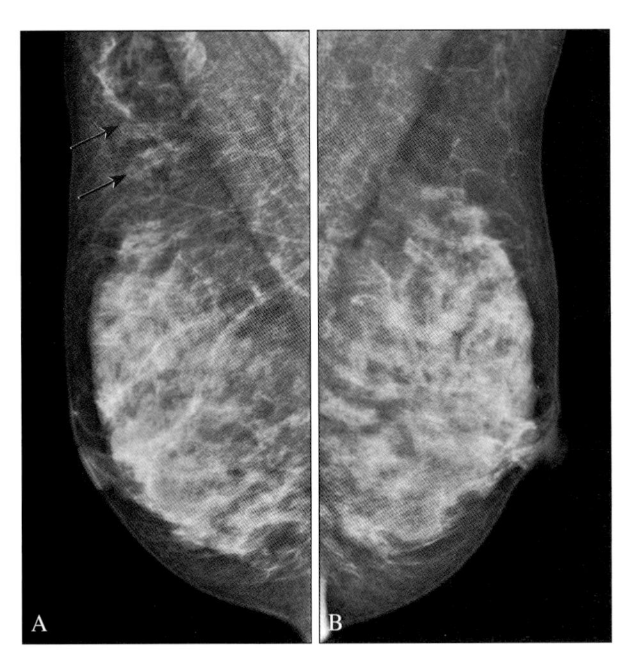

图 2-2-7　**右侧副乳**
A，B．双乳内外斜位。右侧腋下可见片絮状纤维腺体密度阴影（箭头），与乳腺主腺体间有脂肪相隔。左侧腋下未见相应表现

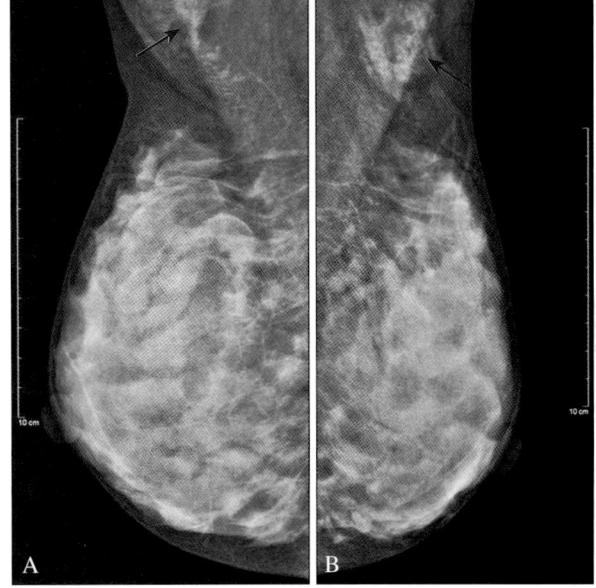

图 2-2-8　**双侧副乳**
A，B．双乳内外斜位。双侧腋下可见片絮状纤维腺体密度阴影（箭头），左侧较大，与乳腺主腺体间有脂肪相隔

- 这种改变持续 2 ～ 3 周，随着婴儿体内雌激素水平下降，乳腺结节自行消退
- 儿童期乳腺
  - 儿童时期男女乳腺无明显差异
  - 乳腺为结缔组织、乳腺导管和脂肪组织构成，为幼年期的静止状态
- 青春期乳腺
  - 约在 10 岁以后进入青春期，受雌孕激素影响，乳腺导管出芽，乳腺组织逐渐发育，乳房呈半球状
  - 乳腺组织间脂肪组织极少，X 线影像呈均匀一致的致密阴影，可夹杂有少量低密度脂

脂肪影

- ○ 皮肤与皮下脂肪层较薄，皮下脂肪层内血管影与悬吊韧带影不易显示
- ○ 男性在青春期，70% 的人有单侧或双侧乳腺组织增生，乳晕后纤维腺体呈小片状或小结节状致密影，对称或不对称，持续约半年至一年半，之后自行消失

● 成熟期乳腺

- ○ 成熟期乳腺 X 线表现多种多样，因人而异
- ○ 因乳腺纤维腺体的多少，分布特点，分为致密型（图 2-2-9）、斑点型（图 2-2-10）、索条型（图 2-2-11）、分叶型（2-2-12）、脂肪型（2-2-13）
- ○ 致密型多见于体格偏瘦的女性，脂肪型多见于肥胖的女性
- ○ 妊娠期乳腺在雌激素和孕激素的作用下，乳腺小导管和腺泡增生，结缔组织和脂肪组织相应减少，乳腺密度增高

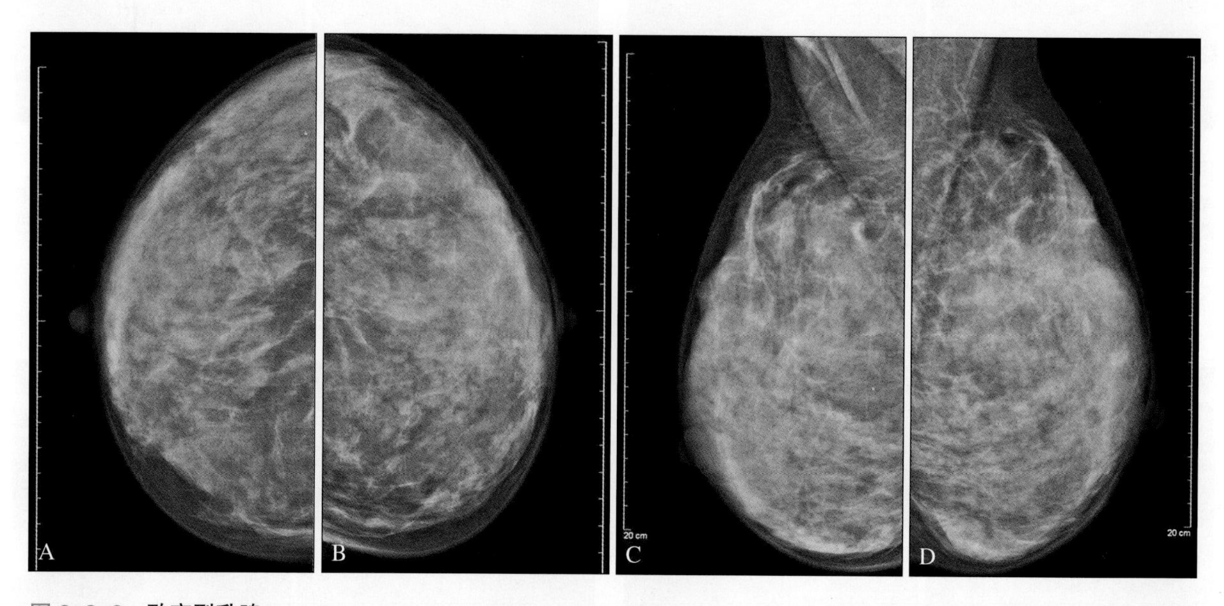

图 2-2-9　**致密型乳腺**

A，B．双乳头尾位；C，D．双乳内外斜位。双侧乳腺纤维腺体含量丰富，呈片状致密阴影，其间夹杂少量低密度透亮的脂肪组织阴影

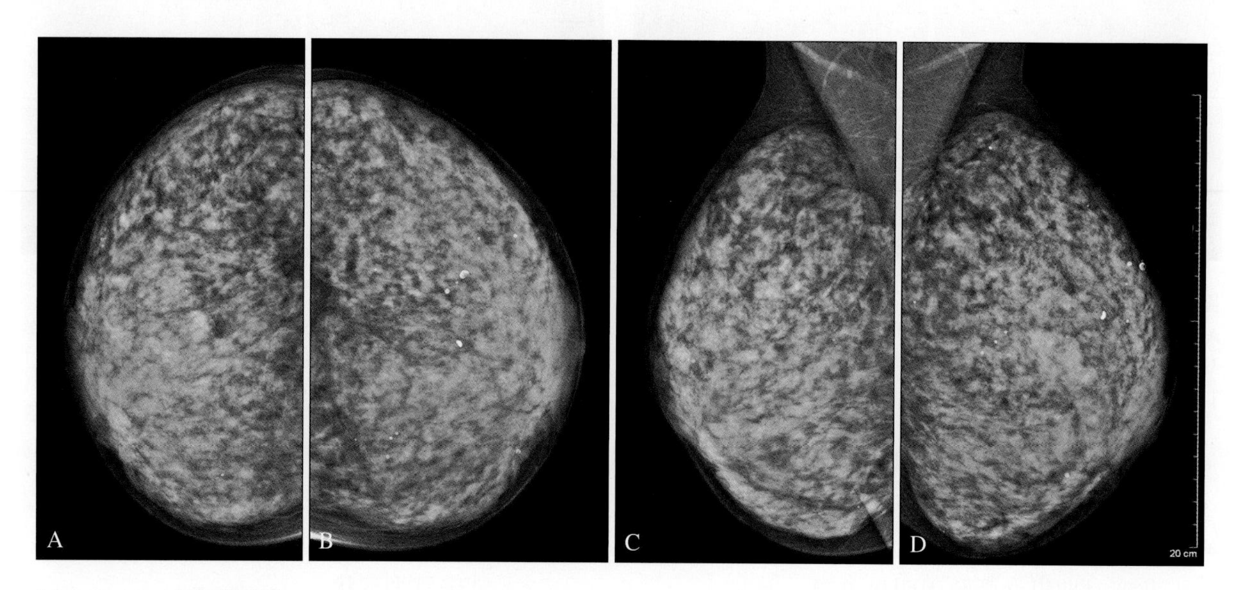

图 2-2-10　**斑点型乳腺**

A，B．双乳头尾位；C，D．双乳内外斜位。双侧乳腺纤维腺体含量丰富，呈斑点状致密阴影，其间夹杂低密度透亮的脂肪组织阴影。左乳内可见散在分布的良性钙化灶

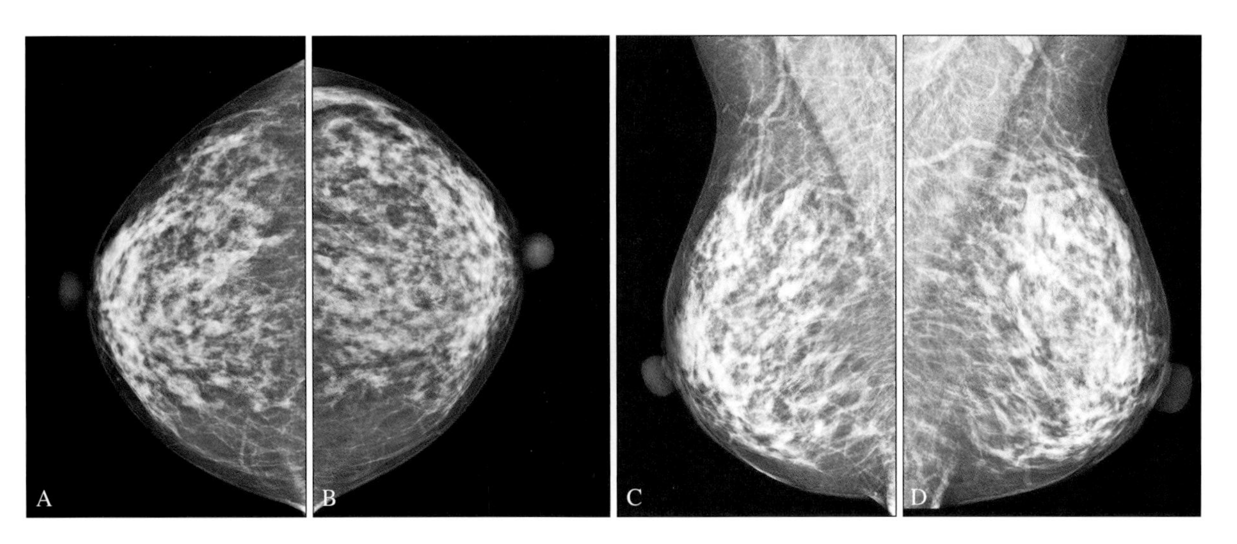

图 2-2-11 **索条型乳腺**
A，B．双乳头尾位；C，D．双乳内外斜位。双侧乳腺纤维腺体呈条索状致密阴影，其间夹杂的低密度透亮的脂肪阴影

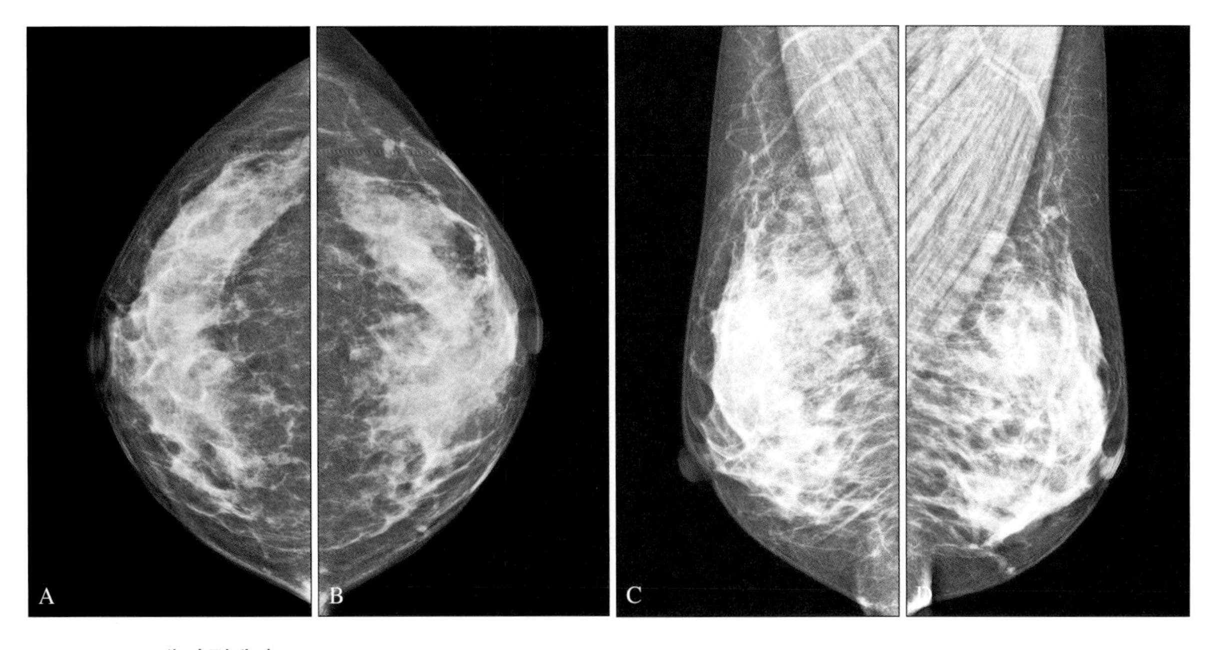

图 2-2-12 **分叶型乳腺**
A，B．双乳头尾位；C，D．双乳内外斜位。双侧乳腺纤维腺体含量较多，呈斑片状致密阴影，其间夹杂有低密度透亮的脂肪组织阴影

- ○ 哺乳期乳腺结构与妊娠期乳腺相似，腺体发育更好，腺泡腔增大，乳腺密度高（图 2-2-14），有时可见充满乳汁的导管形成迂曲的条状阴影
- 绝经期乳腺
  - ○ 随着闭经与年龄的增长，乳腺组织退化、萎缩，逐渐被脂肪组织替代
  - ○ X 线影像上表现为透亮的脂肪影和条索影，血管影清晰可见（图 2-2-15）
  - ○ 部分绝经期妇女，乳晕下或外上象限有少许斑点状或小片状纤维腺体组织阴影
  - ○ 如用雌孕激素替代治疗，纤维腺体组织影则较丰富

BI- RADS 乳腺分型

- 乳腺影像报告和数据（BI- RADS）诊断系统由美国放射学会推荐使用
- 依乳腺实质（纤维腺体）所占比例的多少将乳腺分为四种类型，描述如下

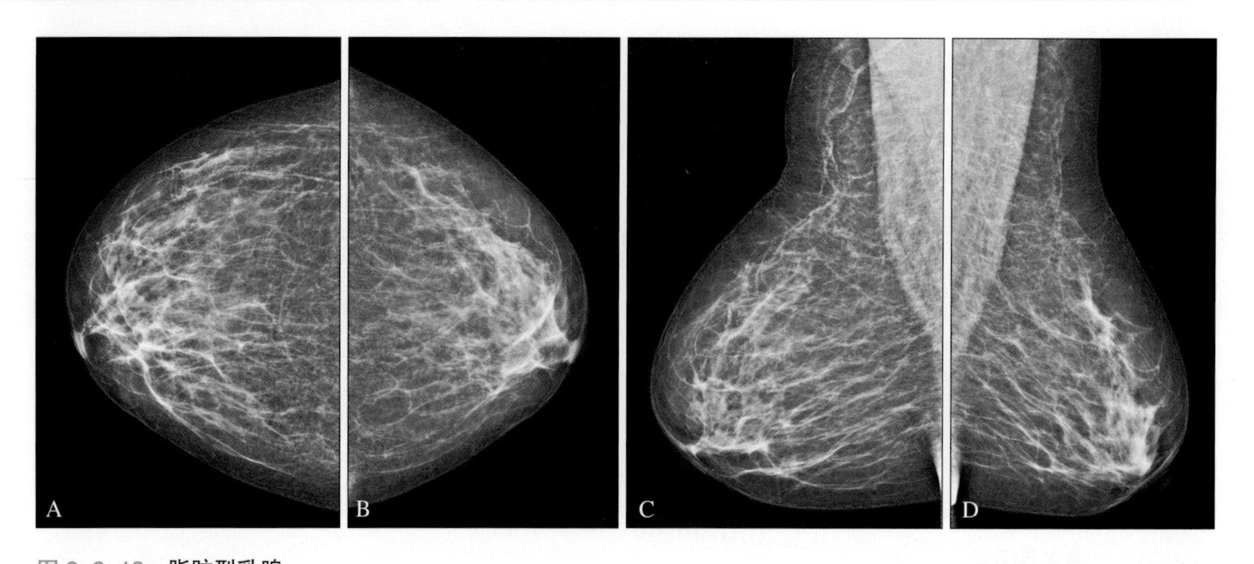

图 2-2-13 **脂肪型乳腺**
A，B．双乳头尾位；C，D．双乳内外斜位。双乳内几乎全为脂肪组织，纤维组织结构明显，呈条索状。多见于肥胖的女性，乳腺外形较大

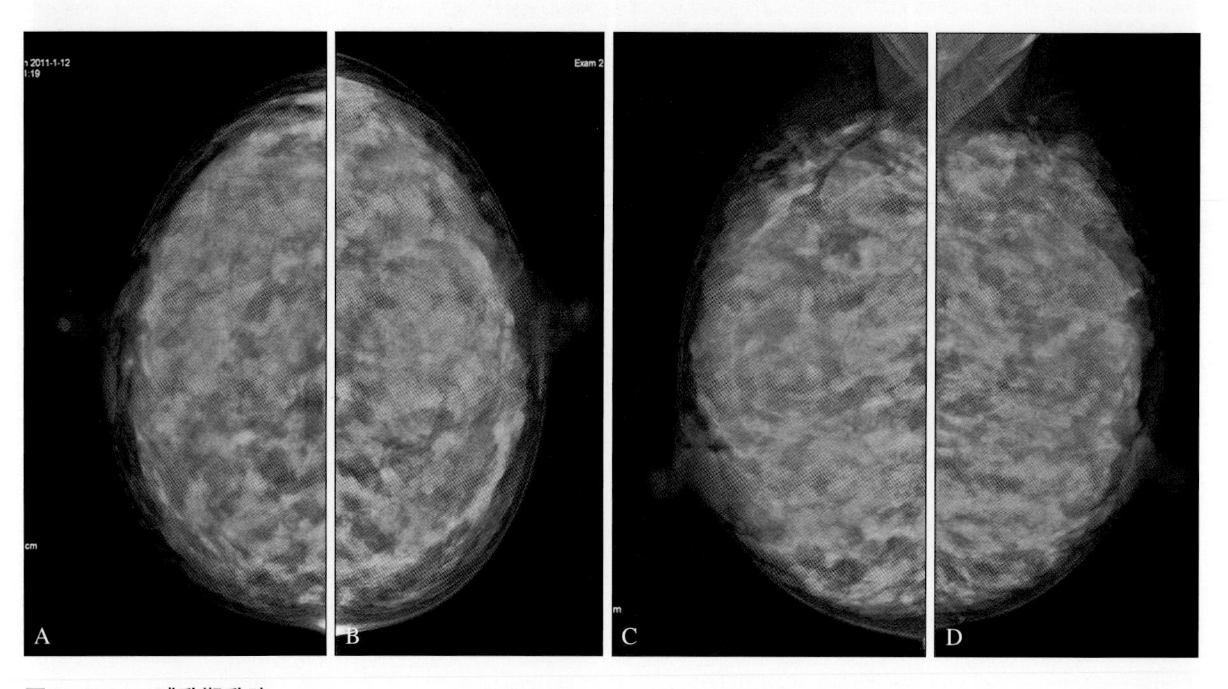

图 2-2-14 **哺乳期乳腺**
A，B．双乳头尾位；C，D．双乳内外斜位。乳腺纤维腺体增多，密度增高，其间有少量的脂肪阴影

- Ⅰ型 脂肪型：乳腺内几乎全部为脂肪组织，纤维腺体组织总量少于 25%（图 2-2-16，图 2-2-17）
- Ⅱ型 少量纤维腺体型：乳腺内纤维腺体组织散在分布，纤维腺体组织总量为 25% ~ 50%（图 2-2-18）
- Ⅲ型 多量纤维腺体型：乳腺密度不均匀，有中等偏多的纤维腺体组织，总量占 51% ~ 75%（图 2-2-19，图 2-2-20）
- Ⅳ型 致密型：乳腺组织呈高密度，纤维腺体组织总量超过 75%（图 2-2-21，图 2-2-22）

【超声表现】

同 X 线影像一样，不同的年龄阶段乳腺组织中腺体、导管和结缔组织的量、比例与分布不同，超声波回声也不同。成熟期乳腺正常声像图由浅入深有：皮肤、浅筋膜、皮下脂肪、乳腺组织、乳后脂肪和胸壁组织（图 2-2-23）。

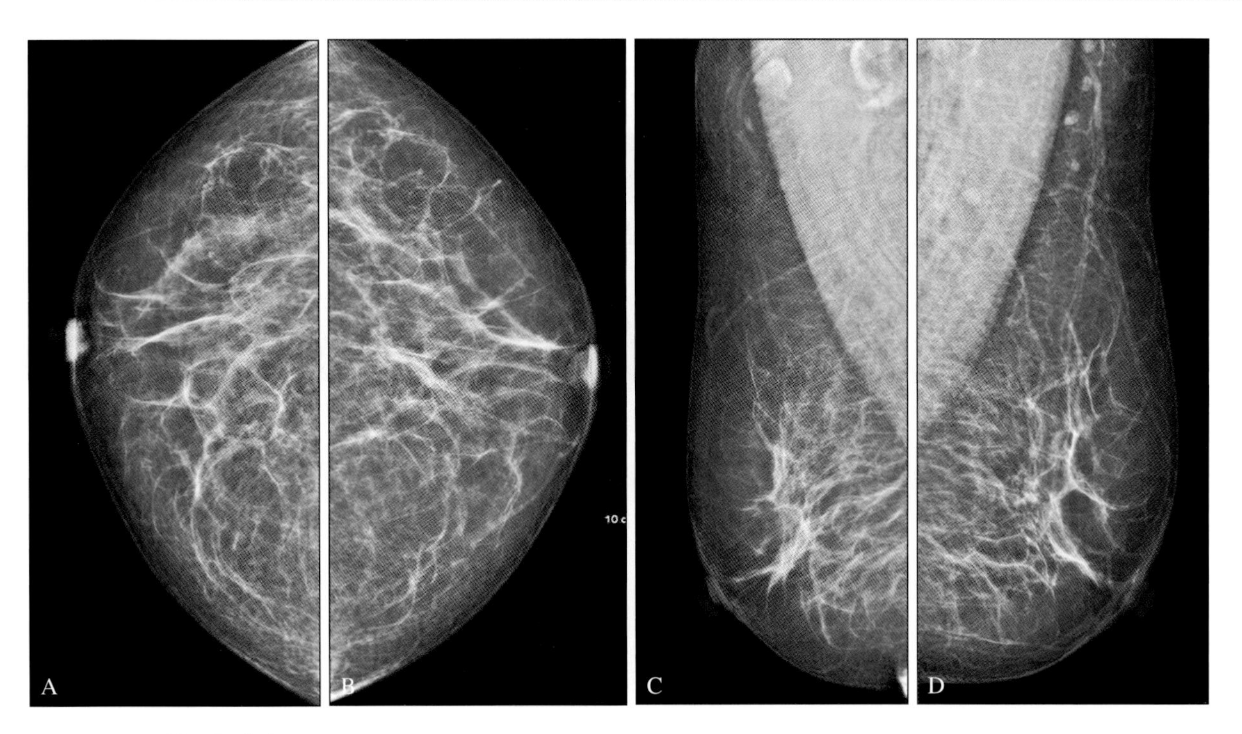

图 2-2-15　**绝经期乳腺**

A，B．双乳头尾位；C，D．双乳内外斜位。乳腺腺体组织基本退化，萎缩的乳腺组织与结缔组织形成少许条索影

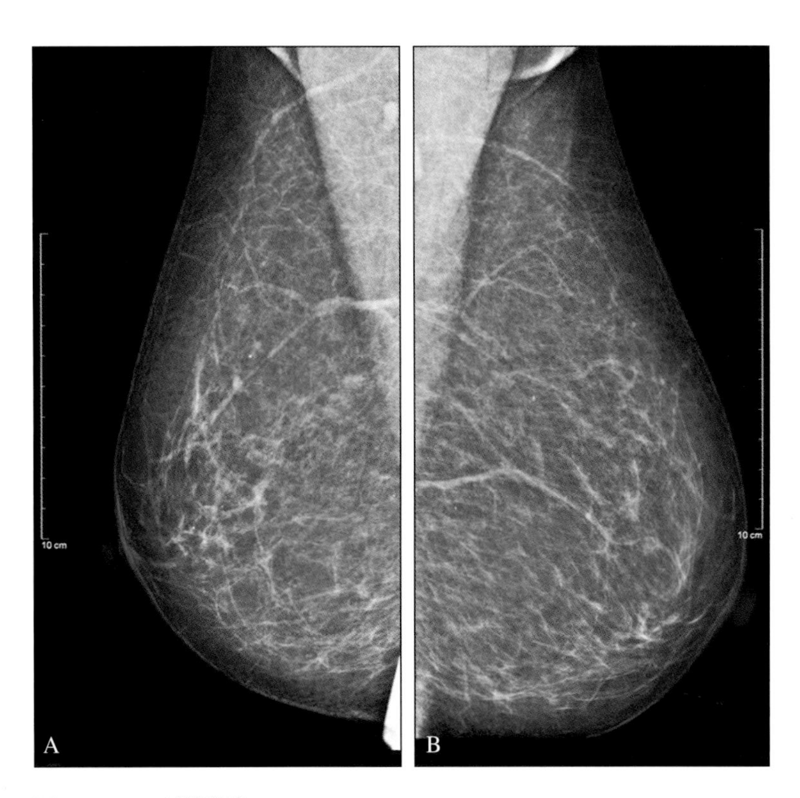

图 2-2-16　**Ⅰ型乳腺**

A，B．双乳内外斜位。乳腺内几乎全部为脂肪组织，密度低，内可见许多索条状阴影

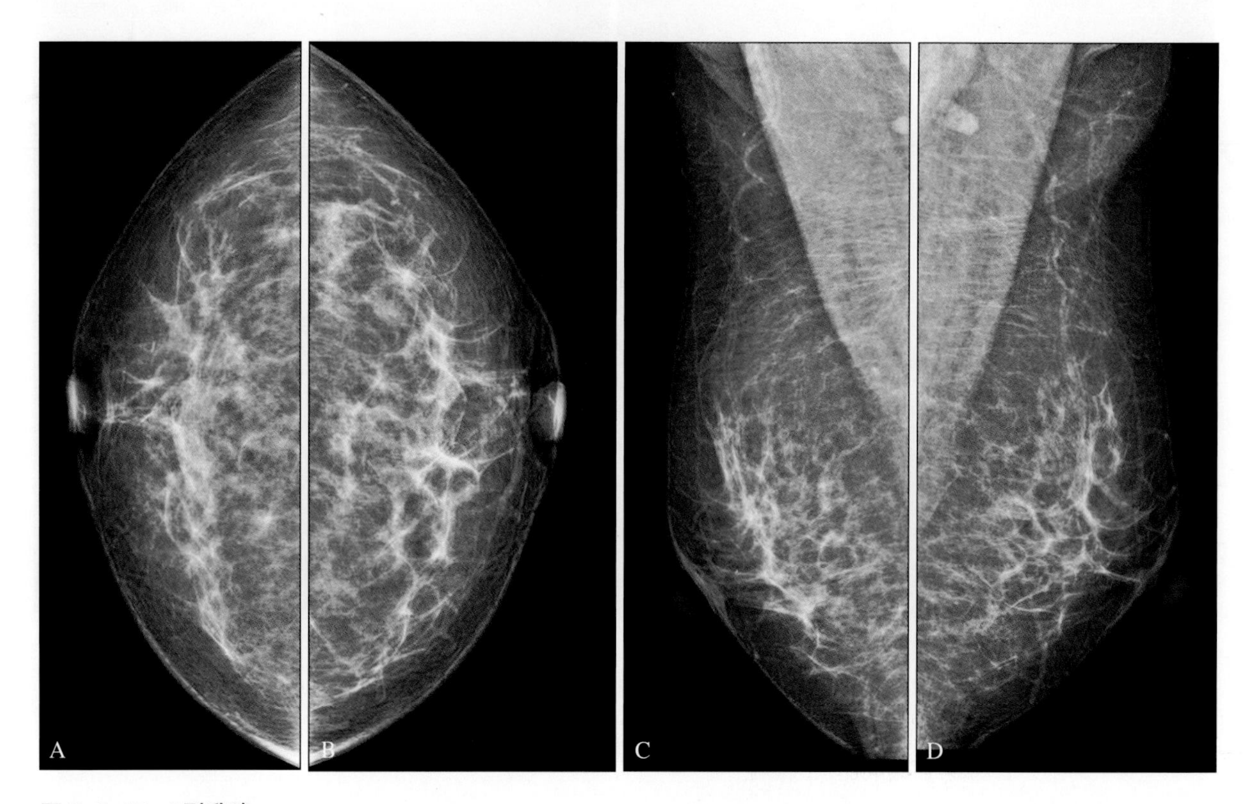

图 2-2-17 Ⅰ型乳腺
A，B．双乳头尾位；C，D．双乳内外斜位。乳腺内有少量的纤维腺体组织，纤维腺体总量≤ 25%

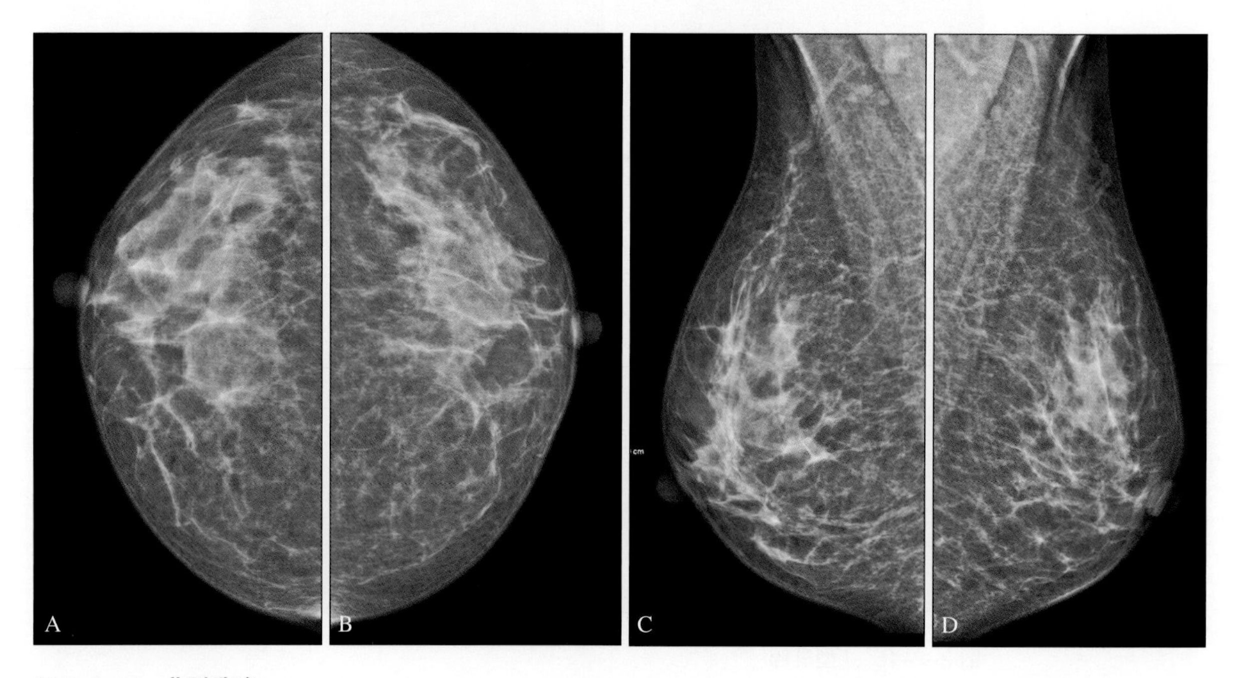

图 2-2-18 Ⅱ型乳腺
A，B．双乳头尾位；C，D．双乳内外斜位。乳腺内有较少的纤维腺体组织，主要分布于外上象限，占乳腺组织总量的25% ~ 50%

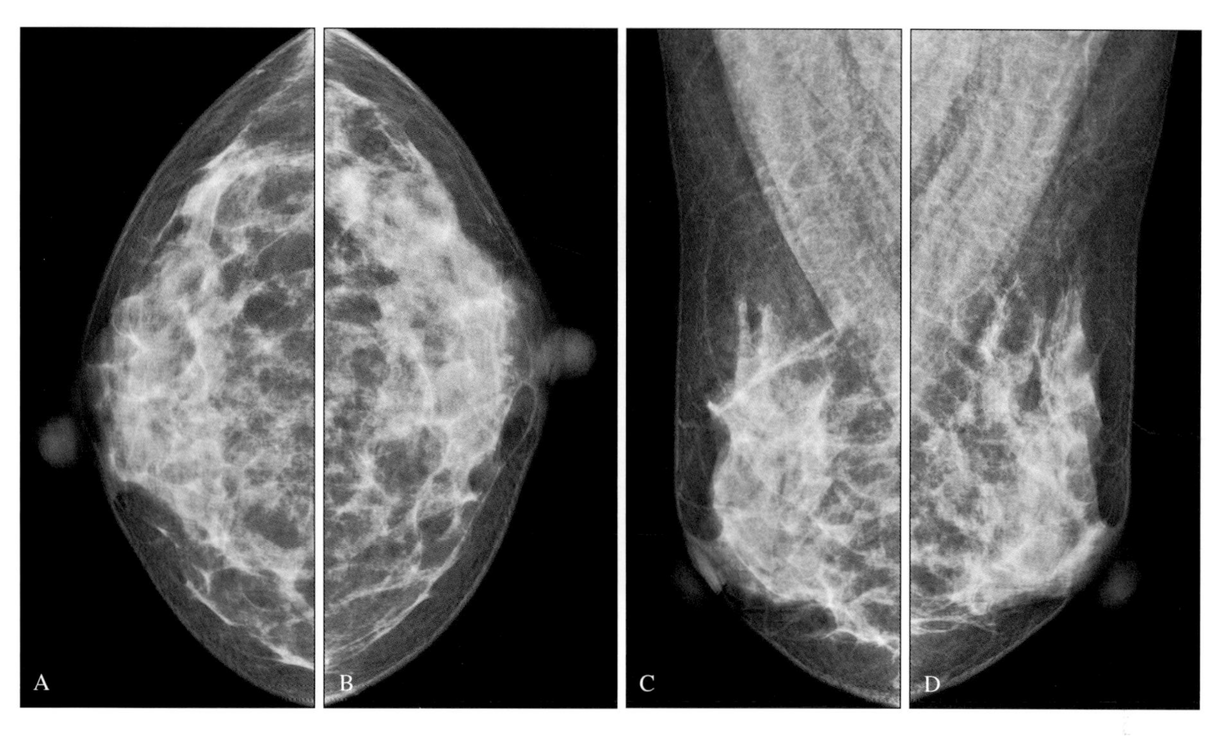

图 2-2-19 **Ⅲ型乳腺**

A，B．双乳头尾位；C，D．双乳内外斜位。乳腺内有较多的纤维腺体组织，占乳腺总量的 50% ~ 75%

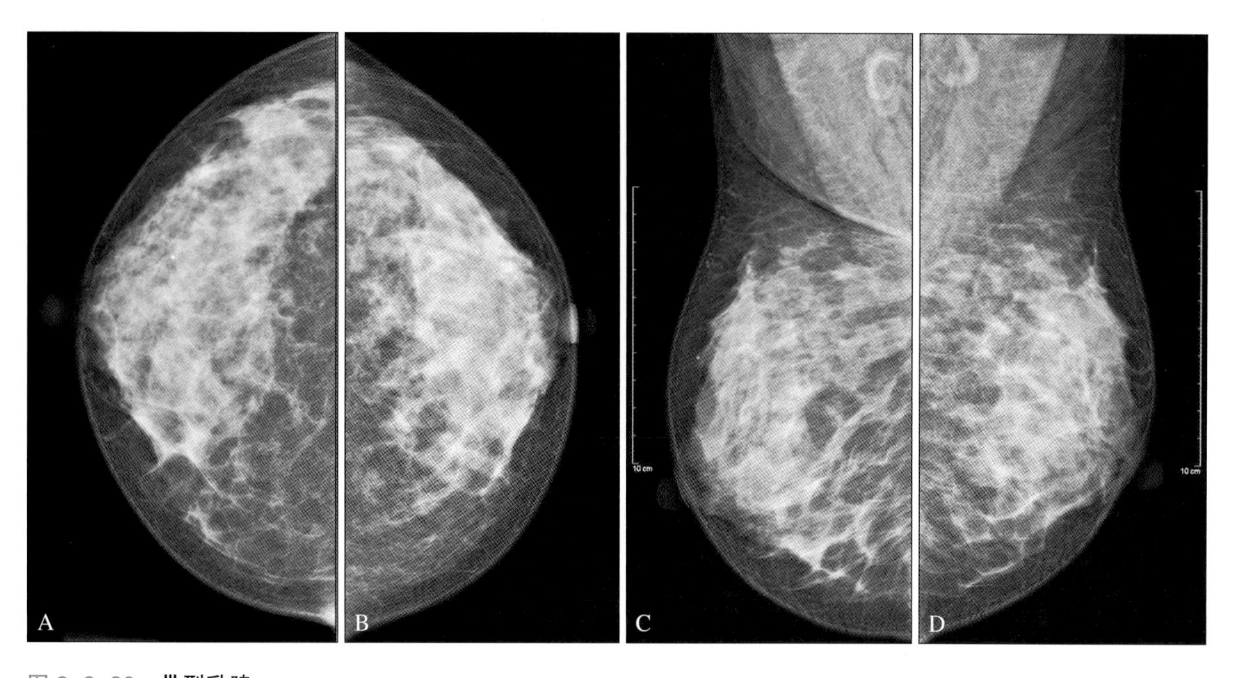

图 2-2-20 **Ⅲ型乳腺**

A，B．双乳头尾位；C，D．双乳内外斜位。乳腺内有较多的纤维腺体组织，外上象限分布多于内下象限，纤维腺体组织占乳腺组织总量的 51% ~ 75%

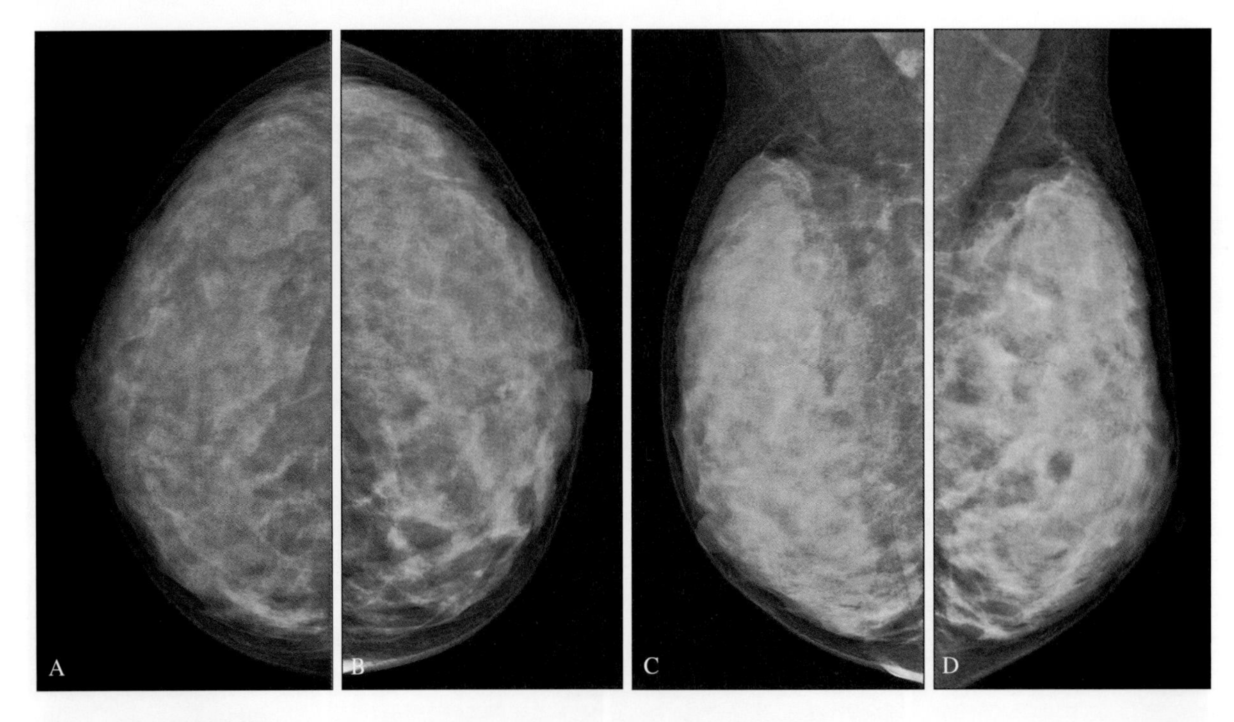

图 2-2-21 Ⅳ型乳腺
A，B．双乳头尾位；C，D．双乳内外斜位。乳腺致密，纤维腺体组织总量超过 75%

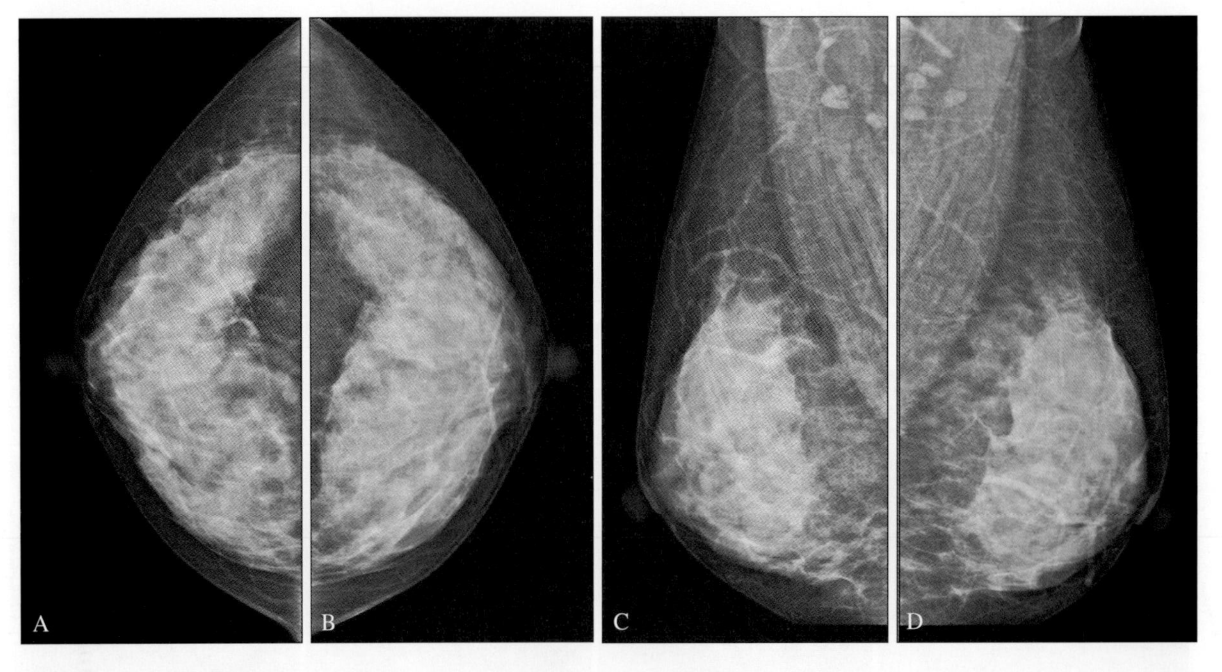

图 2-2-22 Ⅳ型乳腺
A，B．双乳头尾位；C，D．双乳内外斜位。乳腺致密，纤维腺体组织总量超过 75%

乳头

- 乳头为椭圆形低回声影，内可见导管与乳窦断面
- 乳头下方导管和纤维支撑结构呈垂直方向，使超声波在乳晕下区的穿透性减弱

皮肤

- 皮肤呈带状强回声，边缘光滑、整齐
- 正常皮肤厚度 0.5 ～ 2.0mm
- 超声可以观察皮肤增厚的程度，但不能区分是一般水肿，还是肿瘤等原因引起的增厚

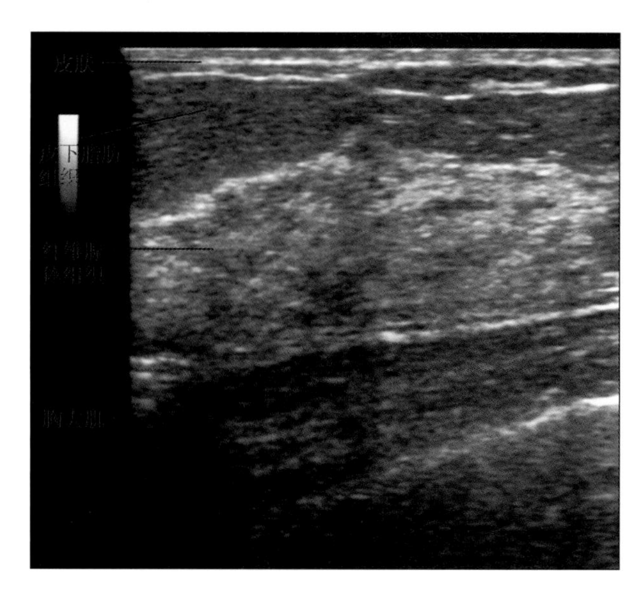

图 2-2-23 **正常乳腺超声**

皮下脂肪

- 皮下脂肪包绕乳腺实质，呈相对低的回声带，内可见散在的条索状高回声分隔，境界不清楚
- 皮下脂肪的厚度因人而异
- 浅筋膜较薄，常不易显示，但其形成的库柏韧带影可见，位于腺体与皮肤间，为斜行或三角形增强光条或线状阴影，其后方回声可衰减（图 2-2-24）

乳腺组织

- 因人而异，厚薄不一，老年人萎缩较薄，可仅 3 mm
- 纤维腺体组织呈中强回声带，夹杂有低回声，排列较整齐，中心部位呈锥形，周围呈片状，外上象限较厚
- 库柏韧带附着处腺体回声升高，使腺体前面呈海扇样轮廓
- 乳腺小叶间脂肪组织较多时，乳腺组织回声呈细带状
- 纤维腺体组织中有时可观察到 1 ~ 2mm 直径的无回声导管影，可排列不整，但大小相似
- 在导管径向连续观察时，可见自乳腺边缘逐渐向乳头处汇集，由细线状高回声变成管状
- 乳晕下区导管增宽形成乳窦，乳窦的内径为 2 ~ 3mm
- 肥胖妇女的乳腺大多被脂肪占据，如同老年退化萎缩的乳腺
- 正常乳腺组织声像图可有如下几种变异
  - 纤维腺体组织反射
    - 表现为整个纤维腺体，特别是外上象限相对较厚的纤维腺体区域散在的、小的低反射光带，1 ~ 2mm 宽
    - 纤维腺体组织回声减低，与皮下脂肪组织回声强度相似。这种变异常见于年轻妇女
  - 导管普遍增宽
    - 常为多发（图 2-2-25），管腔内可有分泌物

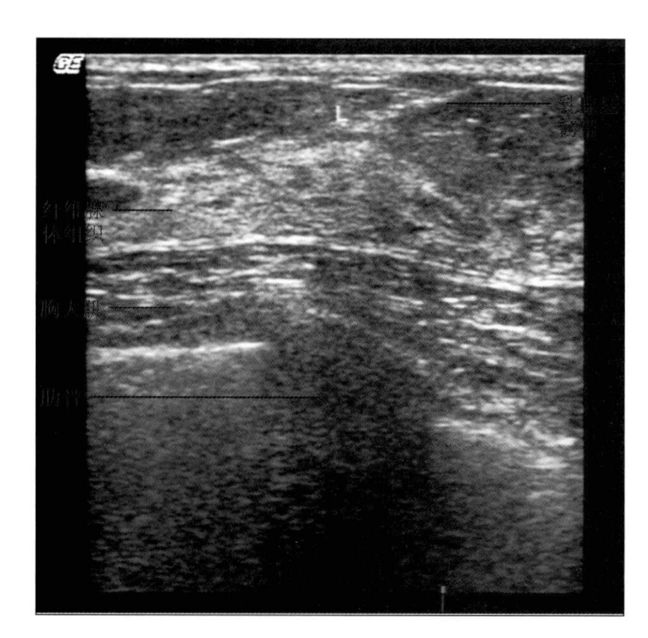

图 2-2-24 **正常乳腺超声**

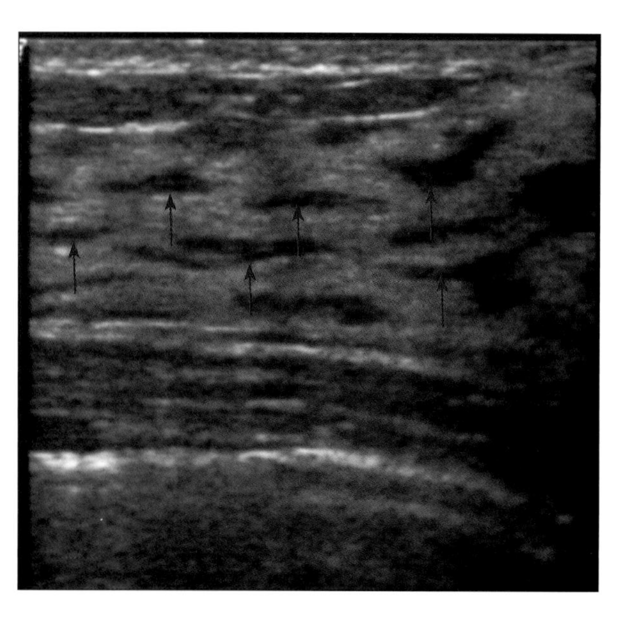

图 2-2-25 **多发乳腺导管扩张**
乳腺纤维腺体层内见多条增宽的导管，呈小条状无回声影（箭头）

- 如单个导管扩张，则提示病理改变，如导管扩张症、导管内乳头瘤或癌

乳房血管影

- 主要位于皮下脂肪内，较粗的血管呈无回声管状影，管壁钙化时可见点状或短线状强回声
- 彩色 Doppler 可探及动静脉的血流信号和频谱，还能检测到来自腋血管及乳内链的动静脉彩色血流图、最高流速与平均流速等

乳腺后脂肪

- 乳腺后脂肪位于腺体的后方，呈低回声

深筋膜

- 深筋膜呈线状高回声，光滑整齐，筋膜间脂肪呈低回声

胸大肌

- 胸肌为梭形的均质低回声区

肋骨

- 肋骨为弧形强回声，其后方伴声影；肋软骨为边界清晰的低回声

【MRI 表现】

乳腺 MRI 表现因所用脉冲序列不同而有明显差别

乳头、皮肤

- 在抑脂序列中，双侧乳头对称，皮肤显示清晰，皮肤厚度均匀
- 增强扫描后，乳头和皮肤呈程度不一的渐进性强化（图 2-2-26C）

脂肪组织

- 脂肪组织在 T1WI 及 T2 WI 上均呈高信号，在脂肪抑制序列上呈低信号
- 增强后几乎无强化

乳腺组织

- 纤维腺体组织在 T1WI 像上表现为较低或中等信号，与肌肉组织信号相似；在 T2WI 像上表现为中等信号（高于肌肉，低于液体和脂肪）。在 T2 WI 脂肪抑制序列上表现为中等或较高信号
- 乳腺实质类型不同，MRI 表现亦有所差异。根据乳腺实质和脂肪所占比例将乳腺分为三型：致密型、中间混合型、退化型
  - 致密型乳腺：纤维腺体组织占乳腺的大部或全部，在 T1WI 及 T2 WI 上表现为均匀一致的中等信号，周围是高信号的脂肪层（图 2-2-26）
  - 中间混合型乳腺：表现介于脂肪型与致密型之间，在高信号的脂肪组织中夹杂有斑片状中等信号的纤维腺体组织
  - 脂肪型乳腺：主要由高信号的脂肪组织构成，索条状乳腺小梁在 T1WI 和 T2WI 上均

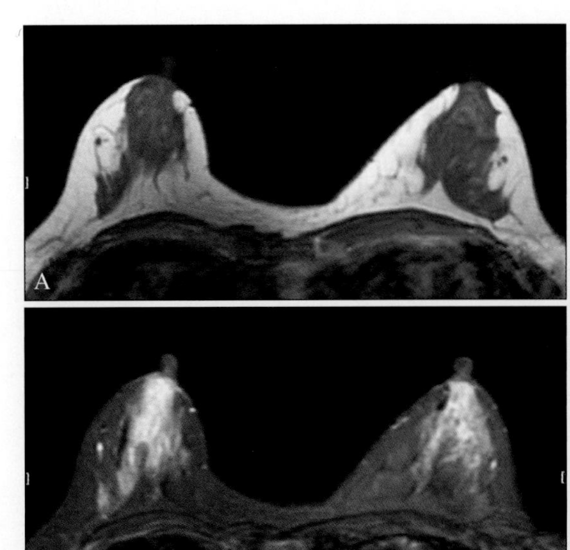

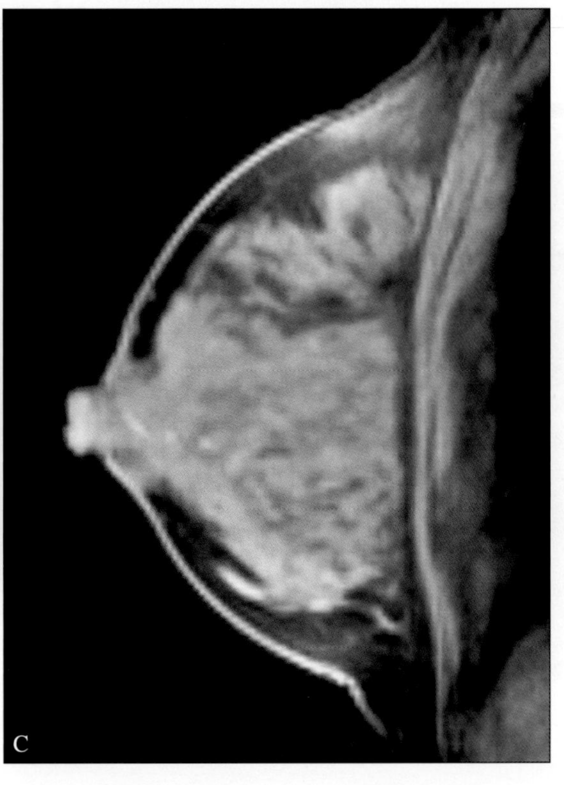

图 2-2-26 **正常致密型乳腺 MRI**

A. T1WI 横断面，乳腺实质量多，呈片状中等信号，脂肪组织呈高信号；B. T2WI 脂肪抑制横断面，乳腺实质呈高信号，脂肪组织呈稍低信号；C. T1WI 增强矢状面，皮肤、乳头明显强化

表现为中等信号（图 2-2-27）

磁共振扩散加权成像的表现

- 磁共振扩散加权成像（DWI）检查时，个体的呼吸状态、微血管灌注的不同都有可能造成表现扩散系数（ADC）值的不同
- 不同的乳腺类型，纤维腺体的 ADC 值也有所差异
  - 致密型乳腺（图 2-2-28）：DWI 显示乳腺大部分为纤维腺体影，呈中高信号，较均匀；ADC 图纤维腺体呈高信号；b = 1000s /mm^2 时，纤维腺体的 ADC 值为 $1.70 \pm 0.37 \times 10^{-3}$ mm^2/s
  - 中间混合型乳腺：DWI 显示纤维腺体为分叶斑片状，呈中高信号，其间夹杂条、片状低信号；ADC 图显示信号不均；b = 1000s/mm^2 时，纤维腺体的 ADC 值为 $1.93 \pm 0.46 \times 10^{-3}$mm^2/s
  - 退化型乳腺（图 2-2-29，图 2-2-30）：DWI 显示少量高信号纤维腺体组织散在分布于低信号脂肪组织中；ADC 图示萎缩的腺体

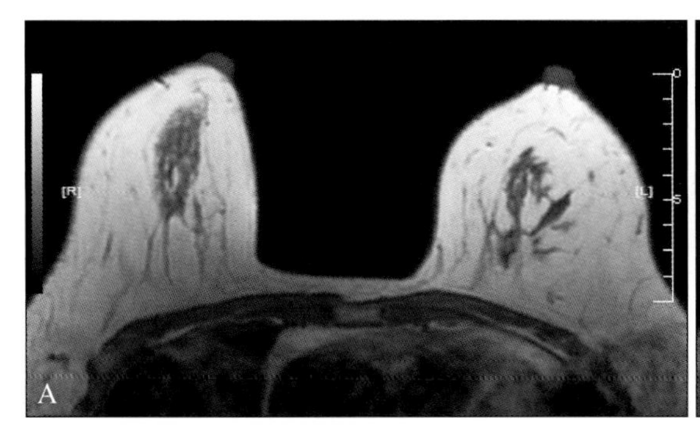
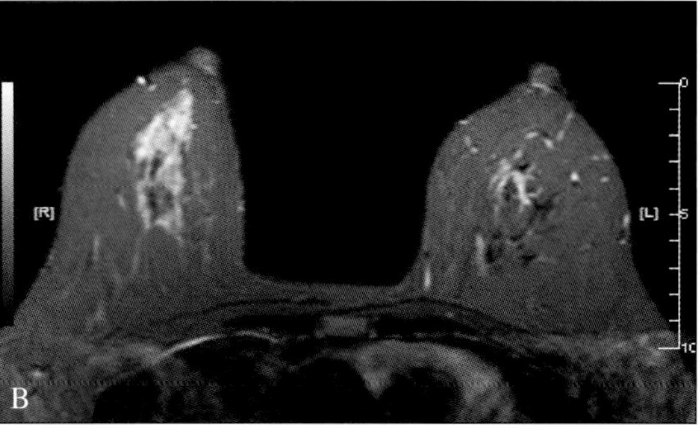

图 2-2-27　**正常脂肪型乳腺 MRI**

A．T1WI 横断面，乳腺实质量少，主要为脂肪组织，纤维腺体呈小片状、索条状中等偏低信号，脂肪组织呈高信号；B．T2WI 脂肪抑制横断面，乳腺实质呈高信号，脂肪组织呈稍低信号

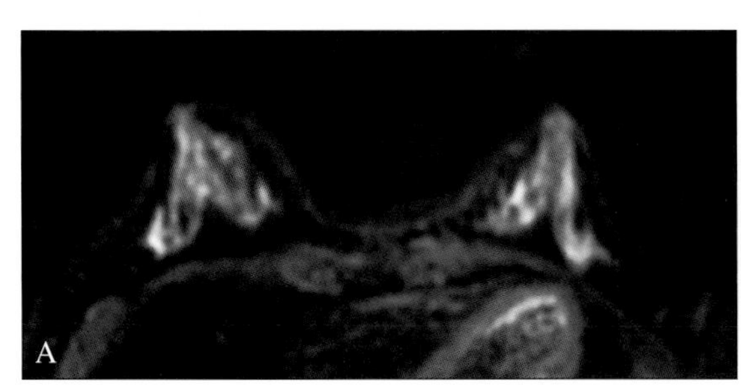
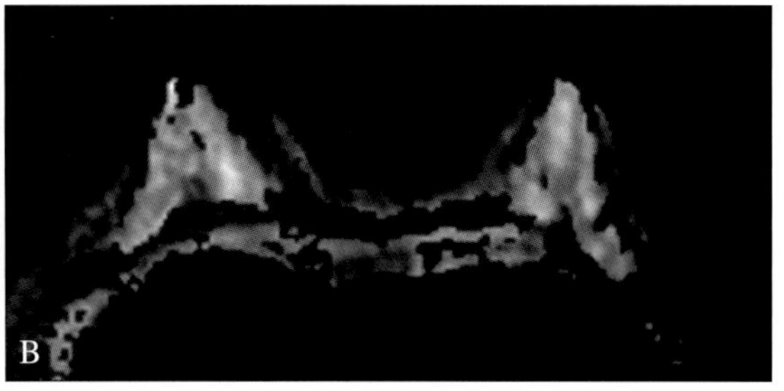

图 2-2-28　**致密型乳腺扩散加权成像**

A．DWI 横断面，纤维腺体组织呈斑片状中等或高信号，期间夹杂条状少量间质组织，呈低信号；B．ADC 横断面，纤维腺体组织呈稍高信号，欠均匀

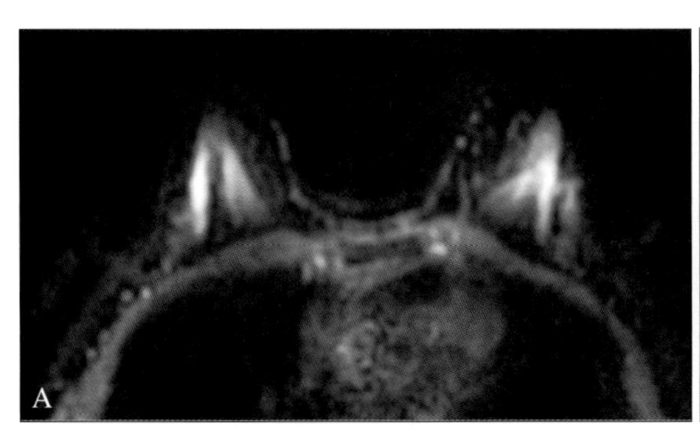
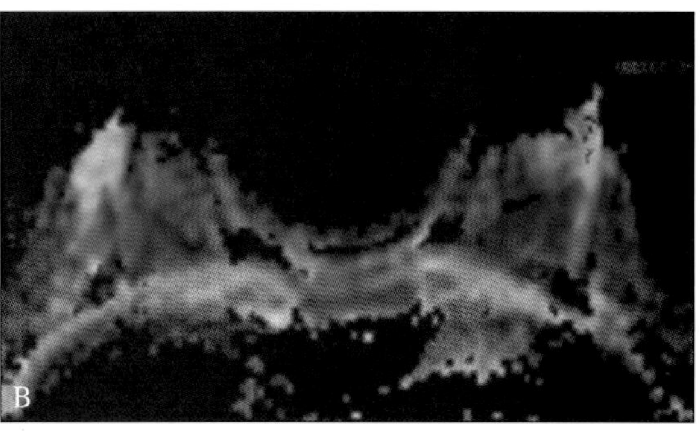

图 2-2-29　**退化型乳腺扩散加权成像**

A．b=1000 的 DWI 横断面，纤维腺体组织少，呈条片状高信号，脂肪组织较为丰富，呈低信号；B．b=1000 的 ADC 横断面，腺体组织呈高信号，脂肪组织呈稍低信号

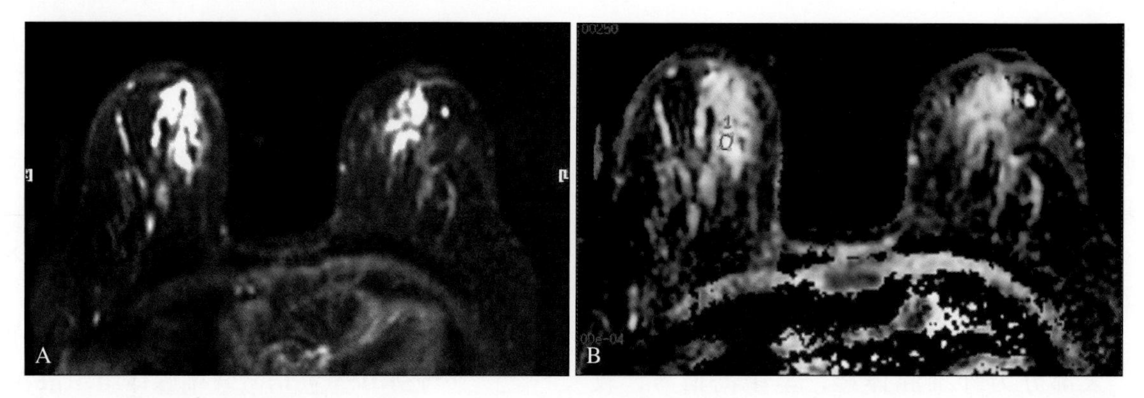

图 2-2-30 **退化型乳腺扩散加权成像**
A. b=1000 的 DWI 横断面，纤维腺体组织少，呈高信号，脂肪组织较为丰富，呈低信号；B. b=1000 的 ADC 横断面，纤维腺体组织呈高信号，脂肪组织呈稍低信号

组织呈斑点状高信号，脂肪组织为低信号；$b = 1000s/mm^2$ 时，纤维腺体的 ADC 值为 $1.18 \pm 0.65 \times 10^{-3}\ mm^2/s$

- 相同的个体，所选的 b 值不同，乳腺 ADC 值也有差异，ADC 值随 b 值增大而降低。致密型和中间混杂型乳腺随 b 值降低，ADC 值升高；而退化型乳腺随 b 值降低，ADC 值的变化不明显

MRS 表现

- MRS 是检测活体内代谢和生化信息的一种无创性检查技术
- 乳腺 MRS 研究是通过检测乳腺不同病变组织内代谢物质含量的差异，进一步描述乳腺病变的特征
- 正常乳腺组织 1H MRS 在 1.32ppm 处显示一独立清晰的乳酸峰（Lac），复合胆碱峰（Cho）不显示或低平（图 2-2-31）

动态增强 MRI 表现

- 动态增强 MRI 在乳腺良恶性肿瘤的鉴别诊断上发挥着重要的作用，已成为乳腺癌检查的重要方法
- 在正常成熟的血管内 Gd-DTPA 弥散到血管外 - 细胞外间隙的过程非常缓慢，而新生肿瘤血管的高渗透性使 Gd-DTPA 可快速弥散到该间隙，其分布容量与血管外 - 细胞外间隙一致，从而使动态增强 MRI 可反映肿瘤的灌注以及毛细血管通透性的改变，进而反映肿瘤血管的生物学特性
- 时间 - 信号强度曲线是病灶血液灌注和流出等多种因素的综合反映
- 动态增强 T1WI 扫描时，正常乳腺实质可以不强化，时间 - 信号强度曲线为横行的直线（图

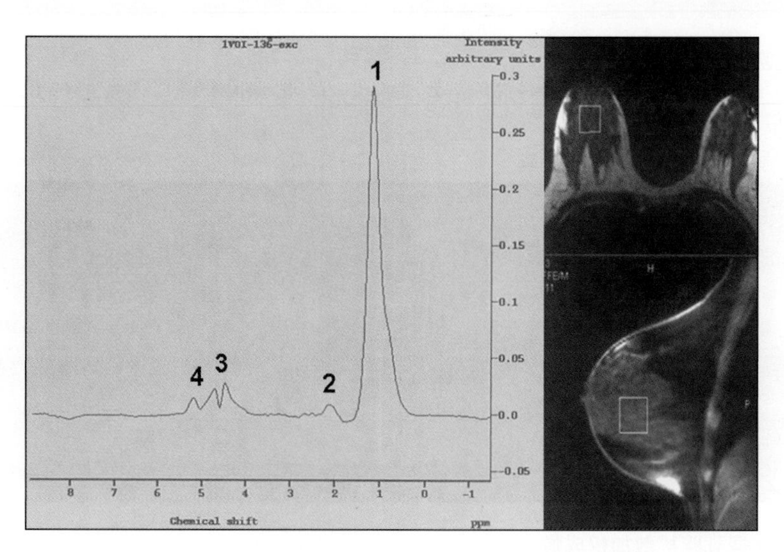

图 2-2-31 **正常乳腺纤维腺体组织 1H-MRS**
1，2，4. 为脂峰；3. 残余水峰；未探及复合胆碱峰

2-2-32）；也可呈弥漫性、局灶性点状和小片状强化，时间 - 信号强度曲线为渐进上升型（图 2-2-33）。在月经期或月经前期，乳腺实质可呈中、重度强化，时间 - 信号强度曲线仍

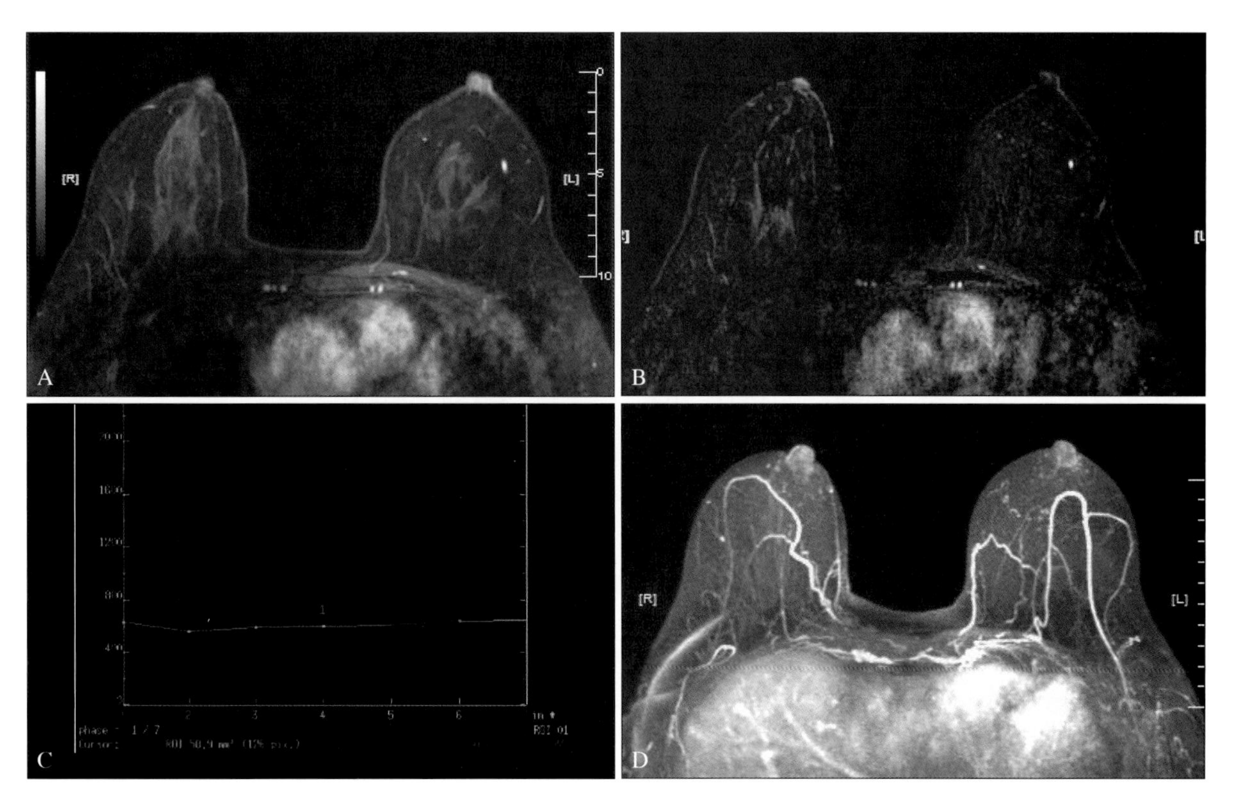

图 2-2-32　**正常乳腺 MRI 动态增强**

A．动态增强横断面；B．动态增强横断面，纤维腺体无明显强化；C．多期动态增强时间 - 信号曲线，纤维腺体无强化，曲线平直；D．动态增强 MIP，乳腺供血血管显示良好

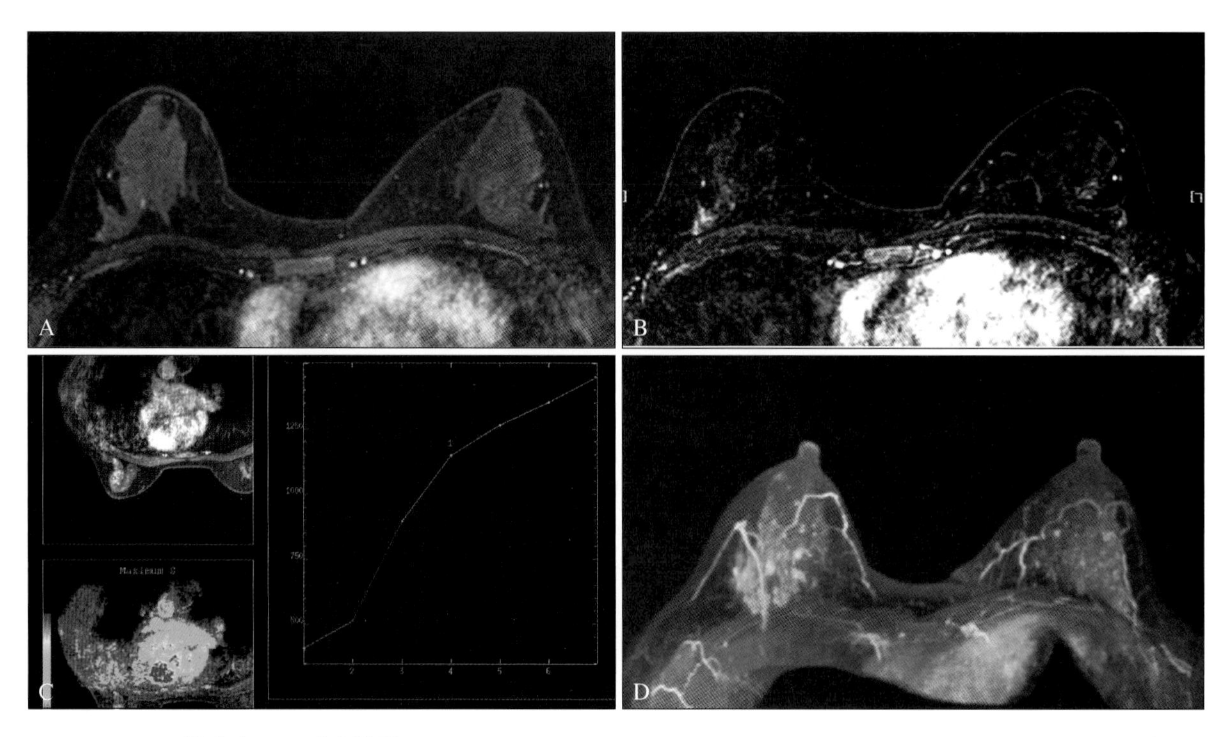

图 2-2-33　**正常乳腺 MRI 动态增强**

A．动态增强横断面；B．动态增强横断面剪影，纤维腺体内可见局灶性点状、小片状强化；C．多期动态增强时间 - 信号曲线，纤维腺体的强化曲线呈渐进上升型；D．动态增强 MIP，乳腺供血血管显示良好，走行自然

为渐进上升型

- 动态增强最大密度投影（MIP）图能够很好地显示乳腺供血血管的形态、走行（图 2-2-32D、图 2-2-33D）

因女性周期性激素变化，乳腺纤维腺体组织会出现不同的组织学改变，在 MRI 检查中，乳腺纤维腺体组织随月经周期变化包括 T1、T2 值的变化、动态强化形态的变化、弥散加权成像 ADC 值的变化等。分泌期乳腺间质微血管数量的增加及因间质轻度炎症造成的血管渗透性增强，纤维腺体呈高代谢状态，部分正常周期性增生的小叶或者导管结构，在动脉早期可以呈现对称或不对称的非肿块样强化。在疾病诊断中应加以注意，避免误诊

【PET-CT 表现】

- 正常乳腺组织对 ^{18}F-FDG 的摄取量与受检者的年龄、乳腺实质多少及激素水平高低有关
- 18F-FDG PET/CT 显像两侧乳腺组织呈大致对称性的放射性摄取，放射性分布较均匀，双侧乳头部位对 18F-FDG 的摄取可稍增高
- 正常乳腺组织对 ^{18}F-FDG 的生理性摄取，随着乳腺实质的密度增加而增高，其中致密型乳腺的放射性摄取最高
- 同机 CT 平扫可见两侧乳腺基本对称，两侧乳腺皮下脂肪组织呈明显低密度，纤维腺体组织呈中等软组织密度

（杜红文 张毅力）

重点推荐文献

[1] 杜红文，张蕴. 乳腺疾病影像诊断学. 西安：陕西省科学技术出版社，2003：28-43.

[2] 李洁主译. 乳腺影像报告与数据系统：乳腺影像图谱 // 美国放射学院编著. 北京：北京大学医学出版社，2010：162

[3] Partridge SC，McKinnon GC，Henry RG，et al. Menstrual cycle variation of apparent diffusion coefficients measured in the normal breast using MRI [J] .J Magn Reson Imaging，2001，14（4）：433-438.

主要参考文献

[1] 杜红文，张蕴. 乳腺疾病影像诊断学. 西安：陕西省科学技术出版社，2003：18-43.

[2] Jay R Harris，Macrc E Lippman，Monica Morrow，C Kent Osborne. Diseases of The Breast. 王永胜，于金明，叶林，主译. 乳腺病学. 济南：山东科学技术出版社 .2006：3-13.

[3] 左文述，徐忠信，刘奇. 现代乳腺肿瘤学. 济南：山东科学技术出版社，1995：16-38.

[4] Daniel B．Kopans. Breast Imaging.Philadelphia：J.B. Lippincott Company，1989：1-15.

[5] America College of Radiology. Breast Imaging Reporting and Data System：Breast Imaging Atlas. 李洁主译. 乳腺影像报告与数据系统：乳腺影像图谱 / 美国放射学院编著. 北京：北京大学医学出版社，2010：162.

[6] Partridge SC，McKinnon GC，Henry RG，et al. Menstrual cycle variation of apparent diffusion coefficients measured in the normal breast using MRI [J] .J Magn Reson Imaging，2001，14（4）：433-438.

[7] Delille JP，Slanetz PJ，Yeh ED，et al. Physiologic changes in breast magnetic resonance imaging during the menstrual cycle：perfusion imaging，signal enhancement，and influence of the t1 relaxation time of breast tissue [J] . Breast J，2005，11（4）：236-241.

[8] 程流泉，刘梅，张爱莲，等. 月经周期对乳腺 MRI 动态增强的影响 [J]. 军医进修学院学报 . 2010，31（8）：754-756.

[9] 蔡世峰，赵斌，王光彬，等. 不同类型正常乳腺表观扩散系数值差异的研究 [J]. 中华放射学杂志 . 2007，41（2）：176-179.

[10] 黄小燕，杜红文，张毅力，等 磁共振扩散加权成像诊断乳腺病变的应用价值 [J]. 实用放射学杂志，2008，24（4）：526-529，533.

[11] 杜红文，张蕴，张月浪，等. 男性乳腺发育症的临床 X 线分析 [J]. 中国医学影像学杂志，2001，9（5）：326-328.

[12] Narula HS，Carlson HE. Gynecomastia． Endocrinol Metab Clin North Am. 2007，36（2）：497-519.

[13] 中国抗癌协会乳腺癌专业委员会. 中国抗癌协会乳腺癌诊治指南与规范（2011 版）. 中国癌症杂志，2011，21（5）：367-417.

乳腺基本病变的影像表现

3

第 1 节　乳腺基本病变的 X 线表现

乳腺常见基本病变 X 线表现包括肿块、钙化、结构扭曲、局限性不对称致密以及伴随征象等

- 肿块
  - 肿块可见于良性及恶性病变（图 3-1-1，图 3-1-2）
  - 对于肿块性病变的分析应包括以下几方面
    - 形状：肿块的形状分为圆形、卵圆形、分叶状及不规则形，按此顺序，良性病变的可能性依次递减，而癌的可能性依次递增
    - 边缘：边缘特征包括边缘清晰光滑、模糊、小分叶、浸润和毛刺。肿块边缘清晰、锐利、光滑者多属良性病变；而边缘小分叶、边缘模糊、浸润和毛刺多为恶性征象，但表现为边缘模糊时需注意是否系与正常组织重叠所致，此时行局

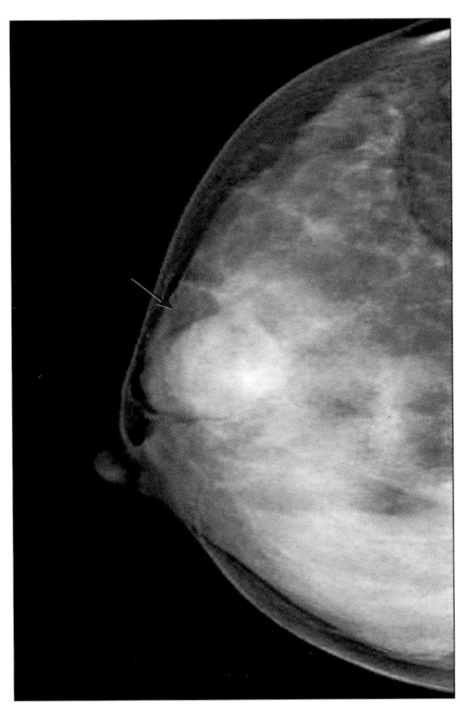

图 3-1-1　乳腺纤维腺瘤 X 线表现
肿块（箭头）呈卵圆形，轮廓清晰，边缘光滑，密度均匀并近似于腺体密度

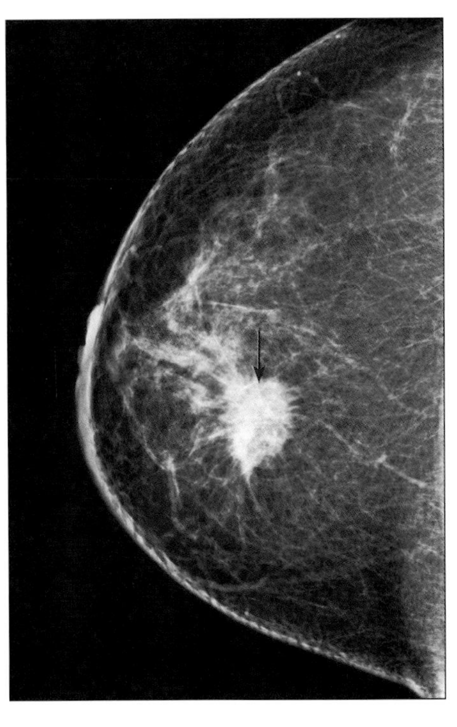

图 3-1-2　乳腺癌 X 线表现
肿块（箭头）形态不规则，边缘毛刺，密度较高

部压迫点片有助于明确判断

- 密度：肿块与周围或对侧相同体积的正常乳腺组织密度比较，分为高密度、等密度、低密度和含脂肪密度。一般良性病变呈等密度或低密度；而恶性病变密度多较高，但极少数乳腺癌亦可呈低密度，含脂肪密度肿块仅见于良性病变，如错构瘤、脂肪瘤和脂性囊肿等
- 大小：肿物大小对良恶性的鉴别并无意义，但当临床检查测量的肿块大于X线所示时，则恶性可能性较大，其原因为临床测量时常将肿块周围的浸润、纤维组织增生、肿瘤周围的水肿等都包含在肿物大小内。X线和临床上测量肿块大小的差异程度取决于肿块边缘特征，通常肿块边缘有明显毛刺或浸润时差异较大，而肿块边缘光滑锐利者差异较小

- 钙化
  - 乳腺良、恶性病变均可出现钙化
  - 对钙化的分析通常包括两方面即钙化的形态和分布
  - 良性钙化多较粗大，呈颗粒状、爆米花样、粗杆状、蛋壳状、新月形或环形，密度较高，分布比较分散（图3-1-3）
  - 恶性钙化形态多呈细小砂粒状、线样或线样分支状，大小不等，浓淡不一，分布上常密集成簇（图3-1-4）或呈线性及段性分布（图3-1-5）
  - 钙化可单独存在，也可位于肿块内（图3-1-6）
  - 钙化的形态和分布是鉴别乳腺良、恶性病变的重要依据。对于大多数临床隐性乳腺癌而言，X线上多依据钙化做出诊断
  - 在美国放射学会提出的BI-RADS标准中，依据钙化形态分为典型良性、中间性（不能定性）和高度可疑恶性三类
    - 典型良性钙化包括
      - 皮肤钙化：其典型表现呈中心透亮改变，不典型者可在切线位观察
      - 血管钙化：呈管状或轨道状表现（图3-1-7）
      - 粗颗粒状或爆米花样钙化：此种钙化直径通常大于2～3mm，为退化型纤维腺瘤钙化的表现（图3-1-8）
      - 粗杆状钙化：此种钙化常伴随于导管扩张症，呈不连续的光滑的杆状，按

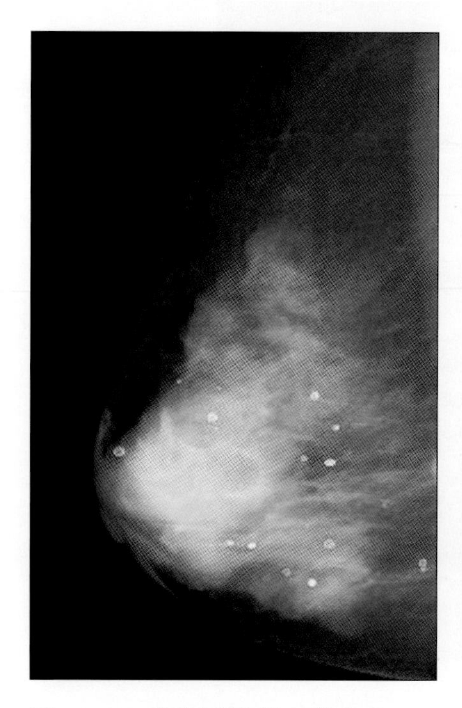

图3-1-3 乳腺良性钙化X线表现
乳腺内多发、大小不等、粗颗粒状钙化，部分呈环形，密度较高，分布较分散

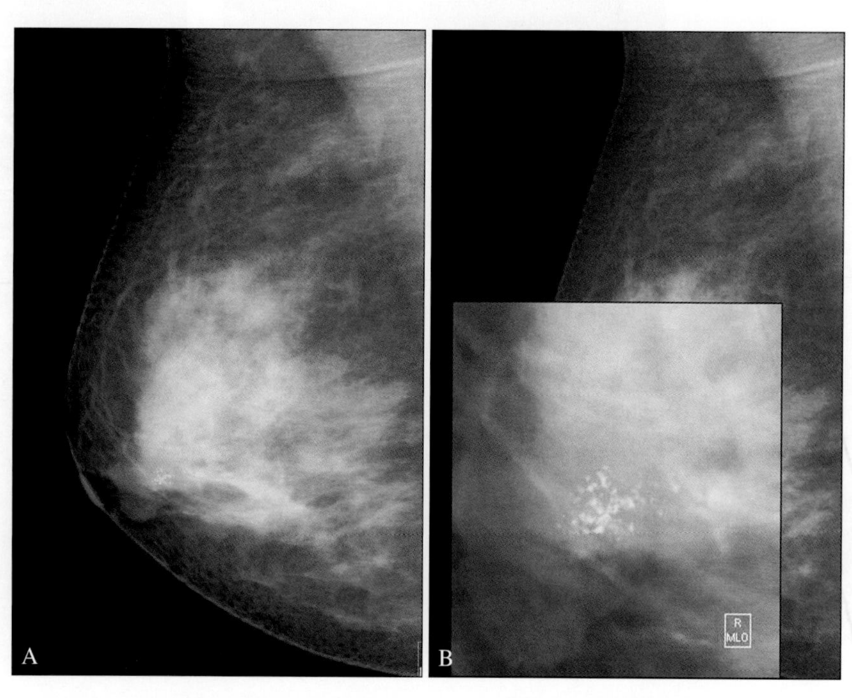

图3-1-4 右乳腺多发细小、成簇分布钙化（导管原位癌）X线表现
A．右乳X线内外斜位；B．病变局部放大片。显示右乳头后方局限成簇细小钙化

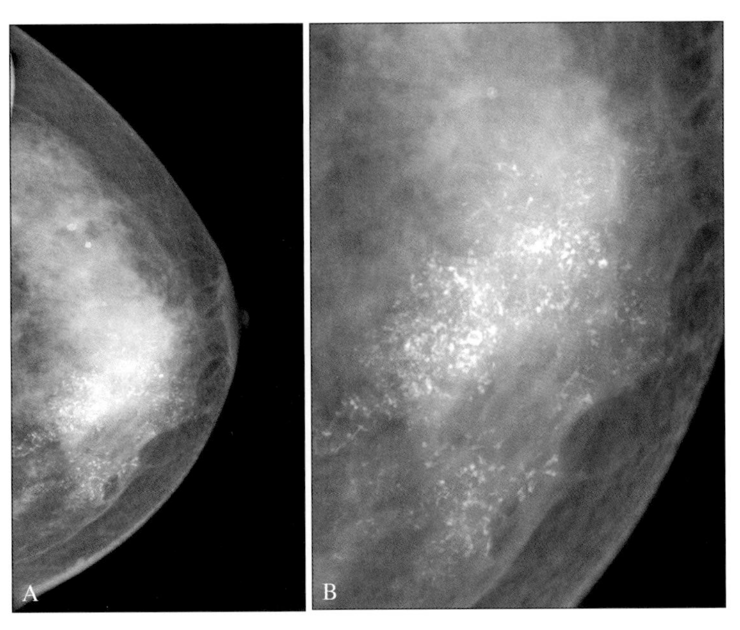

图 3-1-5　乳腺恶性钙化（乳腺癌）X 线表现
A．左乳 X 线头尾位；B．局部放大片。乳腺内多发细小的多形性和线样钙化，大小不等，浓淡不一，呈段性分布

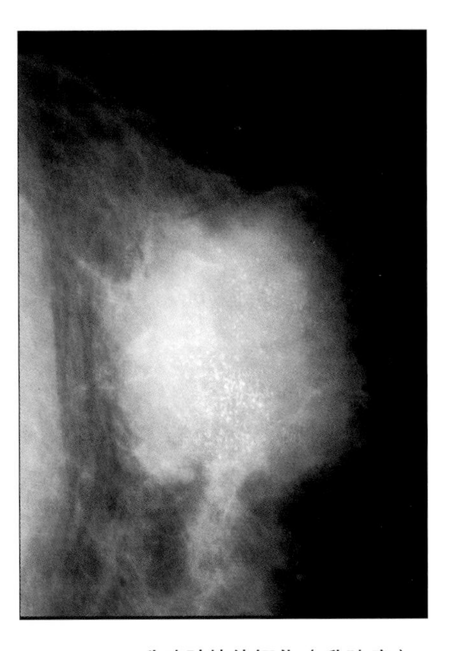

图 3-1-6　乳腺肿块伴钙化（乳腺癌）X 线表现
肿块部分边缘不清，密度较高，肿块内可见多发、细小砂粒状钙化

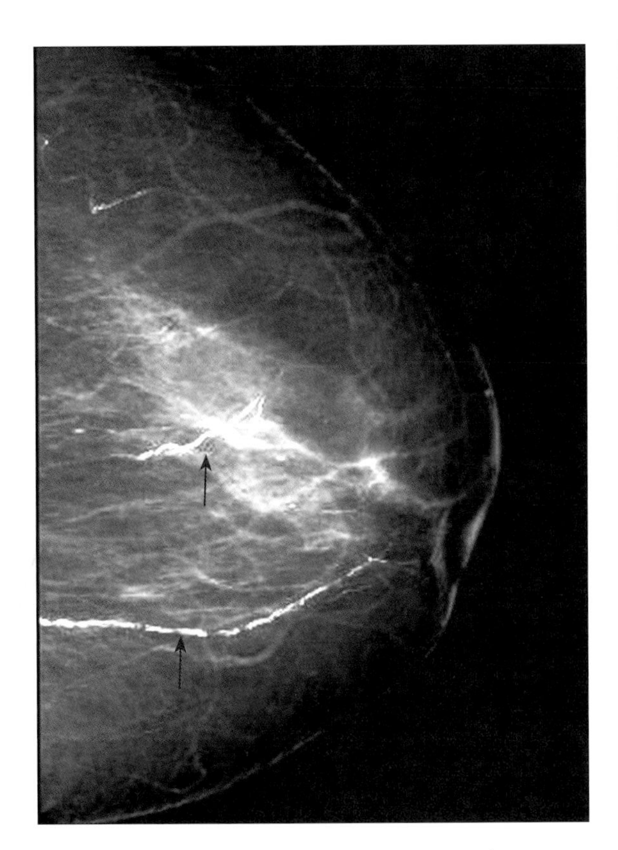

图 3-1-7　乳腺内动脉壁钙化（箭头）X 线表现

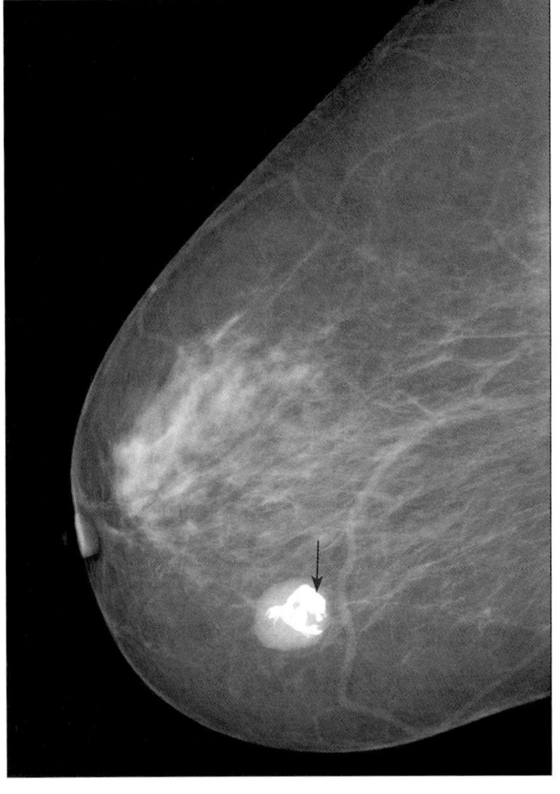

图 3-1-8　退化型纤维腺瘤 X 线表现
肿块（箭头）轮廓清晰，边缘光滑，肿块内可见爆米花样钙化

导管走行分布，指向乳头，偶可呈分支状，直径通常≥1mm。若钙化只发生于导管壁则中心呈透亮改变，若钙化发生于扩张的导管腔则呈一致性高密度。此种钙化通常发生在双侧乳腺且在60岁以上妇女

- 圆形和点状钙化：此种钙化表现为多发、大小不一、散在分布。小于1mm者常位于小叶腺泡中。小于0.5mm者可称其为点状钙化。如为孤立、成簇的点状钙化应密切随访或活检
- 中空状钙化：大小可从1mm到1cm或更大，呈光滑的圆形或卵圆形，中央透亮。其壁厚于蛋壳样或环形钙化。常见于脂肪坏死区域和导管内钙化的残骸
- 蛋壳样或环形钙化：环壁很薄，通常小于1mm，常见于囊肿
- 钙乳沉着性钙化：多为发生在乳腺大囊或小囊内沉淀物钙化，在头尾位片表现不典型，可为绒毛状、圆形或无定形状，在标准侧位上表现清楚，依据囊肿形态可呈半月形、新月形、曲线形（凹面朝上）或线形。此种钙化的特征是在不同的投照位置上钙化的形态有明显变化
- 缝线钙化：为钙质沉积在缝线上所致，呈线形或管形，常可见到线结
- 营养不良性钙化：常发生在放疗或外伤后的乳腺内，形状不规则、粗糙，多大于0.5mm，通常呈中空状表现

■ 中间性（不能定性）钙化包括

- 不定形或模糊的钙化：此种钙化非常小或模糊而不能确定其形态学分类。这种钙化如呈弥漫散在分布则常诊断为良性，如成簇、区域性、线性或段性分布则应行活检
- 粗糙不均质钙化：此种钙化不规则，多大于0.5mm，趋向融合。这种钙化既可出现在恶性病变也可出现在纤维化、纤维腺瘤或外伤后区域

■ 高度可疑恶性钙化包括

- 细小的多形性钙化：此种钙化较不定形钙化更可疑，其大小和形状不一，直径常小于0.5mm
- 线样或线样分支状钙化：外形细而不规则，常不连续，宽度小于0.5mm，多为导管腔内钙化

■ 依据钙化分布表现分为

- 弥漫或散在分布：指钙化随机分布于整个乳腺。如点状或不定形的钙化呈此种类型分布且为双侧时通常为良性
- 区域性分布：指较大范围内分布的钙化，通常大于2cm^3，与导管走行不一致。如钙化范围超出一个象限，恶性可能性较小，但尚需结合钙化的形态
- 成簇分布：指在1cm^{3}乳腺体积内至少有5枚钙化，良、恶性病变均可呈此种表现
- 线性分布：钙化呈线样走行，这种钙化分布提示为导管腔内的钙化且恶性可能性较大
- 段性分布：常提示病变源于一支或数支导管及其分支且病变广泛或多灶，尽管良性分泌性病变也可表现为段性分布的钙化，但如钙化的形态不是典型良性钙化时，此种分布的钙化多提示恶性可能性大

● 结构扭曲

- 指正常乳腺结构发生扭曲、变形、紊乱，如呈放射状表现或局灶性收缩（图3-1-9），但无明显肿块
- 可见于乳腺癌，也可见于良性病变，如放射状瘢痕、慢性炎症、脂肪坏死、手术后瘢痕、放疗后改变等
- 此征象易与乳腺内正常组织结构重叠相混淆，需在两个投照方位上均显示时方能判定
- 对于结构扭曲，如能除外手术后或放疗后改变，应建议活检以除外乳腺癌

● 局限性不对称致密

- 两侧乳腺对比有不对称局限致密区（图3-1-10）或与以前X线片比较发现一新出现的局限致密区
- 当致密区呈进行性密度增高或扩大时，应考虑到乳腺癌的可能，需行活检

● 导管征

- 表现为乳头下一或数支乳导管增粗、密度增高、边缘粗糙
- 可见于乳腺恶性病变（图 3-1-11），但非特异性，也可出现在部分良性病变中

● 皮肤增厚、凹陷
- 多见于恶性肿瘤（图 3-1-12），由于肿瘤经浅筋膜浅层及皮下脂肪层而直接侵犯皮肤，或由于血供增加、静脉淤血及淋巴回流障碍等原因造成皮肤增厚
- 增厚的皮肤被肿瘤牵拉而回缩，即形成酒窝征（图 3-1-13），但也可为手术后瘢痕

● 乳头回缩
- 乳头后方的癌瘤与乳头间有浸润时，可导致乳头回缩、内陷，即漏斗征（图 3-1-14），但也可见于先天性乳头发育不良
- 判断乳头是否有回缩，必须是标准的头尾位或侧位片，即乳头应处于切线位

● 血供增多

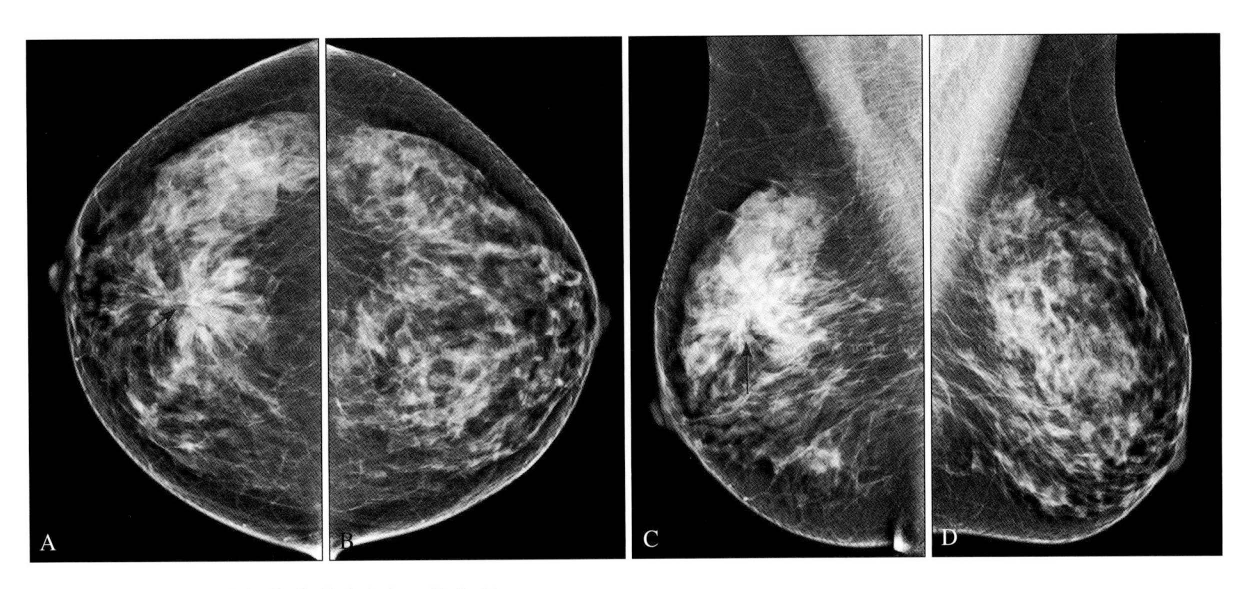

图 3-1-9　**右乳结构扭曲（乳腺癌）X 线表现**
A，B．右乳及左乳 X 线头尾位片；C，D 右乳及左乳 X 线内外斜位片。显示右乳外上方局限结构扭曲、紊乱（箭头）

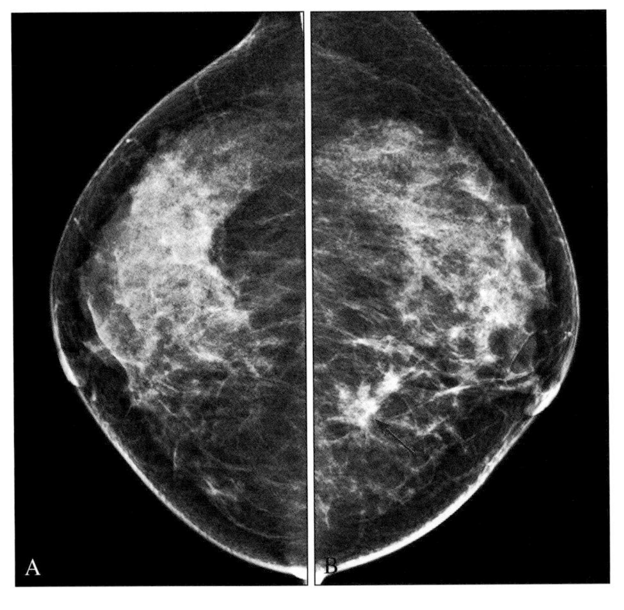

图 3-1-10　**左乳局限性不对称致密（乳腺癌）X 线表现**
A，B．右乳及左乳 X 线头尾位片。双乳对比显示左乳稍内侧局限性不对称致密（箭头）

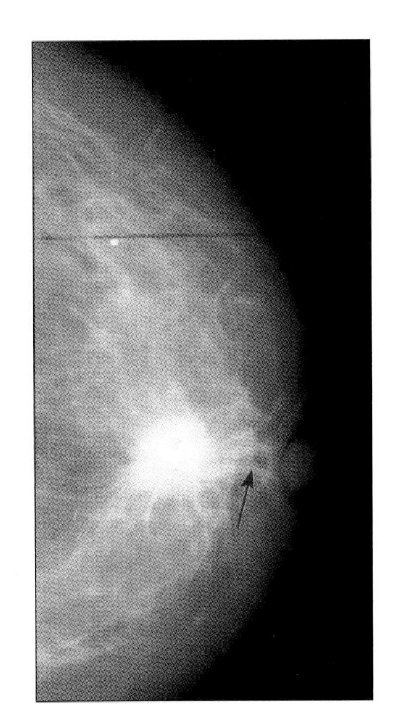

图 3-1-11　**导管征（乳腺癌）X 线表现**
高密度肿块，形状不规则，边缘毛刺，导管征阳性（箭头）

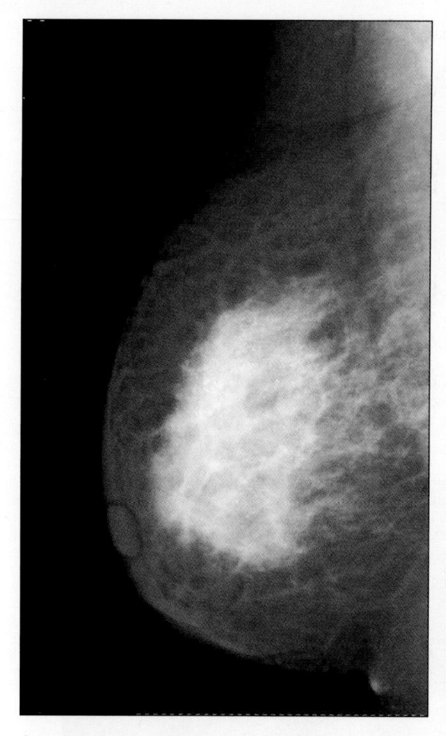

图 3-1-12 乳腺癌 X 线表现
乳腺结构扭曲，且其内多发细小钙化，乳晕区及邻近皮肤增厚，皮下脂肪层混浊，乳头凹陷

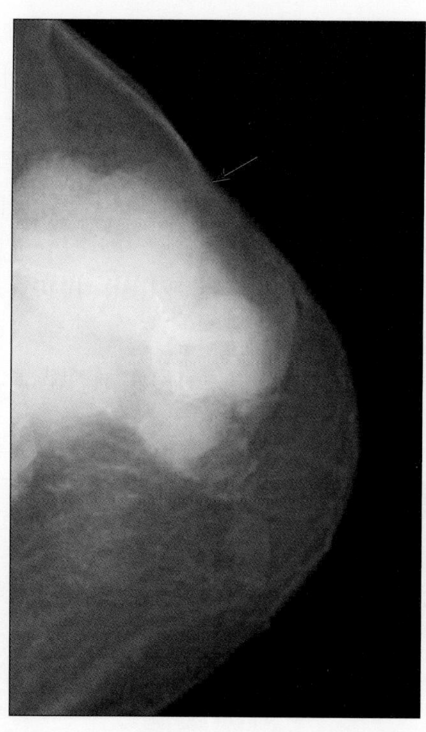

图 3-1-13 酒窝征（乳腺癌）X 线表现
乳腺外侧皮肤增厚、凹陷，呈酒窝征（箭头）

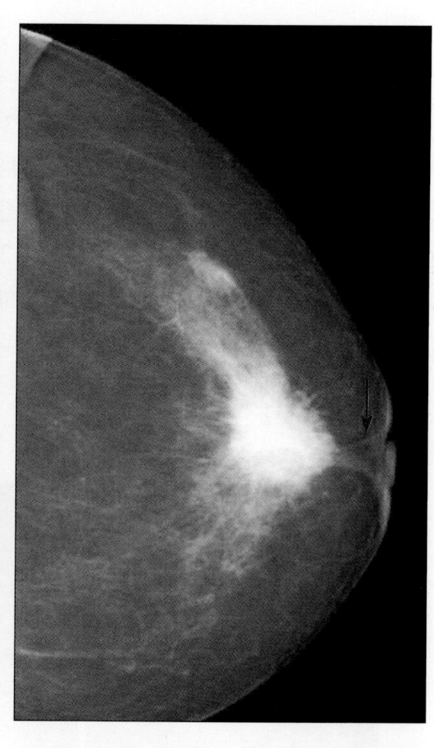

图 3-1-14 漏斗征（乳腺癌）X 线表现
高密度肿块，形状不规则，边缘毛刺、浸润，漏斗征阳性（箭头）

- 表现为在乳腺内特别是在病变周围出现增多、增粗、迂曲的异常血管影，多见于恶性肿瘤（图 3-1-15）
- 腋下淋巴结肿大
  - 病理性淋巴结一般呈圆形或不规则形，外形膨隆，边界模糊，密度增高，淋巴结门的低密度脂肪结构消失、实变（图 3-1-16）
  - 淋巴结肿大可为癌瘤转移所致，也可为炎症所致
- 乳腺导管改变
  - 乳腺导管造影可显示乳导管异常改变
  - 包括导管扩张、截断、充盈缺损（图 3-1-17）、受压移位、走行僵直、破坏、分支减少及排列紊乱等

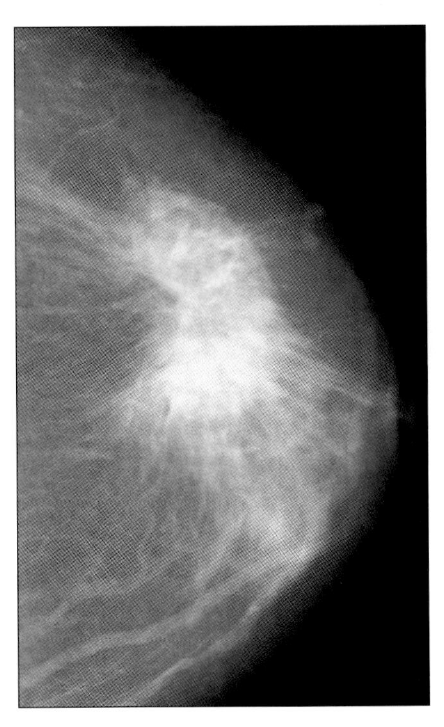

图 3-1-15 **乳腺癌血供增多 X 线表现**
边缘毛刺肿块，周围可见粗大、迂曲血管影

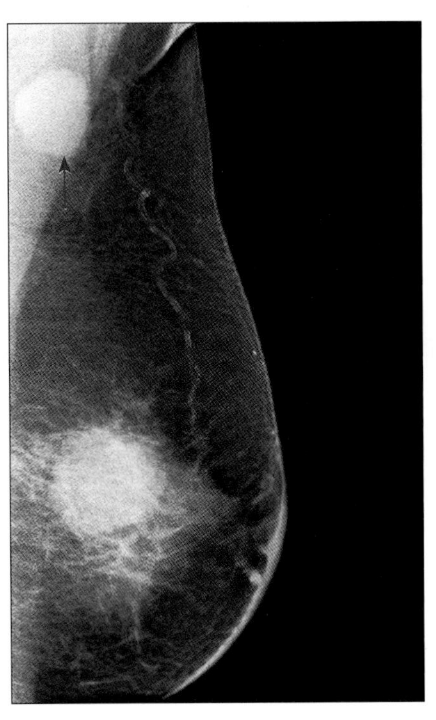

图 3-1-16 **左侧乳腺癌伴左腋下淋巴结转移（箭头）X 线表现**

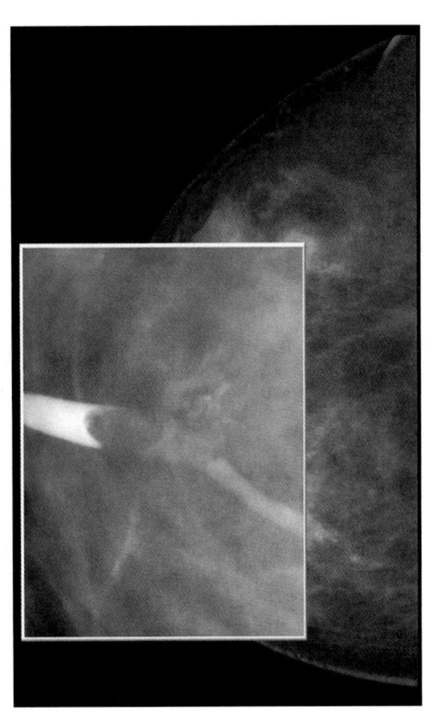

图 3-1-17 **右乳腺大导管乳头状瘤导管造影表现**
乳腺导管造影显示近段乳导管扩张，导管腔内可见杯口状充盈缺损

重点推荐文献

[1] American College of Radiology（ACR）. ACR BI-RADS®-Mammography. 4th Edition. In：ACR Breast Imaging Reporting and Data System，Breast Imaging Atlas. Reston，VA. American College of Radiology；2003：9-174.

[2] 顾雅佳，周康荣，陈彤箴，等. 常见乳腺癌的钼靶 X 线表现及病理基础 . 中华放射学杂志，2002，37：439-444.

[3] 鲍润贤 . 中华影像医学乳腺卷 . 北京：人民卫生出版社，2010：56-57.

第 2 节 乳腺基本病变的超声表现

- 肿块
  - 超声上至少在两个不同的扫查平面上显示为肿块时，则确定为肿块性病变
  - 肿块可见于良性及恶性病变（图 3-2-1，图 3-2-2）
  - 在超声上对肿块的分析包括形状、边缘、边界、纵横径线比、内部回声、后方回声及有无侧方声影，并观察彩色多普勒血流情况，如设备条件允许还可结合弹性成像和造影检查
    - 形状：分为圆形、卵圆形、分叶形和不规则形，通常圆形、卵圆形或大分叶者多为良性病变，微小分叶或不规则形多为恶性病变
    - 边缘：病变的边缘分为清晰、不清晰、呈角状、微小分叶或毛刺，通常边缘不清晰、呈角状、微小分叶或毛刺多为恶性病变
    - 边界：超声上病变的边界是指病变与周围组织之间过渡的界限，包括界限清晰、不清晰、回声晕即肿块与周围组织间存在回声过渡区，回声晕可见于脓肿和乳腺癌
    - 病变的方向定位特征（纵横径线比）：病变的长轴平行于皮肤即横径大于纵径，通常为良性病变；病变的长轴垂直于皮肤即纵径大于横径时通常提示恶性病变，但需结合肿块的形状、边缘和边界特征

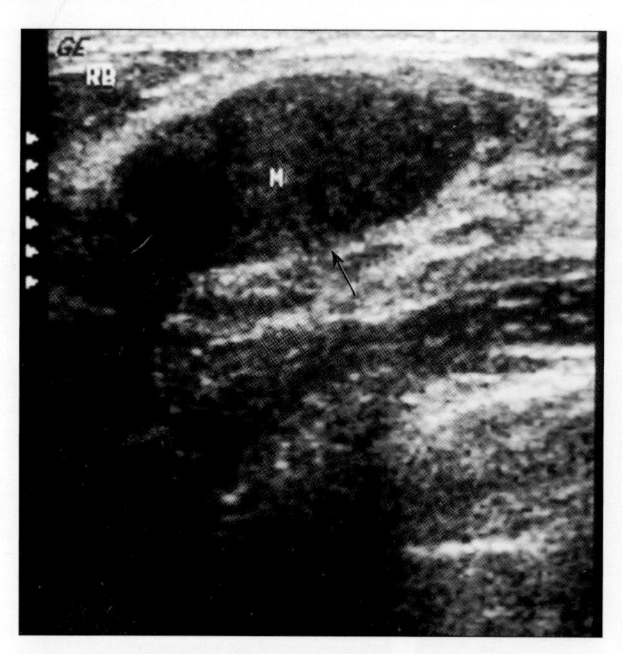

图 3-2-1 乳腺良性肿块（纤维腺瘤）超声表现
肿块（箭头）呈低回声，轮廓整齐，边缘光滑，横径大于纵径，肿块后方回声正常

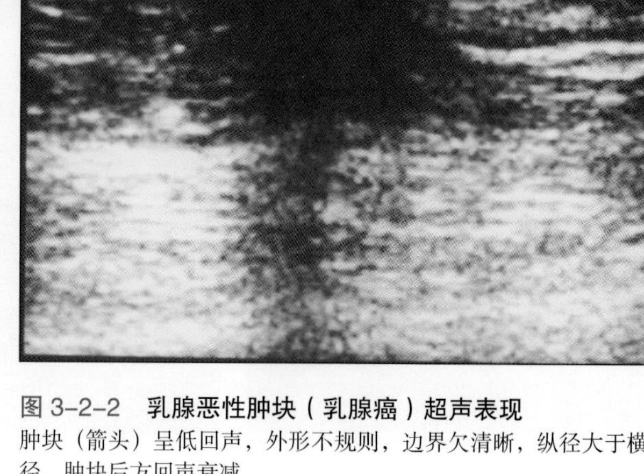

图 3-2-2 乳腺恶性肿块（乳腺癌）超声表现
肿块（箭头）呈低回声，外形不规则，边界欠清晰，纵径大于横径，肿块后方回声衰减

- 内部回声特征：病变的内部回声指与邻近组织即脂肪或乳房纤维腺体组织相比，包括无回声、低回声、等回声、强回声、混合性回声，通常囊肿多表现为无回声（图 3-2-3），表现为强回声肿块多提示脂肪性病变，良性病变多表现为均匀性回声，而恶性肿瘤多表现为不均匀的低回声
- 病变后方回声特征：病变后方回声特征对病变定性诊断所占权重小于病变形状和边缘特征，后方回声特征包括后方回声无改变、后方回声增强、后方回声衰减、后方回声增强与衰减相混杂。通常双侧侧方声影或后方回声无改变或增强提示为良性病变，后方回声衰减或单侧侧方较宽声影提示为恶性病变
- 乳腺良、恶性肿块的声像图鉴别要点见表 3-2-1

- 钙化
  - 钙化呈强回声光点或光团，其后方伴或不伴声影
  - 超声对存在于纤维腺体组织内小于波长的钙化显示困难，但可显示在低回声肿物内小的钙化灶，对于大于波长或堆积成团状伴声影的钙化灶显示无困难
  - 通常，恶性钙化多细小（直径≤ 0.5mm），表现为大小不一、形态各异的细小砂粒状、细线状或分支状钙化，钙化可位于肿块内（图 3-2-4），也可表现为成簇或沿导管走行方向分布，如同时可见乳腺局部结构紊乱，应高度提示恶性可能（图 3-2-5）
  - 良性钙化多粗大（直径 > 0.5mm）（图 3-2-6）
- 结构紊乱
  - 乳腺结构紊乱表现为正常乳腺结构不清，内部呈强弱不等的网格状回声
  - 可见于良、恶性病变
  - 如在结构紊乱区内可见多发细小钙化时高度提示恶性可能（图 3-2-5）
- 乳腺导管改变
  - 乳腺导管扩张时，可见导管显著增粗（图 3-2-7）
  - 如增粗的导管内出现肿块提示导管内有占位性病变
- 淋巴结肿大
  - 对淋巴结的观察应包括其形态、内部回声、血流情况等
  - 乳腺内及腋窝正常淋巴结声像图上类似肾，可见淋巴门和周围围绕的皮质结构，皮质

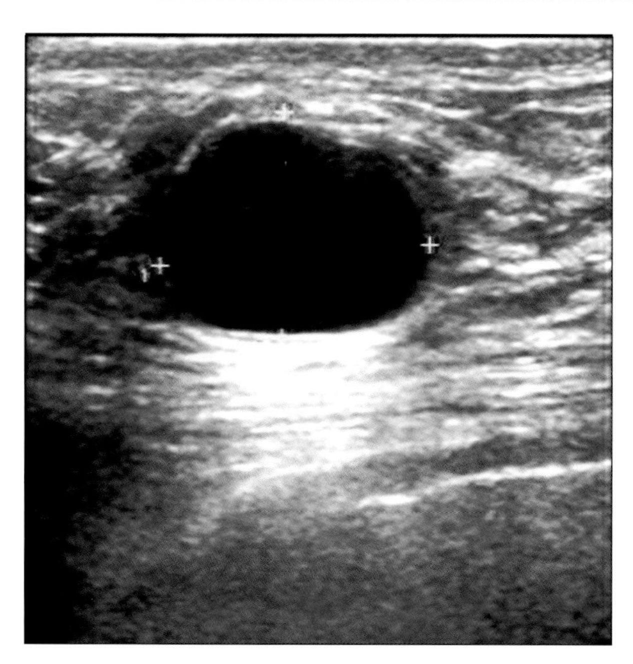

图 3-2-3 乳腺囊性病变（囊肿）超声表现
囊性病变表现为边缘光滑锐利的液性无回声区，肿块后方回声增强

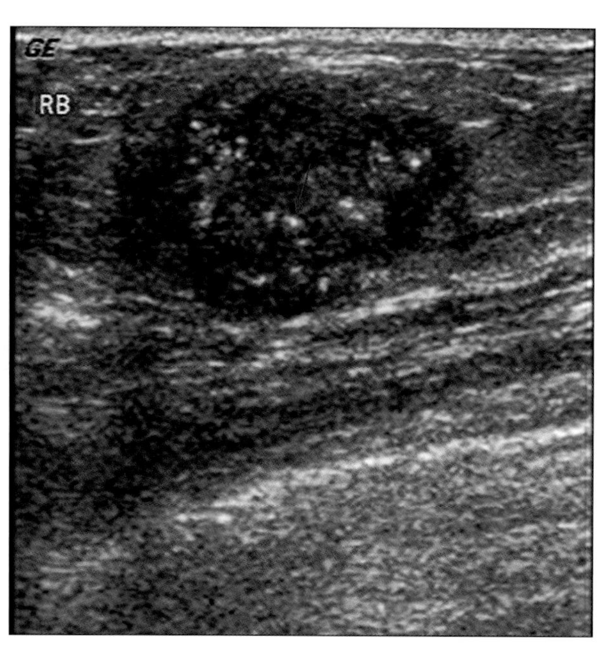

图 3-2-4 乳腺恶性肿块中多发细小钙化（箭头）（乳腺癌）超声表现

表 3-2-1 乳腺良、恶性肿块的声像图鉴别要点

声像图特征	良性	恶性
形状	规则，圆形或椭圆形	不规则
边缘	光滑、清晰	不清晰、呈角状、微小分叶或毛刺
纵横径线比	横径大于纵径	纵径大于横径
内部回声	无回声或回声均匀	不均匀低回声
后方回声	无改变或增强	多衰减
侧方声影	多有侧方声影	无
活动性	活动	不活动
压缩性	可压缩	压缩性差
皮肤浸润	无	有
周围组织浸润	无	有
CDFI	血流信号不丰富或无	血流信号丰富

厚度多≤ 3 mm，长短径比多≤ 2，血流分布多为中心型，分布于淋巴门区
- 转移性淋巴结多表现为单个、多个或融合，形态不规整，边缘不光滑，皮、髓质分界不清且回声均较低（图 3-2-8），皮质厚度多> 3 mm，长短径比多> 2.0，CDFI 表现为周边型或混合型血流分布，血流信号丰富

- 病变内血流特征
  - 血流特征包括病变内无血流、病变内有血流、紧邻病变区有血流、病变周围组织内弥漫性增加的血流
  - 通常良性病变无血流或周边型血流信号为主

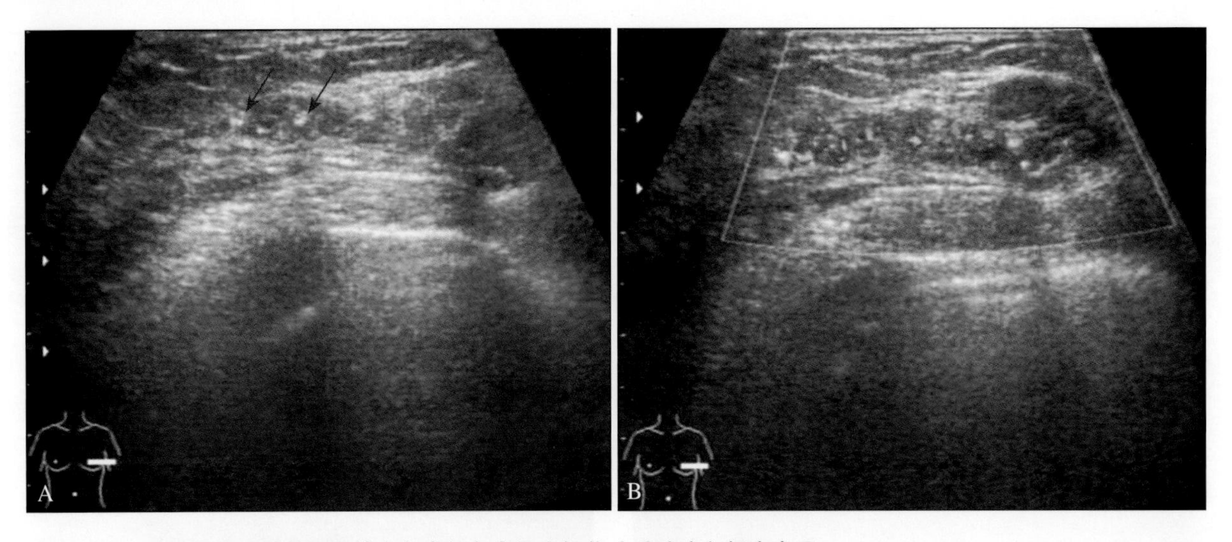

图 3-2-5 乳腺结构紊乱伴沿导管方向走行多发细小钙化（乳腺癌）超声表现
A．左乳超声横切面；B．左乳 CDFI。显示左乳外侧不规则低回声反射区，结构紊乱，内部回声不均匀，可见多发细小强回声钙化（箭头），沿导管方向走行，CDFI：可见粗大丰富血流信号

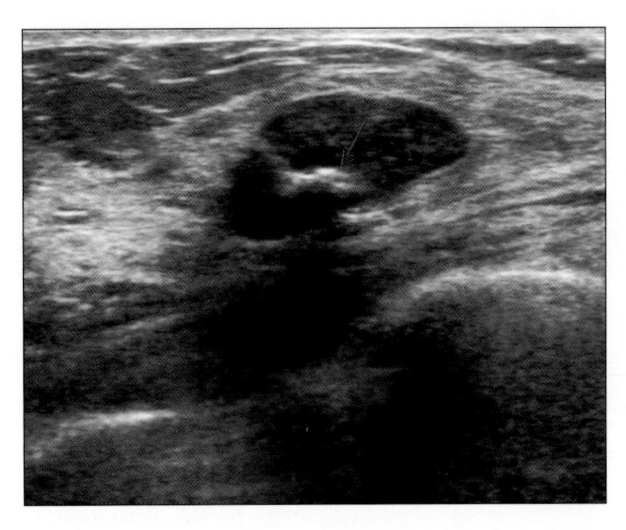

图 3-2-6 乳腺良性肿块中分支状钙化（箭头）（纤维腺瘤）超声表现

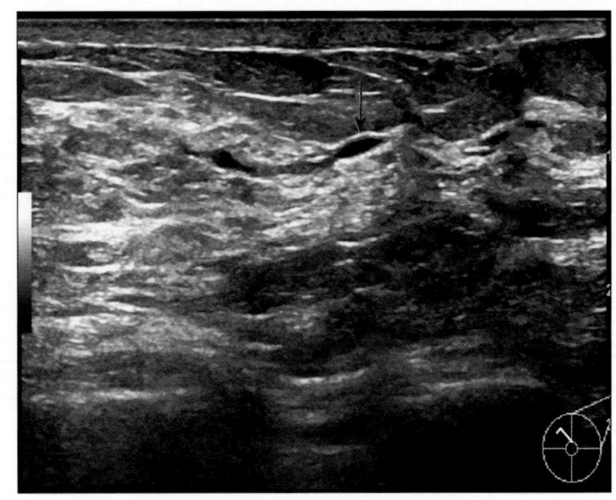

图 3-2-7 乳腺导管扩张（箭头）超声表现

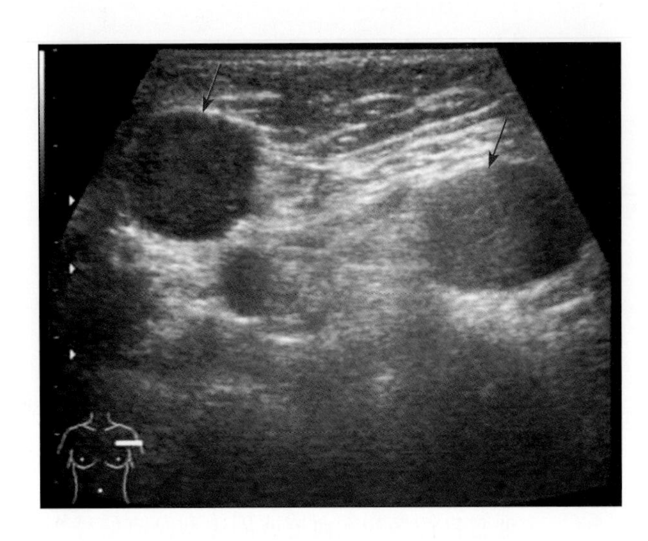

图 3-2-8 左腋下多发淋巴结转移（箭头）超声表现

- 恶性病变有较丰富的高阻血流信号，血管走行紊乱
- 病变周围组织伴随征象
  - 周围乳腺导管形态及管径的异常
  - 周围 Cooper 韧带增厚及形态改变
  - 周围组织水肿、结构扭曲、皮肤增厚、乳头凹陷等

重点推荐文献

[1] American College of Radiology（ACR）. ACR BI-RADS®-UltrasounD. First Edition. In：ACR Breast Imaging Reporting and Data System，Breast Imaging Atlas. Reston，VA. American College of Radiology，2003：9-67.

[2] 高军喜，余小琴，姚兰辉 . 超声直接及间接征象的乳腺图像和报告数据体系评分对乳腺实性肿块的诊断价值 . 中华肿瘤杂志 . 2011，33（6）：465-469.

[3] 张建兴 . 乳腺超声诊断 . 北京：人民卫生出版社，2012：13-21.

第 3 节　乳腺基本病变的 MRI 表现

通常，MRI 对乳腺病变的分析应包括形态学表现、信号强度和内部结构，尤其是动态增强后强化分布方式和血流动力学表现特征，如增强后早期强化率和时间 - 信号强度曲线类型等。如行 MRI 扩散加权成像和 ^{1}H-MRS 检查，可对乳腺病变的表观扩散系数（ADC）值和总胆碱化合物（Cho）进行测量和分析。

- 形态学表现
  - 依据美国放射学会提出的 BI-RADS-MRI 标准，乳腺异常强化被定义为其信号强度高于正常乳腺实质
  - 对异常强化病变的形态学观察和分析应在高分辨动态增强早期时相，以避免由于病变内对比剂廓清或周围乳腺组织的渐进性强化影响其观察
  - 乳腺强化表现可概括为灶性、肿块和非肿块性强化
    - 灶性强化
      - 为小斑点状强化灶，难以描述其形态和边缘特征，无明确的占位效应，通常小于 5mm
      - 灶性强化也可为多发，呈斑点状散布于乳腺正常腺体或脂肪内，多为偶然发现的强化灶
      - 灶性强化可为腺体组织灶性增生性改变，如两侧呈对称性表现则提示为良性或与激素相关
    - 肿块性强化
      - 为具有三维立体结构的异常强化的占位性病变
      - 对于表现为肿块性病变的形态学分析，与乳腺 X 线检查相似
      - 形态学提示恶性的表现包括形态不规则，呈星芒状或蟹足样，边缘不光滑或呈毛刺样
      - 形态规则、边缘清晰则多提示为良性
      - 但小的病变和少数病变可有不典型表现
    - 非肿块性强化
      - 如增强后既非表现为灶性强化又非肿块性强化，则归为非肿块性强化病变，包括以下几种类型
        - 导管性强化：呈指向乳头方向的线样强化，可有分支，多提示恶性病变，特别是导管原位癌
        - 段性强化：呈三角形或锥形强化，尖端指向乳头，与导管或其分支走行一致，多提示恶性病变，特别是导管原位癌
        - 区域性强化：表现为非导管走行区域的大范围强化
        - 多发区域性强化：两个或两个以上的区域性强化
        - 弥漫性强化：遍布于整个乳腺的广泛散在的强化，多出现在绝经前妇女（表现随月经周期不同而不同）和绝经后应用激素替代治疗的女性，多提示为良性增生性改变
- 信号强度及内部结构

- 平扫
  - T1WI 上病变多呈低或中等信号
  - T2WI 上病变信号强度则依据其细胞、胶原纤维成分及含水量不同而异，通常胶原纤维成分含量多的病变信号强度低，细胞及含水量多的病变信号强度高
  - 一般良性病变内部信号强度多较均匀，但约 64% 的纤维腺瘤内可有由胶原纤维形成的分隔，其在 T2WI 上表现为低或中等信号强度（图 3-3-1）
  - 恶性病变内部可有液化、坏死、囊性变、纤维化或出血，而表现为高、中、低混杂信号
- 动态增强
  - 表现为肿块型的良性病变强化方式多均匀，或表现为由中心向外围扩散的离心样强化（图 3-3-2）
  - 表现为肿块型的恶性病变强化多不均匀或呈边缘强化，强化方式多由边缘环状强化向中心渗透呈向心样强化（图 3-3-3）
  - 表现为非肿块型的良性病变多呈区域性、多发区域性或弥漫性斑点或斑片样强化
  - 表现为非肿块型的恶性病变多呈导管（图 3-3-4）或段性强化（图 3-3-5），特别是导管原位癌

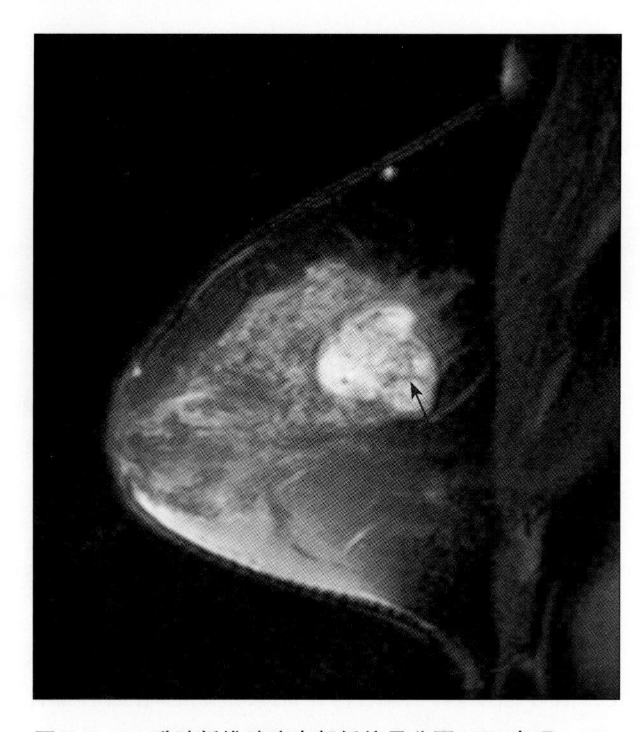

图 3-3-1 乳腺纤维腺瘤内部低信号分隔 MRI 表现
平扫 T2WI 显示肿块呈不均匀高信号，其中可见低信号分隔（箭头），外形分叶

- 动态增强后血流动力学表现
  - 动态增强后时间 – 信号强度曲线分析的是注入对比剂后病变信号强度随时间变化的特征，对于强化病变时间 – 信号强度曲线的分析包括两个阶段

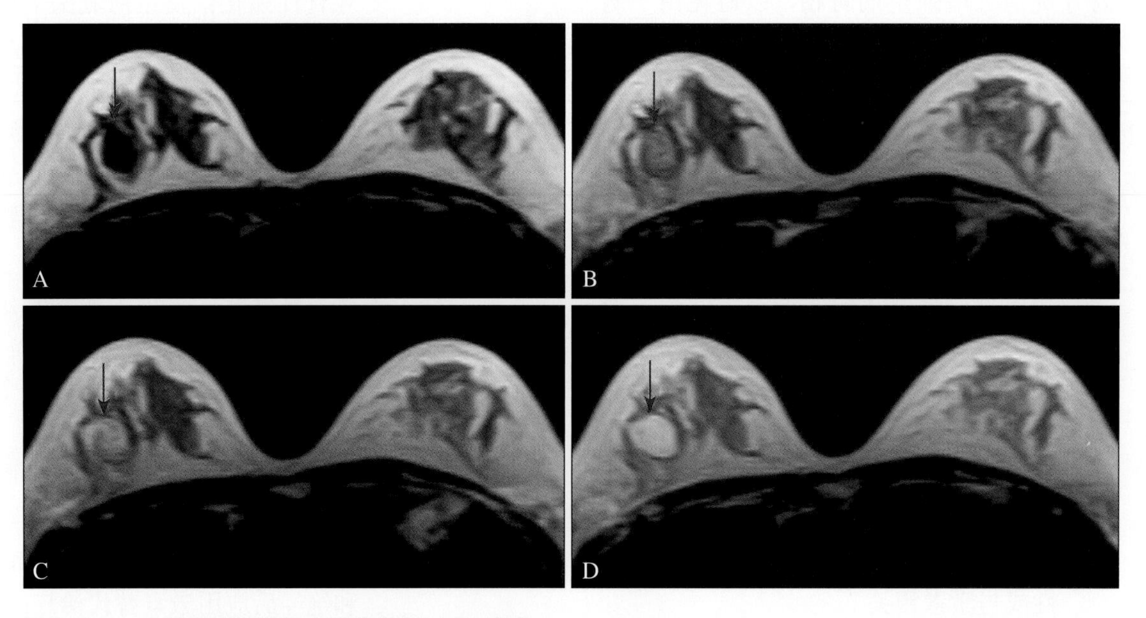

图 3-3-2 右乳腺良性肿块（纤维腺瘤）MRI 表现
A. MRI 平扫；B，C，D. MRI 增强后 1.5、3、7.5 min。动态增强检查显示病变（箭头）轮廓清晰，信号强度随增强时间延迟呈渐进性增加，强化方式由中心向外围扩散，呈离心样强化，边缘整齐

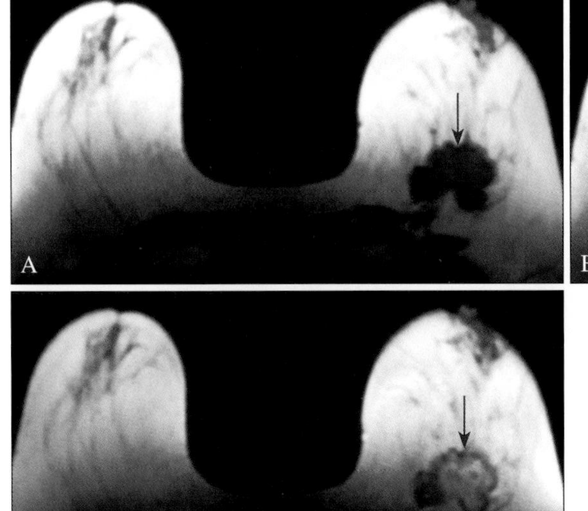

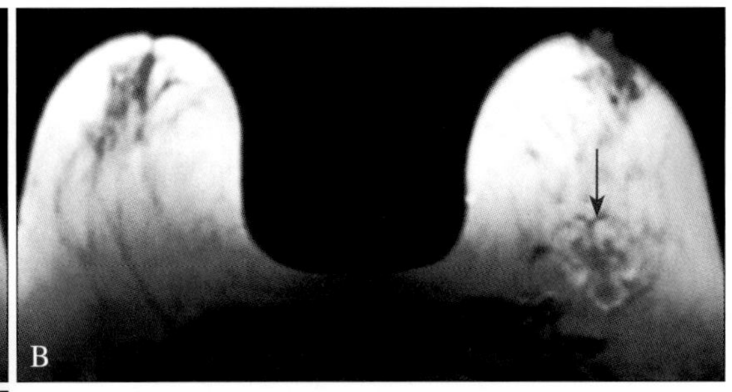

图 3-3-3 左乳腺浸润性导管癌 MRI 表现

A. MRI 增强前；B，C. 分别为 MRI 增强后 1 分钟和 7 分钟。双乳表现为脂肪型乳腺，于左乳腺后方显示分叶状肿块（箭头），形态不规则，动态增强后肿块呈不均匀强化且边缘强化较明显，强化方式由边缘环状强化向中心渗透呈向心样强化

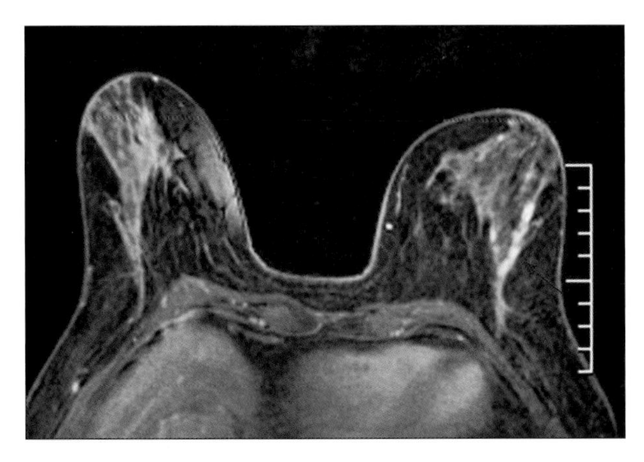

图 3-3-4 左乳外侧导管性强化（箭头）（浸润性导管癌）MRI 表现

- 第一阶段为初期时相（通常指注射对比剂后 2 分钟内），其信号强度分为缓慢、中等或快速增加
- 第二阶段为延迟时相（通常指注射对比剂 2 分钟以后），其变化决定曲线形态，通常动态增强曲线分为三型
  - 渐增型：在动态观察时间内病变信号强度表现为缓慢持续增加，渐增型曲线多提示良性病变（良性可能性为 83% ~ 94%）
  - 平台型：注药后于动态增强早期时相信号强度达到最高峰，在延迟期信号强度无明显变化，良、恶性病变均可出现（恶性可能性约为 64%）
  - 流出型：病变于动态增强早期时相信号强度达到最高峰后减低，流出型曲线多提示恶性病变（恶性可能性约为 87%）（图 3-3-6）

- MRI 扩散和波谱成像
  - DWI 和 MRS 应用于乳腺检查为磁共振鉴别乳腺良、恶性病变又提供了有价值的检查方法
  - DWI 是目前唯一能观察活体水分子微观运动的成像方法，可通过各组织成分中水分子运动及其变化从分子水平上反映人体组织的空间组成信息及其病理生理状态下的改变，因此能够检测出与组织内水分子运动受限有关的早期病变，并有助于良、恶性病变的鉴别
  - 通常恶性肿瘤在 DWI 上呈高信号（图 3-3-7），ADC 值较低，乳腺良性病变 ADC 值较高
  - 部分乳腺病变于 DWI 上呈高信号，但所测得的 ADC 值较高，要考虑到在 DWI 上部分病变呈高信号为 T2 透射效应所致，而并非扩散能力降低
  - MRS 是检测活体内代谢和生化信息的一种无创伤性技术，能显示良、恶性肿瘤之间的代谢物差异，在 ^{1}H-MRS 上大多数乳腺癌可出现胆碱峰（图 3-3-7），仅有少数良性病变显示胆碱峰

- 目前 ^{1}H-MRS 成像技术仍受到诸多因素的制约和影响（如磁场均匀度和病变大小等）
- 动态增强 MRI 检查结合 DWI 和 MRS 可明显提高对乳腺病变诊断的特异性

（刘佩芳）

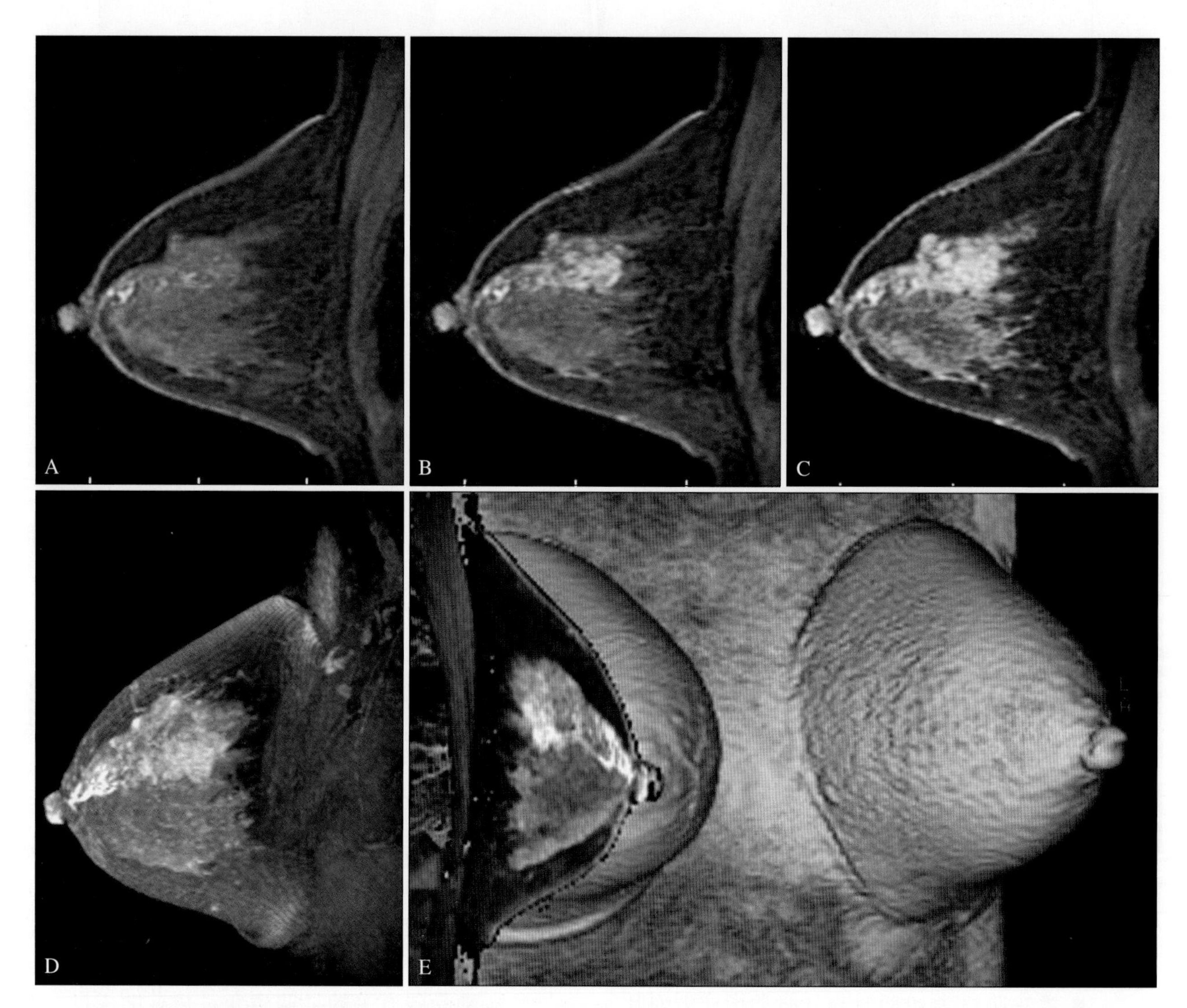

图 3-3-5 右乳段性强化（导管原位癌）MRI 表现

A．MRI 平扫；B，C．MRI 动态增强后 1 min、8 min；D．MIP 图；E．VR 图。显示右乳中上方段性分布异常强化，尖端指向乳头

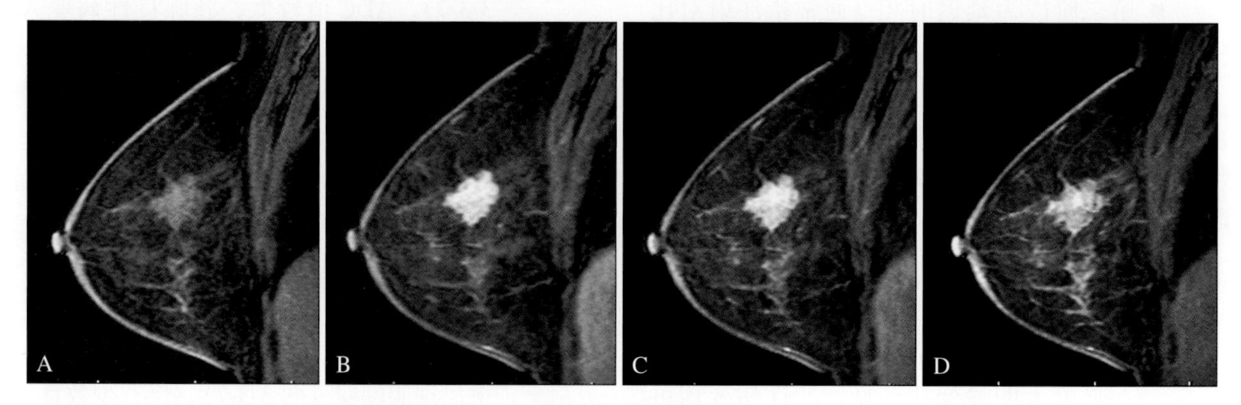

图 3-3-6 右乳腺浸润性导管癌伴右腋下多发淋巴结转移 MRI 表现

A．MRI 平扫；B，C，D．MRI 增强后 1 min、2 min、8 min；

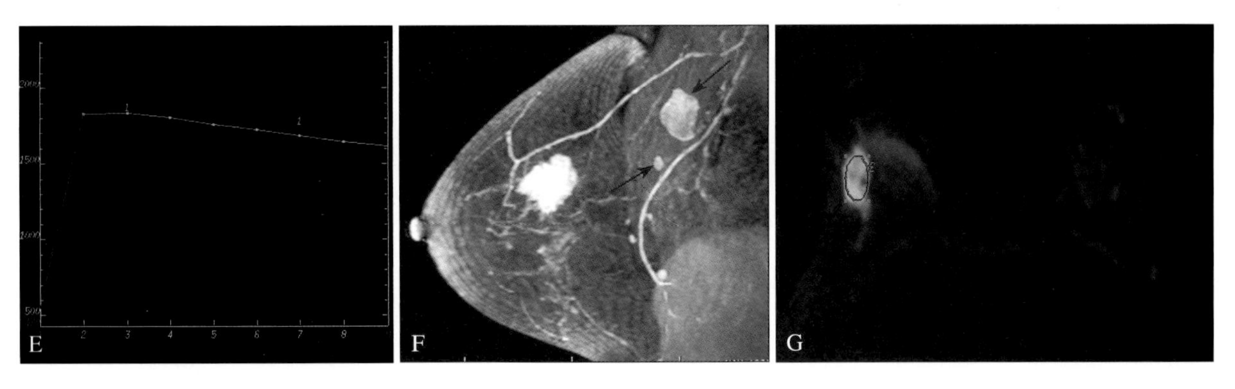

图 3-3-6 续　右乳腺浸润性导管癌伴右腋下多发淋巴结转移 MRI 表现

E．动态增强病变时间 - 信号强度曲线图；F．MIP 图；G．DWI 图。右乳外上方不规则肿块，边缘可见分叶及蟹足状浸润，动态增强后肿块呈明显强化，病变时间 - 信号强度曲线呈“快进快出”流出型。对应 DWI 图病变呈明显高信号，ADC 值明显减低，右腋下相当于胸外侧动脉周围可见多发淋巴结（箭头）

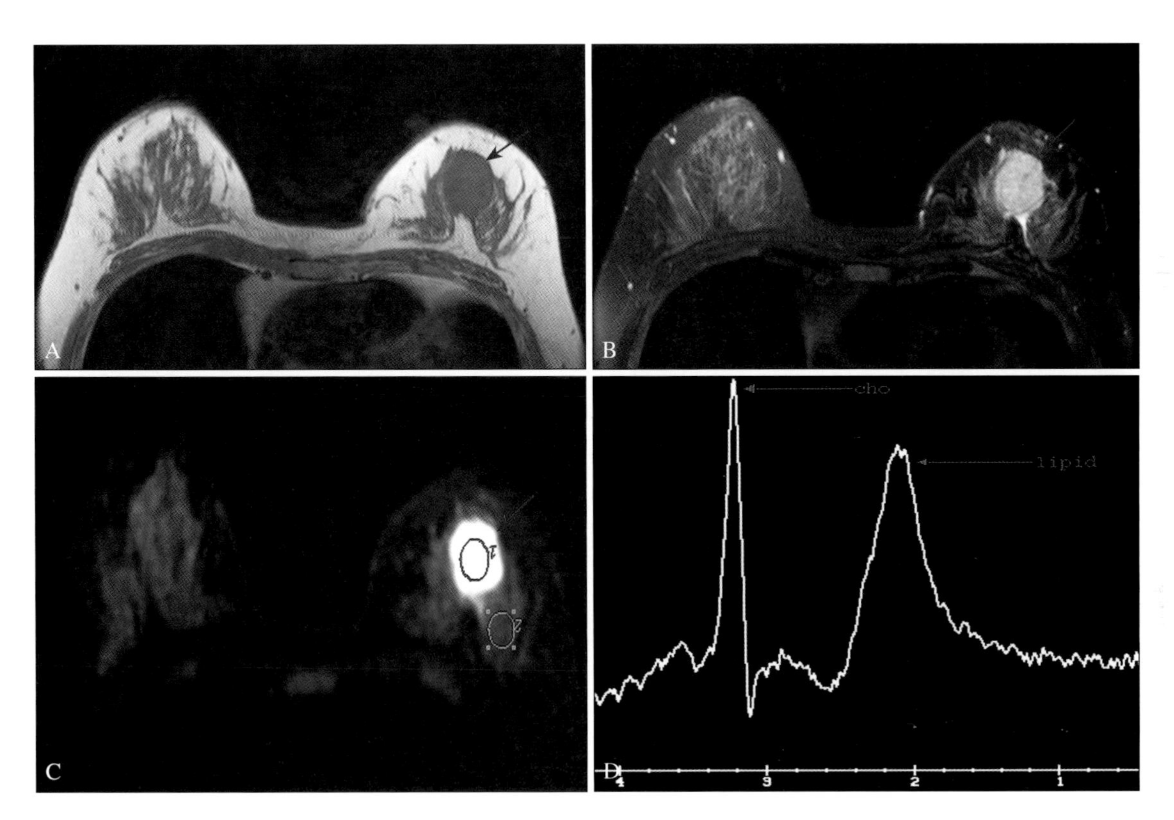

图 3-3-7　乳腺 MRI 平扫、DWI 和 MRS（左侧乳腺癌）

A. MRI 平扫横断面 T1WI，显示左乳内低信号肿块（箭头）；B. MRI 平扫横断面脂肪抑制 T2WI，肿块呈较高信号（箭头）；C．DWI 图，肿块呈明显高信号（箭头）；D．MRS，可见明显增高的 Cho 峰

重点推荐文献

[1] American College of Radiology（ACR）. ACR BI-RADS®-Magnetic Resonance Imaging. First Edition. In：ACR Breast Imaging Reporting and Data System，Breast Imaging Atlas. Reston，VA. American College of Radiology；2003：17-62.

[2] Molleran V，Mahoney MC. The BI-RADS breast magnetic resonance imaging lexicon. Magn Reson Imaging Clin N Am，2010，18（2）：171-185.

[3] Morris EA. Diagnostic breast MR imaging：current status and future directions. Magn Reson Imaging Clin N Am，2010，18（1）：57-74.

主要参考文献

[1] 吴恩惠 总主编 . 鲍润贤 主编 . 中华影像医学：乳腺卷 .2 版 . 北京：人民卫生出版社，2010，56-77.

[2] 刘佩芳 . 乳腺影像诊断必读 . 北京：人民军医出版社，2007，13-28.

[3] Molleran V，Mahoney MC. The BI-RADS breast magnetic resonance imaging lexicon. Magn Reson Imaging Clin N Am，2010，18（2）：171-185.

[4] Morris EA. Diagnostic breast MR imaging：current status and future directions. Magn Reson Imaging Clin N Am，2010，18（1）：57-74.

[5] Yang WT，Tse GM. Sonographic，mammographic，and histopathologic correlation of symptomatic ductal carcinoma in situ. Am J Roentgenol，2004，182（1）：101-110.

[6] 龚著琳，顾雅佳，陈瑛，等 . 乳腺钼靶 X 线影像中结构扭曲的特征提取研究 . 中国生物医学工程学报 . 2007，26（4）：503-507.

[7] 高军喜，余小琴，姚兰辉 . 超声直接及间接征象的乳腺图像和报告数据体系评分对乳腺实性肿块的诊断价值 . 中华肿瘤杂志 . 2011，33（6）：465-469.

[8] Kuhl CK. MRI of breast tumors. Eur Radiol，2000，10（1）：46-58.

[9] Sickles EA. Breast imaging：from 1965 to the present. Radiology，2000，215：1-16.

[10] Huang W，Fisher PR，Dulaimy K，et al. Detection of breast malignancy：diagnostic MR protocol for improved specificity. Radiology，2004，232：585-591.

[11] Schelfout K，Van Goethem M，Kersschot E，et al. Contrast-enhanced MR imaging of breast lesions and effect on treatment. Eur J Surg Oncol，2004，30（5）：501-507.

[12] Itakura K，Lessing J，Sakata T，et al. The impact of preoperative magnetic resonance imaging on surgical treatment and outcomes for ductal carcinoma in situ. Clin Breast Cancer，2011，11（1）：33-38.

[13] Woodhams R，Ramadan S，Stanwell P，et al. Diffusion-weighted imaging of the breast：principles and clinical applications. Radiographics，2011，31（4）：1059-1084.

[14] Narisada H，Aoki T，Sasaguri T，et al. Correlation between numeric gadolinium-enhanced dynamic MRI ratios and prognostic factors and histologic type of breast carcinomA. AJR，2006，187：297-306.

4 乳腺影像报告与数据系统

第1节 概 述

【背景】

乳腺影像的最终目标是发现可治愈的早期乳腺癌，从而降低乳腺癌的死亡率。同时，尽可能降低因活检或召回所带来的花费和受检者焦虑等心理负担。是否达到该目标需要在乳腺影像实践中评估图像判读的准确性，在多大程度上使恶性病变被检出获得活检的机会，以及在多大程度上使良性病变免于接受活检。只有通过坚持不懈地监测诊断结果的准确性，优化和改进方法，乳腺影像阅片质量才能获得提高，从而实现最终目标。

美国放射学院（America College of Radiology，ACR）所推出的乳腺影像报告与数据系统（Breast Imaging Reporting and Data System，BI-RADS®）最初的建立是用作乳腺癌筛查的实践标准和质量控制系统，目前已经广泛用作诊断性乳腺影像检查的评估。其目的一方面使报告用语标准化，减少影像分析过程中出现的含义混淆，使诊断结果准确清晰利于沟通，同时也能够实现对从事乳腺影像的医疗机构的实践效果进行评估和监测。

【内容】

目前采用的ACR BI-RADS®版本是2003年修订的，包括BI-RADS®乳腺X线摄影第4版，BI-RADS®乳腺超声第1版以及BI-RADS®乳腺MRI第1版。各影像检查方法的BI-RADS®均由ACR组织的各专家工作组在循证及共识的基础上精心编制。BI-RADS®的基本内容包括如下几个部分：术语词典，报告系统，随访和结果监测，应用指南，数据搜集。

BI-RADS®在开篇的概述部分明确提出了乳腺X线摄影的主要作用是在无症状的妇女人群中发现乳腺癌。尽管乳腺X线摄影能够发现大部分乳腺癌，仍然有部分可以触及的乳腺癌在X线检查是阴性。乳腺X线摄影阴性不能除外乳腺癌的存在已经是广为接受的共识。这种情况的处理决策需要以临床检查结果为依据。

BI-RADS®为乳腺X线摄影、乳腺超声和乳腺MRI这三种乳腺影像主要检查方法提供了诊断的标准化框架，具体内容体现在各影像检查方法的规范术语和标准化报告模式。术语词典里各标准描述词汇均有精确的定义以避免含义混淆，其选择基于鉴别良恶性的能力；各种检查方法的描述术语既有相同，又各有独特之处；评估分类系统按病变的恶性可能性高低进行分类，并各自有相应的临床处理建议。随访和结果监测部分为乳腺影像的医学审计提供了内容和方法，这包括搜集的数据、评估指标和监测方法等方面的内容。BI-RADS®评估分类的编码系统利于计算机进行这些数据的搜集和审计分析。

【意义】

ACR BI-RADS®标准化描述术语是目前国际上乳腺影像相关的医学论文和交流中普遍使用的专业语言。通过使用这些普遍认可的标准化描述语和评估分类系统，诊断报告更加清楚明晰，利于医生之间以及医生与患者之间实现清晰有效的交流；各个描述词汇均有其定义和对应的恶性可能度，从而有助于乳腺影像的教学和培训，研究证实接受BI-RADS®培训后阅片者对病变评估结果的活检阳性率以及描述一致性提高；最后，应用BI-RADS®根据评估结果进行病例随访和监测，使从事乳腺影像的放射医师或科室能够对实践效果（审计结果）进行前后以及横向比较，从而达到质控目的。在美国，BI-RADS®的应用受到法案的促进，乳腺影像相关的筛查和诊断行为的质量得以评估和调控，值得我国开展乳腺癌筛查工作时借鉴。

重点推荐文献

[1] 李洁主译：ACR 乳腺影像报告与数据系统：乳腺影像图谱. 北京：北京大学医学出版社，2010：5-9
[2] Berg WA，D' orsl CJ，Jackson AP，et al. Does Training in the Breast Imaging Reporting and Data System（BI-RADS）Improve Biopsy Recommendations or Feature Analysis Agreement with Experienced Breast Imagers at Mammography? Radiology，2002，224：871-880.
[3] Burnside ES，Sickles EA，Bassett LW，et al. The ACR BI-RADS：learning from history. J Am Coll Radiol，2009，6：851-860.

第 2 节 乳腺影像术语

【乳腺 X 线摄影】

- 肿块（mass）
  - 概念

在两个投照位上都能看到的占位性病变称为“肿块”。如果一个可能的肿块仅在单一投照体位上能看见，在其被确定具有三维占位特征前，称之为“不对称密度影”。肿块的进一步描述包括如下三方面，应当使用标准描述词汇

  - 标准描述词汇
    - 形态：肿块的整体轮廓，可分别描述为如下
      - 圆形：呈圆形或球样
      - 卵圆形：椭圆形或蛋样
      - 分叶形：肿块的边缘呈分叶状
      - 不规则形：肿块的形状不能用上述几种类型描述
    - 边缘：肿块边缘的修饰，可分别描述为如下
      - 清楚：至少 3/4 的边缘显示清晰
      - 小分叶：边缘呈小波浪状
      - 遮蔽状：边缘被重叠或邻近正常组织遮盖
      - 模糊：非乳腺组织重叠所致的边界模糊
      - 毛刺状：肿块向周边发出放射状线影
    - 密度：肿块相对等体积正常腺体组织的 X 线衰减程度，描述如下
      - 高密度：肿块较正常腺体密度高；
      - 等密度：肿块与正常腺体密度接近
      - 低密度，但不含脂肪：肿块内部密度低于等体积腺体，但非脂肪密度
      - 含脂肪密度：肿块内部含有脂肪密度
- 钙化（calcification）
  - 典型良性（typical benign）：一般较为粗大，多数能够通过形态特点判断其产生的原因
    - 皮肤钙化：位于皮肤表面，可通过切线位投照来证实。常见中心透亮区
    - 血管钙化：平行的轨道样钙化，或与管状结构相关的线样钙化
    - 粗大钙化或“爆米花样”钙化：粗大如爆米花样的钙化灶，为纤维腺瘤退变后钙化的典型表现
    - 大杆状钙化：粗大杆状，边缘光滑，沿乳腺导管走行分布的钙化
    - 圆点状钙化：散在分布的大小不一圆形点状钙化。小于 0.5mm 时为“针尖样”
    - 中心透亮钙化：圆形或卵圆形中心透亮钙化，表面光滑，见于脂肪坏死或导管分泌物碎屑钙化
    - 蛋壳样或边缘钙化：球形表面的钙质沉积，壁厚常小于 1mm，可见于脂肪坏死或囊肿钙化
    - 钙乳钙化：90° 侧位片凹面向上的新月形钙化，轴位片不明显，见于囊肿或微囊肿内钙质沉积
    - 缝线钙化：线状或管状，为缝线结上的钙质沉积
    - 营养不良性钙化：形态粗大且不规则，可见于放疗或创伤后
  - 中度关注（intermediate concern）或可疑钙化（suspicious calcification）
    - 无定形或模糊钙化：很小且模糊，以至于无法进一步确定其形态特征。需结合分布判断：弥漫散在时可考虑为良性，段样、簇状、线样或区域分布时可以做活检确诊（图 4-2-1）
    - 粗糙不均质钙化：形状不规则，显著易

于发现，大于0.5mm，可见于恶性病变以及纤维化、纤维腺瘤等良性病变

- 高度恶性可能性钙化（higher probability malignancy）
  - 细小多形性钙化：大小形态多样，小于0.5mm，比无定形钙化显著（图4-2-2）
  - 细线或细线分支状钙化：小于0.5mm的线状排列的不规则形钙化，提示导管腔内癌肿浸润填充（图4-2-3）
- 分布描述语
  - 弥漫/散在：随机地分布于整个乳腺内
  - 区域性：单一象限的大部区域或累及多个象限，不沿导管走行分布
  - 簇状：至少5个钙化灶聚集成簇

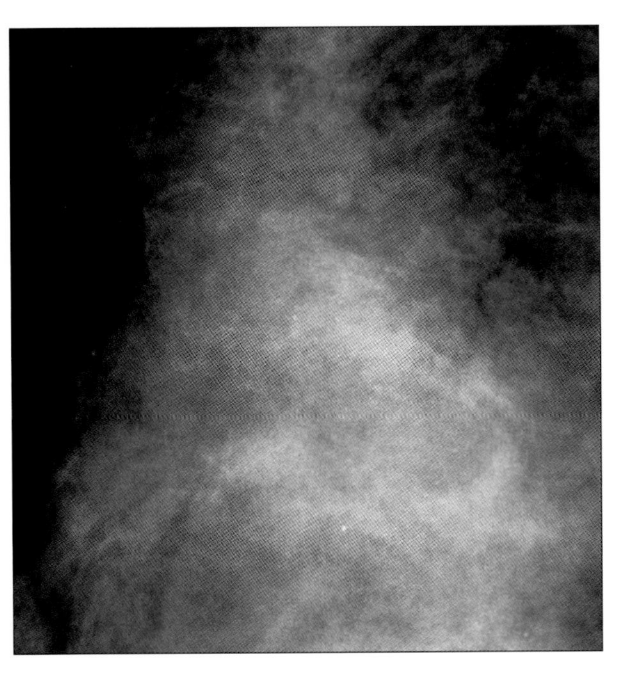

图4-2-1 **模糊无定形钙化**
切检病理：腺病伴导管扩张

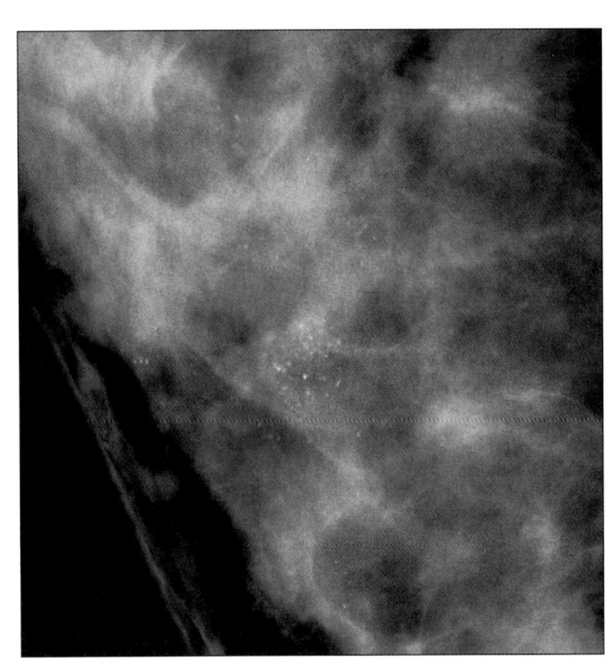

图4-2-2 **细小多形性钙化**
病理：导管原位癌

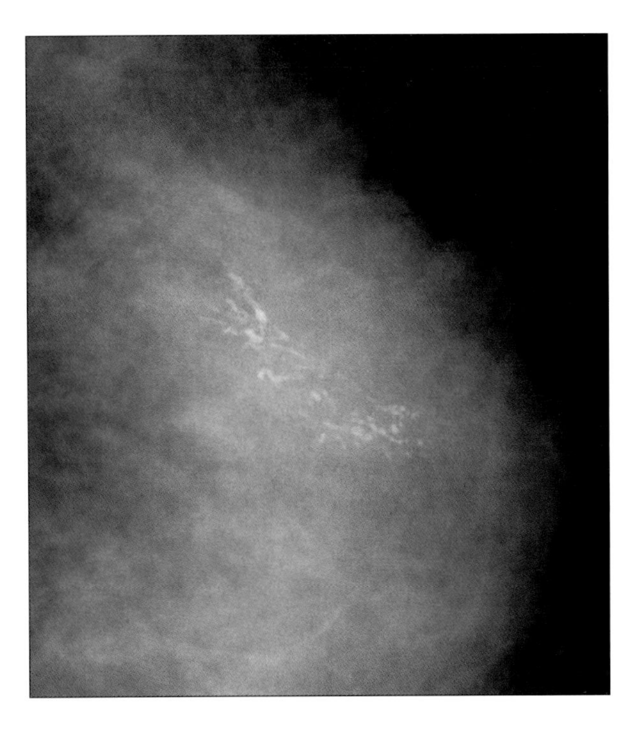

图4-2-3 **细线及细线分支状钙化**
病理：浸润性导管癌

- 线样：钙化排列呈线样，提示位于导管内
- 段样：钙化尖端指向乳头的三角形分布，提示位于一个或多个导管及其分支

- 结构扭曲（distortion）

局部正常结构的变形扭曲，但无明确肿块影显示。包括两种情形：从一点发出的放射状线条或毛刺（图 4-2-4），或乳腺实质边缘的收缩和变形（图 4-2-5）

- 特殊征象
  - 不对称结构 / 单发扩张导管：单侧出现的管样或分支状结构
  - 乳内淋巴结：肾形肿块性病变，在淋巴结门处出现因脂肪存在所致的透亮切迹
  - 球形不对称：与对侧相应区域相比较大范围的不对称性乳腺组织增多，不合并肿块、结构扭曲或可疑钙化。常为正常变异或激素相关改变
  - 局灶性不对称：两个投照体位均呈现形态相似的局限性不对称影，但缺乏确切肿块样的轮廓和边界
- 相关征象（associated Findings）
  - 皮肤回缩：皮肤局部受牵拉回缩
  - 乳头回缩：乳头受牵拉异常回缩
  - 皮肤增厚：皮肤局限性或弥漫性异常增厚
  - 小梁结构增宽：乳腺纤维分隔增厚所致的网状致密影
  - 皮肤病变：当两个体位都重叠在腺体内，容易被误认为乳腺内病变
  - 腋淋巴结肿大：增大的（> 2cm）无脂肪密度的腋淋巴结

【乳腺超声】

- 背景回声
  - 均匀的脂肪背景回声：乳房由脂肪小叶和均匀回声的带状支持结构，无明显低回声区
  - 均匀的纤维腺体背景回声：乳房由均匀的纤维腺体回声构成
  - 不均质回声：乳房内见多发小片状回声增强或减低区
- 肿块
  - 形态：描述词与乳腺 X 线摄影类似，包括：卵圆形、圆形和不规则形
  - 方向：为乳腺超声所特有。方向定义以皮肤线为参考：
    - 平行（“宽大于高”或水平方向）：病灶长轴与皮肤线平行

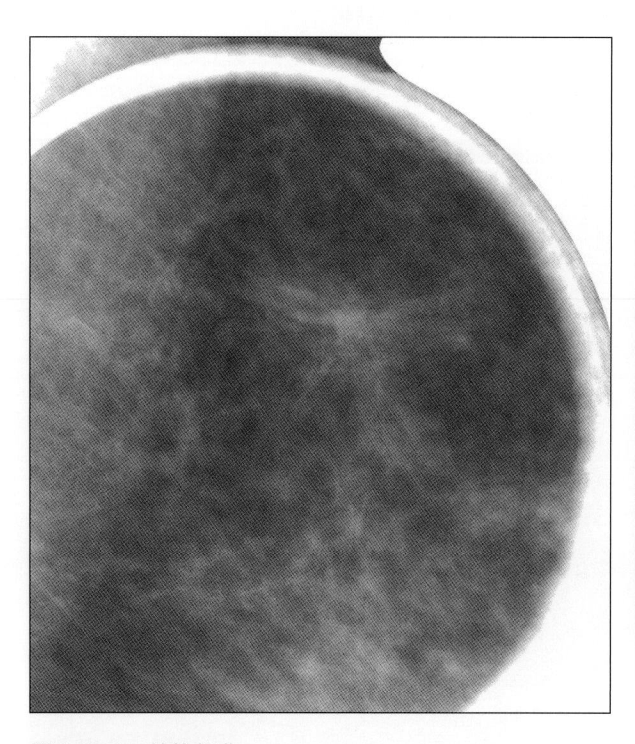

图 4-2-4 **结构扭曲**
放射条索向中心集中，病理：浸润性导管癌

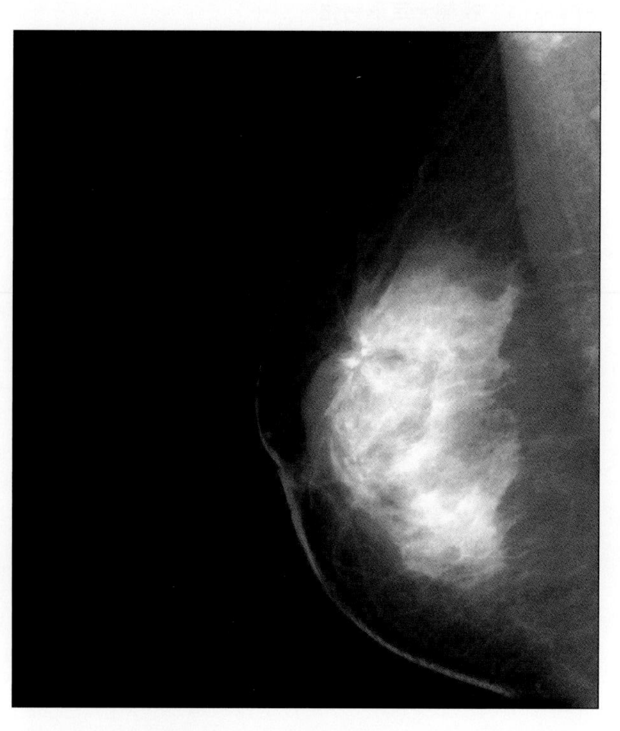

图 4-2-5 **结构扭曲**
腺体前缘凹陷变形，病理：浸润性导管癌

- 非平行（“高大于宽”或垂直方向）：病灶前后径或垂直径大于横径或水平径
- 边缘
  - 清晰：边缘锐利，与周围组织之间的交界明显，常见于圆形或卵圆形肿块
  - 不清晰：表现包括模糊，成角状，小分叶，毛刺状
- 界限
  - 清楚：病灶与周围组织之间分界锐利截然
  - 声晕：病灶与周围组织之间没有锐利的分界线，而是强回声的过渡带
- 回声类型
  - 无回声：无内部回声
  - 强回声：较脂肪组织回声强，或与纤维腺体组织回声相近
  - 混合回声：病变既包含无回声（囊性）部分，又包含有回声（实性）部分
  - 低回声：病变相对脂肪组织呈低回声
  - 等回声：病变与脂肪组织有相同的回声强度
- 后方回声特征
  - 后方无回声：肿块后方区域无声影或无后方回声增强
  - 后方回声增强：肿块后方区域内回声增强
  - 声影：肿块后方回声衰减
  - 混合型：以上三种类型的后方回声类型混合存在
- 周围组织
  - 导管：异常扩张和（或）树枝状
  - Cooper 韧带改变：Cooper 韧带伸直或增宽
  - 水肿：周围组织回声增强呈网状
  - 结构扭曲：正常解剖面破坏
  - 皮肤增厚：局部或弥漫性皮肤增厚
  - 皮肤凹陷 / 不规则：皮肤表面凹陷或界限不清

- 钙化
  - 粗大钙化：大于 0.5mm 的粗钙化，后方可伴声影
  - 微钙化：小于 0.5mm 的钙化，因太小而不造成声影
    - 肿块外微钙化：腺体组织内出现的点状强回声
    - 肿块内微钙化：肿块内的微小点状强回声
- 特殊征象
  - 簇生微囊肿：2 ～ 3mm 大小无回声灶聚集成簇，没有确切实性成分
  - 复合囊肿：内部呈均匀低回声，可有分层表现和伴体位移动的强回声，不包括实性附壁结节
  - 皮内或皮肤表面病变：位于皮肤表面或皮肤的薄回声层内的病变
  - 异物：标记夹、缝线、套管鞘、硅胶、金属或玻璃等
  - 淋巴结 - 乳腺内或腋窝：正常表现为低回声皮质伴强回声的淋巴结脂肪门，皮质突出、弥漫或局限增厚或回声增强提示异常
- 血管分布
  - 病灶内出现或未出现血管结构
  - 紧邻病灶处出现血管
  - 周围组织内血管弥漫增多

【乳腺 MRI】

（一）形态学描述语

病变的强化类型的判定是进行 MRI 图像形态分析的首要任务。BI-RADS® MRI 词典对所发现的病变分为三个基本形态类型：点 / 多点（Focus/Foci）、肿块（Mass）、非肿块样强化（Non Mass-like Enhancement）。对不同类型的病变遵循不同的特征描述和分析判断的方法。

- 点 / 多点：小于 5mm 的点状强化灶。因为小而难以描述其形态特征（图 4-2-6）多点指多发很小但很离散的点状强化，区别于斑点状强化（图 4-2-7）
- 肿块：具有三维空间占位效应的病变，应从如下三方面描述
  - 形状：与乳腺 X 线摄影对肿块的描述类似
    - 圆形
    - 卵圆形
    - 分叶形
    - 不规则形
  - 边缘：与乳腺 X 线摄影对边缘的描述类似
    - 光滑（图 4-2-8）
    - 不规则（图 4-2-9）
    - 毛刺状（图 4-2-10）

边缘的评估应在增强扫描后第一期进行。应避免用“不规则形”既描述形状又描述边缘。一般情

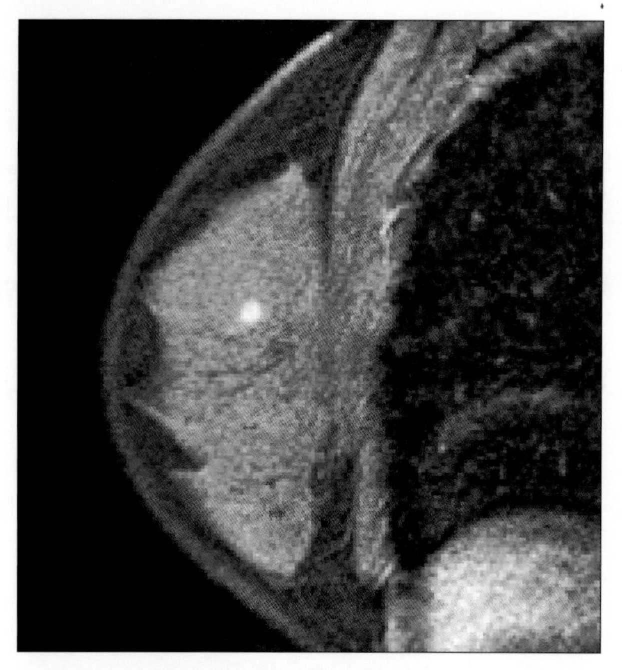

图 4-2-6 **“点”状强化**

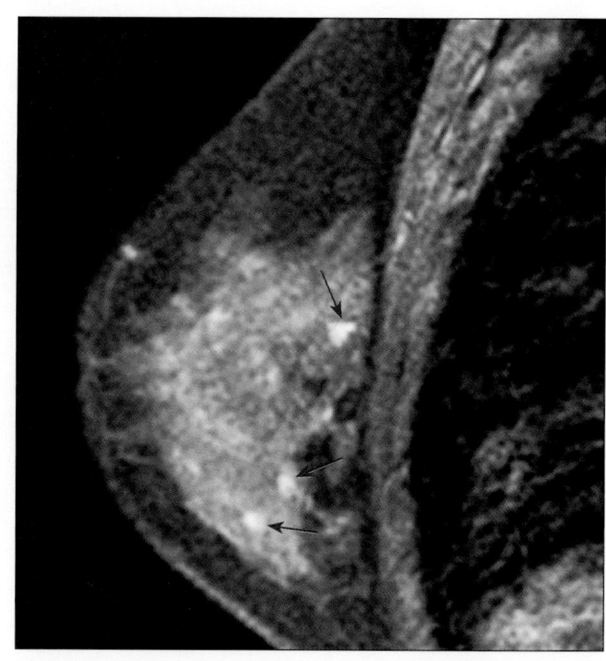

图 4-2-7 **多“点”状强化**

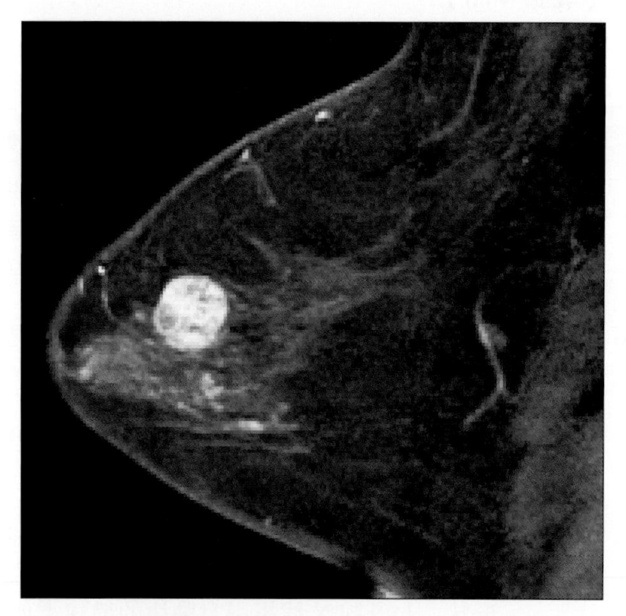

图 4-2-8 **圆形边缘光滑不均匀强化肿块**
病理：导管内乳头状癌

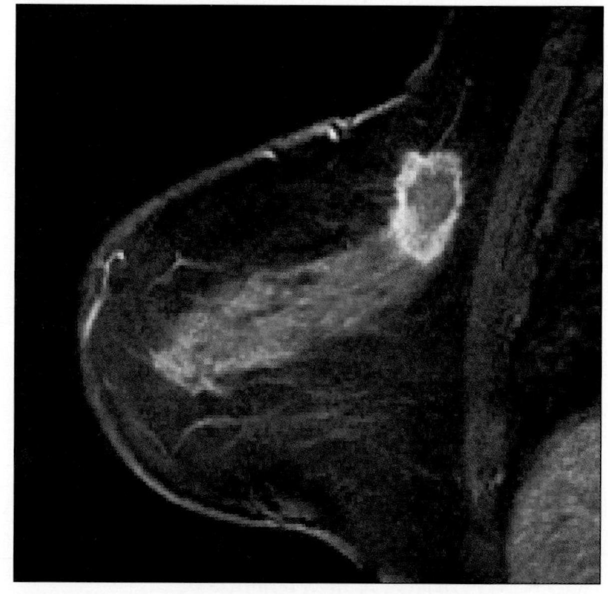

图 4-2-9 **不规则形边缘毛刺状边缘强化肿块**
病理：浸润性导管癌

况下边缘毛刺和不规则的肿块可疑乳腺癌，而光滑的边缘更倾向良性病变，但也存在特例的情况。

- 内部强化特征
  - 均匀强化：均一或融合性强化（图 4-2-11）
  - 不均匀强化：增强后信号强度高低不等（图 4-2-8，图 4-2-10）
  - 边缘强化：肿块周边较中心强化更为明显（图 4-2-9）
  - 中心强化：肿块中心强化更为显著（图 4-2-12）
  - 内部强化分隔：肿块内部存在增强的线状影
  - 内部低信号分隔：肿块内部存在暗的不强化线状影（图 4-2-13）

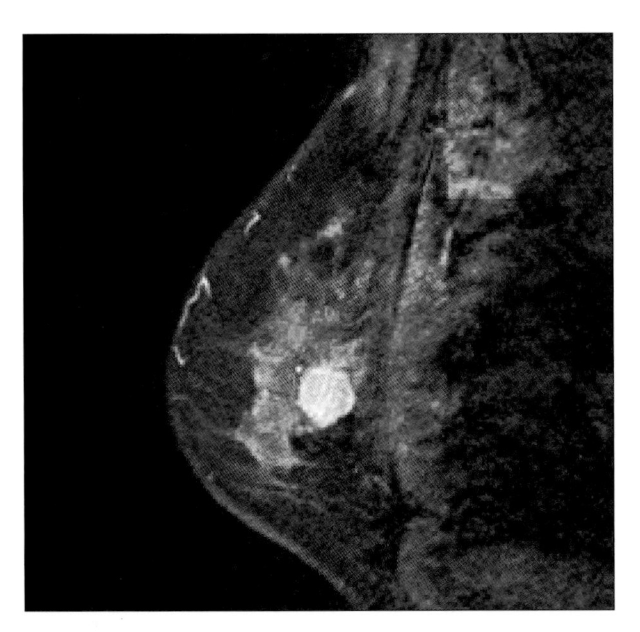

图 4-2-10　**不规则形边缘毛刺状肿块，不均匀强化**
病理：浸润性导管癌

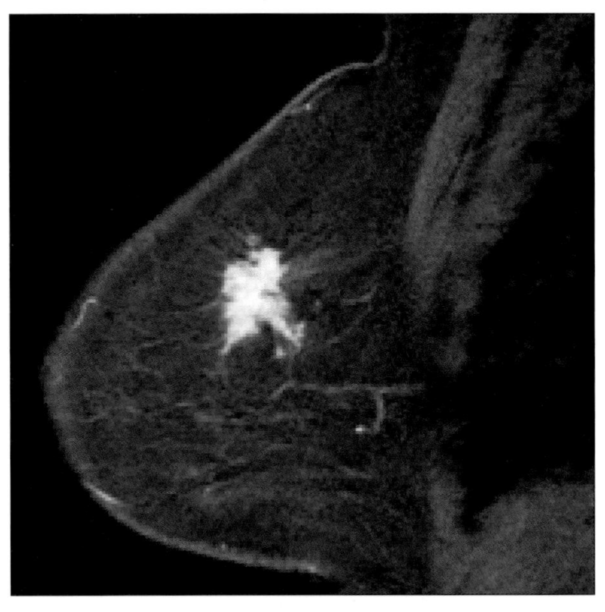

图 4-2-11　**分叶形边缘光滑均匀强化肿块**
病理：浸润性导管癌

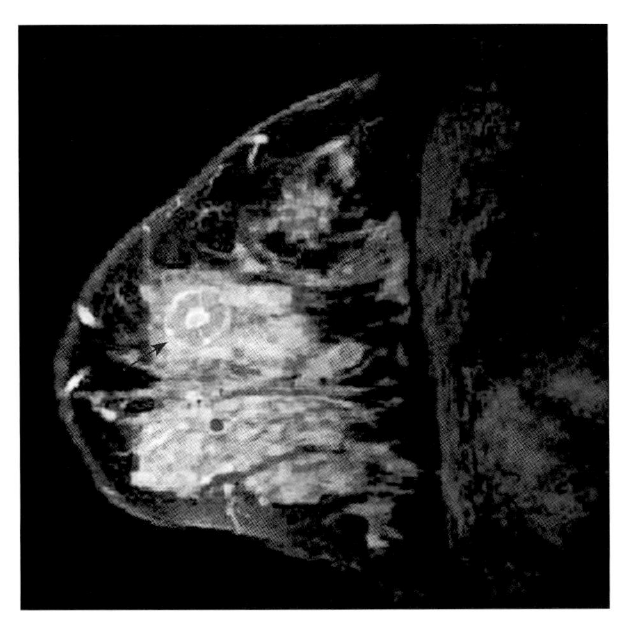

图 4-2-12　**圆形边缘强化肿块，内部见强化分隔和中心强化**
（引自 ACR BI-RADS 图谱）

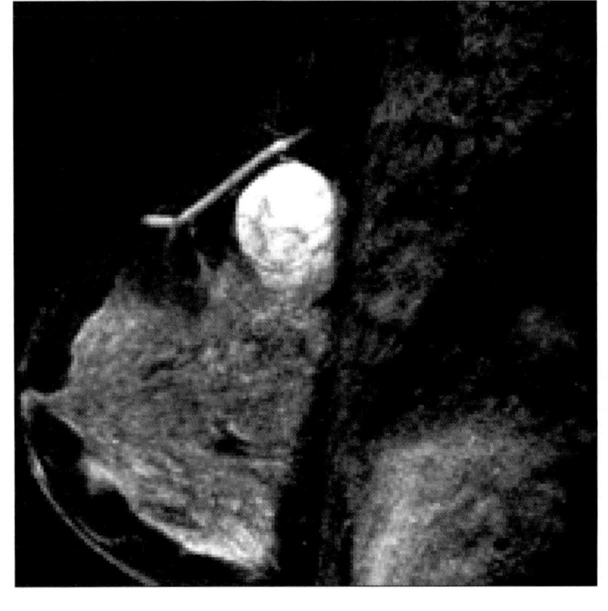

图 4-2-13　**卵圆形边缘光滑肿块，内部低信号分隔**
病理：纤维腺瘤

- 非肿块样强化：不具备三维空间占位效应的强化病变
  - 分布
    - 线样：呈一条线样强化，不一定遵循导管走行的方向
    - 导管样：呈导管样强化，一端指向乳头方向（图 4-2-14），可以有分支
    - 段样：三角形或呈硬币样强化，顶点指向乳头，符合单一的导管系统分布（图 4-2-15）
    - 区域性：地图样强化，不符合导管系统分布（图 4-2-16）
    - 多发区域性：两个或多个区域的强化，不遵循导管系统的分布（图 4-2-17）
    - 局灶区域性强化：一个小区域的强化，内部强化呈离散状（图 4-2-18）

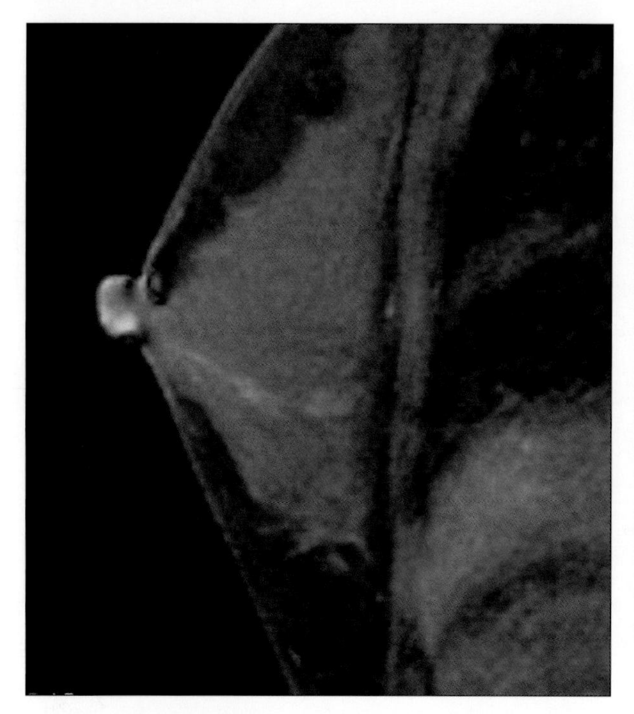

图 4-2-14 **导管样强化**
病理：导管内癌

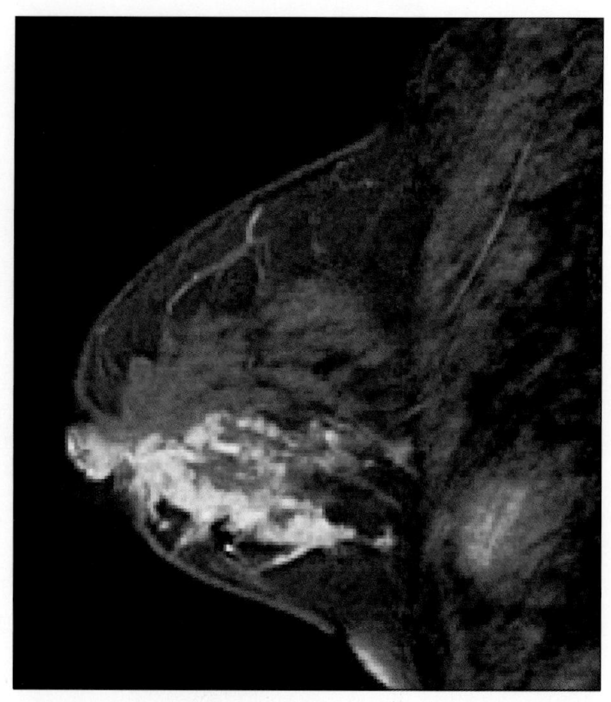

图 4-2-15 **段样集簇状强化**
病理：浸润性导管癌

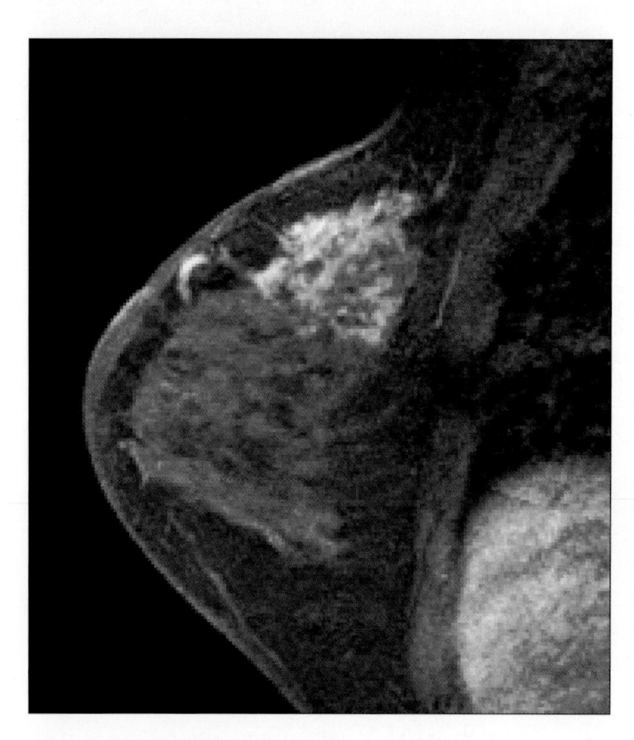

图 4-2-16 **区域性不均匀强化**
病理：硬化性腺病

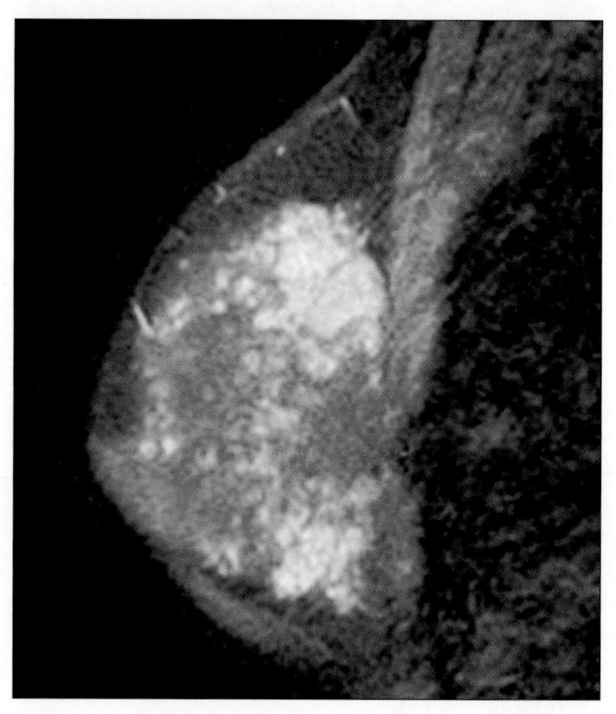

图 4-2-17 **多发区域性集簇状强化，部分融合**
病理：浸润性小叶癌

- 弥漫性：遍及全乳的强化（图 4-2-19）

○ 内部强化特征
- 均匀强化：融合样的均一性强化（图 4-2-17）
- 不均质强化：随机分布的非均一性的强化，间以正常乳腺实质或脂肪（图 4-2-16）
- 集簇状强化：多发的增强灶簇状聚集呈鹅卵石样，亦称铺路石状，偶可有部分融合区（图 4-2-15）
- 斑点状强化：圆而小、形态近似的强化点，1 ~ 2mm 大小，常多发或遍及全乳（图 4-2-19）
- 网状 / 树突状：蛛网样强化，乳腺小梁增厚、扭曲或成角，可见于炎性乳癌

○ 对称性 / 非对称性：是否双侧对称镜像样分布，对非肿块性强化的分析非常重要（图 4-2-20）。双侧对称性的非肿块性强化病变无论何种分布形式均为良性

○ 相关发现
- 乳头回缩或内陷（图 4-2-21）
- 皮肤回缩
- 增强前导管内出现高信号（图 4-2-22）
- 皮肤增厚，分为弥漫性（图 4-2-23）和局限性（图 4-2-24）
- 皮肤受侵：皮肤的异常强化伴增厚（图 4-2-24）

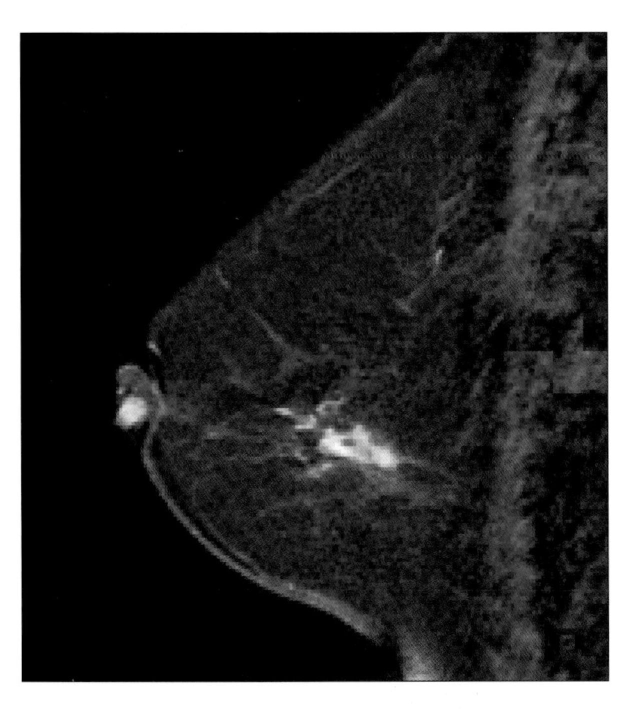

图 4-2-18　**局灶性强化区**
乳腺癌新辅助化疗后残余癌

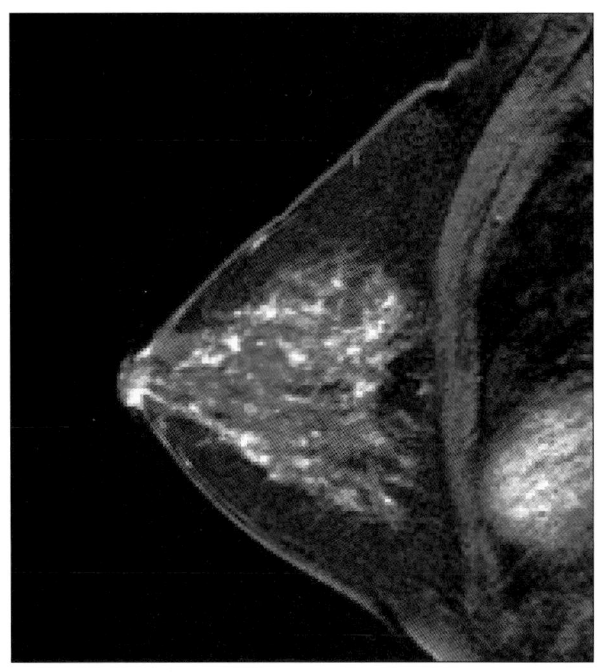

图 4-2-19　**弥漫性斑点状强化**
荷尔蒙相关背景强化

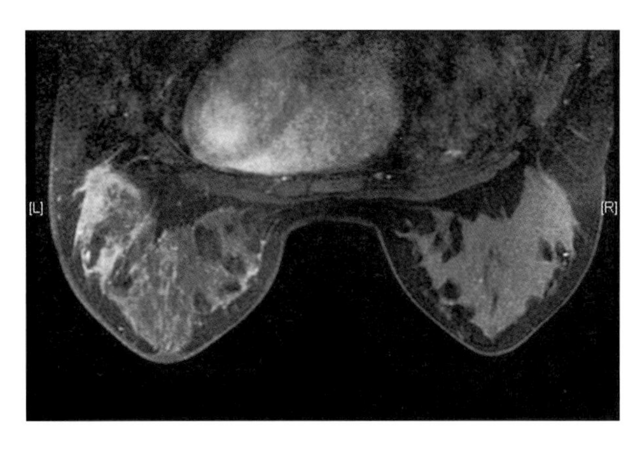

图 4-2-20　**非对称性左乳区域性不均匀强化**
病理：浸润性导管癌

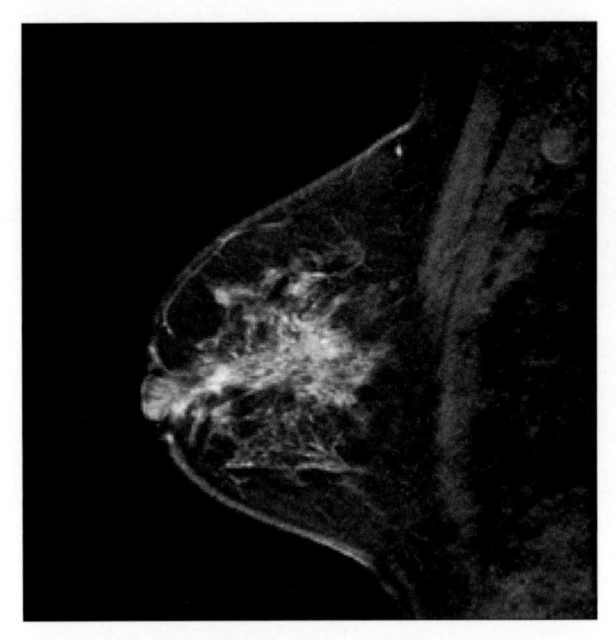

图 4-2-21 浸润性导管癌引起的乳头受牵拉而回缩

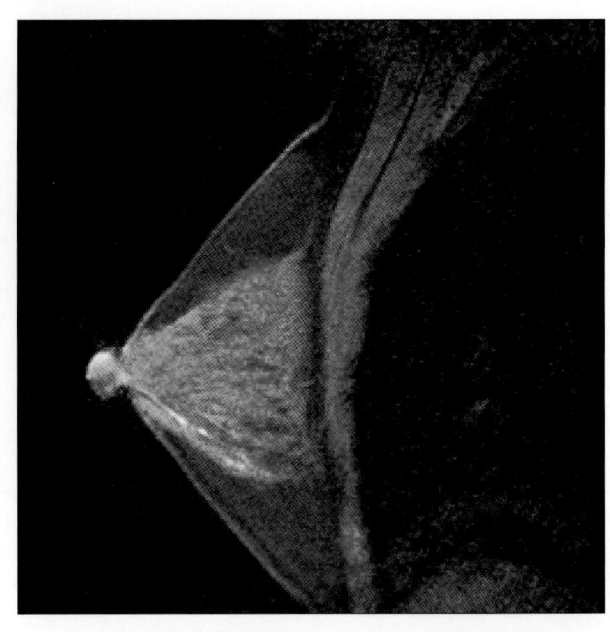

图 4-2-22 动态增强前平扫（T1WI）见导管内高信号

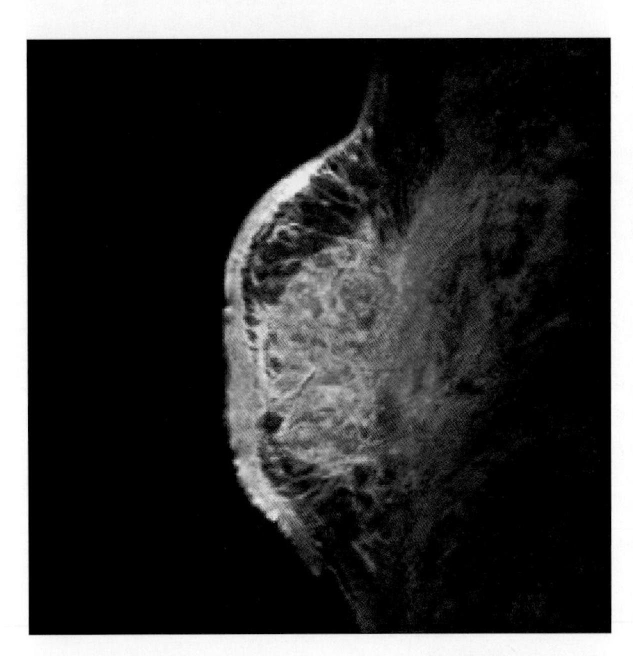

图 4-2-23 胸大肌异常强化，皮肤广泛增厚和强化
炎性乳癌，侵犯胸肌及皮肤

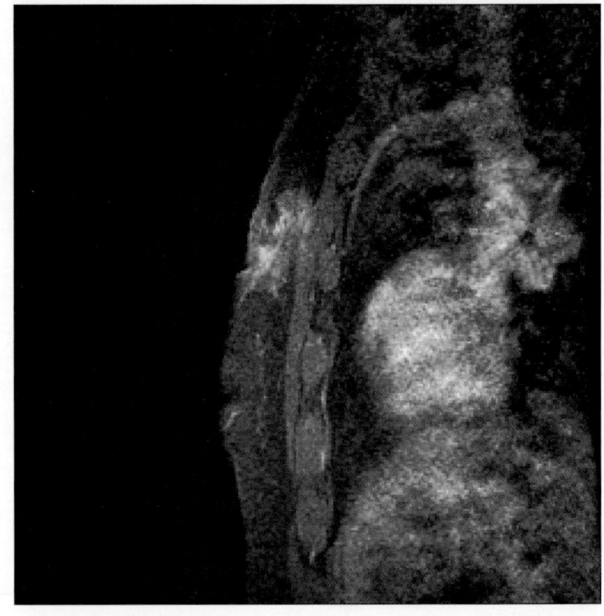

图 4-2-24 乳腺癌不规则肿块累及皮肤致局部增厚和强化，提示皮肤受侵

- 水肿：乳房小梁的增厚（图 4-2-25）
- 淋巴结肿大：增大、变圆及失去脂肪门结构
- 胸肌受侵：异常强化病变延伸至胸肌
- 胸壁受侵：异常强化延伸至肋骨或肋间隙（图 4-2-26）
- 血肿 / 出血（图 4-2-27）
- 异常信号缺失（图 4-2-28）
- 囊肿（图 4-2-29）

（二）动态增强曲线的描述

- 感兴趣区（region of Interest，ROI）选取：应放置于病变内强化最快的区域或曲线形态偏恶性的区域，不小于 3 个像素
- 描述早期：增强 2 分钟内或曲线开始发生改变前的强化程度，分为缓慢强化，中等强化和快

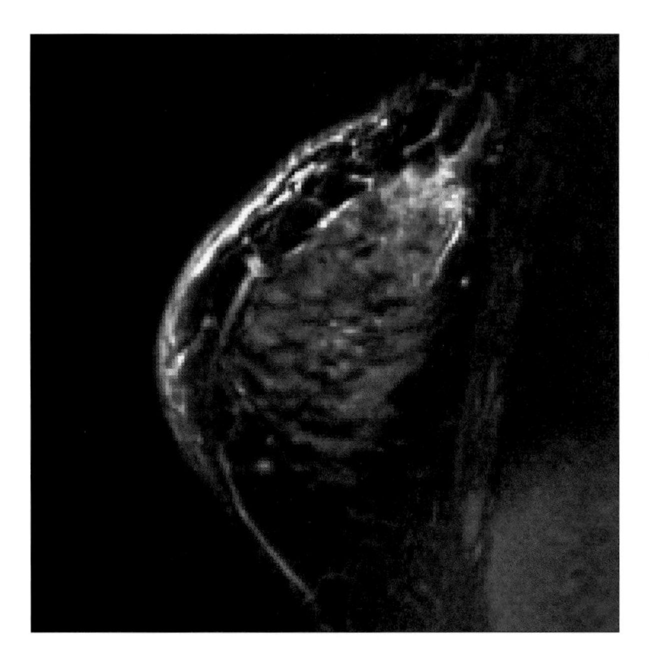

图 4-2-25 **T2WI 脂肪抑制图像**
乳腺癌引起邻近皮肤及皮下组织高信号提示水肿

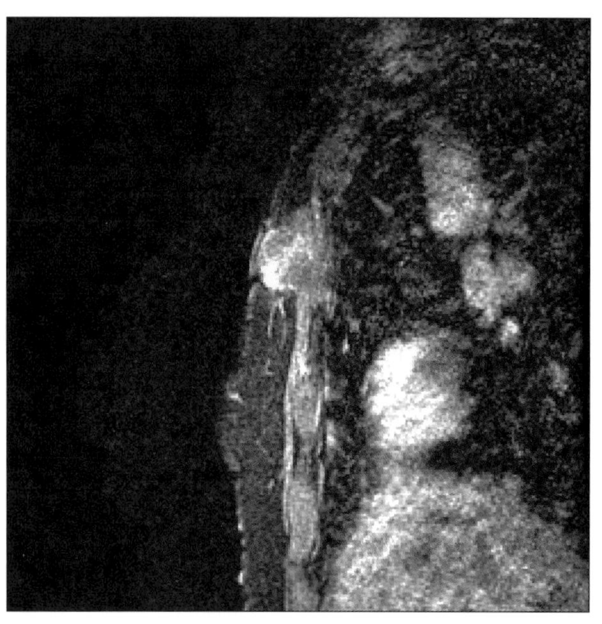

图 4-2-26 **乳腺癌紧贴胸壁，局部肋骨及肋间肌信号结构消失，提示胸壁受侵**

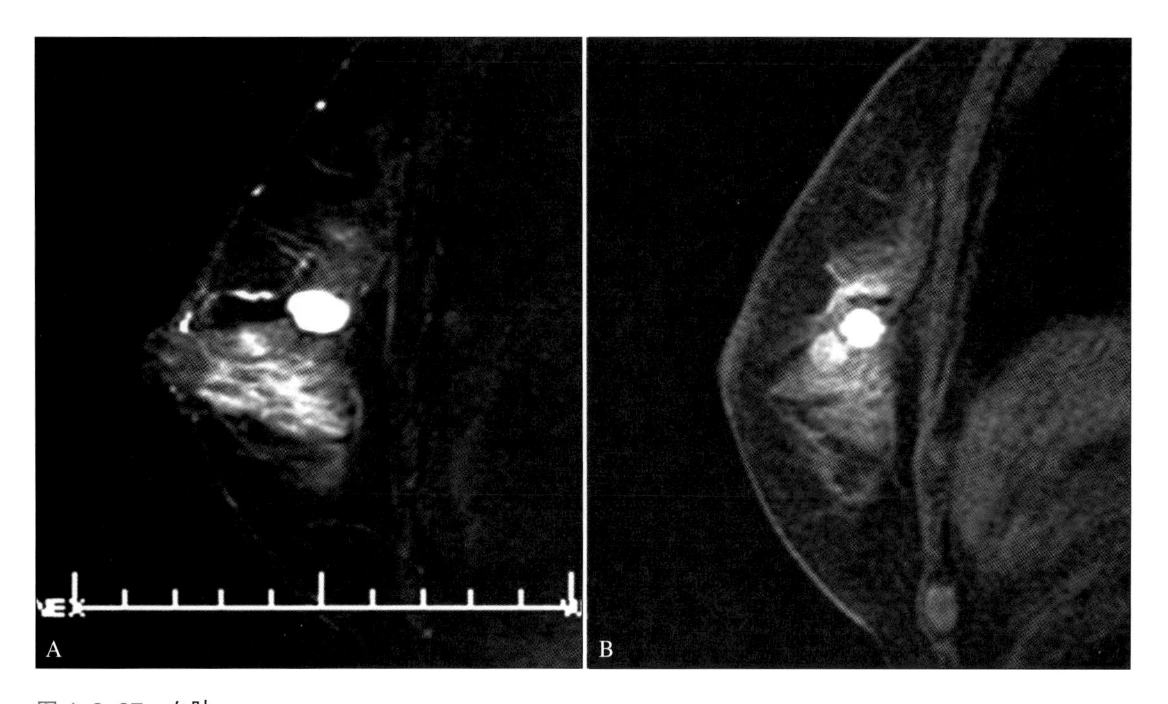

图 4-2-27 **血肿**
A．T2WI；B．平扫 T1WI。麦默通旋切活检后局部 T1WI 高 T2WI 高信号，提示组织缺失后的腔隙内存在血液

速强化三种情形。BI-RADS® 并未给出各自的精确定义

- 描述延迟期：增强后 2 分钟或曲线开始发生改变后的强化类型（图 4-2-30）
  - 渐进型 / 流入型（persistent）：增强后信号随时间持续性增强
  - 平台型（plateau）：信号强度在强化早期升高后保持不变
  - 流出型（washout）：信号强度在强化达到峰值后开始降低

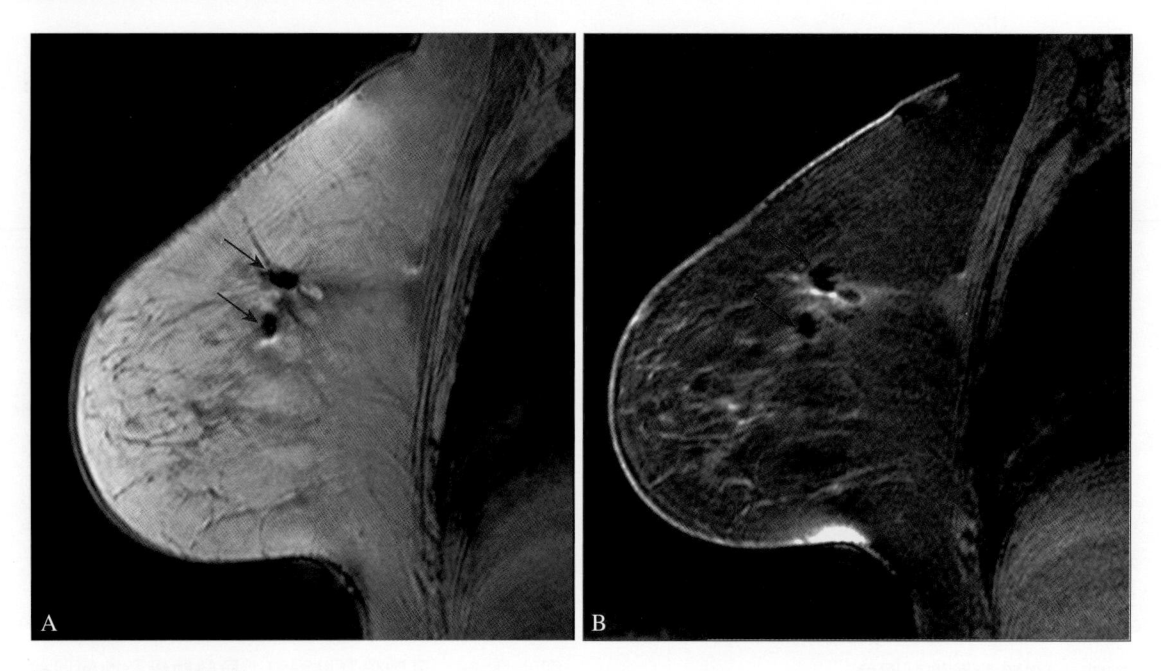

图 4-2-28 **信号缺失**

A. 平扫 T1WI 非抑脂图像；B. T1WI 抑脂序列图像。活检床局部留置的金属夹（clips）导致多个扫描序列图像上均出现的局部信号缺失

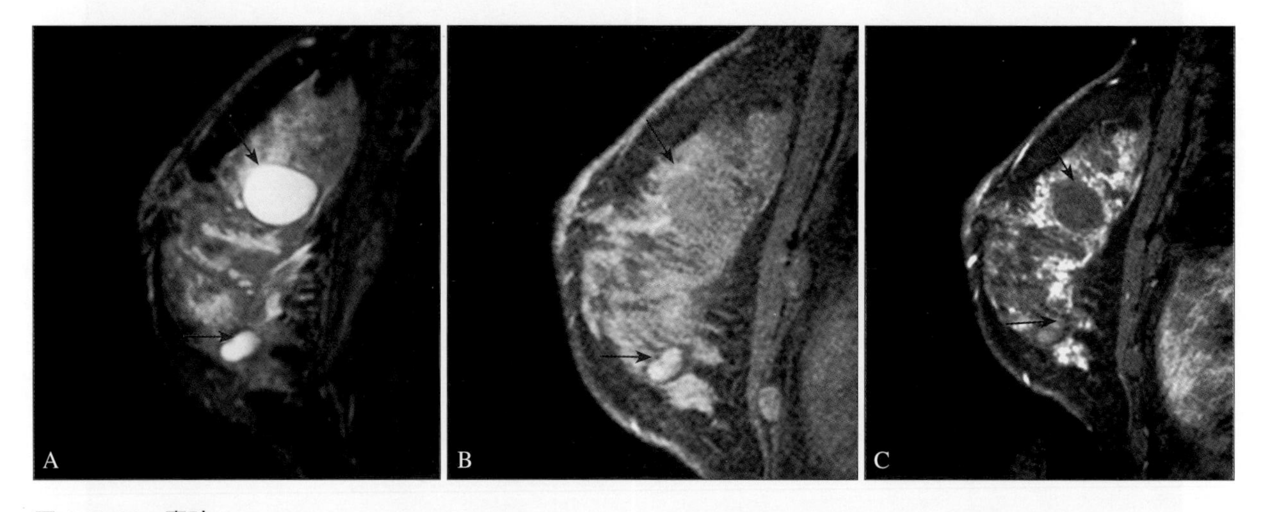

图 4-2-29 **囊肿**

A. T2WI；B. 增强前 T1WI；C. 增强 T1WI 腺体上部 T1WI 低 T2WI 高信号无强化卵圆形占位病变，边缘清晰，内部信号均匀无强化，提示单纯囊肿

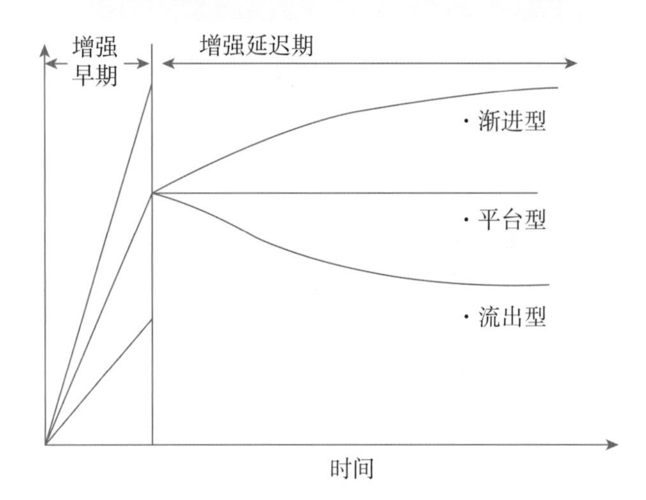

图 4-2-30 **基于时间信号强度曲线的动态强化特征描述**

增强早期：快速 / 中等 / 缓慢强化，增强延迟期：渐进型 / 平台型 / 流出型

重点推荐文献

[1] Sickles，EA． Periodic mammography follow-up of probably benign lesions：Results in 3184 consecutive cases. Radiology，1991，179：463-468.
[2] Weinstein SP，Hanna LG，Gatsonis C，et al. Frequency of malignancy seen in probably benign lesions at contrast-enhanced breast MR imaging：Finding from ACRIN 6667. Radiology，2010，255：731-737
[3] Raza S，Chikarmane SA，Neilsen SS，et al. BI-RADS 3，4 5 lesions value of US in management follow-up and outcome. Radiology，2008，248：773-781.

第3节 ACR BI-RADS 评估分类系统

ACR BI-RADS® 评估分类系统（Assessment Category System）对影像学发现的恶性可能性分为六类，每一类分别对应特定的临床处理建议。这种统一的评估分类模式有利于放射医生就筛查 / 诊断结果与临床医生或受检者 / 患者进行交流。循证医学证据表明，BI-RADS® 评估分类系统是预测病变性质的有效方法。无论是乳腺 X 线、乳腺超声还是乳腺 MRI，评估分类的定义和相应的处理建议是一致的。

【BI-RADS 评估分类】

- 影像评估不完全
  - BI-RADS 0 类　评估不完全，需要进一步影像检查。该类别可见于但不限于如下情况：
    - 检查技术缺陷：乳腺 X 线摄影的摆位不完全，MRI 动态增强扫描图像质量缺陷等
    - 需要补充其他检查资料信息：如乳腺 X 线点压迫摄影、放大摄影或特殊体位摄影、乳腺超声或 MRI 以完成评估
    - 需要获取既往检查资料以对比：需要对比既往检查才能获得最终评价时
- 评估是完全的——最终分类
  - BI-RADS 1 类　阴性，建议常规每年体检。双侧乳腺对称，没有肿块、结构扭曲及可疑钙化的情况
  - BI-RADS 2 类　良性发现，建议常规每年体检。典型的良性影像学发现，如乳腺 X 线片发现的爆米花样钙化、多发分泌性钙化、油样囊肿、错构瘤，乳腺超声发现的单纯囊肿、乳腺内淋巴结、乳腺假体，乳腺 MRI 发现的不强化的纤维腺瘤，囊肿、无强化的手术瘢痕，含脂肪的油样囊肿等
  - BI-RADS 3 类 可能良性发现，建议短期（6 个月）随访。几乎可以确定为良性（恶性可能性小于 2%），但需要追查来确认其稳定性的病变。
    - 研究证实，乳腺 X 线摄影中边界清楚的实性肿块，局灶不对称影和成簇的针尖状钙化可以归为此类
    - 乳腺超声发现的触诊阴性的复合囊肿、卵圆形边界清晰的低回声实性肿块、无实性成分的簇生微囊肿可以归为此类
    - 可归为此类的乳腺 MRI 病变尚有待研究数据进一步积累来确定
  - BI-RADS 4 类 可疑异常病变，建议活检。没有典型的乳腺癌影像特征，但具有低度或中度恶性可能性的病变。该类别被广泛应用到需要活检的影像学发现。由于具有 2% ～ 94% 的恶性可能性，鼓励对本类别的病变按恶性可能大小分为三个亚类：
    - 4A 类：恶性可能性小，但需要组织学检查进行确诊的病变。活检结果为良性是预料之中，活检后可进行 6 个月或常规随访
    - 4B 类：恶性可能性居 4A 和 4B 中间。活检后的病理学结果需要与影像学进行严格对照和谨慎处理。若病理证实为高危病变，可能需要进行进一步处理，如切除活检
    - 4C 类：具有中等度恶性可能性但不具有典型恶性表现的病变。病理结果为恶性是预料之中；若为良性，提示可能存在影像 - 病理不符合的情况，应当促使病理或临床医生对该病变进一步进行评估或处理
  - BI-RADS 5 类 高度可疑恶性病变。具有典型乳腺癌影像表现的病变，恶性可能性大

于95%，如毛刺状不规则高密度肿块、段样或线样分布的细线状钙化、伴有多形性钙化的边缘毛刺状肿块
  - 现代乳腺癌诊治体系中对此类病变的处理常常仍需要进行经皮活检，以获得组织学诊断和免疫组化信息，指导后续治疗
- BI-RADS 6 类 活检证实的恶性病变。此类针对已经活检证实为乳腺癌，在进行外科切除、新辅助化疗之前的病变
  - 适用于乳腺活检证实恶性后寻求二次诊断意见以及新辅助化疗后疗效评估
  - 外科切除后证实为乳腺癌后进行的影像检查不适用此类

重点推荐文献

[1] 李洁主译. ACR 乳腺影像报告与数据系统：乳腺影像图谱. 北京：北京大学医学出版社，2010：219-222.

[2] Liberman L，Menell JH . Breast Imaging Reporting and Data System. Radiologic Clinics of North America，2002，40：409-430.

[3] Orel SG，Kay N ，Reynolds C，et al. BI-RADS categorization as a predictor of malignancy. Radiology，1999，211：845-850.

第 4 节 乳腺影像报告书写

【报告的构成及内容】

ACR BI-RADS® 提出了乳腺影像报告的构成和应当包括内容的基本原则。乳腺 X 线摄影、乳腺超声及乳腺 MRI 的报告组织方法类似，在此归纳如下：

- 临床病史的简要陈述：当前的检查原因
- 检查方法的叙述：如乳腺 X 线摄影的体位、乳腺超声的扫查范围和所应用的技术，或乳腺 MRI 检查方法和技术参数
- 与既往检查进行比较：如既往有相同检查类型（X 线摄影、超声或 MRI）应对比，并陈述所对比的既往检查类型和检查日期
- 对乳腺实质类型进行描述
  - ACR BI-RADS 对腺体密度按致密程度分为四种类型：
    - ACR 1 型：乳腺内几乎全部为脂肪组织（腺体＜ 25%）
    - ACR 2 型：乳腺内散在纤维腺体密度（腺体占 25% ～ 50%）
    - ACR 3 型：乳腺组织不均匀致密，可能使小肿块被遮盖而不能被发现（腺体占 51% ～ 75%）
    - ACR 4 型：乳腺组织高度致密，可能使 X 线检查的敏感性降低（腺体超过 75%）

这四种腺体密度类型分别对应脂肪型、少量腺体型、多量腺体型和致密型。乳腺 MRI 报告要求描述乳房成分的构成，内容与乳腺 X 线摄影密度分型相同，新版的 ACR BI-RADS® MRI 将把乳腺实质背景强化程度纳入报告的内容中。BI-RADS® 超声术语词典部分对背景回声进行了分类，但在报告部分并未对此有特别要求。

- 应用标准描述术语对影像发现进行特征描述（详见本章第二节）
  - 乳腺 X 线：对出现的肿块、钙化、结构扭曲、特殊征象进行特征描述及其空间定位
  - 乳腺超声：应用标准描述词汇精炼描述确立诊断或恶性可疑度的相关病灶特征及其空间定位
  - 乳腺 MRI：乳腺组织的构成，以及乳房背景强化，异常强化的形态类型、形态特征、其三维位置空间定位、病灶大小、相关发现、与既往影像比较是否稳定或大小发生变化，报告病变的时间 - 信号强化曲线特征，包括早期强化特点和延迟期曲线类型等
- 应用 BI-RADS® 总体分类进行最终评估和适当的处理建议（见本章第三节）

对乳腺 X 线摄影，美国乳腺 X 线摄影质量标准法案（Mammographic Quality Standard Art，MQSA）规定所有的报告须给出 ACR BI-RADS® 分类结果。当一份报告内有多个病变的评估分类时，以最为可疑或最需要尽快处理的病变类别作为该检查的最终分类结果。对乳腺超声和乳腺 MRI，ACR 推荐诊断结论里采用 BI-RADS® 评估分类

【病变位置的描述】

ACR BI-RADS® 报告要求采用统一的可重复的方法对影像阳性发现进行三维空间定位并在报告中进行描述，无论X线、超声和MRI均采用相同的象限法和钟面法来描述位置，与临床医生物理检查对乳腺病变的定位方式相一致。这有利于放射医生之间、与临床医生之间的交流，也有助于阅片分析时与其他类型影像检查所发现的病变相互对应参照

- 具体的位置描述方法如下：
  - 象限：外上、内上、外下、内下、乳晕下、中央区、腋尾区
  - 钟面：乳房被认做为面朝患者的钟面（图4-4-1）
  - 深度：在乳腺X线摄影，可将乳腺分为前中后三等份，分别称为前带、中带和后带。乳腺超声或MRI可以描述其至乳头的距离来定位深度

【报告的措辞】

- 报告用词应当简洁，不需要修饰和润色
- 应当使用术语词典里的标准描述词汇
- 对所有异常发现或病变进行三维定位的描述
- 总体评估分类应当建立在充分的影像信息的基础上
- 若评估不完全，应当给出进一步检查的具体建议
- 报告的诊断印象里既要给出恶性判断的专业叙述语，还要给出BI-RADS分类的数字

ACR BI-RADS® 注重诊断报告应当结合临床触诊、其他相关影像检查综合分析判断。特别是乳腺MRI，鼓励与X线检查和超声检查的影像发现综合分析，因为MRI常常作为乳腺X线和超声检查之后的影像检查，其阳性发现与触诊、X线和超声检查的阳性发现是否存在对应关系对进一步诊断和处理决策有重要意义

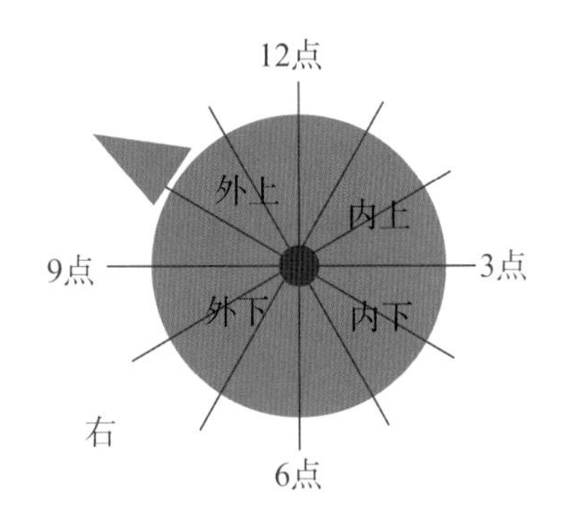

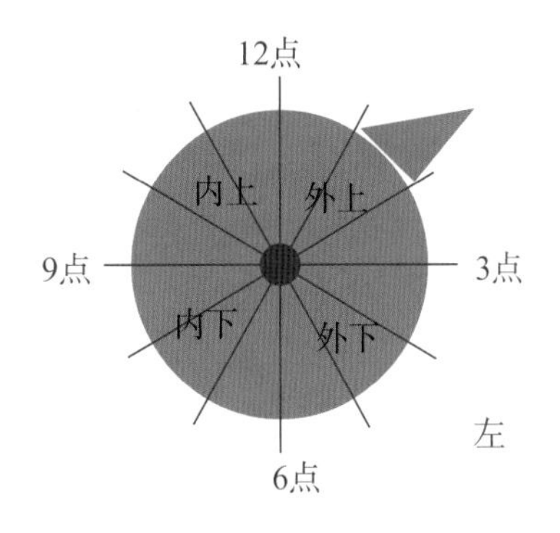

图 4-4-1　乳腺病变的象限定位和钟点定位示意图

重点推荐文献

[1] D'Orsi CJ, Bassett LW, Berg WA, et al. Breast Imaging Reporting and Data System: ACR BI-RADS-Mammography (ed 4), Reston, VA, American College of Radiology, 2003.

[2] 李洁主译 . ACR 乳腺影像报告与数据系统：乳腺影像图谱 . 北京：北京大学医学出版社，2010：159-176 .

第 5 节　乳腺影像随访和结果监测

- 乳腺X线摄影的医学审计（medical audit）

乳腺X线摄影作为一种早期检出乳腺癌的影像学方法，监测准确性以及评估实践效果有重要意义。ACR BI-RADS® 里有关数据搜集和结果监测部分的内容提供了医学审计测评乳腺X线摄影在乳腺癌早期发现和诊断方面实践效果的方法，使筛查项目的效果具备可测量性及可比性，可推而广之应用于乳腺超声或MRI的结果监测。定期评估医生个人或医疗机构的审计数据有助于改进和提高，例如审计发现的假阴性的病例作为教学资料，能够帮助我们寻找阅片失误的原因。审计数据还可以作为评估筛查花费收益情况的信息来源。MQSA要求所有从事乳

腺X线摄影的医疗机构定期进行医学审计，报告其审计数据及结果，并分析对照外科和（或）活检病理结果追查后得知的所有假阴性检查，对诊断恶性前所摄的乳腺X线片进行复阅。筛查性和诊断性影像学检查的结果应当分别进行审计，因为诊断性检查的活检阳性率、乳癌检出率相对较高，而发现的乳腺癌的期别相对较晚。

- 数据搜集
  - 具体的审计时间段的日期及审计期内总的检查数
  - 筛查性检查数和诊断性检查数，因为这两类应分别进行审计
  - 建议进一步做影像检查评价（召回）的数量（BI-RADS 0）
  - 建议活检或外科就诊的数量（BI-RADS 4及BI-RADS 5）
  - 活检结果：恶性或良性
  - 肿瘤病理：乳腺癌组织学类型、大小、淋巴结状态
- 数据分析和基本评价指标
  - 异常诊断率：阳性筛查性检查（BI-RADS 0，4，5）占受检者的比率（即召回率），阳性诊断性检查（BI-RADS4，5）占受检者的比率
  - 真阳性（true positive，TP）：在阳性乳腺X线检查后的1年内，经组织学确诊为乳腺癌的病例
  - 假阳性（false positive，FP）：在阳性乳腺X线检查后的1年内，无组织学诊断为乳腺癌的病例
  - 阳性预测值（positive predictive value，PPV）
    - PPV1-所有阳性筛查性检查（BI-RADS 0、4或5）中1年内 经组织学确诊 为乳腺癌的病例所占的百分比
    - PPV2-所有筛查性、诊断性检查后建议活检或外科就诊的病例（BI-RADS 4或5）中1年内经组织学确诊为乳腺癌的病例所占的百分比
    - PPV3-所有阳性筛查性、诊断性检查后实施活检的病例中（BI-RADS 4或5），1年内组织学诊断为乳腺癌的病例所占的百分比。PPV3也被称为恶性检出率或阳性活检率（positive biopsy rate，PBR）
  - 筛查性检查的乳癌检出率：每1000个接受乳腺X线检查者中所正确检出的乳腺癌患者数
  - 微小癌检出百分比：所有检出的乳癌中直径≤1cm的浸润性癌，或导管原位癌所占的百分比
  - 无淋巴结转移的浸润性乳癌所占的百分比
  - 筛查性检查中的召回率（recall rate）

致谢

感谢ACR对BI-RADS版权的无偿赠与、美国纪念斯隆凯特琳癌症中心对中文翻译工作的支持，以及RSNA R&E Foundation（ESCH 1022）对本文的支持。

（李　洁）

重点推荐文献

[1] Sohlich RE，Sickles EA，Burnside ES，et al.，Interpreting Data from Audits when screening and diagnostic mammography outcomes Are combined. AJR，2002，178：681-686.

[2] Destouet JM，Bassett LW，Yaffe MJ，et al. ACR's Mammography Accreditation Program：ten years of experience since MQSA.

[3] 李洁主译. ACR乳腺影像报告与数据系统：乳腺影像图谱. 北京：北京大学医学出版社，2010：201-218.

主要参考文献

[1] American College of Radiology（ACR）. ACR BI-RADS®-Mammography. 4th Edition. In：ACR Breast Imaging Reporting and Data System，Breast Imaging Atlas. Reston，VA. American College of Radiology，2003.

[2] American College of Radiology（ACR）. ACR BI-RADS®-Ultrasound.In：ACR Breast Imaging Reporting and Data System，Breast Imaging Atlas. Reston，VA. American College of Radiology；2003.

[3] American College of Radiology（ACR）. ACR BI-RADS®-Magnetic Resonance Imaging. In：ACR Breast Imaging Reporting and Data System，Breast Imaging Atlas. Reston，VA. American College of Radiology；2003.

[4] 李洁主译 . ACR 乳腺影像报告与数据系统：乳腺影像图谱 . 北京：北京大学医学出版社，2010.

[5] Liberman L，Menell JH . Breast Imaging Reporting and Data System. Radiologic Clinics of North America，2002，40：409-430.

[6] Orel SG，Kay N. Reynolds C，et al. BI-RADS category as a predictor of malignancy. Radiology ，1999，211：845-850.

[7] Agrawal G，Su MY，Nalcioglu O，et al. Significance of Breast Lesion Descriptors in the ACR BI-RADS MRI Lexicon. Cancer，2009 April 1；115（7）：1363–1380.

[8] Linver MN，Osuch JR，Brenner RJ，et al. The Mammography Audit：A Primer for the Mammography Quality Standards Act（MQSA）. AJR ，1995，165：19-25 .

[9] Burnside ES，Sickles EA，Bassett LW，et al. The ACR BI-RADS® Experience：Learning From History. J Am Coll Radiol ，2009，6：851-860.

[10] Dee KE，Sickles EA. Medical Audit of Diagnostic Mammography Examinations：Comparison with Screening Outcomes Obtained Concurrently. AJR，2001，176：729–733.

[11] Berg WA，D' orsl CJ，Jackson AP，et al. Does Training in the Breast Imaging Reporting and Data System（BI-RADS）Improve Biopsy Recommendations or Feature Analysis Agreement with Experienced Breast Imagers at Mammography? Radiology，2002，224：871-880.

[12] Sickles，EA. Periodic mammography follow-up of probably benign lesions：Results in 3184 consecutive cases. Radiology，1991，179：463-468.

[13] Weinstein SP，Hanna LG，Gatsonis C，et al. Frequency of malignancy seen in probably benign lesions at contrast-enhanced breast MR imaging：Finding from ACRIN 6667. Radiology，2010，255：731-737 .

[14] Raza S，Chikarmane SA，Neilsen SS，et al. BI-RADS 3，4 5 lesions value of US in management follow-up and outcome. Radiology，2008，248：773-781.

[15] Liberman L，Menell JH . Breast Imaging Reporting and Data System. Radiologic Clinics of North America，2002，40：409-430.

[16] Destouet JM，Bassett LW，Yaffe MJ，et al. ACR's Mammography Accreditation Program：ten years of experience since MQSA.

[17] Sohlich RE，Sickles EA，Burnside ES，et al.，Interpreting Data from Audits when screening and diagnostic mammography outcomes Are combined. AJR，2002，178：681–686.

[18] Rosenberg RD，Yankaskas BC，Abraham LA，et al. Performance benchmarks for screening mammography. Radiology，2006，241：55-66.

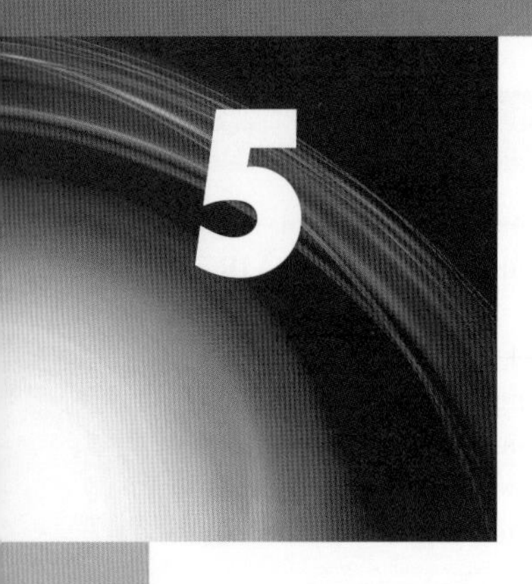

乳腺良性疾病

第 1 节　乳腺炎性病变

一、急性乳腺炎

【概念与概述】

急性乳腺炎（acute mastitis）是乳腺急性化脓性感染，多发生于产褥期和哺乳期妇女，病原菌常为金黄色葡萄球菌，少数为链球菌。是引起产后发热的原因之一，对健康有很大影响，要及时治疗。

【病理与病因】

感染途径主要是病原菌从乳头破裂处或逆导管侵入。临床分三个阶段：

- 初起：急性炎症期，常有乳头皲裂伴乳汁郁积不畅或乳房肿块
- 成脓：肿块不消或逐渐增大，或有搏动性疼痛，可伴有同侧腋窝淋巴结肿大
- 破溃：自行破溃出脓，或手术切开排脓

【临床表现】

临床症状与体征：病变局部红、肿、热、痛及周围淋巴结肿大，破溃流出脓汁及窦道形成。周身发热、血白细胞升高等。不同病期表现略不相同

【影像学表现】（图 5-1-1）

X 线表现

- 哺乳期乳腺炎通常不选用乳腺 X 线摄影检查
- 单乳或局限不对称密度增高或边界模糊肿块
- 广泛或局部皮肤增厚、皮下脂肪层浑浊

超声表现

- 局限或弥漫不规则低回声区
- 边界不清肿块，内部回声不均，见液性无回声区

MRI 表现

- T1WI
  - 低或中等信号肿块影、斑片影
  - 边界模糊
- T2WI
  - 中等或高混杂信号肿块影、斑片影
  - 边界模糊
- 增强 T1WI
  - 不规则浸润影，边界不清，边缘可见条索样影
  - 内部信号不均匀，脓肿形成呈环形强化
  - 时间 - 信号强度曲线呈渐增型

推荐影像学检查

超声及 MR 增强检查：可明确病变性质、范围及疗效评价

【鉴别诊断】

- 炎性乳腺癌
  - X 线表现为乳腺大面积密度增高
  - 乳晕、皮肤增厚，以乳房的下部明显
  - MRI 增强呈快速明显强化
  - 抗生素治疗无效

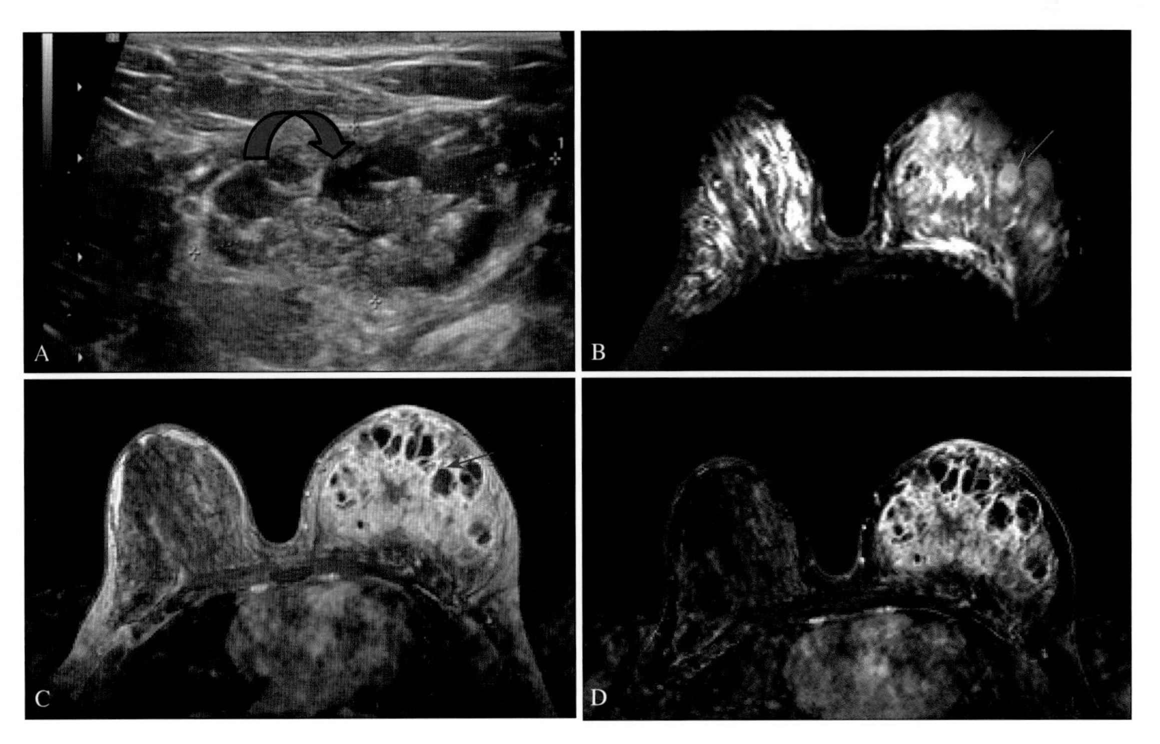

图 5-1-1 **左侧乳腺哺乳期急性乳腺炎**

A．乳腺超声：腺体内不均匀低回声（弯箭头）；B．乳腺 MR 抑脂 T2；C．乳腺增强 MR T1；D．增强 MR 减影：左乳腺较右侧明显增大，抑脂 T2 示左乳腺体内信号不均匀，多发圆形边界不清高信号，增强及减影图像呈环形强化结节及斑片状不均匀实质强化（箭头）

重点推荐文献

[1] Rasha M K，Soha TH，Dorria SS. Classification of Inflammatory Breast Disorders and Step by Step Diagnosis. The Breast Journal，2009，15（4）：367-380.

[2] C. de Bazelaire，D. Groheux，M. Chapellier etc. Breast inflammation: Indications for MRI and PET-CT. Diagnostic and Interventional Imaging，2012，93：104-115.

[3] J.-P.Alunni. Imaging inflammatory breast cancer. Diagnostic and Interventional Imaging，2012，93：95-103.

诊断与鉴别诊断精要

- 乳腺急性化脓性感染，多发生于产褥期和哺乳期妇女
- 临床表现主要为病变局部红、肿、热、痛及周围淋巴结肿大
- 抗生素治疗有效，可与炎性乳腺癌鉴别

二、乳腺脓肿

【概念与概述】

乳腺脓肿（breast abscess）可由乳腺炎形成，少数来自囊肿感染

【病理与病因】

化脓性细菌引起的乳腺炎症、组织坏死形成脓腔

【临床表现】

临床症状及体征

- 部分起病急，出现乳房红、肿、热、痛等炎症表现；不典型者无急性起病过程
- 乳房压痛、边界不清肿块，可破溃形成窦腔

【影像学表现】（图 5-1-2）

X 线表现

- 多发或单发类圆形肿块
- 多数边界清

超声表现

- 腺体层内无回声区，壁厚，内壁凹凸不平，囊壁的连续性

CT 表现

- 边界模糊的肿块或斑片

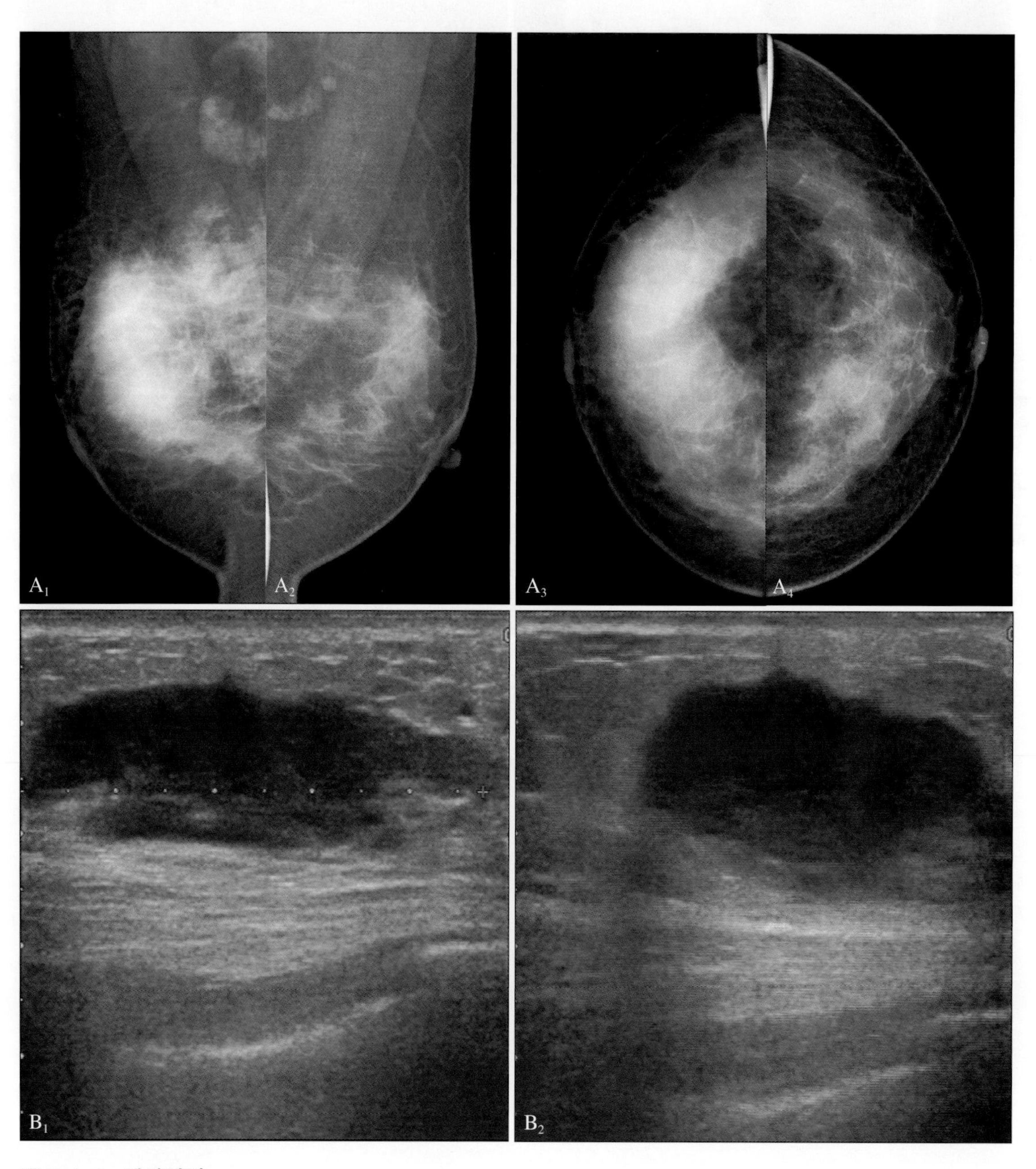

图 5-1-2 **乳腺脓肿**

A（1-4）．双乳内外斜位及头尾位：右乳腺体密度增高；B_1，B_2．右乳超声：腺体内形态不规则肿块，内呈低 - 无回声区

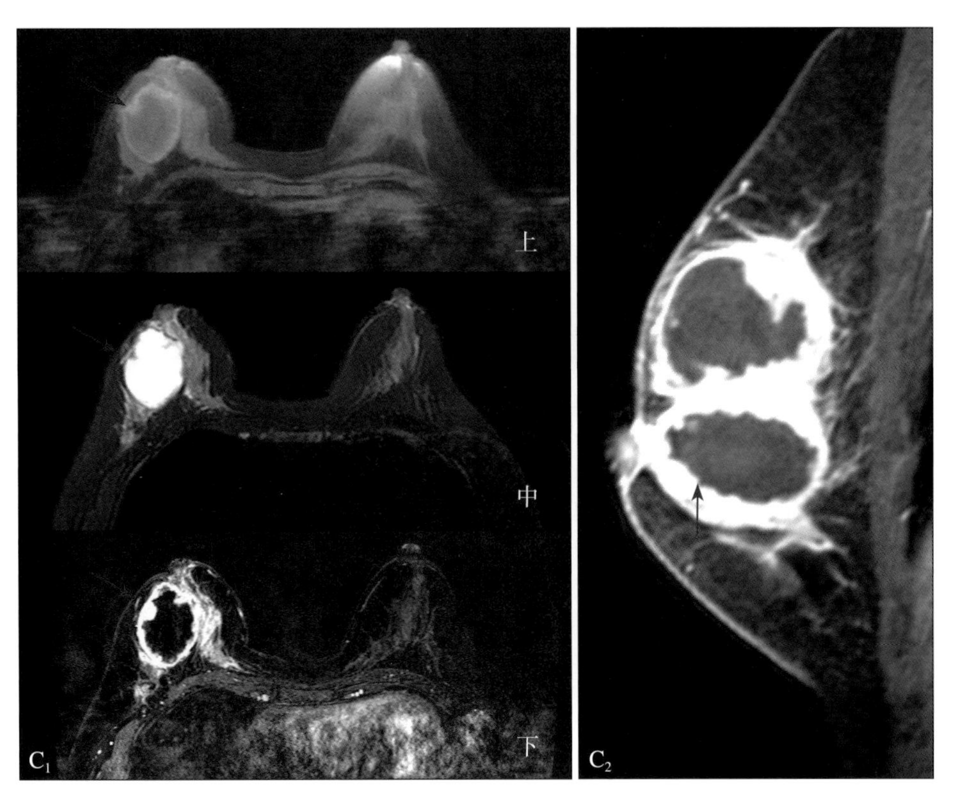

图 5-1-2 续　**乳腺脓肿**

MR 增强扫描:〔C_1（上、中、下）C_2〕. C_1 上图：横断抑脂 T1WI　右乳外上象限边界清楚囊性肿块影，边缘信号略高，中心低信号；C_1 中图．抑脂 T2WI 病变中心明显高信号，内壁呈结节状；C_1 下图．增强减影囊壁及壁结节明显强化，囊腔内未见强化。C_2．增强后矢状抑脂 T1WI：乳腺上象限为主两个较大脓腔，囊肿壁不均匀增厚、强化

- 内见液性密度及分房征象
- CT 增强囊壁及分隔强化

MRI 表现

- T1WI
  - 脓肿壁表现为环状规则或不规则的等信号或略低信号
  - 脓肿中心坏死部分呈明显低信号
- T2WI
  - 脓肿壁呈中等或高信号，边界清晰或部分清晰
  - 脓肿形成不成熟时，环状壁可厚薄不均匀或欠完整，外壁边缘较模糊；脓肿成熟后，其壁厚薄均匀完整
  - 中心坏死部分呈明显高信号
  - 水肿呈片状或围绕脓肿壁周围的晕圈
- 增强 T1WI
  - 一般表现
    - 典型脓肿壁呈厚薄均匀的环状强化
    - 多数表现为中度、均匀、延迟强化
    - 中心坏死无强化，部分脓腔内见分隔强化
  - 特殊表现
    - 较小的脓肿可呈结节状强化
    - 当慢性脓肿的脓肿壁大部分发生纤维化时，则强化较轻
    - 脓肿周围出现子脓肿时对诊断帮助较大

推荐影像学检查

MR 增强检查：可明确病变性质、范围

【鉴别诊断】

肿瘤

- 乳腺癌
  - 40 岁以上女性，触诊不规则质硬肿块
  - X 线示形态不规则、边缘不光滑高密度肿块，可有毛刺、钙化
  - MRI、CT 增强扫描，乳腺癌信号强度或密度趋向于快速明显增高且快速减低，强化方式多由边缘向中心渗透，肿块内部强化不均，MR 时间 - 信号强度曲线以Ⅱ、Ⅲ型为主

重点推荐文献

[1] 何子元，徐开埜，火树尧，等. 非产后期乳腺炎的X线诊断[J]. 临床放射学杂志，1999，18（8）：461-464.
[2] 徐开埜. 乳腺疾病影像诊断与治疗学[M]. 上海：上海科技教育出版社，1996：152-154.
[3] Reddin A，McCrea ES，Keramati B. Inflammatory breast disease：Mammographic spectrum[J]. SouthMedJ，1988 Aug，81（8）：981-986.
[4] 杜红文，张 蕴，张剑琴，等. 乳腺癌的X线诊断[J]. 中国医学影像学杂志，1998，3（6）：181-183.

诊断与鉴别诊断精要

- 乳房有压痛，可触及边界不清肿块
- 多发或单发类圆形肿块；多数边界清
- 有囊壁，典型者囊壁厚薄均匀，环形强化，部分腔内可见分隔

三、慢性乳腺炎

【概念与概述】

急性乳腺炎治疗不及时或治疗不当，或是低毒力细菌感染，发病开始也可以是慢性乳腺炎（chronic mastitis）的表现

【病理与病因】

病理及病因多样，由特殊性感染、非特殊感染以及化学、物理因素等引起

【临床表现】

临床症状与体征

- 乳房肿块为主要表现，质地韧，边界不清，有触痛，可以与皮肤粘连
- 部分患者可出现局部红、肿、热、痛表现
- 常起病隐袭、病程长，不易痊愈

【影像学表现】（图 5-1-3）

X 线表现

- 乳腺内肿块或局限不对称性密度增高
- 边缘模糊、可伴有长短不等条索
- 乳晕后大导管增宽、密度增高
- 皮下脂肪层密度增高、浑浊，邻近皮肤局部或广泛增厚

超声表现

- 局限或弥漫不规则低回声区
- 边界不清，内部回声不均
- 病变内血流信号不明显

MRI 表现

- T1WI
  - 低或中等信号肿块影、斑片影
  - 边缘不规则，边界模糊
- T2WI
  - 中等或高的混杂信号肿块、斑片影
  - 边界模糊
- 增强 T1WI
  - 不规则浸润影，边界不清，边缘可见条索样影
  - 内部信号不均匀
  - 时间 - 信号强度曲线常呈 I 型

推荐影像学检查

MR 增强检查：可明确病变性质、范围

【鉴别诊断】

炎症

- 浆细胞性乳腺炎
  - 非妊娠、哺乳期青年妇女，常伴乳头凹陷等发育不良
  - 乳晕深部肿块、生长缓慢；乳头溢液以多孔、透明或浑浊黄色浆液性为主
  - 乳晕及中央区肿块或局限性密度增高影内夹杂透亮区，增强 MR 乳导管扩张、管壁增厚强化，可形成脓肿或不均匀强化肿块
- 肉芽肿性乳腺炎
  - 非乳晕区肿块
  - 乳头溢液不常见
  - 增强 MRI 表现为不均匀、渐进性强化区内小环形强化灶（脓肿形成）

肿瘤

- 炎性乳腺癌
  - 临床进展快
  - 乳晕、皮肤增厚，并腋窝淋巴结肿大
  - MRI 增强呈快速明显强化
  - 抗生素治疗无效

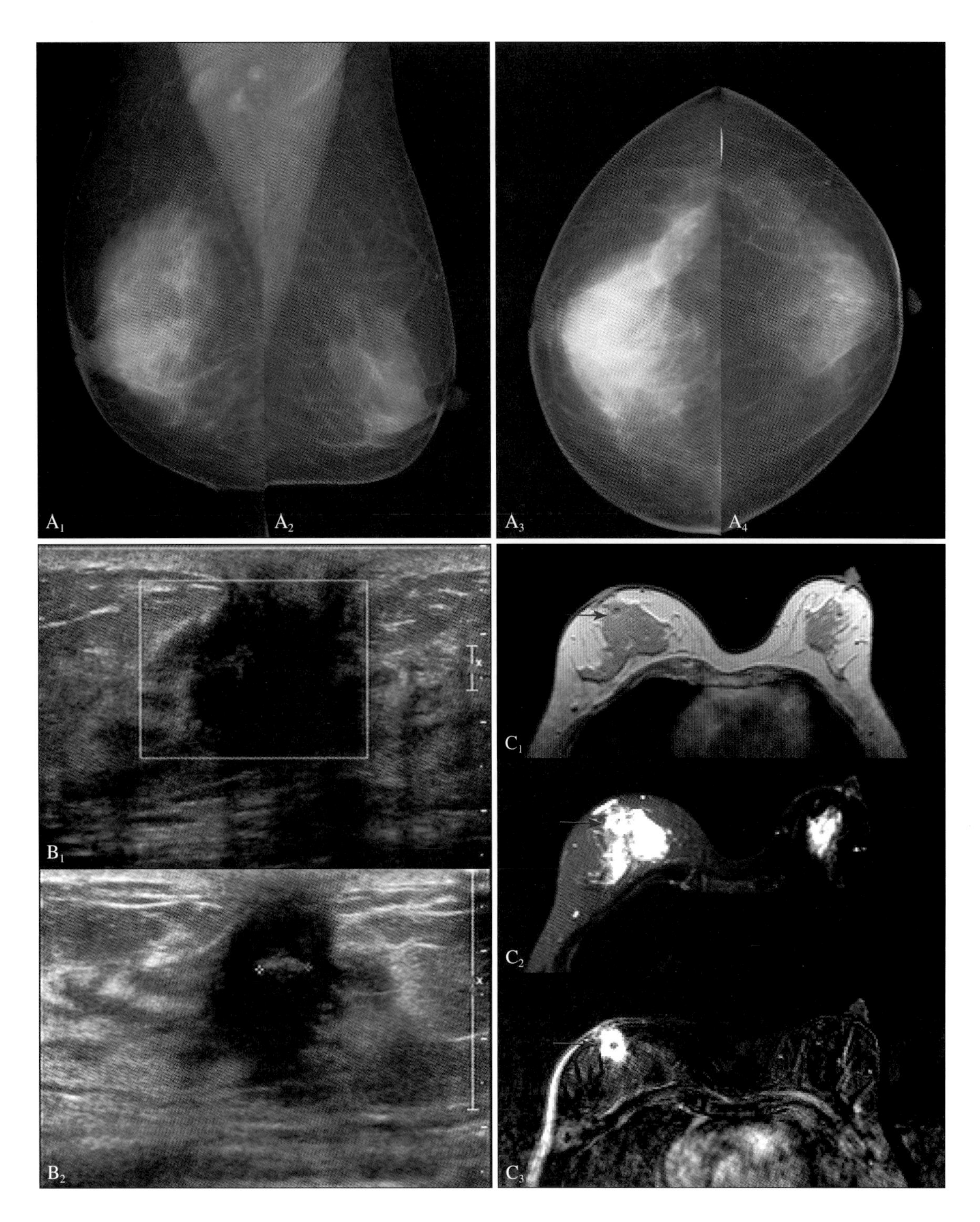

图 5-1-3 慢性乳腺炎

A_1 ~ A_4 双乳内外斜位及头尾位：右乳腺腺体密度增高，乳晕增厚，乳头略凹陷；B_1 ~ B_2．超声显示右乳头后方 1.6cm × 1.5cm × 1.5cm 包块，边界模糊，形态不规整，内呈低回声；C_1 ~ C_3 乳腺增强 MR 检查，C_1 为 T1WI，C_2 为 T2WI，C_3 为增强减影后图像：右乳头后方长 T1、长 T2 信号灶，其内信号不均匀，增强见不规则形态强化肿块，其内见小圆形未强化区

重点推荐文献

[1] 周毅，马丽华，黄其敏. 浆细胞性乳腺炎的 X 线诊断分析 [J]. 中国医学影像技术，2000，16（3）：216.
[2] 李国昌. 肉芽肿性乳腺炎 [J]. 中国肿瘤临床，1992，4（19）：269-270.
[3] Adler DD，Carson PI，Rabin JM，et al. Doppler ultrasound color flow Imaging in the study of breast cancer preliminany findings[J].Ultrasound Med J，1990，16：553-559.
[4] Raza S，Baum JK. Leison senaluation with power Doppler US[J]. Radiology，1997，203：164-168.

诊断与鉴别诊断精要

- 常起病隐袭、病程长，乳房肿块为主要表现，质地韧，边界不清，有触痛，可以与皮肤粘连
- 病变内血流信号不明显是超声表现特点
- MR 表现上时间 - 信号强度曲线常为 I 型

四、浆细胞性乳腺炎

【概念与概述】

浆细胞性乳腺炎（plasma cell mastitis）又称“乳腺导管扩张症（mammary ductal ectasia）”“闭塞性乳腺炎”“非哺乳期乳腺炎”及“慢性乳腺炎”，中医叫粉刺性乳痈，俗称导管炎，简称浆乳。好发于生育年龄、已婚经产妇女，以导管扩张和浆细胞浸润为病变基础的慢性非细菌性乳腺炎症，常被误诊为乳腺癌

【病理与病因】

病理

- 多种原因引起输乳管内的分泌物聚集致乳管扩张
- 镜下：扩张导管内乳样或油脂分泌物，管周以浆细胞为主大量炎性细胞浸润
- 大体病理：囊实混合性包块，内见散在大小不等囊腔或扩张的导管；也可无明显囊腔，但挤压时有牙膏样栓子溢出

病因

- 不明确
- 乳头内陷或畸形

【临床表现】

年龄

- 生育年龄、已婚经产的非哺乳期妇女，产后 4 ~ 6 年发病

临床症状及体征

- 以乳房肿块、乳头溢液为主要表现
- 乳头内陷或发育畸形
- 乳晕区皮肤橘皮样变，后期可出现脓肿、瘘管等

【影像学表现】（图 5-1-4）

X 线表现

- 乳晕及中央区片状或结节状边界模糊致密影
- 肿块内夹杂条状透亮影，重者呈蜂窝状、囊状
- 有时可见“跟、尖”一样粗的周围假“毛刺征”

超声表现

- 乳晕后或乳晕周围肿块
- 内部呈不均匀低回声、无包膜
- 导管扩张呈囊状、串珠样，并见囊腔样病变

CT 增强表现

- 早期主乳管区软组织影致密或乳晕后肿块
- 乳晕区皮肤增厚
- 病变不均匀强化，内见增厚管壁及脓腔形成。周围有类圆形小结节，且结节间有桥样连接

MRI 表现

- T1WI
  - 部分导管可内见高信号脂类物质
- T2WI
  - 乳晕下大导管扩张，呈高信号
- 增强 T1WI
  - 部分增厚导管壁呈轻度渐进性强化
  - 不规则肿块影，边缘模糊，呈渐进样强化

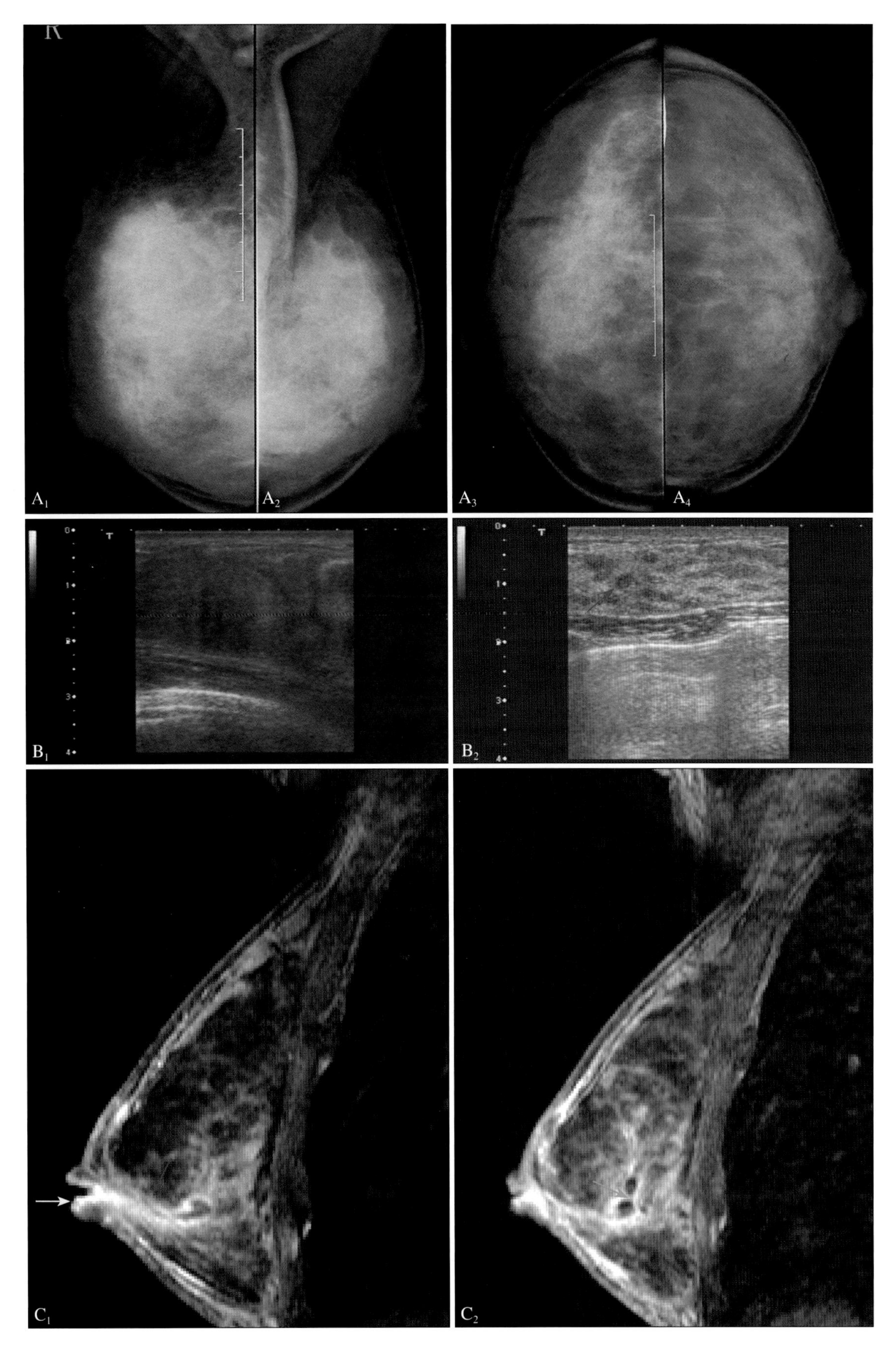

图 5-1-4　**浆细胞性乳腺炎**

A（$_{1\text{-}4}$）．双乳内外斜位、头尾位：右乳纤维腺体密度增高；B（$_{1\text{-}2}$）．乳腺超声腺体回声不均匀，内见“条形”低回声；C（$_{1\text{-}2}$）．乳腺增强 MR 减影图像示乳头发育不良，呈“鱼嘴”样（黄箭头），其后部导管增宽，管壁增厚、强化（红箭头），远端环形强化（绿箭头）

○ 乳腺结构不良，乳头凹陷

推荐影像学检查

MR 增强检查、超声：可显示病变特征、范围

【鉴别诊断】

炎症

- 肉芽肿性乳腺炎
  - 非乳晕区肿块
  - 乳头溢液不常见
  - 增强 MRI 表现为不均匀、渐进性强化区内小环形强化灶（脓肿形成）
- 急性细菌性乳腺炎
  - 哺乳期妇女多见
  - 临床可有发热、局部乳房明显红、肿、热、痛，周围血白细胞升高等表现，脓肿形成后多形成形态不规则之脓腔

肿瘤

- 乳腺癌
  - X 线上所表现的范围通常小于临床触诊
  - 病变密度通常高于浆细胞性乳腺炎
  - 增强 MRI 通常表现为快速明显强化肿块，时间 - 信号强度曲线呈Ⅱ、Ⅲ型

重点推荐文献

[1] 周毅，马丽华，黄其敏．浆细胞性乳腺炎的 X 线诊断分析 [J]．中国医学影像技术，2000，16：216-217．

[2] Lester SC． Differential diagnosis of granulomatous mastitis [J]． Breast J，2005，11：534-535．

[3] 罗志琴．浆细胞性乳腺炎钼靶 X 线诊断．放射学实践，2006，21：356-357.

[4] 吴林生，朱世亮，陈爱英，等。浆细胞性乳腺炎的超声诊断与探讨。中国超声诊断杂志，2002，3：720-722.

诊断与鉴别诊断精要

- 非妊娠、哺乳期青年妇女，常伴乳头凹陷等发育不良
- 乳晕深部肿块、生长缓慢；乳头溢液以多孔、透明或浑浊黄色浆液性为主
- X 线表现肿物周围假“毛刺征”；常被误诊为乳腺癌
- 乳晕及中央区肿块或限局性密度增高影内夹杂透亮区，增强 MR 乳导管扩张、管壁增厚强化，可形成脓肿或不均匀强化肿块

五、肉芽肿性乳腺炎

【概念与概述】

肉芽肿性乳腺炎（granulomatous mastitis，GM）又称乳腺肉芽肿或肉芽肿性小叶炎，又称特发性肉芽肿性乳腺炎，临床少见，是指乳腺内非干酪样坏死局限于小叶的肉芽肿性病变，查不到病原体，可能是自身免疫性疾病，与肉芽肿性甲状腺炎、肉芽肿性睾丸炎类似，常以乳腺无痛或疼痛性肿块就诊，常被误诊为乳腺癌

【病理与病因】

病理

- 大体标本：大小不等圆形或椭圆形肿块，质硬，表面似有包膜，切面实性，呈灰色伴黄色，部分实性肿块内见多发小脓腔
- 光镜观察：乳腺小叶结构内形成的肉芽肿，内由异物型多核巨细胞、上皮样细胞、嗜酸性粒细胞、中性粒细胞及淋巴细胞等构成
- 抗酸染色结核分枝杆菌阴性：镜检多数报告为慢性乳腺炎或炎性肉芽肿，部分区域脓肿形成

病因

- 不确切
- 可能是自身免疫性疾病。由乳汁引起的局部免疫现象及局部超敏非细菌性感染
- 可能与口服避孕药有关
- 也可能为感染、创伤、化学刺激引起的炎症，导管上皮破坏，腔内容物进入小叶间质引起肉芽肿反应

【临床表现】

- 好发于生育年龄、已婚经产妇女
- 主要表现为乳腺肿块，多无疼痛，质较硬与正常组织界限不清，也可有同侧腋下淋巴结肿大
- 发生于乳晕区以外其他部位
- 本病少见，易被忽视、误诊

【影像学表现】（图 5-1-5）

X 线表现

- 局限性不对称密度增高
- 非乳晕区片状或结节状边界模糊致密影

超声表现

- 较周围正常腺体不同的大片不均匀低回声
- 边缘不规则、边界不清肿块
- 病变内出现管状更低回声区

MRI 表现

- 边界模糊斑片、结节状混杂信号灶，主要为长 T1、长 T2
- 增强呈不同程度的渐进性强化为主，内可见多发小环形强化灶，腋窝淋巴结增大常见
- 时间 - 信号强度曲线缺乏特异性

推荐影像学检查

MR 增强检查、超声

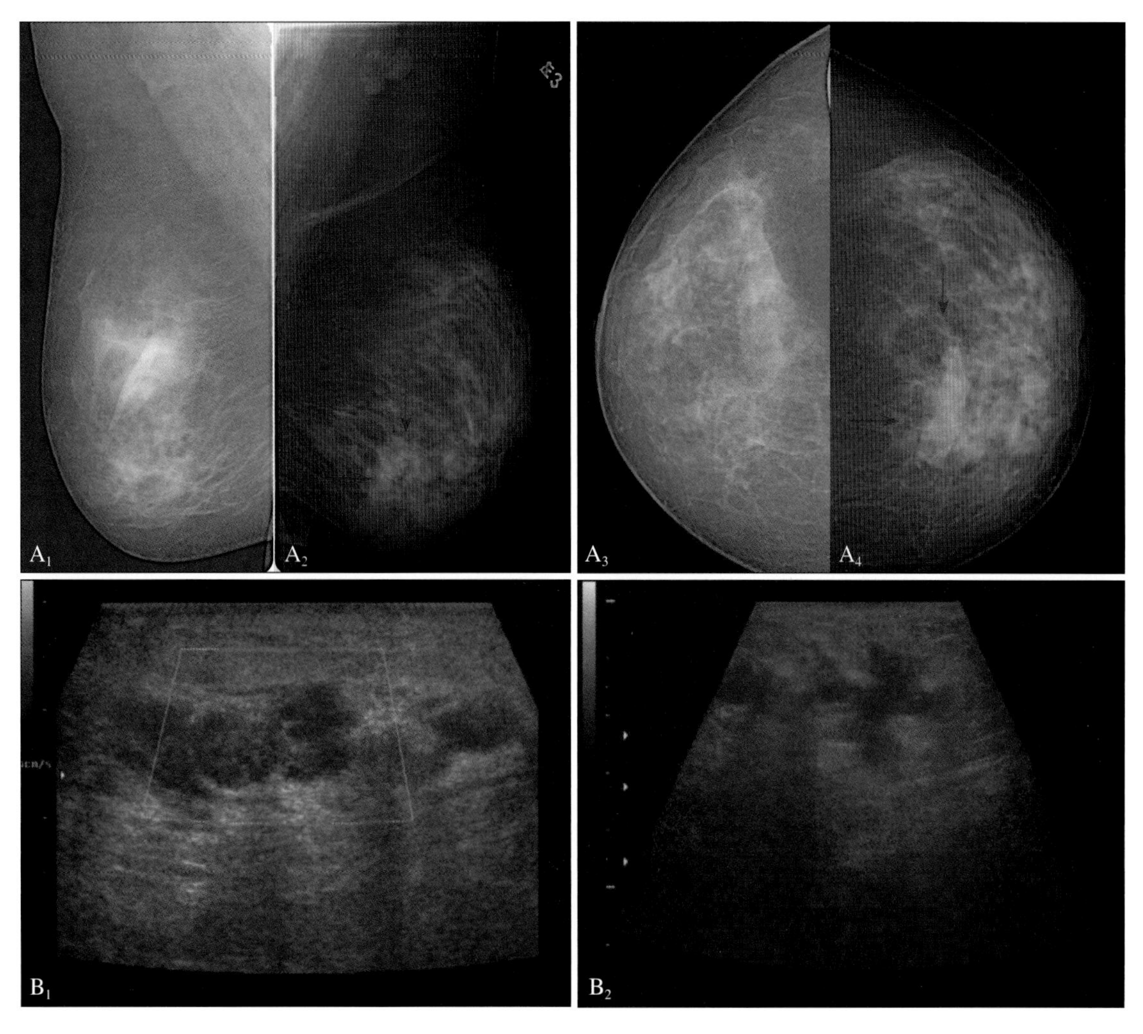

图 5-1-5　**肉芽肿性乳腺炎**

A（1-4）. 双乳内外斜位及头尾位：左乳内下象限不规则形态肿块影，边界模糊（箭头）；B（1-2）. 超声不规则形态肿块，回声不均匀，内见多发囊状更低回声

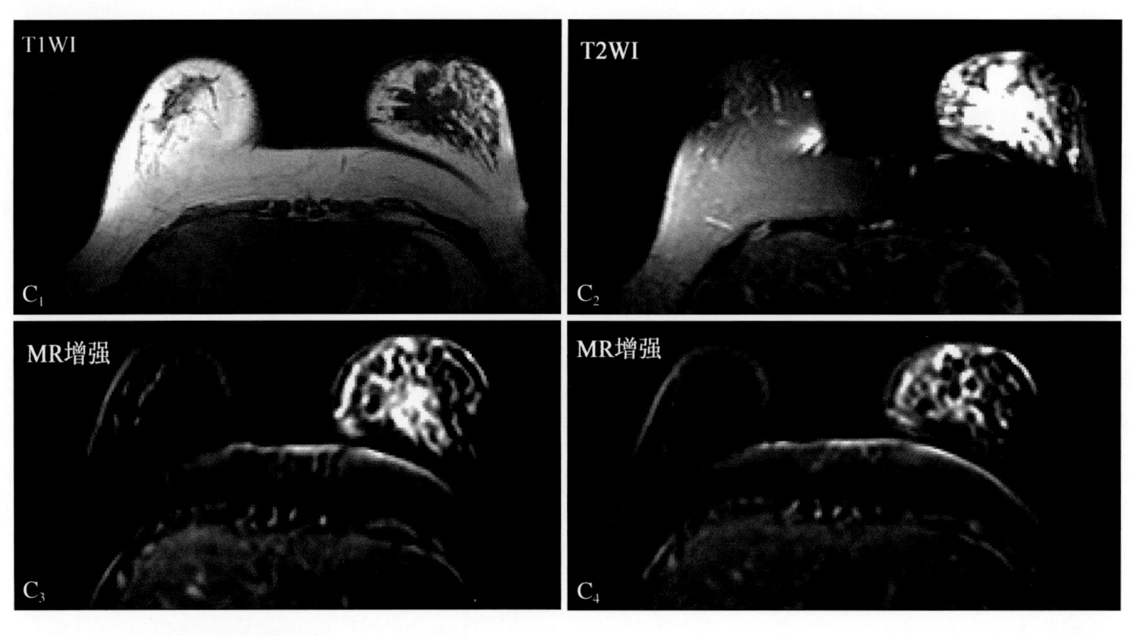

图 5-1-5 续 **肉芽肿性乳腺炎**

C（$_{1-4}$）. C_1 乳腺横断 T1WI 左乳内不规则形态病变，以低信号为主；C_2 为横断 T2WI 病变为明显高信号；C_3、C_4 为动态增强减影图像，改变呈不均匀强化病变内多发环形囊性强化灶

【鉴别诊断】

浆细胞性乳腺炎

- 生育年龄、已婚经产的非哺乳期妇女，乳晕、中央区肿块为主
- 常见乳头发育不良或乳头内陷
- 导管扩张，管壁增厚合并感染，脓肿形成

乳腺癌

- 临床表现与体征鉴别困难
- 影像检查发现炎性病变特征可帮助诊断

重点推荐文献

[1] 孔令伟，马祥君，高海凤.浆细胞性乳腺炎与肉芽肿性乳腺炎的鉴别和诊治.中华乳腺病杂志：电子版，2008，2（1）：103-106.

[2] Lester SC. Differential diagnosis of granulomatous mastitis [J]. Breast J，2005，11：534-535.

[3] Yilmaz E，Lebe B，Usal C，et al. Mammographic and sonographic findings in the diagnosis of idiopathic granulomatous mastitis. European radiology. 2001，11(11) 2236-2240.

[4] 张伟，高玉颖，刘鑫，等. 非特异性肉芽肿性乳腺炎的超声及X线表现. 中国临床医学影像杂志，2006，17（4）：208-210.

诊断与鉴别诊断精要

- 发生于乳晕区以外其他部位；主要表现为乳腺肿块，多无疼痛，质较硬与正常组织界限不清，也可有同侧腋下淋巴结肿大
- 乳头溢液不常见
- 增强 MRI 表现为不均匀、渐进性强化区内小环形强化灶（脓肿形成）

六、乳头乳晕炎

局限于乳头和乳晕部位

【病理与病因】

急性感染或慢性继发性感染所致。病原体多为金黄色葡萄球菌和不常见的链球菌感染所致

【临床表现】

急性发作局部有明显肿胀、疼痛和可能出现发热等症状

乳头充血、肿大、膨出

脓肿形成时，临床可触及硬块

【影像学表现】

X 线表现

- 乳头肿大，乳晕增厚，皮下静脉血管扩张、屈曲
- 乳晕后片状或整个乳房结构不清
- 炎性肿块部分边界模糊，呈圆形、椭圆形或花瓣形

【鉴别诊断】

乳头乳晕恶性肿瘤

- 乳头向内凹陷，形成漏斗征
- 乳晕与腺体间界限不分明，形成大导管征
- 乳晕后缘不光滑，形成毛刺状改变
- 容易合并恶性钙化灶等间接征象

乳晕肿块

- 良性肿块表面光滑、膨突，对周围组织产生推挤
- 恶性肿块外形不规则，牵拉周围组织，形成粘连

（张　伟　王慧颖）

诊断与鉴别诊断精要

- 局限于乳头和乳晕部位
- 乳头充血、肿大、膨出
- 影像表现无特异性
- 需要与乳头、乳晕恶性肿瘤、乳晕肿块鉴别

第 2 节　乳腺增生性疾病

【概念与概述】

乳腺增生性疾病（hyperplasia of breast）为一类以乳腺组织增生和退行性变为特征的病变，伴有上皮和结缔组织的异常组合

【病理与病因】

病理

- 病理分型包括囊性增生、小叶增生、腺病和纤维性病变
- 囊性增生包括囊肿、导管上皮增生、乳头状瘤、腺管型腺病和大汗腺样化生
- 囊肿由末梢导管扩张而成，单个或多个，大小不等，最大者直径可超过 5mm，小者如针尖

病因

- 主要为雌孕激素失调

【临床表现】

临床症状及体征

- 乳房胀痛和乳腺内多发性肿块为主
- 乳头溢液，水样、浆液性多见
- 症状常与月经周期有关

【影像学表现】（图 5-2-1）

X 线表现

- 乳腺内局限性或弥漫性片状、棉絮状高密度影或大小不等结节影，边界不清
- 浅淡、微小圆形钙化较常见，分布广泛且双乳并发
- 多发囊肿
  - 局限或弥散分布大小不等圆形或卵圆形等密度或低密度结节

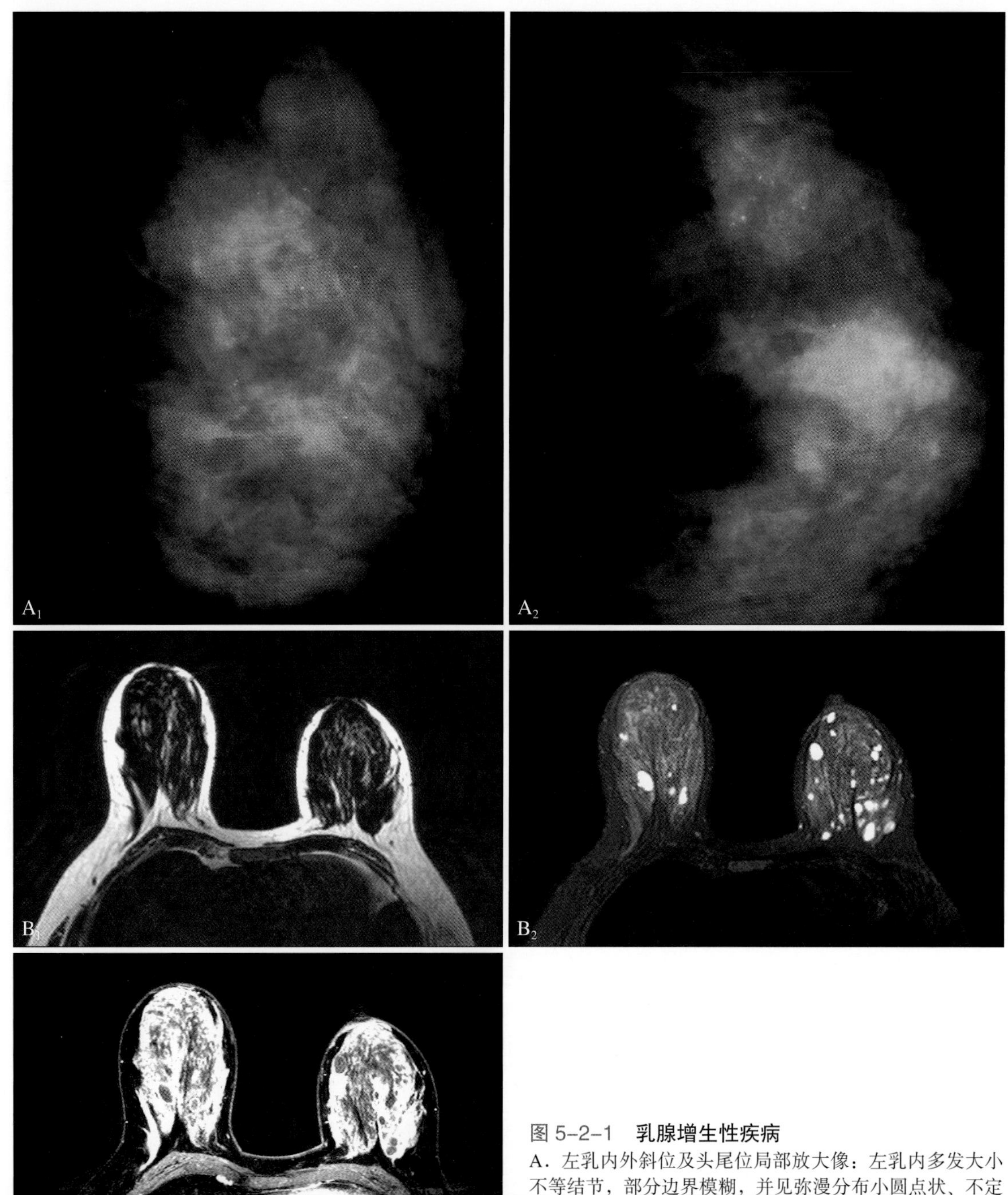

图 5-2-1 乳腺增生性疾病
A．左乳内外斜位及头尾位局部放大像：左乳内多发大小不等结节，部分边界模糊，并见弥漫分布小圆点状、不定型钙化；B．（B_1 左 T1WI、B_2 抑脂 T2WI、B_3 增强 T1WI）双侧乳腺腺体内多发长 T1、长 T2 圆形、椭圆形囊性病变，增强扫描见不均匀强化腺体内囊肿壁均匀强化

- 边缘光滑，相互挤压时，呈新月状改变或出现弧形压迹
- 边缘线样钙化（中心透亮环形钙化）或茶杯样钙化（tea-cup sign）为特征性表现

超声表现

- 乳腺腺体增厚、回声粗糙，多发结节
- 乳腺内多发囊肿

MRI 表现

- T1WI
  - 低或中等信号小结节及斑片影，与正常乳腺组织信号相似
  - 囊肿大部分呈低信号，少数呈高信号
- T2WI
  - 增生组织的含水量越高，信号越高

- 囊肿呈高信号
- 增强 T1WI
  - 多发或弥漫性小片状或大片状轻至中度的渐进性强化
  - 时间延长，强化程度和范围逐渐增高和扩大
  - 强化程度常与增生程度成正比，严重者可类似恶性病变
  - 囊肿一般无强化，但破裂或感染时，其囊壁可强化

CT 表现
- CT 增强表现
  - 乳腺组织片状或块状增厚
  - 内可见条索状低密度影
  - 密度略高于周围腺体
  - 囊肿为圆形或椭圆形水样密度区，密度均匀，无强化

推荐影像学检查
- 乳腺 X 线检查对微小钙化较敏感
- 超声检查对囊性肿块诊断准确
- MR 增强显示乳腺背景及囊性病变范围、程度，对鉴别诊断有意义

【鉴别诊断】

乳腺增生症表现为片状密度增高影时，需与以下疾病鉴别
- 乳腺癌
  - 常伴病变区及其周围乳腺结构紊乱、扭曲
  - 区段性分布不规则性、细小多形性、杆状、线状微钙化灶
  - 局部皮肤增厚、内陷等其他恶性征象
- 非哺乳期乳腺炎
  - 生育年龄、已婚经产的非哺乳期妇女
  - 乳晕后区常见
  - 局部皮肤水肿增厚，逐渐向周围正常皮肤延伸
  - 临床触诊乳腺局部皮温升高

乳腺增生症表现为结节时，需与以下疾病鉴别
- 乳腺癌（肿块型）
  - 不规则形或分叶形状高密度肿块
  - 边缘可见长短不一毛刺
  - 常伴有钙化
- 乳腺纤维腺瘤
  - 圆形或类圆形
  - 多为稍高密度
  - 边缘光滑锐利，邻近腺体受压移位
  - 肿块边缘或中心见粗颗粒状、斑点状、大块状钙化

（张　伟　王慧颖）

诊断与鉴别诊断精要

- 影像表现为局限性或弥漫性片状、棉絮状或大小不等的结节影，边界不清，轻度强化
- 乳腺内多发囊肿
- 双侧多发者较为常见

重点推荐文献

[1] 鲍润贤 . 中华影像医学乳腺卷 . 北京：人民卫生出版社，2002，68.

[2] Tavassol iFA，Norris HJ.A Comparison of the Results of Longterm Follow-up for Atypical Intraductal Hyperplasia and Intraductal Hyperplasia of the Breast [J]. Cancer，1990，65（3）：518-529.

[3] 郭钟行 . 乳腺增生症与乳腺癌 . 国外医学肿瘤分册，1986，（6）：331.

[4] 杜红文，张蕴 . 乳腺疾病影像诊断学 . 西安：陕西科技出版社，2003，69.

[5] DiPiro PJ，Gulizia JA，Lester SC，et al. Mammographic and SonoGraphic Appearances of Nodular Adenosis[J].Am J Roentgenol，2000，175（1）：31-34.

第3节 乳腺腺病

【概念与概述】

乳腺腺病（adenosis of breast）是指乳腺小叶内末梢导管或腺泡数目增多伴小叶内间质纤维组织增生而形成一种良性增生性病变

【病理与病因】

病理

- 在小叶增生的基础上发生，可与囊性增生病伴发
- 依其不同发展阶段分为腺泡型腺病和硬化型腺病
- 硬化型腺病可形成边界清楚肿块或结构扭曲，与乳腺癌鉴别困难

病因

- 一般认为和内分泌紊乱及精神因素有关。即可能与卵巢功能紊乱、雌激素与孕激素比例失调、黄体素分泌减少、雌激素、泌乳素分泌增多，导致乳腺组织增生而发病

【临床表现】

年龄

- 多见于 30 ~ 40 岁女性

临床症状及体征

- 乳腺局限性肿块或结节
- 月经周期相关的乳房疼痛

【影像表现】（图 5-3-1）

X 线表现

- 整个乳腺或多个象限弥漫性多发小结节或片状密度增高
- 结节直径 2 ~ 4mm，边缘尚清

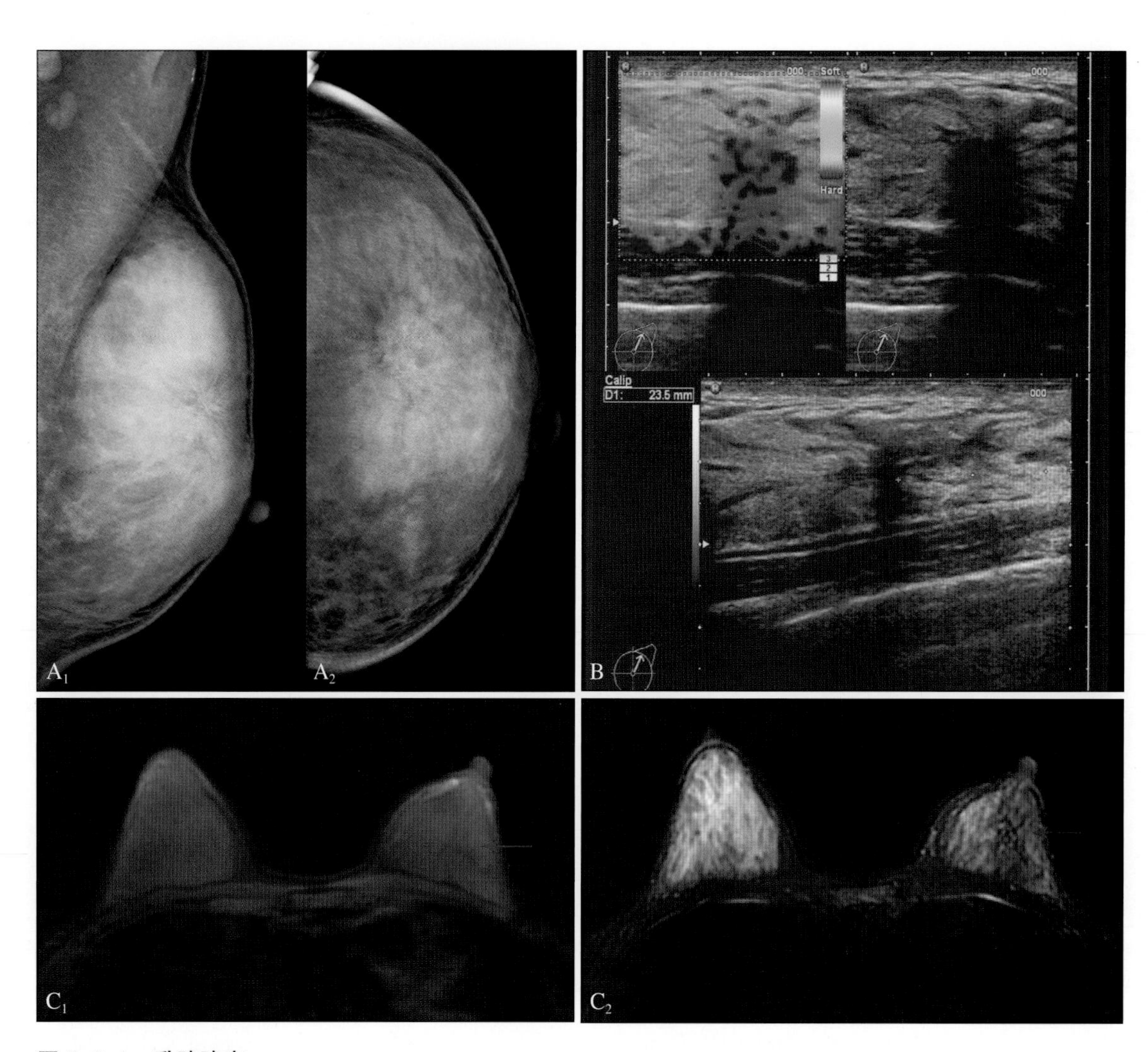

图 5-3-1 乳腺腺病

A．左乳内外斜位及头尾位：左乳上象限星芒状结构扭曲；B．超声：病变形态不规则，弹性指数为 1，未见明显血流；C．（C_1．抑脂 T1WI，C_2．抑脂增强 T1WI）左乳中央区星芒状结构扭曲，增强未见明显强化

- 结构扭曲
- 可出现钙化
  - 大部分钙化为簇状分布
  - 钙化数量较少
  - 无定形钙化是最常见的钙化形态

超声表现

- 腺体增厚呈带状不均质强回声，其内有明亮的网状及索条状纤维组织
- 病变为多灶、形态不规整的弱低回声结节

MRI 表现

- T1WI：低或中等信号小结节及斑片影
- T2WI：增生组织的含水量越高，信号越高
- 增强 T1WI：多发或弥漫性小片状或小结节状渐进样强化

推荐影像学检查

- 乳腺 X 线摄影对微钙化较敏感
- 超声：显示致密乳腺内结节的形态、边缘与血流，帮助鉴别囊实性
- MR 增强检查对显示乳腺本底与病变鉴别有帮助

【鉴别诊断】

硬化性腺病需与以下疾病鉴别

- 乳腺癌
  - 一般为单侧孤立高密度病灶
  - 边缘或部分边缘模糊，见长短不一毛刺
  - 区段性、线性分布的多形性、杆状、分枝状微钙化
  - 可伴皮肤增厚和（或）局部凹陷、乳头内陷和漏斗征等恶性征象

重点推荐文献

[1] Gunhan Bilgen I，Memis A，Bston EE，et al.Sclerosing Adenosis：Mammographic and Ultrasonographic Findings with Clinical and Histopathological Correlation[J].EJR，2002，44（3）：232-238.

[2] Haagensen CD．Diseases of the Breast [M].Philadelphia：WB Saunders，1986.106-117.

[3] Jensen RA，Page DL，Dupont WD，et al.Invasive Breast Cancer Risk in Women with Sclerosing Adenosis[J]. Cancer，1989，64（10）：1977-1983.

[4] Gill HK，Ioffe OB，Berg WA． When is a Diagnosis of Sclerosing Adenosis Acceptable at CoreBiopsy?[J]. Radiology，2003，228（1）：50-57.

[5] DiPiro PJ，Gulizia JA，Lester SC，etal.Mammographic and Sonographic Appearances of Nodular Adenosis[J]. Am J Roentgenol，2000，175（1）：31234.

（张 伟 王慧颖）

诊断与鉴别诊断精要

- 乳腺局限性肿块或结节；月经周期相关的乳房疼痛
- 结构扭曲；可出现钙化，大部分钙化为簇状分布，无定形钙化是最常见的钙化形态
- 硬化型腺病可形成边界清楚肿块或结构扭曲，与乳腺癌鉴别困难

第 4 节 乳腺纤维腺瘤

【概念与概述】

乳腺纤维腺瘤（fibroadenoma）是最常见的乳腺良性肿瘤，是由乳腺纤维组织和腺管两种成分增生共同构成的良性肿瘤

- 按照腺上皮和纤维组织的比例，分为纤维腺瘤、腺纤维瘤和腺瘤，纤维腺瘤常见

【病理与病因】

病理

- 纤维组织增生显著时，可压迫其中腺管呈分支状裂隙
- 常伴有其他乳腺增生性病变

病因

- 与乳腺组织对雌激素的反应过强有关

【临床表现】

年龄

- 最常见于 15 ～ 35 岁青年妇女

临床症状及体征

- 乳腺单侧或双侧发病，多发者占 15% ～ 20%。
- 直径多小于 3cm，表面光滑，质地韧，活动度好，与皮肤无粘连。
- 多不伴疼痛及其他不适

【影像学表现】

X 线表现（图 5-4-1）

- 圆形、卵圆形或分叶状等密度或稍高密度肿块，边界清，边缘光滑
- 邻近腺体受压移位，周围可有薄层晕环
- 部分肿块边缘或中心见粗颗粒状、斑点状、大块状钙化

超声表现

- 圆形或卵圆形肿块，横径常大于纵径，有光滑清晰包膜
- 肿块内呈均匀低回声，后方回声正常或轻度增强，可见侧方声影
- 肿块内含有粗大强光点回声 -- 钙化，后方可见声影

MR 表现

- T1WI：圆形、卵圆形或分叶状低信号或中等信号肿块，边界清
- T2WI
  - 肿块纤维成分含量多时呈低信号；水及细胞含量多的纤维腺瘤呈高信号
  - 肿块内部出现低或中等信号分隔为特征性表现
  - 钙化区无信号
- 增强 T1WI
  - 表现多样、可为无强化、轻度或显著强化
  - 多数为缓慢渐进性的均匀强化或由中心向外围扩散的离心样强化
  - 少数者，如黏液性腺性纤维腺瘤亦可呈快速显著强化

CT 表现

- CT 平扫
  - 圆形，卵圆形或分叶状肿块，轮廓整齐，边缘光滑
  - 等或稍高密度、瘤内可见钙化
- CT 增强
  - 一般呈轻、中度均匀持续强化
  - 少数血供较丰富的纤维腺瘤亦可呈明显强化

推荐影像学检查

- X 线、超声检查对诊断有价值；MR 增强检查对确认诊断有帮助

【鉴别诊断】

恶性病变

- 边界清楚导管癌
  - 高密度肿块、质硬，可合并细小钙化
  - MRI、CT 增强扫描，乳腺癌信号强度或密度趋向于快速明显增高且快速减低，强化方式多由边缘向中心渗透，肿块内部强化不均，MRI 时间 - 信号强度曲线以Ⅱ、Ⅲ型为主
- 髓样癌：触诊较软，部分大的病灶（＞ 3cm）常呈分叶状，密度较高，X 线上边缘可为浸润性或小分叶
- 黏液腺癌：常见于绝经后妇女，病程长，肿块生长缓慢且体积大。MR 成像 T2WI 呈特征性的极高信号，强化多不明显
- 叶状肿瘤：中年妇女居多，平均年龄 45 岁左右。肿块多较大，边缘光滑锐利，呈分叶状

乳腺良性病变

- 乳腺增生症

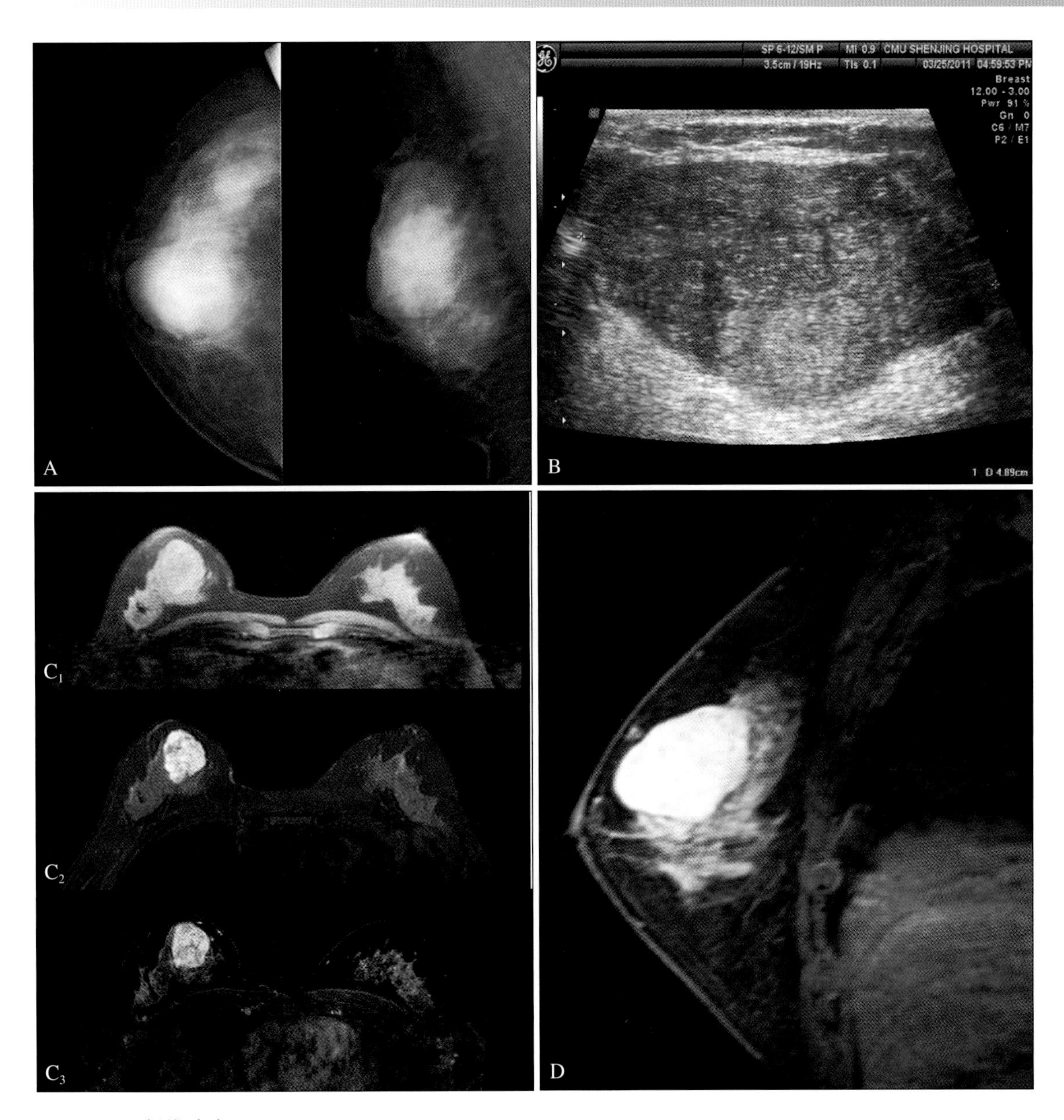

图 5-4-1 **纤维腺瘤**

A．右乳头尾位及内外斜位：右乳上象限偏内侧见椭圆形肿块影，边界清楚，邻近腺体受压移位；B．超声：卵圆形肿块，横径常大于纵径，有光滑清晰包膜；C．横断 MR 增强（C_1：抑脂 T1WI、C_2 抑脂 T2WI、C_3 增强）；D．矢状增强 T1：右乳肿块边界清，其内见未强化间隔

- 影像表现为局限性或弥漫性片状、棉絮状或大小不等的结节影，边界不清，轻度强化
- 双侧多发者较为常见

● 乳腺囊肿

- X 线片上为等密度或略低密度边界清晰的圆形肿块，常多发
- 超声鉴别囊实性，可确诊
- MRI 成像囊肿呈典型的长 T1、长 T2 信号，增强后无强化

重点推荐文献

[1] Hochmall MG, Orel SG, Pewell CM, et a1. Fibroade-nomas：MR imaging appearances with radiologic-histopathologic correlation. Radiology，1997，204：123-129.

[2] 汪晓红，耿道颖，顾雅佳，等. 动态增强 MRI 鉴别乳腺良恶性病变的价值. 放射学实践，2005，20：662-666.

[3] Evans WP. Breast masses：appropriate evaluation (Review). Radio1 Clin North Am，1995，33：1085-1108.

[4] Orel SG，Schnall MD，LiVolsi VA，et a1. Suspicious breast lesions：MR imagins with radiologic-pathologic correlation. Radiology，1994，190：485-493.

[5] Guerrero MA，Ballard BR，Grau AM.Malignant phyllodes tumor of the breast：review of the literature and case report of stromal overgrowth.Surg Oncol，2003，12：27-37.

（张 伟 王慧颖）

诊断与鉴别诊断精要

- 最常见的乳腺良性肿瘤；好发于 15 ~ 35 岁青年妇女
- 圆形、卵圆形或分叶状肿块，边界清，边缘光滑；部分肿块边缘或中心见粗颗粒状、斑点状、大块状钙化
- X 线、超声检查对诊断有价值；MR 增强检查对确认诊断有帮助

第 5 节 乳腺导管内乳头状瘤

【概念与概述】

导管内乳头状瘤（intraductal papilloma）是发生于乳腺导管上皮的良性肿瘤，常发生于乳晕区大导管，导管内膜增生突入导管内呈乳头状。多为单发，亦可多发，多发性乳头状瘤或称乳头状瘤病

【病理与病因】

病理

- 瘤体甚小，常带蒂并有许多绒毛，血管丰富且壁薄、质脆，极易出血
- 病变大导管明显扩张，内含淡黄色或棕褐色液体

病因

- 可能与卵巢功能失调有关。雌激素水平增高、孕激素水平降低

【临床表现】

可发生于任何年龄，40 ~ 50 岁常见。单个或多个乳孔溢液，可为血性、浆液性、血性浆液性；乳晕区内扪到数毫米大小、质软、可被推动的肿块，轻按可从乳头排出血性溢液

【影像学表现】（图 5-5-1）

X 线表现

- 乳腺 X 线摄影
  - 常无阳性发现
  - 病变较大时在 X 线片可表现为肿块
  - 肿块内偶尔可见小的颗粒状钙化
- 乳腺导管造影
  - 乳导管突然中断，断端呈光滑杯口状
  - 导管内可见光滑圆形或卵圆形充盈缺损
  - 近端导管扩张，管壁光滑整齐

超声表现

- 扩张、无回声的导管腔内见不规则的中等回声、低回声结节
- 乳头状瘤也可为中等回声，表面光滑，形状规整，直径多在 1cm 左右或更小
- 乳腺导管不扩张时较难发现肿物

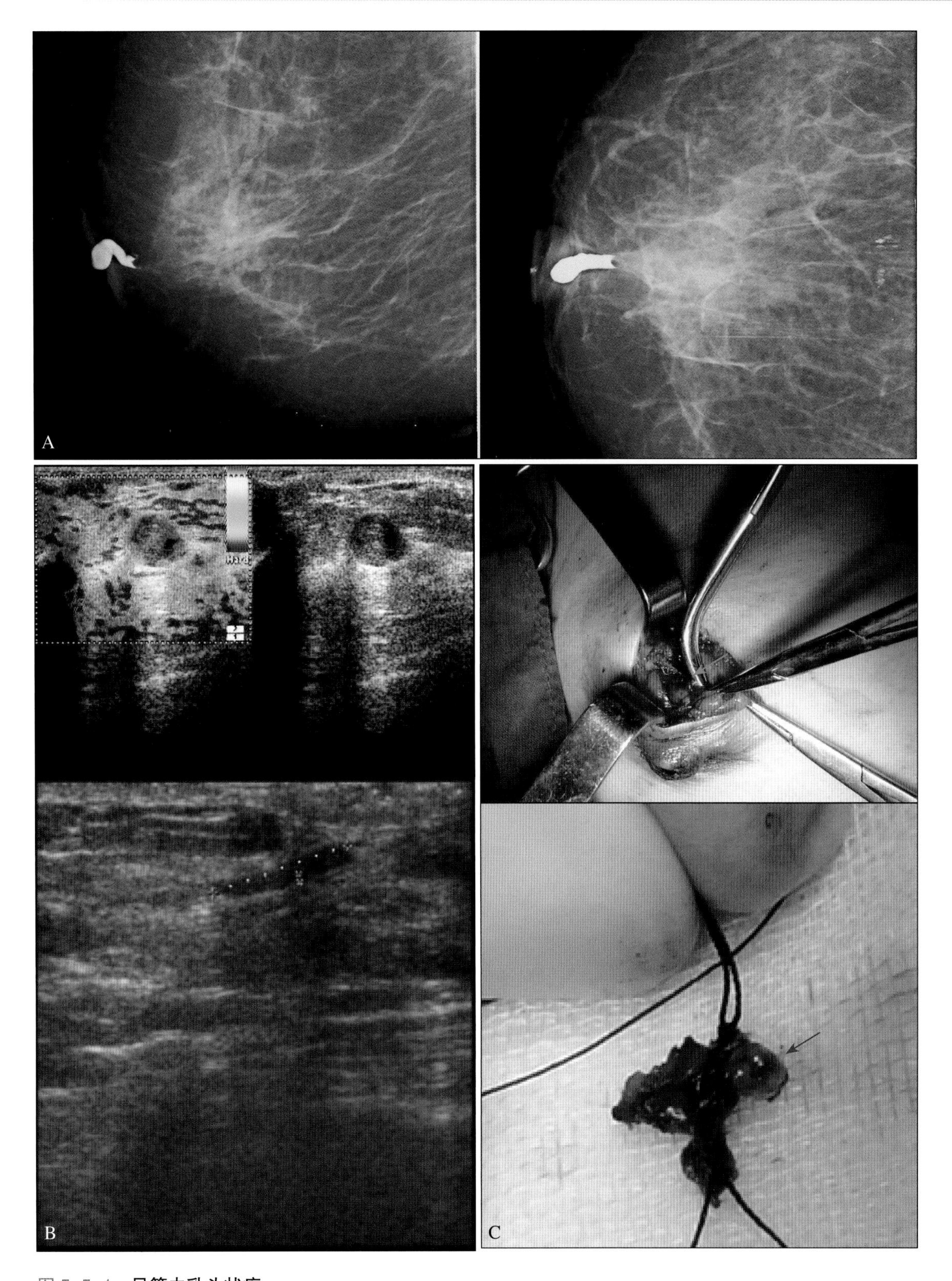

图 5-5-1 **导管内乳头状瘤**

A．右乳乳导管造影：大导管内杯口状充盈缺损，边界清；B．超声显示导管扩张，管腔内见低回声结节；C．术中及切除标本

乳腺导管内镜

- 导管扩张、管腔内乳头状结节及腔内出血或浆液

MR 表现

- T1WI
  - 瘤体为低或中等信号结节，形态规则
  - 亦可无阳性所见
- T2WI
  - 瘤体为稍高信号结节
  - 扩张积液的导管为高信号
- 增强 T1WI
  - 乳头附近明显强化的结节
  - 时间 - 信号强度曲线缺乏特异性

推荐影像学检查

乳腺导管造影及乳腺导管内镜

【鉴别诊断】

肿瘤

- 乳腺导管内乳头状癌
  - 血性溢液多见，常合并肿块
  - 乳腺导管造影显示中断导管断端不整齐，导管壁破坏、僵硬或合并钙化或肿块
  - 乳头出现糜烂疑为湿疹样癌时，应作乳头糜烂区的刮片细胞学检查

良性

- 乳腺导管扩张症或乳腺囊性增生
  - 常有先天性乳头凹陷或发育畸形
  - 溢液为双侧多孔，可呈乳汁样、浆液样、脓血性或血性
  - 大导管明显扩张，导管粗细不均匀

重点推荐文献

[1] Al Sarakbi W，Worku D，Escobar PF，et al. Breast papillomas：current management with a focus on a new diagnostic and therapeutic modality［J］. Int Semin Surg Oncol，2006，3：1.

[2] 曾莉，牛桂华，葛金梅，等. 乳腺导管造影对乳头溢液性疾病的诊断价值［J］. 实用放射学杂志，2008，24（9）：1249-1252.

[3] 张惠霞，韩保卫，黄永红，等. 乳腺导管造影的 X 线分析及临床应用［J］. 实用放射学杂志，2007，23（3）：1243-1244.

[4] Rovno HD，Siegelman ES，Reynolds C，et al. Solitary intraductal papilloma：findings at MR imaging and MR galactography［J］. AJR，1999，172（1）：151-155.

[5] Kramer SC，Rieber A，Gorich J，et al. Diagnosis of papillomas of the breast：value of magnetic resonance mammography in comparison with galactography［J］. Eur Radiol，2000，10（11）：1733-1736.

[6] 鲍润贤. 中华影像医学：乳腺卷［M］. 北京：人民卫生出版社，2002：54.

（张 伟 王慧颖）

诊断与鉴别诊断精要

- 单个或多个乳孔溢液，可为血性、浆液性、血性浆液性
- 扩张、无回声的导管腔内见不规则的中等回声、低回声结节
- 乳腺导管造影及乳腺导管内镜为最佳检查方法
- 影像表现上与导管内乳头状癌鉴别困难，导管内乳头状癌在乳腺导管造影显示中断导管断端不整齐，导管壁破坏、僵硬或合并钙化或肿块

第 6 节　乳腺脂肪瘤

【概念与概述】

脂肪瘤（lipoma）是一种由无异质性的成熟脂肪细胞构成的良性肿瘤。乳腺脂肪瘤指发生于皮下脂肪、乳腺小叶间脂肪或深层肌肉内脂肪组织的脂肪瘤

【病理与病因】

- 为乳腺最常见的间叶性肿瘤
- 有包膜的圆形或盘状灰黄色肿瘤，类似正常脂肪，一般直径＜ 5cm
- 显微镜下细胞形态及组织结构与周围正常脂肪组织相似，但有包膜
  - 可见分叶状结构
  - 会出现脂源性肉芽肿、脂肪囊肿和钙化等继发性改变
  - 可出现与身体其他部位类似的脂肪瘤亚型，如梭形细胞脂肪瘤、冬眠瘤、细胞性血管脂肪瘤和软骨脂肪瘤
  - 脂肪瘤实质内混杂有正常的腺体结构，即腺脂肪瘤

【临床表现】

- 可发生于任何年龄，但常见于中老年女性，多见于乳房丰满、肥胖者
- 表现为单发、无痛、缓慢生长的质软包块，部分患者以单侧乳房增大就诊

【影像学表现】（图 5-6-1）

X 线表现（图）

- 圆形或椭圆形（少数为分叶状）脂肪密度肿块
- 形态规则，边缘清楚、光滑，有完整包膜，周围腺体组织受压移位
- 如 X 线显示病变密度低且不均匀，应加做病变局部点压片，以排除周围乳腺组织重叠因素的影响

CT 表现

边界清楚且与皮下脂肪相同肿块

MR 表现

- 在 T1WI 及 T2WI 上均表现为边界清楚、包膜完整高信号肿块，脂肪抑制序列显示为低信号
- MR 增强扫描显示病变无强化或轻度强化

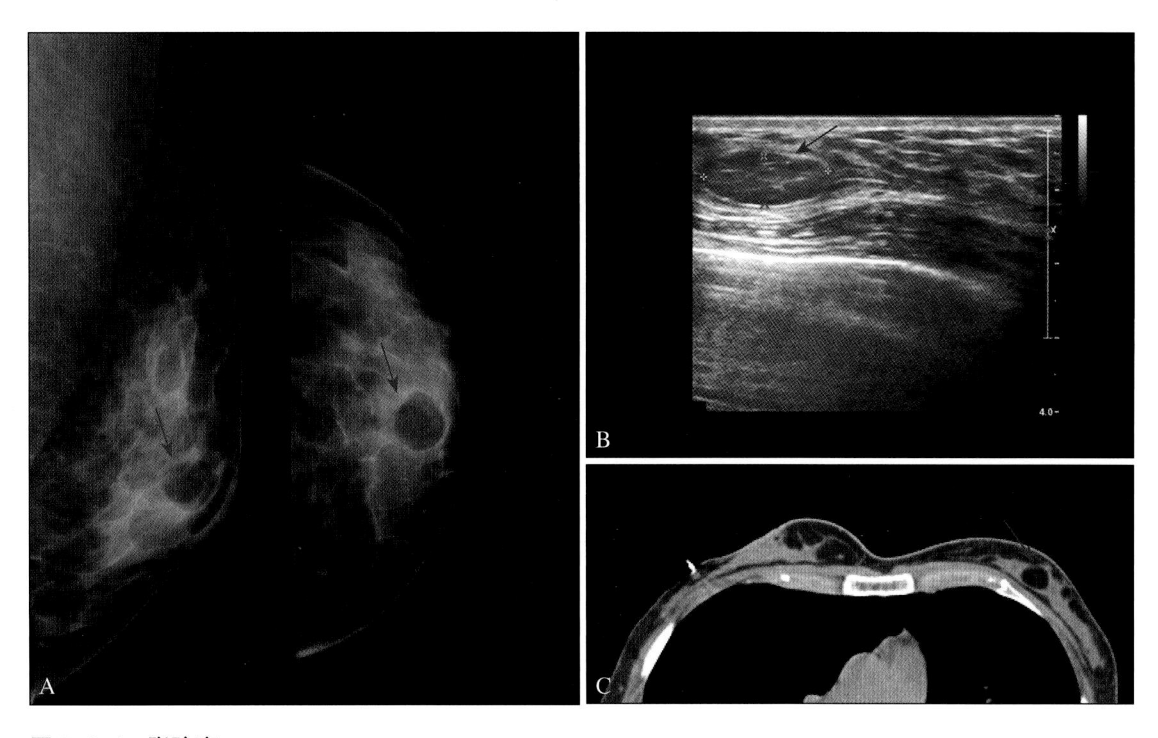

图 5-6-1　**脂肪瘤**

A．左乳内外斜位及头尾位左内下象限边界清楚的脂肪密度肿块；B．超声：左乳内边界清楚椭圆形肿块，包膜完整；C．胸部 CT 平扫示左乳内脂肪密度肿块

超声表现

- 肿块边缘规则、清楚，表面光整，并有菲薄完整包膜
- 内部为均匀中强回声，较周围脂肪组织稍高，无后方声影
- 瘤体周边及内部均无血流信号

推荐影像学检查

乳腺 X 线摄影：包膜完整含脂肪密度肿块即可确诊

【鉴别诊断】

脂肪为主型的错构瘤

- 罕见，发病率低
- 以脂肪密度为主，内仍可见到少量等密度的纤维腺体组织影，局部点压摄影、超声或 MR 检查有助于显示病变内纤维腺体成分

低密度积乳囊肿

- 发病年龄较脂肪瘤小，多为 25 ～ 40 岁，多有产后乳腺炎或积乳史
- 病史较短者触诊有囊性感；病史较长触诊质硬。而脂肪瘤触诊质软
- 超声显示边缘清楚的均质低回声或无回声区，脂肪瘤多为回声均匀且较周围脂肪组织稍高，为实质性。超声对囊、实性病变的鉴别具有特异性

创伤后含油囊肿（oil cyst）

- 明确的外伤史；单发或多发
- 典型 X 线特征：病变呈脂肪密度，圆形或椭圆形，囊壁薄而均匀并可见弧形或环形钙化
- 囊肿周围可见数量不等的纤维条索，可有局部皮肤增厚
- 超声检查呈圆形或椭圆形低回声区，边缘清楚，后方声影减弱

重点推荐文献

[1] 张蕴、杜红文，等 . 乳腺钼靶 X 线低密度病变的诊断与鉴别诊断，中国医学影像学杂志，2004，(12) 4：278-280.

[2] 龚西马俞，丁华野 . 乳腺病理学 . 北京：人民卫生出版社，2009.

（张 伟 许 东）

诊断与鉴别诊断精要

- 中老年妇女，以乳房肿块或单侧乳房增大就诊
- 病史较长。触诊多为单发、无痛的质软包块
- X 线多表现为圆形或椭圆形脂肪密度肿块，边缘清楚、光滑，周围腺体组织呈受压移位改变
- 超声对囊实性病变的鉴别有优势

第 7 节 乳腺错构瘤

【概念与概述】

乳腺错构瘤（hamartoma of breast）是由不同含量的脂肪组织、纤维组织、乳腺导管和乳腺小叶组织组成的瘤样病变，是临床上比较少见的特殊类型的乳腺良性肿瘤

【病理与病因】

病因

- 乳腺错构瘤发病原因不明
- 有文献报道称是乳房胚芽迷走或异位，或胚芽部分发育异常致使乳腺正常结构成分紊乱所致

- 本病多发生在分娩后和绝经早期，有学者认为可能与影响乳腺组织生长的内分泌改变有关

病理

- 大体病理
  - 圆形或扁圆形肿物，表面有薄包膜（纤维假包膜）
  - 含多量纤维组织者切面呈白色或灰色，质韧；含脂肪多者则呈黄色或灰黄色颗粒状，质软
- 显微镜下特征
  - 肿瘤由上皮和间叶两种成分以不同比例混合而成
  - 上皮成分可近似正常乳腺结构或萎缩的乳腺小叶；或乳腺结构不良、囊肿及大汗腺样化生
  - 间叶成分中由于脂肪、纤维和腺体比例不同，病理学上可分为 3 个亚型
    - 以乳腺小叶为主者为腺性错构瘤
    - 以脂肪组织成分为主者为脂肪性错构瘤
    - 以纤维组织成分占优势者为纤维性错构瘤

【临床表现】

临床症状及体征

- 脂肪成分居多的错构瘤多无自觉症状；纤维组织成分居多的错构瘤多数以乳腺肿块就诊
- 触诊为圆形或椭圆形肿块，边界清楚，活动度大，软硬不一，皮肤无粘连；一般肿块直径在 5.0cm 左右，也可达 20.0cm
- 多发生在中年妇女。预后良好，尚无恶变的报告

【影像学表现】（图 5-7-1）

多位于外上象限和乳晕后区，呈圆形、椭圆形或分叶状肿块，大多边界清楚、边缘光滑，周围假包膜。肿块呈局限性膨胀性生长，邻近腺体组织受压移位

X 线表现

- 以脂肪成分为主：低密度肿块内见致密影，瘤体密度不均匀，包膜完整。在乳腺结构不良的背景下极易漏诊
- 以腺体、纤维成分为主：肿块边缘光滑锐利，致密瘤体中见到小的透亮区，呈蜂窝状，包膜下可见透亮带
- 周围纤维腺体组织受压移位；个别瘤体内可见小囊状钙化或条状钙化

MRI 表现

- 脂肪成分居多时，肿块在 T1WI 及 T2WI 中以高信号为主，混杂有等及低信号影
- 纤维腺体成分居多时，T1WI 及 T2WI 以等低信号为主，混杂有高信号
- 脂肪抑制序列上，原高信号减低

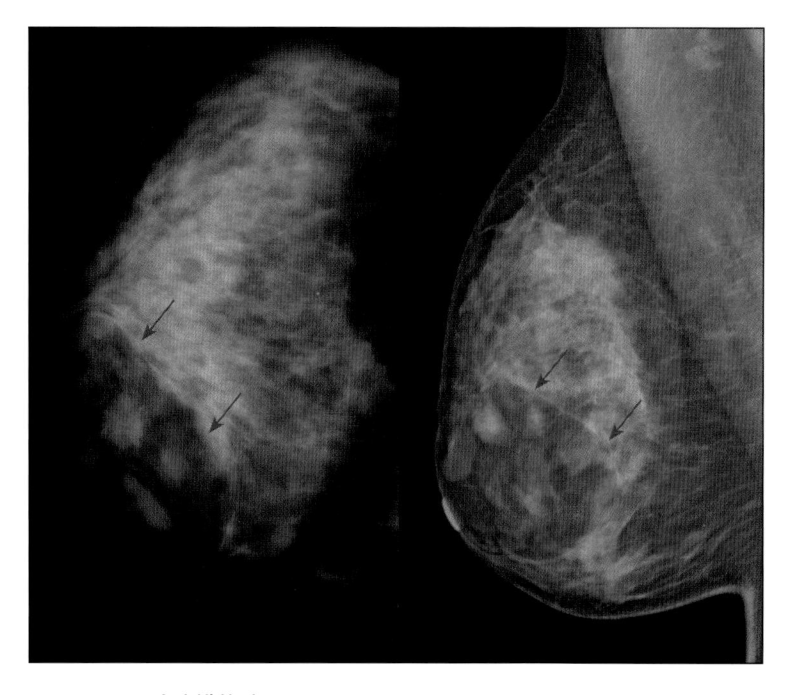

图 5-7-1 **乳腺错构瘤**

右乳内外斜位及头尾位摄影：右乳内下象限完整包膜混杂密度肿块，主要以脂肪密度为主

超声表现

- 脂肪成分居多时，回声偏低，回声细腻
- 纤维成分居多时，回声偏中等强化，回声粗糙

推荐影像学检查

X 线结合超声检查，必要时 MR 检查

【鉴别诊断】

脂肪瘤

脂肪瘤以脂肪密度为主，见少量纤维间隔，无纤维腺体实质成分。脂肪为主型的错构瘤以脂肪密度为主，其内少量中等密度纤维腺体组织影，被错认为与脂肪瘤重叠的腺体组织影，所以易与脂肪瘤混淆。关键鉴别点是病变密度是否均匀。局部点压、CT 或 MR 检查均有助于显示病变内结构和密度

低密度积乳囊肿

发病年龄较瘤小，25 ~ 40 岁；多有明确的产后乳腺炎或积乳史；病史较短者，触诊有囊性感；病史较长，触诊质硬。超声显示边缘清楚的均质低回声区，后方声影减弱。超声检查对囊、实性病变的鉴别具有特异性

创伤后含油囊肿

明确的外伤史；单发或多发；典型 X 线表现为含脂肪密度的肿块性病变，圆形或椭圆形，壁薄、均匀呈中等密度的线环形影并可见弧形或环形钙化；创伤后含油囊肿周围见数量不等纤维条索，局部皮肤增厚。超声呈圆形或椭圆形低回声区，边缘清楚，后方声影减弱

重点推荐文献

[1] 张蕴，杜红文，等．乳腺钼靶 X 线低密度病变的诊断与鉴别诊断．中国医学影像学杂志，2004，12（4）：278-280.

[2] 龚西马俞，丁华野．乳腺病理学．北京：人民卫生出版社，2009.

（张 伟 许 东）

诊断与鉴别诊断精要

- 错构瘤是由不同含量的纤维腺体、脂肪组织组成的瘤样病变。可无临床症状。部分患者以乳腺肿块就诊，圆形或椭圆形，边界清楚，活动度大，软硬不一，无皮肤粘连
- 根据纤维腺体等乳腺实质与脂肪的比例不同，X 线、超声、MRI 上影像表现不一
- X 线典型表现为高、低不等的混杂密度肿块，被光滑锐利线样包膜包裹，周围纤维腺体组织呈受压移位改变
- 对于 X 线鉴别困难的病例，超声、CT、MR 进一步检查可以鉴别诊断

第 8 节 乳腺血管瘤

【概念与概述】

血管瘤（breast hemangioma）是一种由成熟血管构成的良性肿瘤，有人认为是血管畸形

【病理与病因】

一般特征

- 由血管组织构成的先天性良性血管畸形
- 多位于皮下或表浅腺体实质内，局部皮肤表面呈紫色，高出皮肤
- 可单发，也有多发；无包膜，界限清楚
- 外伤诱因下可迅速生长，有随乳房发育而不断生长并发展到深部组织趋势

根据组织结构、形态特点可分为海绵状、毛细血

管型、静脉型及小叶周围型等亚型，以海绵状血管瘤多见。病因尚不明确。多见于成年女性

大体病理及手术所见

境界清楚的肿块，大小 0.5 ～ 2cm，部分有非肿瘤性的营养血管

显微镜下特征

海绵状血管瘤是内皮细胞增生构成的血管迂曲、扩张并汇集一处而成，范围较大或形成团块样结构。可见纤维分隔，有时可见静脉石

【临床表现】

- 临床少见，多为偶然发现，生长缓慢，无不适感
- 极少形成临床可触及的包块，边缘光滑、质软可压缩，有囊性感，活动度好，无压痛，穿刺可抽出血性液
- 海绵状血管瘤常位于皮下引起皮肤色泽改变。皮肤表面多可见紫色或红色肿块

任何年龄段均可发生，多见于成年女性。预后良好

【影像表现】（图 5-8-1）

常位于皮肤及皮下组织。临床上局部皮肤色泽改变者，组织学上多为海绵状血管瘤，诊断相

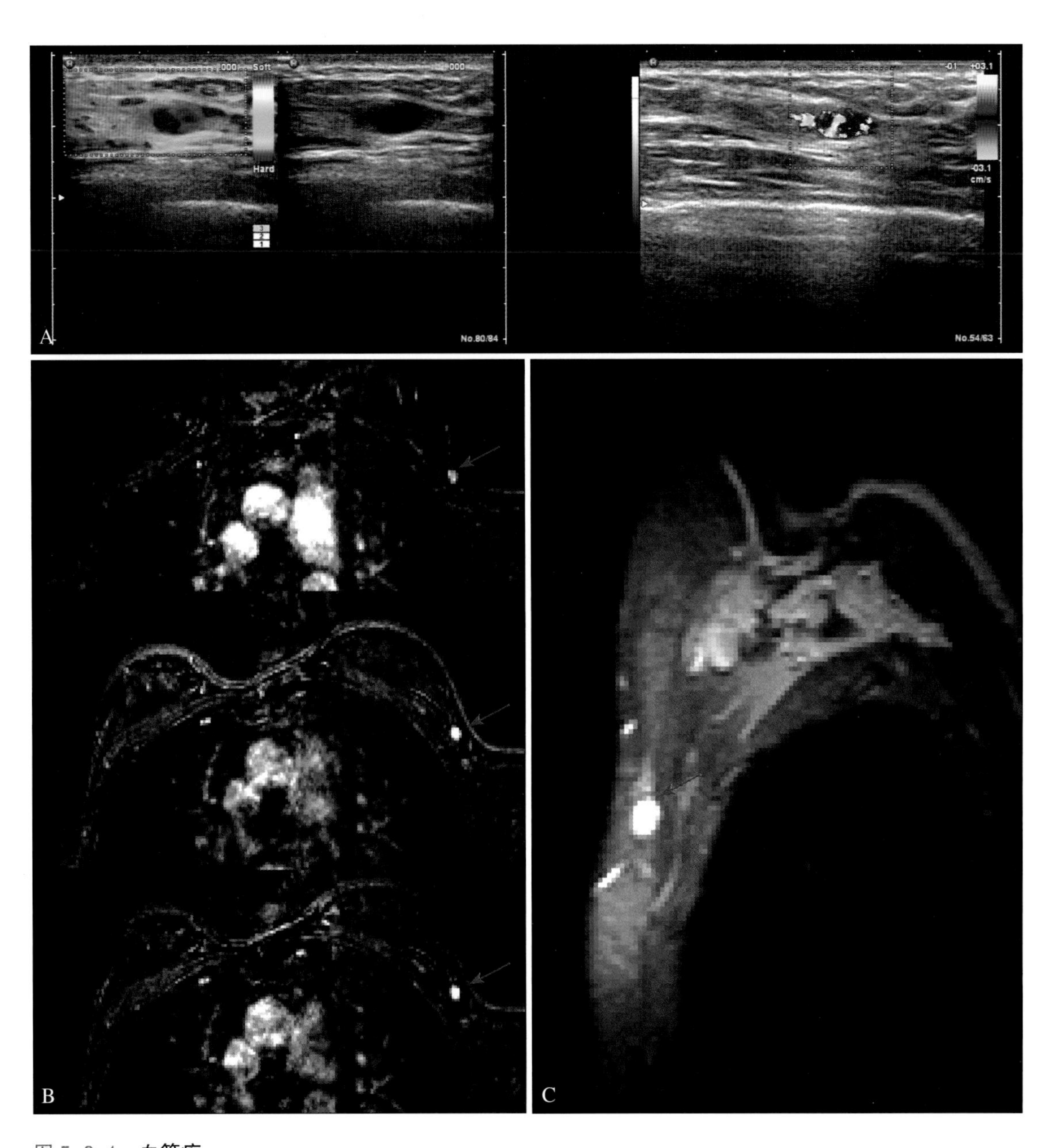

图 5-8-1　**血管瘤**

A．左乳超声显示乳内低回声结节，弹性评分为 2 分，结节内血流丰富；B．动态增强 MR 显示左乳外上象限内结节呈明显持续强化，边界清；C．矢状 MR 增强扫描，乳内结节边界清晰，强化明显

对比较容易。多表现为分叶状肿块，大小不一，大于 2cm 者需注意除外血管肉瘤可能

X 线表现

- 皮下、表浅部位椭圆形或分叶状边界清楚等密度肿块，也可为细小分叶界清结节
- 肿块内部及（或）肿块外点状钙化，可为静脉石

MRI 表现

- T2WI 上边界清 / 不清不均匀高信号
- 增强扫描肿块早期明显强化，由边缘向中心的渐进性强化；动态增强时间 - 信号曲线呈平台型（Ⅱ型）

超声表现

- 皮下或表浅部位椭圆形边界清楚肿块
- 为非高回声为主（低回声、等回声或混杂回声），部分高回声肿块边界多不清
- 施压扫查病变可有一定程度的变形
- 彩色多普勒检查见血管增加

【推荐影像学检查】

超声及磁共振增强检查

【鉴别诊断】

血管肉瘤

通常较大，大于 2cm 的病例需注意血管肉瘤可能

血管瘤病

范围广泛，呈弥漫性肿块

重点推荐文献

[1] Benoît Mesurolle，Vitaly Sygal，Lucie Lalonde.et al. Sonographic and Mammographic Appearances of Breast Hemangioma AJR 2008；191：W17-W22.
[2] Kazumasa Hayasaka，YoshiakiTanaka，Tomoya Saitoh.et al.Gadolinium-enhanced dynamic MRI of breast hemangioma .Computerized Medical Imaging and Graphics，2003,（27）493-495.

（张 伟 许 东）

诊断与鉴别诊断精要

- 乳腺血管瘤是临床少见的先天性良性血管畸形
- 位于乳腺皮肤、皮下者有局部皮肤色泽改变者诊断不难，发生于深部腺体实质内者不易被发现，且主要依靠穿刺活检或术后病理诊断
- 血管瘤在 X 线上可无异常表现，也可呈椭圆形或分叶状等密度肿块，缺乏特异性，术前明确诊断困难。位于皮下浅表组织者有必要加照切线位
- 超声表现各异，压迫可有一定程度变形
- MRI 图像上 T2WI 上混杂高信号，增强呈边缘向中心渐进的强化方式，可与乳腺中心强化的乳腺癌鉴别，时间 - 信号强度曲线呈平台型，与流出型的恶性病变有一定的鉴别参考价值
- 超声及 MRI 检查可以有助于术前诊断

第9节　乳腺脂肪坏死

【概念与概述】

乳腺脂肪坏死（fat necrosis of the breast）是外伤（硬物撞击、碰伤）、感染、手术后引起的脂肪细胞坏死分解液化后的无菌性炎症反应，分为原发性和继发性

【病理与病因】

病理表现以脂肪坏死液化、慢性肉芽肿性炎症、囊肿形成及纤维化为主要特征

大体病理及手术所见

大体标本

表面带黄色，杂有暗红色出血区，切开可见大小、形态不一的灰白或灰黄色脂肪坏死灶，其中少数切面呈实性，灰白带黄色，见大小不等囊腔，内含液化、混浊的黄色油样坏死物，部分似豆渣样，少数伴有囊内出血呈咖啡色，部分病例腔壁可见钙化

镜下特点

呈噬脂细胞性肉芽肿病变，异物吞噬巨细胞、泡沫细胞及淋巴细胞围绕在无细胞核的脂滴周围，周围见上皮样细胞，外周为增生的纤维组织，部分坏死灶内可见纤维化伴胆固醇结晶及钙盐沉着病理组织学改变

【临床表现】

- 多见于40岁以上的妇女，特别是脂肪丰富、肥大、下垂型乳腺的妇女，多有乳腺外伤、手术等创伤史
- 病变可发生于乳房的任何部位，以乳晕下和乳晕周围常见
- 早期在乳晕或其附近出现黄色或棕黄色淤斑和腺体内肿块，界限不清，质地坚韧，有压痛，与周围组织轻度粘连
- 肿块可增大，也可逐渐缩小甚至消失，有的病例可持续存在数年
- 后期由于纤维组织大量增生，肿块变硬，附着的皮肤收缩、凹陷，有时出现乳头内陷和变形，与乳腺癌不易区别。但乳腺脂肪坏死不会出现皮肤水肿或橘皮样改变

【影像表现】（图5-9-1）

根据发生部位分为：

- 腺体外型：表浅，位于乳腺的皮下，形态不规则，有炎性改变，易诊断为乳腺结核
- 腺体内型：肿块位于乳腺本质内，缺乏特征，易被误诊为乳腺癌

X线表现

- 早期少量纤维结缔组织围绕在液化的脂肪周围，此时X线表现为单发或多发油脂性囊肿，即环形低密度包膜包绕着透亮的脂肪组织
- 随着时间推移，周围结缔组织反应范围增加，纤维组织收缩，X线平片上病灶局部密度逐渐增加，表现为不对称性密度增高、不规则形态肿块
- 可伴有钙化，钙化的数量可随时间的延续而增加

MRI表现

- 典型的含油（脂性）囊肿在抑脂T1WI图像上为圆形、椭圆形低信号肿块，偶可见到脂-水平面
- 囊壁呈轻中度强化，边界清楚与否与囊壁及周围发生的炎症和肉芽肿状态有关
- 当囊壁纤维化或肉芽肿性病变增多，中心坏死组织少时，与乳腺癌鉴别困难；但动态观察病变呈缩小或长期稳定状态提示良性可能
- 抑脂序列扫描帮助鉴别囊内脂性或水性成分
- 动态增强的时间-信号强度曲线对诊断帮助不大

超声表现

- 根据发病不同时间，可表现为多种回声特点
- 等回声、低回声、无回声或囊实混合回声肿块，边界清或不清，边缘模糊，可出现“角征”、“毛刺”
- 局部腺体实质或皮下及皮肤扭曲，靠近乳晕的病灶还可导致乳头倾斜

【推荐影像学检查】

- 超声检查对囊实性鉴别非常有意义，结合相关病史可诊断
- X线典型者即含油囊肿，为含有脂肪的边界清楚的肿块。当X线病变表现为等密度或稍高密度肿块时，常需要进一步结合超声、增强MR或穿刺活检等

【鉴别诊断】

含脂肪密度肿块

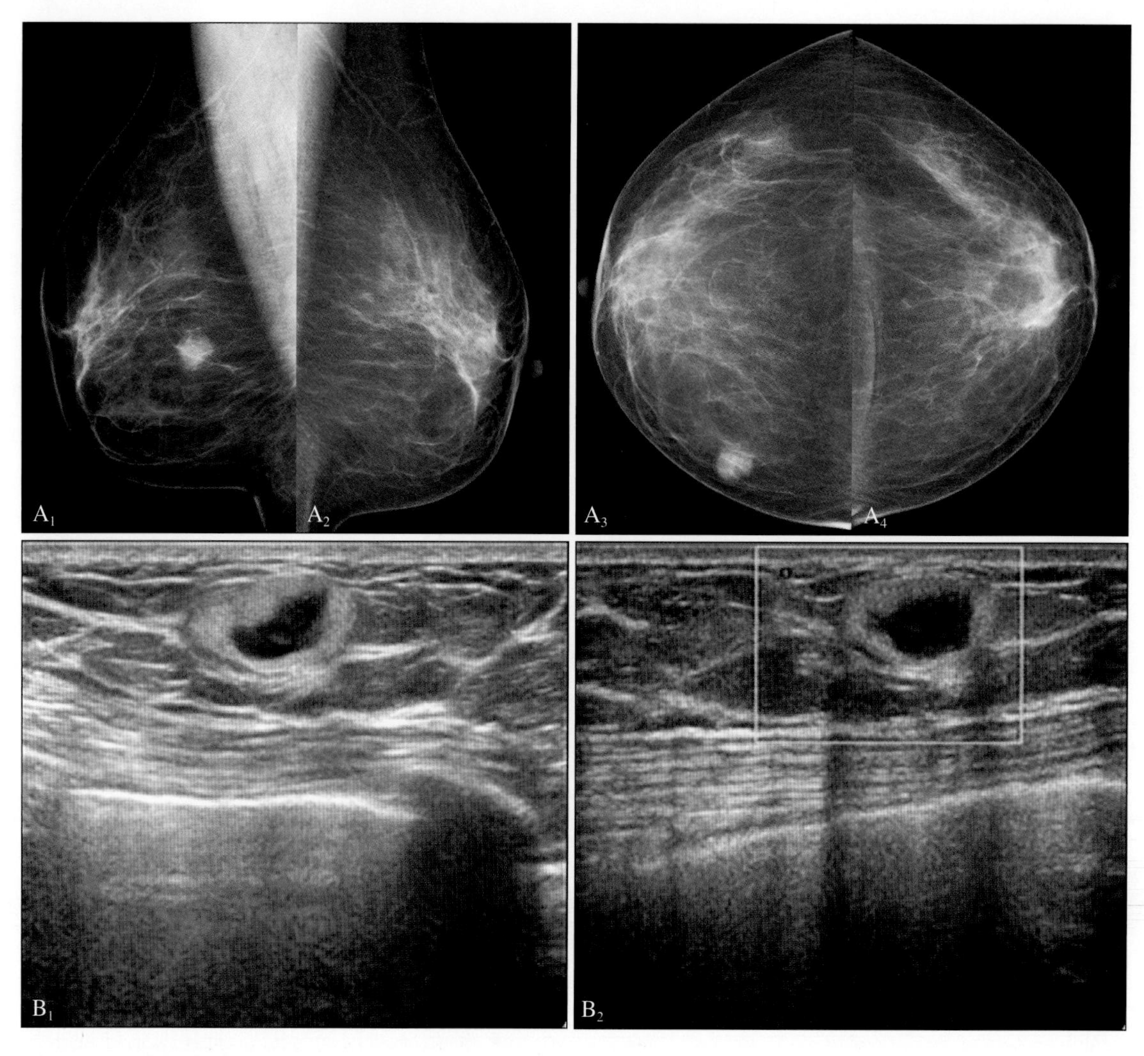

图 5-9-1 **脂肪坏死**

A．双乳内外斜位及头尾位摄影示右乳内下象限边界模糊高密度结节；B．超声检查示右乳腺相当于 3 点钟距乳头 4.2cm 脂肪层内见 1.5cm × 1.1cm 包块，边界清，周边呈高回声，中心呈无回声

主要含有脂肪成分的边界清楚肿块如错构瘤：X 线上鉴别困难时，超声有利于鉴别囊实性，针吸活检对确诊病变有帮助

纤维腺瘤

- 边界清，其内可见粗大钙化
- 临床触诊活动度佳，与邻近腺体、皮肤无粘连
- 超声鉴别囊实性较佳

乳腺癌

- 发病年龄多为中老年女性，无或少有外伤史
- 晚期可侵犯胸大肌或皮肤，引起皮肤水肿或橘皮样改变，可出现腋窝淋巴结转移
- X 线表现上肿块可呈等或高密度，形状可不规则，边缘呈分叶或见毛刺

重点推荐文献

[1] 冯健，李泉水，张家庭，等．乳腺脂肪坏死的超声表现及病理对照分析．中国临床医学影像杂志，2008，(19) 11.765-768．

[2] 蔡丰，王立，张涛，等．乳腺脂肪坏死的 X 线诊断．中华放射学杂志，2001，(35) 5. 348-350．

[3] Caroline P. Daly，Barbara Jaeger，David S. Sill. Variable Appearances of Fat Necrosis on Breast MRI. AJR，2008，191：1374-1380.

[4] P.H. Tan，L.M.Lai，E.V.Carrington，et al.Fat necrosis ofthe breast—A review. The Breast，2006，15，313-318.

（张 伟 许 东）

诊断与鉴别诊断精要

- 乳腺脂肪坏死是外伤（硬物撞击、碰伤）、感染、手术后引起的脂肪细胞坏死分解液化后的无菌性炎症反应
- 主要病理改变以脂肪坏死液化、慢性肉芽肿性炎症、囊肿形成及纤维化为主要特征
- 不同时期的脂肪坏死表现各异。当患者病史较长时，临床触诊易误诊为乳腺癌，但不引起皮肤水肿或橘皮样改变
- 进行诊断和鉴别诊断时，详细询问外伤、手术等相关病史是非常重要的
- 对于可疑病例可穿刺抽吸活检进行术前确诊

第 10 节　乳腺积乳囊肿

【概念与概述】

乳汁潴留性囊肿（galactocele）又称积乳囊肿或乳汁淤积症，是在乳汁分泌期间，多种原因引起乳汁排出不畅、淤积导致所属乳腺导管、终末导管及腺泡扩张、融合而形成的囊性病变。

【病理与病因】

大体病理及手术所见

- 病变可累及单个或多个导管，呈薄壁单房或多房蜂窝状囊肿
- 囊内容物早期为稀薄乳汁，中后期囊内乳汁浓缩，形成乳白色或黄白色黏稠物，呈乳酪状或凝乳块状，有时尚可见结石
- 囊壁因纤维组织增生而较厚，质地较硬

显微镜下特征

- 囊肿内壁衬覆上皮细胞，可有大汗腺化生，部分细胞胞质内见脂质空泡
- 囊内容物为无定形红染物，其中见吞噬乳汁的巨噬细胞或其他炎细胞
- 囊周乳腺组织常见小导管扩张和乳腺小叶组织呈分泌期改变
- 囊肿破裂后可引起脂性肉芽肿性反应，并可伴有脂肪坏死
- 继发感染时，可见中性粒细胞浸润、脓肿形成
- 病变后期囊壁纤维组织增生明显，可见钙化

【临床表现】

- 无痛或轻微疼痛肿块，多位于乳腺深部或边缘处，少部分位于乳晕下，圆形或卵圆形。单侧或双侧乳房，单发或多发
- 多数边界清楚，表面光滑，有波动感，可活动，大小不一，平均直径 2cm，也可达 5cm。偶见 X 线或超声偶然发现而无可触及肿块的病例
- 当囊内容物黏稠时，触诊质地较硬，波动感消失，易误诊为纤维瘤；继发感染时，局部皮肤可见红、肿、热、痛，同侧腋窝可触及增大淋巴结
- 病史较长，囊内容物完全吸收，囊壁钙化伴周围炎性改变，触诊质地更为坚硬，且边界不清，易误诊为乳腺癌
- 进行穿刺抽吸活检可见乳汁或乳酪样物质，得以确诊

人口统计学

- 多见于 20 ～ 40 岁育龄期妇女，常发生于妊娠期、哺乳期及近期停止哺乳者。偶有报道见于男性或女性婴儿
- 也见于各种原因引起的高泌乳素血症患者，如垂体腺瘤、药物性等

自然病史与预后

预后良好，无恶变

治疗

- 典型病变：诊断明确的患者进行抽吸治疗
- 不能确定的可疑病例手术切除

【影像表现】（图 5-10-1 图 5-10-2）

概述

由于囊肿形成的时间和内容物成分的不同，影像学表现各异

X 线表现

- 圆形或椭圆形边缘光滑、边界清楚的肿块
- 囊肿形成早期，囊内水分较多时，病变多呈稍高或等密度
- 囊肿形成时间较长，水分逐渐吸收、内容物黏稠，脂肪含量逐渐增多，病变见不同程度的脂肪样低密度及囊内奶酪样团块
- 部分囊肿出现水脂分离时，90° 侧位片可见脂 / 液平面的混杂密度

MRI 表现

- 囊肿内水分多时，呈长 T1 长 T2 液性信号影
- 水分逐渐减少，脂肪、蛋白或脂质含量逐渐增加，T1WI 及 T2WI 上均呈高信号，脂肪抑制序列上呈低信号或仍呈高信号
- 囊壁可有轻中度强化

超声表现

- 早期单发囊肿囊内水分较多，近似囊肿，表现为无回声或弱回声肿块，边界光滑。多囊病变可见囊内分隔
- 随着水分逐渐减少，内容物黏稠，脂肪含量逐渐增多，表现为乳酪样均匀细密强回声光点漂浮或复合性囊性肿物特点
- 水分完全吸收，囊肿呈一硬结时，可表现为中强回声的实性肿物，伴后方回声增强
- 水脂分离时可见液 - 液平面
- 少有血流

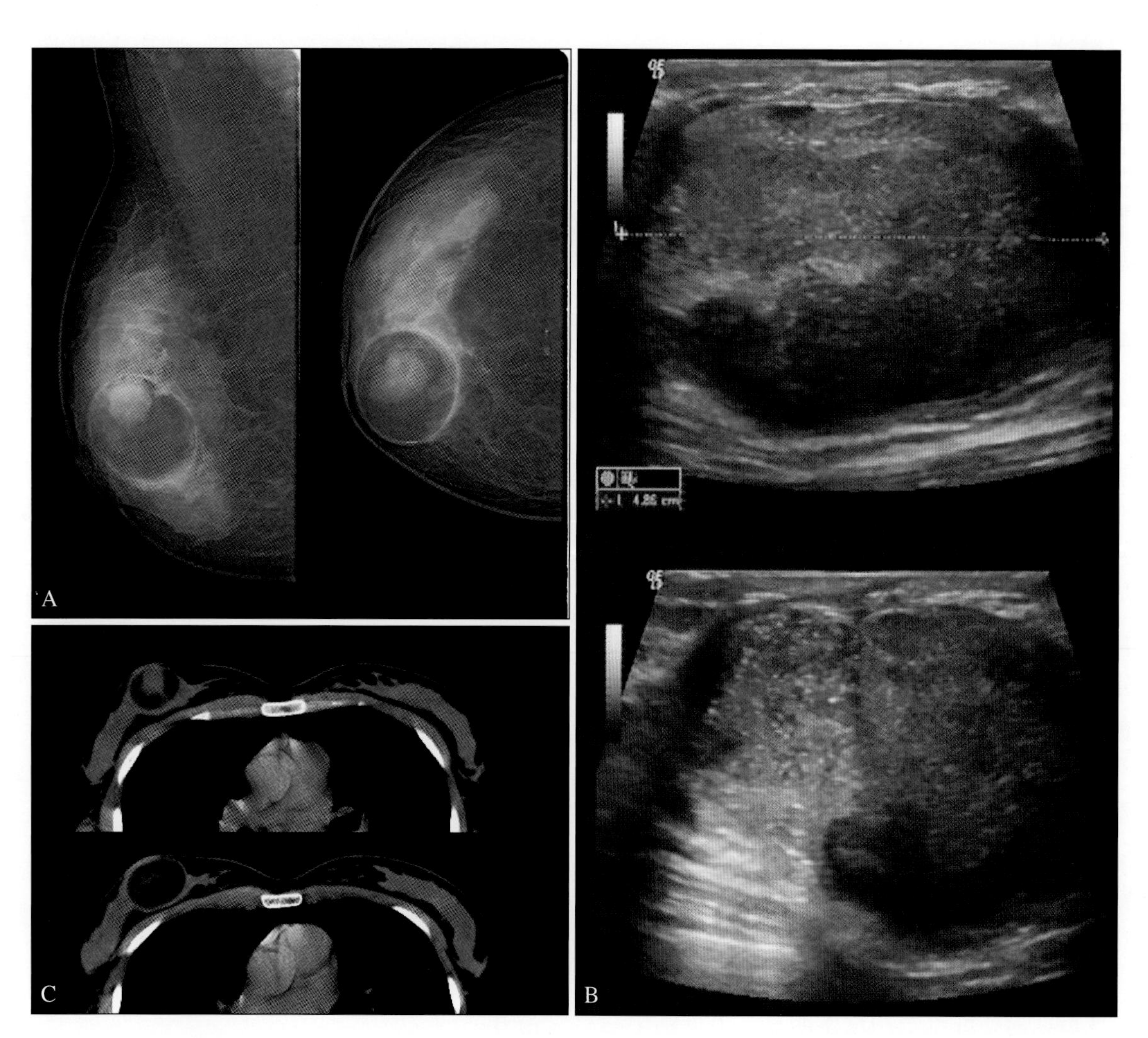

图 5-10-1 **积乳囊肿**

A. 右乳内外斜位及头尾位摄影示右乳内下象限边界清楚混杂密度囊性肿块，以脂肪密度为主，内见等密度团块；B. 超声：包膜完整混杂回声团块，液性部分回声稍强，其内团块样低回声；C. 胸部 CT 平扫示右乳内下象限内脂肪密度为主囊性肿块，边界清。囊内见软组织密度团块

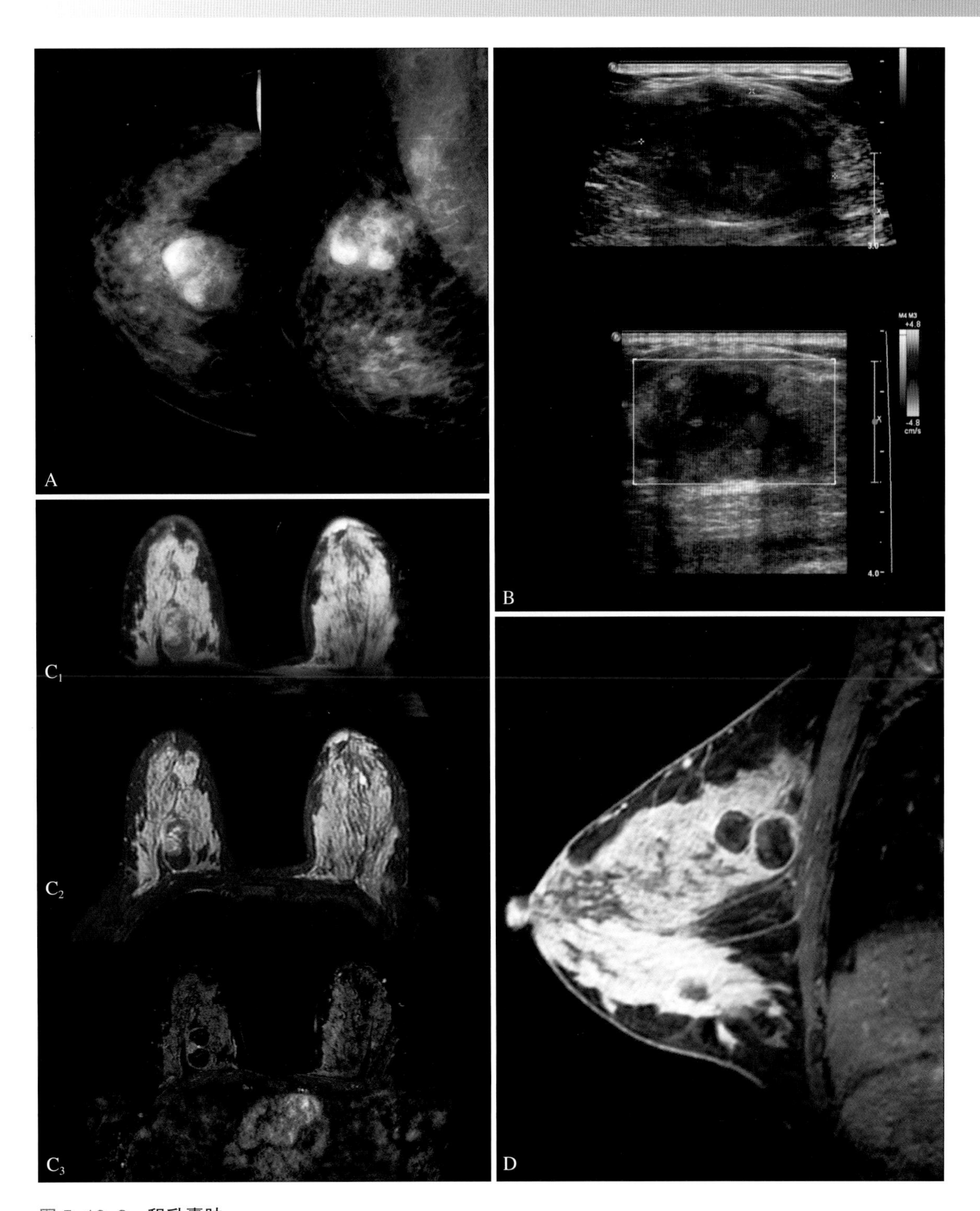

图 5-10-2 积乳囊肿

A．右乳内外斜位及头尾位摄影示右乳上象限边界清楚混杂密度肿块，部分为脂肪密度，内见等密度及近钙化密度团块；B．超声：包膜完整混杂回声团块；C．MR 扫描示右乳上象限混杂信号肿块，边界清；C_1．为抑脂 T2 显示囊内部分为提示液性的低信号，部分实质团块的等信号；C_2．为增强 T1 示病变内实质部分轻度强化；C_3．减影图像：示囊壁及囊内间隔均匀强化；D．矢状增强 T1 囊壁及间隔强化

【推荐影像学检查】

- 超声检查对囊实性鉴别非常有意义，结合相关病史可诊断
- X 线典型者为含有脂肪的边界清楚的肿块，具有典型良性病变特点。当 X 线病变表现为等密度或稍高密度肿块时，常需要进一步结合超声、增强 MR 或穿刺活检等

【鉴别诊断】

囊性病变

单纯囊肿、复杂性囊肿、含有脂肪成分边界清

楚的其他肿块如错构瘤：X线上鉴别困难时，超声有利于鉴别囊实性，针吸活检对确诊病变有帮助

纤维腺瘤

- 两者发病年龄相似，纤维腺瘤也可多发
- 触诊较乳汁淤积囊肿的硬度略高
- X线检查肿块多为等密度，偶可见其内粗大钙化，病变轮廓没有积乳囊肿清楚

乳腺癌

- 发病年龄多为中老年女性
- 触诊较乳汁淤积囊肿硬，晚期可侵犯胸大肌或皮肤，引起局部粘连
- X线表现上肿块可呈等或高密度，形状可不规则，边缘呈分叶或见毛刺

乳腺囊性增生症

- 多为多发病灶，大小不一，且随月经周期变化
- 往往较积乳囊肿体积小，边缘较乳汁淤积囊肿模糊
- 病灶周围多伴有乳腺病改变

重点推荐文献

[1] 陈志华，徐昕，何世珍．乳腺积乳囊肿钼靶X线诊断．当代医学，2011，(17) 114.

[2] 杨维良，张好刚．乳房积乳囊肿的病因、病理、诊断及治疗．临床外科杂志，2007，(15) 6，367.

（张 伟 许 东）

诊断与鉴别诊断精要

- 积乳囊肿是由各种原因造成的乳导管阻塞致使乳汁在单个或多个乳管内淤积，好发于妊娠、哺乳期患者，也可见于哺乳后多年的患者
- 多以发现乳腺肿块就诊，可有局部胀痛。肿块呈圆形或椭圆形，触诊多边界清楚，有波动感，穿刺可见乳汁或乳酪样物质
- 当患者病史较长时，临床触诊易误诊为纤维腺瘤或乳腺癌
- 根据囊肿形成时间长短、囊内容物成分不同，影像学检查表现可各异，典型病灶可有典型良性的影像学特点
- 进行诊断和鉴别诊断时，详细询问哺乳史及乳腺相关病史是非常重要的。对于可疑病例可穿刺抽吸活检进行术前确诊

第11节 乳腺表皮样囊肿

【概念与概述】

乳腺表皮样囊肿（epidermoid cyst）是少见的良性肿瘤，是指发生于乳腺皮肤及附属器的潴留性囊肿，又名胆脂瘤、珍珠瘤、角质瘤等

【病理与病因】

一般特征

- 病因及发病机制有两种：先天性和获得性
  - 先天性：为胚胎期间埋入深部的外胚叶组织未发生退变而继续发育所致，临床少见，多发生在中枢神经系统和生殖系统
  - 获得性：多由于皮肤因外伤而破裂时一些表皮组织碎屑随外力或异物穿刺带入深部组织内，生长而成的良性肿瘤，多见于手指及中耳。如乳房缩减术后、细针穿刺抽吸活检或粗针组织活检术后

大体病理及显微镜下特征

- 表皮样囊肿表面覆以非常薄的包膜，带有白色光泽，类似珍珠，囊内面易脆而闪闪发光的一片一片叶状的物质呈洋葱样排列，内容物多为角蛋白及胆固醇构成的“豆渣样”无定形物质
- 其内不具有皮样囊肿的毛囊、汗腺、皮脂腺等皮肤附属器

临床表现

- 皮下可触及圆形、边界清楚的肿块，可随皮肤移动
- 部分位于乳腺实质内的肿块不能滑动，易误诊为乳腺良性肿瘤
- 当囊肿破溃时易继发感染，有时局部可出现皮肤红斑
- 可发生在任何位置，以腋下和乳房下皱褶内侧区域常见

【影像表现】

X 线表现

- 圆形或卵圆形等或高密度肿块，边界清楚
- 部分发生感染的病灶边界可模糊，但很少有毛刺
- 部分位置表浅的病变，需要仔细观察乳腺皮肤及皮下组织
- 切线位有利于显示病变。可出现钙化；部分乳腺 X 线检查可无异常发现

超声表现

- 皮肤或皮下形态规则、边界清楚肿块，与皮肤层关系密切。若囊肿破裂伴感染，则形态可不规则，多表现为低回声伴后方回声增强，少见无回声或高回声。内部回声不均匀，呈稍弱回声伴多发小片状无回声，或线状稍强回声呈层状排列，为“葱皮样”

【推荐影像学检查】

X 线检查

对于位于皮肤或皮下、外观定位较明确的病例，可金属标记定位后切线位摄影，有利于显示病变

超声检查

病变表浅，可换用低频探测头，有时需要探头垫

【鉴别诊断】

皮脂腺囊肿

由于皮脂腺阻塞引起的潴留性囊肿，内容物多为黄色、黄油样物质。与表皮样囊肿在临床和影像上很难鉴别

纤维腺瘤

当表皮样囊肿位于乳腺实质时，术前常被误诊为纤维腺瘤

乳腺囊肿

X 线检查难以鉴别。超声表现为均匀的无回声区肿块，边界清楚、光滑，可伴有后方回声增强。当囊肿很小或靠近胸壁时可无后方回声增强表现。很少表现为低回声肿块。表皮样囊肿多表现为低回声肿块，很少为无回声

重点推荐文献

[1] 黄景，文晓蓉，卢强，等 . 高分辨力超声对乳腺表皮样 . 囊肿的诊断价值 . 西部医学，2009，(21) 2056-2057.

（张 伟 许 东）

诊断与鉴别诊断精要

- 发生于皮肤及附属器的乳腺潴留性囊肿，多位于皮肤及皮下组织内，部分体表可明确可见，可触及光滑、边界清楚的圆形肿块，大部分可随皮肤滑动
- 位于皮肤及皮下组织者，与皮脂腺囊肿鉴别困难，确诊依赖细针穿刺活检或手术病理。位于乳腺实质内的病变，术前诊断困难，易误诊为纤维腺瘤或其他乳腺良性病变

第12节 乳腺小叶原位癌

【概念与概述】

小叶原位癌（lobular carcinoma in situ，LCIS）是从乳腺小叶内导管及腺上皮发生的原位癌，占乳腺癌的2%～3%。多发生在绝经前期妇女，以多灶性和多中心性为突出特点，临床检查不易检出，常因乳房良性病变行乳房切除时术后病理检查时发现。进一步发展可演变为浸润性小叶癌，但进程慢，预后好

【病理与病因】

病理类型

- 是小叶不典型增生的进一步发展，与小叶不典型增生鉴别困难

普通类型

- 病变局限于终末导管小叶单位，小叶扩大变形，腺管（终末导管和腺泡）基膜完整
- 腺管明显膨大，充满均匀一致的瘤细胞，亦可呈腺样或筛状
- 瘤细胞通常体小，形态圆形或多边形，核深染，无明显核仁，可有核沟
- 胞质较少，细胞界限不清，黏着性不强
- 常见胞质内空泡（其内可见嗜酸性小球）或印戒样细胞，黏液染色阳性
- 核分裂象少见
- 坏死及钙化少见
- 增生细胞可比较大，有一定多形性和异型性
- 邻近导管可有Paget病样浸润
- E-cadherin（上皮细胞钙粘蛋白）通常阴性
- 可伴有腺病或纤维腺瘤

特殊类型

- 旺炽型：腺管极度扩大，常有坏死和钙化
- 多形型：瘤细胞比较大，胞质丰富，多形性和异型性比较明显
- 透明型：瘤细胞胞质透明，界限清楚。黏液染色常阳性
- 肌样细胞型：瘤细胞胞质丰富，嗜酸性，核常偏位，可见胞质空泡，黏液染色常阳性
- 印戒细胞型：瘤细胞呈印戒细胞样，可见嗜酸性小红球，黏液染色阳性
- 黏液型：腺泡有不同程度的囊性扩大，充满黏液，被覆1～2层细胞，可见黏液分泌细胞。有的囊性扩大，腺腔内衬细胞呈不明显扁平状
- 小小叶型：小叶扩大不明显，腺泡亦无明显膨胀和拥挤

临床表现

大多数为绝经前期的女性。30%为多灶性（一个以上LCIS发生于同一象限），70%为多中心性（一个以上LCIS发生于不同象限），约30%～40%为双侧性。患者多无自觉症状，通常无肿块形成，少数有局部增厚感

【影像表现】（图5-12-1）

X线表现

- 通常无特殊发现
- 多在筛查中意外发现，结构扭曲或为钙化

超声表现

- 形态不规则、边界模糊低回声病变，其内可见微钙化
- 偶与浸润性导管癌相似
- 通常诊断为良性或可能恶性

【推荐影像学检查】

X线检查

超声检查

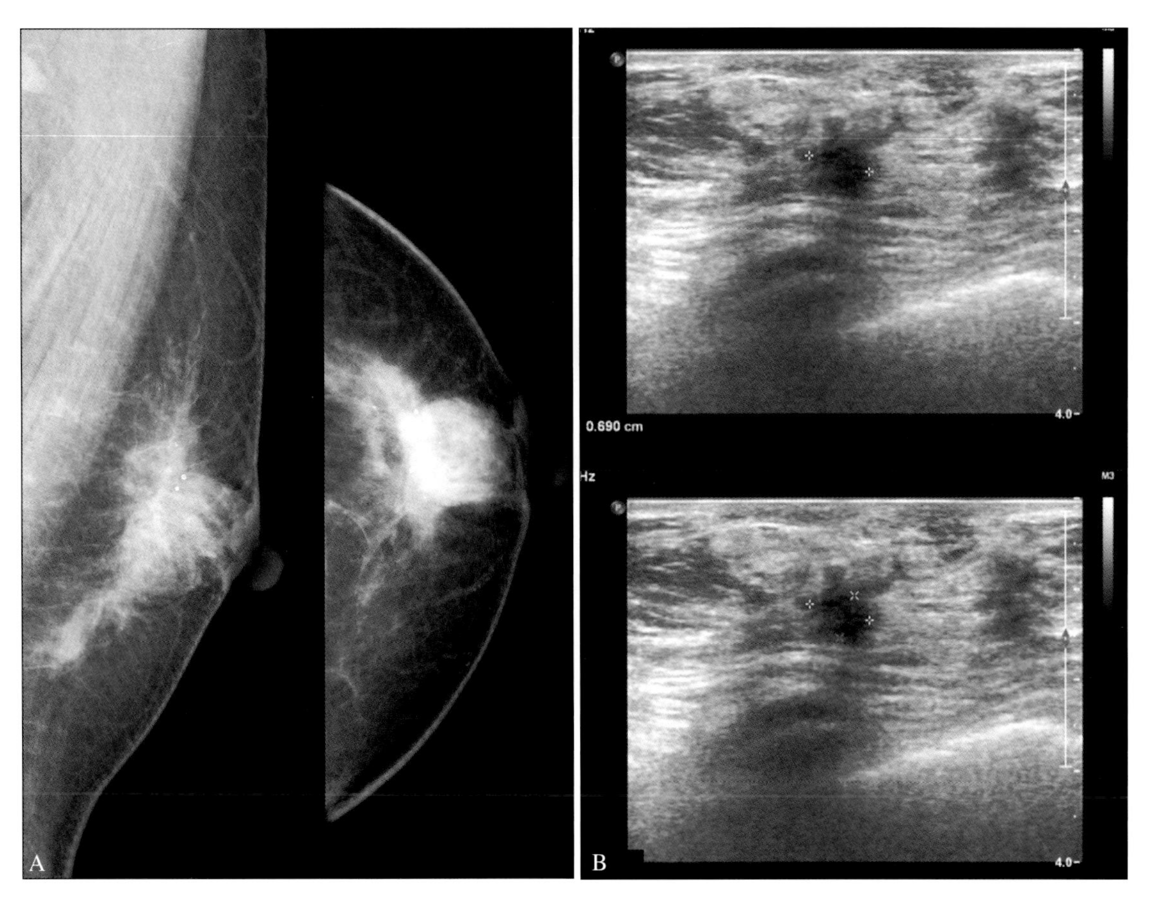

图 5-12-1 **小叶原位癌**
A．左乳内外斜位及头尾位摄影示左乳内上象限结构扭曲，内见散在粗大点状钙化；B．超声检查示形态不规则低回声结节

（张　伟）

重点推荐文献

[1] Lauren F.Stein，Gilat Zisman，Jocelyn A． Rapelyea，et al. Lobular Carcinoma In Situ of the Breast Presenting as a Mass. AJR，2005，(184)；6 1799-1801.

[2] Bo Bae Choi，Sung Hun Kim，Chang Suk Park. Radiologic Findings of Lobular Carcinoma In Situ：Mammography and Ultrasonography journal of clinical ultrasound，2011，(39) 2，59-63.

[3] 丁华野，皋岚湘．乳腺小叶原位癌的病理诊断，诊断病理学杂志，2003，(10) 12，327-328.

主要参考文献

[1] 何子元，徐开埜，火树尧，等．非产后期乳腺炎的X线诊断 [J]. 临床放射学杂志，1999，18（8）：461-464.

[2] 徐开埜．乳腺疾病影像诊断与治疗学 [M]. 上海：上海科技教育出版社，1996，152-154.

[3] Reddin A，McCrea ES，Keramati B．Inflammatory breast disease：Mammographic spectrum[J]. SouthMedJ，1988 Aug，81（8）：981-986.

[4] 杜红文，张 蕴，张剑琴，等．乳腺癌的X线诊断 [J]. 中国医学影像学杂志，1998，3（6）：181-183.

[5] 周毅，马丽华，黄其敏．浆细胞性乳腺炎的X线诊断分析 [J]. 中国医学影像技术，2000，16（3）：216.

[6] 李国昌．肉芽肿性乳腺炎 [J]. 中国肿瘤临床，1992，4（19）：269-270.

[7] Adler DD，Carson PI，Rabin JM，et al. Doppler ultrasound color flow Imaging in the study of breast cancer preliminany findings[J].Ultrasound Med J，1990，16：553-559.

[8] Raza S，Baum JK. Leison senaluation with power Doppler US[J]. Radiology，1997，203：164-168.

[9] 周毅，马丽华，黄其敏．浆细胞性乳腺炎的 X 线诊断分析 [J]．中国医学影像技术，2000，16：216-217．

[10] Lester SC． Differential diagnosis of granulomatous

mastitis [J]． Breast J，2005，11：534-535．
[11] 罗志琴．浆细胞性乳腺炎钼靶 X 线诊断．放射学实践，2006，21：356-357.
[12] 吴林生，朱世亮，陈爱英，等．浆细胞性乳腺炎的超声诊断与探讨．中国超声诊断杂志，2002，3：720-722.
[13] 孔令伟，马祥君，高海凤．浆细胞性乳腺炎与肉芽肿性乳腺炎的鉴别和诊治．中华乳腺病杂志 ：电子版，2008，2（1）：103-106.
[14] Lester SC． Differential diagnosis of granulomatous mastitis [J]． Breast J，2005，11：534 － 535．
[15] Yilmaz E，Lebe B，Usal C，et al. Mammographic and sonographic findings in the diagnosis of idiopathic granulomatous mastitis. European radiology. 2001，11（11）2236-2240.
[16] 张伟，高玉颖，刘鑫，等．非特异性肉芽肿性乳腺炎的超声及 X 线表现．中国临床医学影像杂志，2006，17（4）：208-210.
[17] 鲍润贤．中华影像医学乳腺卷．北京：人民卫生出版社，2002.
[18] Tavassol iFA，Norris HJ.A Comparison of the Results of Longterm Follow-up for Atypical Intraductal Hyperplasia and Intraductal Hyperplasia of the Breast [J]. Cancer，1990，65（3）：518-529.
[19] 郭钟行．乳腺增生症与乳腺癌．国外医学肿瘤分册，1986，(6）：331.
[20] DiPiro PJ，Gulizia JA，Lester SC，et al. Mammographic and SonoGraphic Appearances of Nodular Adenosis[J].Am J Roentgenol，2000，175（1）：31-34.
[21] Gunhan Bilgen I，Memis A，Bston EE，et al.Sclerosing Adenosis：Mammographic and Ultrasonographic Findings with Clinical and Histopathological Correlation[J].EJR，2002，44（3）：232-238.
[22] Haagensen CD．Diseases of the Breast [M].Philadelphia：WB Saunders，1986.106-117.
[23] Jensen RA，Page DL，Dupont WD，et al.Invasive Breast Cancer Risk in Women with Sclerosing Adenosis[J].Cancer，1989，64（10）：1977-1983.
[24] Gill HK，Ioffe OB，Berg WA． When is a Diagnosis of Sclerosing Adenosis Acceptable at CoreBiopsy?[J]. Radiology，2003，228（1）：50-57.
[25] DiPiro PJ，Gulizia JA，Lester SC，etal.Mammographic and Sonographic Appearances of Nodular Adenosis[J]. Am J Roentgenol，2000，175（1）：31234.
[26] Hochmall MG，Orel SG，Pewell CM，et a1. Fibroadenomas：MR imaging appearances with radiologic—histopathologic correlation．Radiology，1997，204：123-129．
[27] 汪晓红，耿道颖，顾雅佳，等．动态增强 MRI 鉴别乳腺良恶性病变的价值．放射学实践，2005，20：662-666．
[28] Evans WP．Breast masses：appropriate evaluation（Review）．Radio1 Clin North Am，1995，33：1085-1108．
[29] Orel SG，Schnall MD，LiVolsi VA，et a1． Suspicious breast lesions：MR imagins with radiologic—pathologic correlation．Radiology，1994，190：485-493．
[30] Guerrero MA，Ballard BR，Grau AM.Malignant phyllodes tumor of the breast：review of the literature and case report of stromal overgrowth.Surg Oncol，2003，12：27-37.
[31] Al Sarakbi W，Worku D，Escobar PF，et al. Breast papillomas：current management with a focus on a new diagnostic and therapeutic modality[J]. Int Semin Surg Oncol，2006，3：1.
[32] 曾 莉，牛桂华，葛金梅，等．乳腺导管造影对乳头溢液性疾病的诊断价值 [J]. 实用放射学杂志，2008，24（9）：1249-1252.
[33] 张惠霞，韩保卫，黄永红，等．乳腺导管造影的 X 线分析及临床应用 [J]. 实用放射学杂志，2007，23（3）：1243-1244.
[34] Rovno HD，Siegelman ES，Reynolds C，et al. Solitary intraductal papilloma：findings at MR imaging and MR galactography[J]. AJR，1999，172（1）：151-155.
[35] Kramer SC，Rieber A，Gorich J，et al. Diagnosis of papillomas of the breast：value of magnetic resonance mammography in comparison with galactography[J]. Eur Radiol，2000，10（11）：1733-1736.
[36] 张蕴、杜红文，等．乳腺钼靶 X 线低密度病变的诊断与鉴别诊断．中国医学影像学杂志，2004，12（4）：278-280.
[37] 龚西马俞，丁华野，乳腺病理学．北京：人民卫生出版社，2009.
[38] Benoît Mesurolle，Vitaly Sygal，Lucie Lalonde.et al. Sonographic and Mammographic Appearances of Breast Hemangioma. AJR，2008，191：W17-W22.
[39] Kazumasa Hayasaka，YoshiakiTanaka，Tomoya Saitoh.et al. Gadolinium-enhanced dynamic MRI of breast hemangioma .Computerized Medical Imaging and Graphics，2003，(27）493-495.
[40] 冯健，李泉水，张家庭，等．乳腺脂肪坏死的超声表现及病理对照分析．中国临床医学影像杂志，2008，(19）11.765-768.
[41] 蔡丰，王立，张涛，等．乳腺脂肪坏死的 X 线诊断 中华放射学杂志，2001，(35）5. 348-350.
[42] Caroline P. Daly，Barbara Jaeger，David S. Sill. Variable Appearances of Fat Necrosis on Breast MRI. AJR，2008，191：1374-1380.
[43] P.H. Tan，L.M.Lai，E.V.Carrington，et al.Fat necrosis ofthe breast—A review The Breast，2006，15，313-318.
[44] 陈志华，徐昕，何世珍．乳腺积乳囊肿钼靶 X 线诊断．当代医学，2011，(17）114.
[45] 杨维良，张好刚．乳房积乳囊肿的病因、病理、诊断及治疗．临床外科杂志，2007，(15）6，367.
[46] Lauren F.Stein，Gilat Zisman，Jocelyn A． Rapelyea，et al. Lobular Carcinoma In Situ of the Breast Presenting as a Mass AJR，2005（184），6 1799-1801.
[47] Bo Bae Choi，Sung Hun Kim，Chang Suk Park，Radiologic Findings of Lobular Carcinoma In Situ：Mammography and Ultrasonography. JOURNAL OF CLINICAL ULTRASOUND，2011，(39）2，59-63.
[48] 丁华野，皋岚湘．乳腺小叶原位癌的病理诊断．诊断病理学杂志，2003，(10）12. 327-328.

乳腺恶性病变 6

第1节 乳腺导管原位癌

【概念与概述】

导管原位癌（ductal carcinoma in situ，DCIS），又称导管内癌，导管上皮内瘤变；是一种肿瘤性导管内病变，其特征是上皮细胞增生显著，细胞异型性从轻微到明显，伴有完整的基底膜；有发展为浸润性乳腺癌的倾向，但并非一定会进展为浸润性乳腺癌

【病理与病因】

流行病学

- 自1983年乳腺X线检查广泛普及，导管原位癌（DCIS）的检出率显著增加
- 在西方国家，DCIS占新诊断乳腺癌的20%，占筛查发现乳腺癌的30%
- DCIS的死亡率低，预后好

病理学

- 大体病理及手术所见
  - 多数DCIS触及不到，需依据乳腺X线摄影定位指导手术
  - 组织学范围评价需结合乳腺X线摄影片
  - DCIS分布呈“节段性”分布，范围较广泛
- 组织病理学
  - 2003年版WHO中，依据细胞核的异型程度、管腔内钙化、核分裂象和钙化，将DCIS分为3级，常有不同级别DCIS混合存在
  - 低级别DCIS：由小的单一性细胞组成、生长方式呈拱形、微乳头、筛状或实性，细胞核大小一致，染色质均匀，核仁不明显，核分裂象罕见。不应该出现坏死和粉刺样物质
  - 中级别DCIS：细胞形态类似于低级别DCIS，形成实性、筛状或微乳头状结构，但有些导管内有坏死
  - 高级别DCIS：由高度异型的单层细胞增生组成，形成微乳头状、筛状或实性结构，核呈高级别改变，明显多形性，极向差，染色质粗、不规则，核仁明显。特征性改变为粉刺样坏死，无定形微小钙化常见

【临床表现】

表现

- 多由乳腺X线摄影发现（85%），临床触及不到肿块
- 近10%患者有临床症状
  - 部分病例会出现乳头溢液
  - 进一步发展会出现肿块
  - 向乳头表面蔓延表现为Pagets病
- 5%因其他病变于手术标本发现

自然病史及预后

- 并非所有的DCIS都进展为浸润性癌
- 手术治疗后影响肿瘤复发的因素
  - 粉刺状坏死
  - 实性和筛状生长方式伴有切除边缘浸润
  - 高级别核异型
  - 病变范围大

治疗

- 多数患者仍需采用综合治疗，单一疗法难以保

证取得最佳疗效

【影像学表现】

概述

- 最佳诊断依据：乳腺 X 线摄影检出的特征性微小钙化是诊断 DCIS 的主要依据
- 乳腺 X 线摄影检出的恶性肿瘤中 10% ~ 30% 为 DCIS
- 约 17% 病变组织学上缺乏明显的微小钙化，乳腺 X 线片可为阴性，或表现为结构扭曲、不对称致密影或肿块
- 近年研究显示乳腺增强 MRI 对 DCIS 的检出具有高敏感性，与乳腺 X 线摄影联合诊断，可以提高诊断准确性

乳腺 X 线摄影表现

- 主要 X 线表现是特征性的微小钙化
- 钙化表现
  - 形态：细小线状、细线分支状、不定形或模糊不清
  - 分布：沿导管走行呈线样及段样分布为其特征，也可弥漫分布、成簇分布
- 不同组织级别 DCIS 钙化表现
  - 高级别 DCIS 相关的钙化，组织学上是导管内坏死区的无定形钙化，X 线片上呈线样、分支状或粗颗粒状，沿导管走行呈线样、段样分布
  - 低级别 DCIS 相关的钙化，通常类似砂砾体，X 线上显示为多簇的颗粒状微小钙化
  - 中等级别 DCIS 相关的钙化，可为不定形或层状钙化
  - 钙化的形态和分布不能鉴别组织亚型
- 少见 X 线表现
  - 结构扭曲
  - 不对称致密影
  - 结节性肿块

乳腺超声表现

- 由于 DCIS 不成块趋势及少血供特征，超声诊断 DCIS 的敏感性低
- 早期超声仅见导管扩张，内壁不光滑或导管内低回声结节，乳腺无明确肿块或仅见腺体局部回声减低，结构紊乱
- 采用高频超声和弹性成像可以检出密集的成簇微小钙化，但远不及乳腺 X 线摄影敏感

乳腺 MRI 表现

- 动态增强乳腺 MRI 对检出 DCIS 具有高敏感性
- MRI 诊断依据主要参考增强的形态学特征评价，平扫 MRI 对发现 DCIS 价值不大
- 平扫常呈等信号，T2WI 上可表现为段样或导管样高信号
- 特征性 MRI 表现为非肿块样强化
  - 线样、段样或导管样强化
- 动态增强时间 - 信号强度曲线
  - 无特征性
  - 渐增型、平台型及流出型三种类型均可见

推荐影像学检查

- 最佳检查方法：乳腺 X 线摄影
- X 线摄影联合乳腺增强 MRI，可以提高诊断准确性

【鉴别诊断】

- 导管非典型增生
  - 影像表现与 DCIS 类似，均可表现为钙化、致密影、结构扭曲、结节
  - 确诊有赖于病理诊断
- 硬化性腺病
  - 是一种常见的良性增生性疾病
  - 约一半以上硬化性腺病可出现钙化，多表现为成簇分布的无定形或圆点状钙化

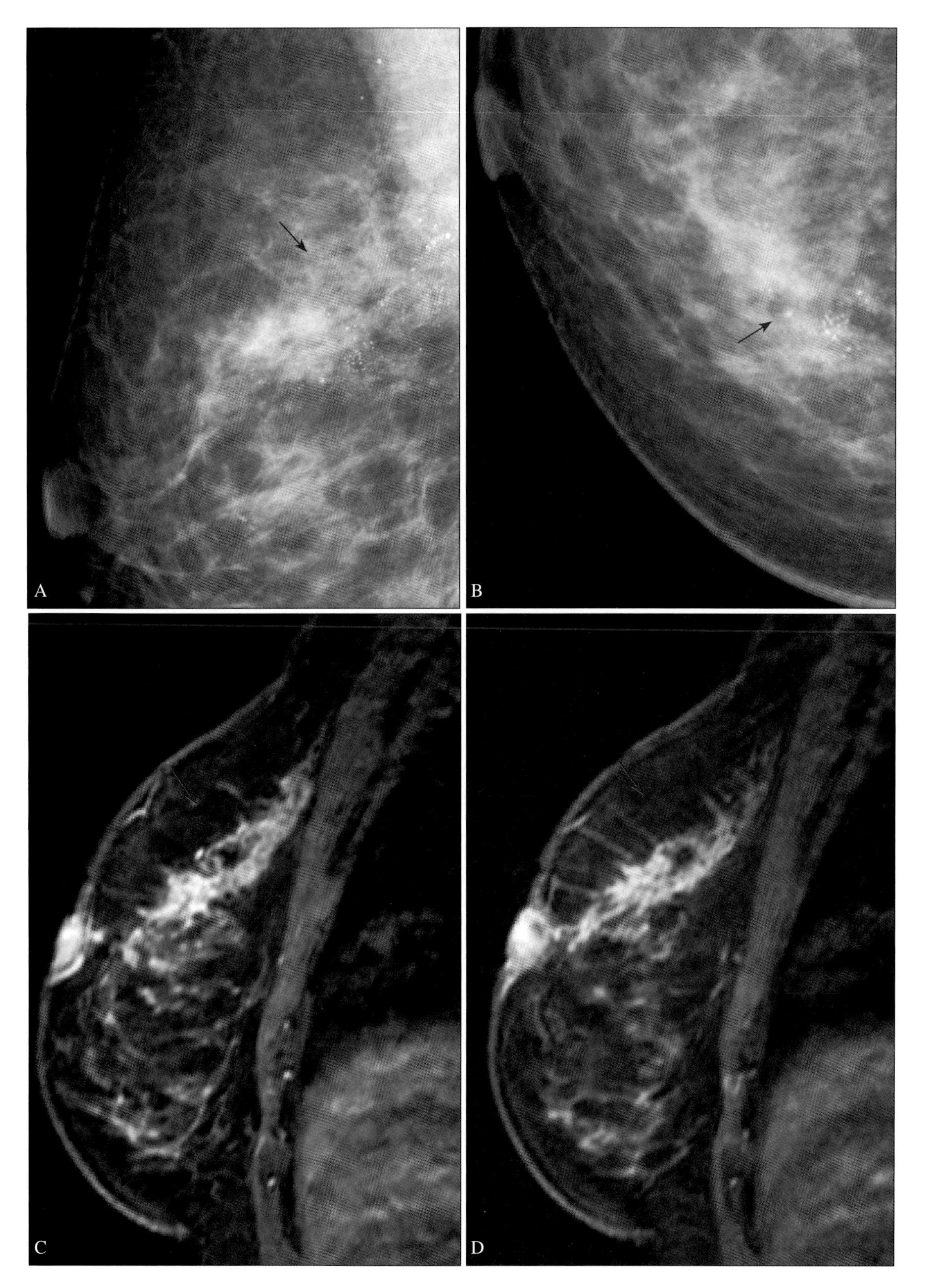

图 6-1-1 右侧乳腺 DCIS

A，B．乳腺 X 线摄影内外侧斜位及上下位。右侧乳腺内上象限多发细小多形性钙化（红箭头），呈节段性分布；C ~ F．VIBRANT 多期动态增强矢状位。右侧乳腺内上象限非肿块样强化，呈段样强化（红箭头）（待续）

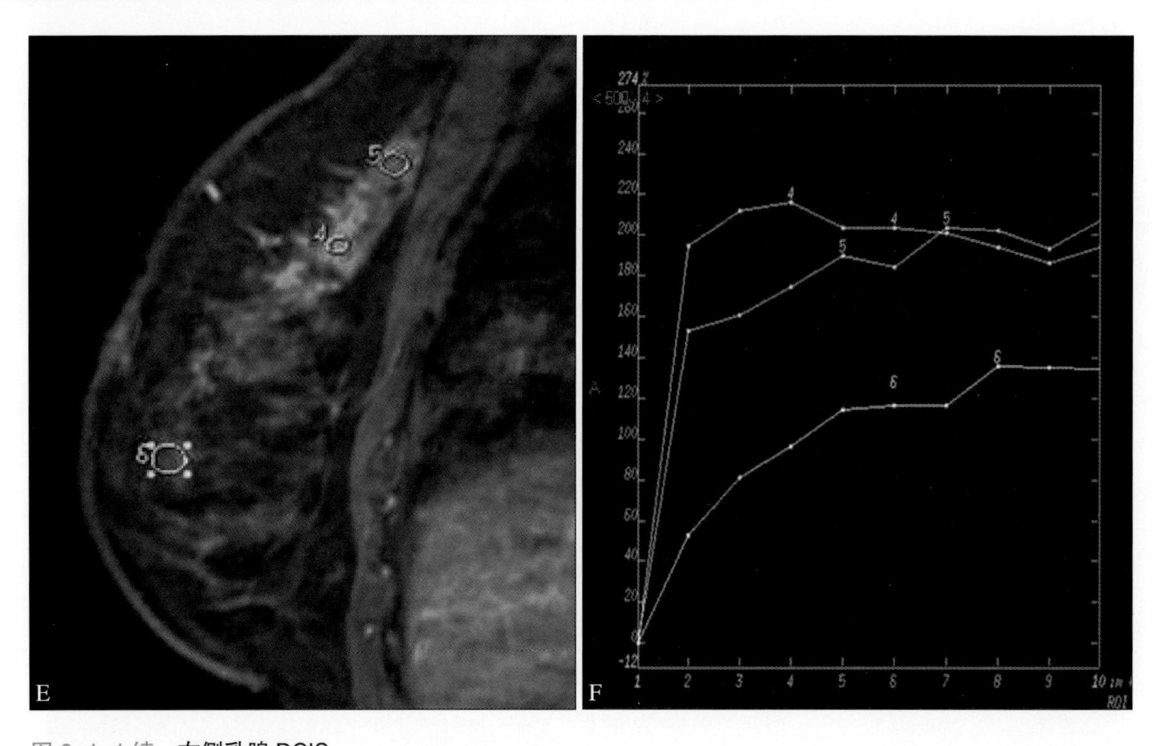

图 6-1-1 续 **右侧乳腺 DCIS**

E，F．强化区域时间信号强度曲线。感兴区域时间信号强度曲线呈流出型及平台型

（李 静 周纯武）

重点推荐文献

[1] Tavassoli FA，Devilee P. World Health Organization classification of tumours. Pathology and genetics，tumours of the breast and female organs [M]. Lyon：IARC Press，2003：28-29.

[2] 顾雅佳，王玖华，涂小予，等．乳腺导管原位癌的钼靶 X 线表现与病理对照研究．中华放射学杂志，2002，36（3）：240-244.

[3] Kuhl CK，Schrading S，Bieling HB，et a1．MRI for diagnosis of pure ductal carcinoma in situ：a prospective observational study．Lancet，2007，370（9586）：485-492．

诊断与鉴别诊断精要

- DCIS 多由乳腺 X 线摄影发现，而临床触及不到肿块
- 当乳腺 X 线摄影发现特征性的微小钙化、沿导管走行呈线样及段样分布时，应考虑导管原位癌的诊断，建议行活检
- 与一些良性增生性病变的影像表现容易混淆

第 2 节　浸润性乳腺癌

【概念与概述】

浸润性乳腺癌（invasive breast carcinoma）是一组恶性上皮性肿瘤，其特征为肿瘤浸润邻居组织，和具有明显的远处转移趋向。这组肿瘤大多数是腺癌，起源于乳腺实质上皮，特别是末端导管小叶单位（TDLU）细胞。乳腺癌有多种不同的形态学表现，而且特殊的病理组织学类型有特定的临床特点和预后意义

【病理与病因】

流行病学

- 乳腺癌是女性最常见的恶性肿瘤之一，在北美、欧洲等经济发达国家，乳腺癌发病率占女性恶性肿瘤首位。我国乳腺癌发病率低于欧美等发达国家，但近年来发病率呈明显增长趋势
- 2006 年乳腺癌发病率数据显示：全国肿瘤登记地区乳腺癌发病率位居女性恶性肿瘤首位，女性乳腺癌发病率（粗率）全国合计为 42.02/10 万，城市为 49.08/10 万，农村为 16.89/10 万。乳腺癌死亡率（粗率）全国合计为 9.14/10 万，城市为 10.08/10 万，农村为 5.80/10 万
- 乳腺癌在女性中多见，男性罕见；所以乳腺癌一般指的都是女性乳腺癌
- 乳腺癌的发病率随年龄增加而迅速增长，在欧美国家从 20 岁左右开始出现，持续升高到妇女绝经期，之后上升趋缓或不再上升。在我国，一般乳腺癌的发病高峰从 40 岁开始，发病高峰在 45 ~ 55 岁之间。我国各地区的年龄分布特征不完全相同，发病率在绝经期后基本持平
- 乳腺癌发病率存在一定的种族差异
- 与其他肿瘤不同，乳腺癌多发生于社会阶层较高的人群

病因学

- 概述
  - 乳腺癌的病因学是多因素的，涉及饮食、生育和激素失衡等。特殊的环境暴露（如辐射、酒精和外源性激素等）在乳腺癌的发病过程中也有一定的作用。在乳腺癌的遗传易感性方面，多基因相互间的作用也发挥着重要作用
- 家族史与乳腺癌相关基因
  - 乳腺癌家族史是重要的危险因素
  - 多种基因改变导致乳腺癌发生
  - 单一基因突变而发生的遗传性乳腺癌
    - BRCA-1 和 BRAC-2 基因
    - 抑癌基因 P53
- 生殖因素
  - 初潮年龄
    - 初潮年龄小的妇女患乳腺癌概率大
  - 停经年龄
    - 绝经晚是乳腺癌的一个危险因素
  - 月经周期
    - 月经周期短的妇女发生乳腺癌的危险性大
  - 第一胎足月妊娠年龄
    - 未育妇女患乳腺癌的危险性比生育过的妇女大
    - 第一胎正常妊娠年龄越小，一生患乳腺癌的概率也越小
  - 产次
    - 高产次的妇女患乳腺癌概率小
  - 哺乳史
    - 多数相关研究显示长时间母乳喂养可减少乳腺癌的危险性
- 性激素
  - 内源性和外源性雌激素
    - 雌激素水平升高是乳腺癌的危险因素
    - 绝经后补充外源性雌激素会增加患乳腺癌的机会
  - 雄激素
    - 绝经后妇女体内雄激素水平与乳腺癌的危险性呈正相关
    - 在绝经前妇女还有待进一步研究
  - 泌乳素
    - 大量基础研究显示泌乳素对乳腺癌的发生有促进作用
  - 其他激素
    - 胰岛素生长因子（IGF-1）和 IGF- 结合蛋白（IGFBP）水平可作为乳腺癌的风险指标

- 营养饮食
  - 脂肪与高热量饮食
    - 绝经后妇女体重增加可使乳腺癌的发病风险增加
  - 酒精
    - 酒精摄入已较为肯定的被认为会增加乳腺癌的发病风险
  - 纤维素
    - 纤维素对乳腺癌有抑制发生的作用
- 其他环境因素
  - 电离辐射
    - 辐射可增加乳腺癌的发病危险
  - 体育锻炼
    - 40 岁前适当运动可以减少乳腺癌的危险性
  - 职业
    - 经常在夜间工作的女性，由于破坏了生理节律，可增加患癌的危险

病理学

- 浸润癌分级
  - 对 3 项主要肿瘤特征进行评判：表现腺体分化的腺管形成、核多形性和核分裂计数。应用 1 ～ 3 计分系统对每个独立因素进行独立的评估是有效的预后指标
    - Ⅰ级：高分化，3 ～ 5 分
    - Ⅱ级：中分化，6 ～ 7 分
    - Ⅲ级：低分化，8 ～ 9 分

【临床表现】

表现

- 大多数乳腺癌患者都有临床症状
- 最常见症状是乳腺肿块，伴或不伴疼痛
- 乳头异常（溢液、皱缩、扭曲或湿疹）

预后

- 年龄是影响预后的因素之一
  - 小于 35 岁的患者预后差
- 肿瘤临床分期是重要的预后因素
  - 期别越早，预后越好，反之则越差
  - 中国医学科学院肿瘤医院 1988—2000 年间一组乳腺癌资料显示：I、II、III 期乳腺癌的 10 年生存率分别为 85.1%、75.6% 和 48.1%
- 淋巴结状况
  - 腋窝淋巴结有无转移、转移数量是重要的预后因素
  - 淋巴结转移数量愈多、预后愈差
- 病理类型及分级
  - 一些特殊类型临床预后非常好，包括小管癌、浸润性筛状癌、黏液癌以及腺样囊性癌等
  - 高级别（低分化）肿瘤远处转移发生率高，预后差
- 雌、孕激素受体
  - 受体阳性的患者预后较好，阴性患者预后较差
- HER_2 受体
  - HER_2 过度表达是影响预后的独立因素
- 肿瘤细胞增殖

治疗

- 综合治疗
  - 局部病灶治疗：手术切除、放射治疗
  - 全身治疗：化疗、内分泌治疗、生物治疗或联合应用
- 治疗手段选择依据
  - 肿瘤组织学特征
  - 原发肿瘤的临床和病理学特征
  - 腋窝淋巴结状况
  - 肿瘤激素受体水平和 HER_2 状态
  - 有无可检测到的转移灶
  - 合并症情况
  - 患者年龄
  - 患者绝经状态

【影像学表现】

概述

- 影像学是重要的检查方法
  - 有助于发现临床触诊阴性的病灶
  - 临床触及肿块的病灶有助于判断病变的性质
  - 对诊断为乳腺癌的病灶有助于术前评估及分期
- 影像学检查方法
  - 乳腺 X 线摄影
  - 乳腺超声
  - 乳腺 MRI
- 不同病理亚型的浸润性乳腺癌影像表现可有不同

乳腺 X 线摄影表现

- 浸润性乳腺癌表现多样

- 肿块（masses）：是浸润性乳腺癌最常见的异常征象，可不伴或伴钙化
  - 形态
    - 形态表现多样，多表现为不规则形、分叶状肿块，部分可表现为圆形或卵圆形
  - 边缘
    - 浸润性癌的肿块边缘多表现为毛刺、浸润及小分叶状，提示病灶向周围浸润
    - 部分特殊病理亚型乳腺浸润性癌（黏液癌、髓样癌）可表现为边缘清晰，类似良性肿瘤
  - 密度：高密度、等密度
    - 多数乳腺浸润性癌呈高密度或等密度，极少数可呈低密度
- 钙化（calcifications）
  - 可单独或与肿块同时存在
  - 可位于肿块内或外
  - 形态：乳腺癌典型的钙化形态多表现为细小多形性、细线样或细线分支状
  - 分布：多呈成簇、沿导管节段性或线样分布
- 结构扭曲（architectural distortion）
  - 乳腺癌早期可不表现为明确的肿块，仅表现为局部结构扭曲
  - X线表现为以病灶为中心从一点发出的放射状影和局灶性收缩，或者表现为实质的边缘扭曲
  - 可以是一种伴随征象
- 局限性不对称致密（focal asymmetry）
  - 乳腺癌可表现为局限性不对称致密影，缺少真性肿块特有的边缘改变，往往需要对其行进一步检查，由此可能会显示一个真性肿块或明显的结构扭曲
- 伴随征象
  - 浸润性乳腺癌可以出现伴随征象，常常与肿块或钙化合并存在，或为不伴有其他异常征象的单独改变
    - 乳头回缩
    - 皮肤增厚或回缩
    - 悬韧带增厚
    - 皮下组织或胸大肌前脂肪组织网状增厚等
    - 腋窝淋巴结肿大

乳腺超声表现

- 主要声像图表现为不规则低回声肿块，伴或不伴后方声衰减
- 肿块在垂直皮肤方向径线常大于其平行于体表方向径线
- 边缘呈分叶状、毛刺或“蟹足状”改变，部分肿块边缘可有厚的强回声晕环包绕

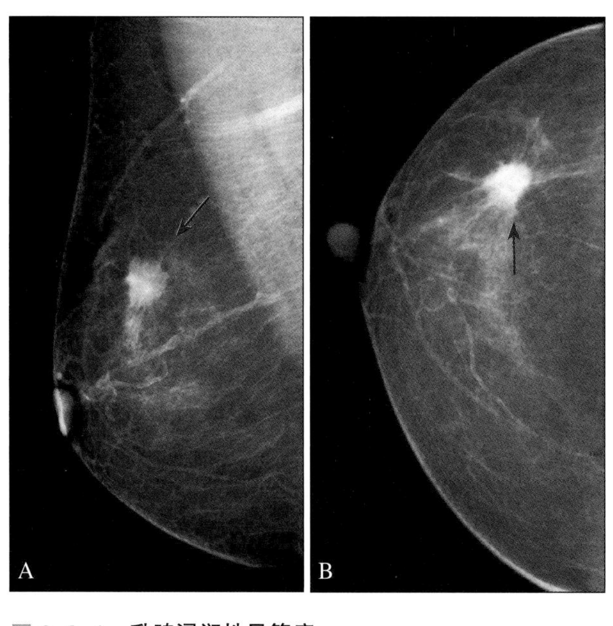

图 6-2-1　**乳腺浸润性导管癌**

A，B．乳腺X线摄影内外侧斜位及上下位。右侧乳腺外上象限高密度结节，分叶状，边缘见长毛刺（箭头）

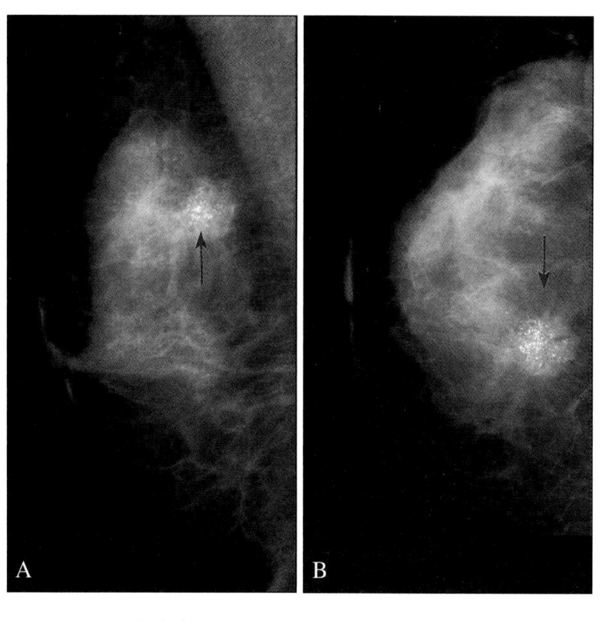

图 6-2-2　**乳腺癌**

A，B．乳腺X线摄影内外侧斜位及上下位。右侧乳腺内上象限高密度结节，分叶状，边缘见毛刺；结节内见细小多形性钙化，成簇分布（箭头）。影像表现提示典型恶性病变

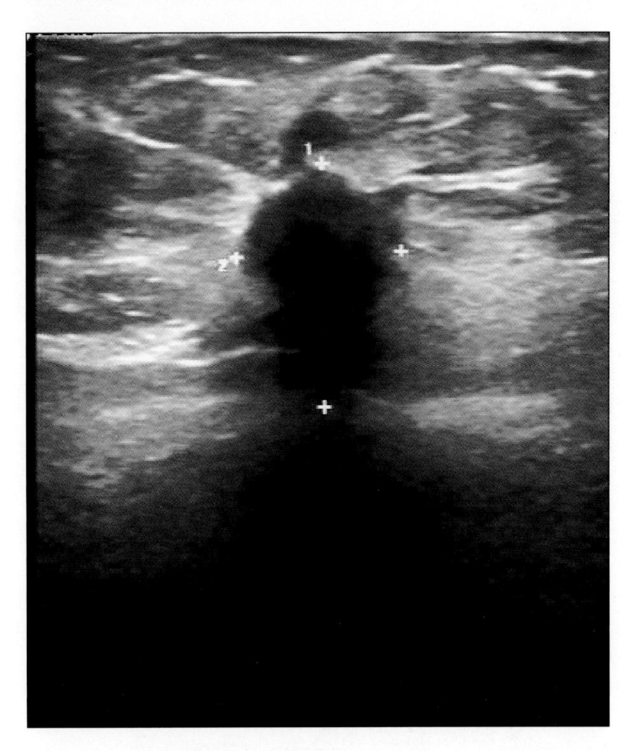

图 6-2-3 **乳腺浸润性导管癌**
乳腺超声，右侧乳腺外上象限不均匀低回声结节，形态不规则，高径>横径，结节边缘呈“蟹足状”改变

- 高频超声可检出部分钙化灶，成簇微小钙化的出现，对诊断浸润性导管癌特异性较高
- 大多数病灶内血流丰富，彩色多普勒血流显像主要表现为肿块内散在点状血流、穿入性血流及肿瘤周边的半环状血流

乳腺 MRI 表现

- 动态增强乳腺 MRI 对浸润性乳腺癌的检出具有很高敏感性，文献报道可高达 100%
- 增强 T1 图像上异常强化的肿块为主要异常征象
  - 形态：多呈不规则形、分叶形，部分也可呈圆形
  - 边缘：典型表现为不规则、毛刺状，部分肿块可表现为边缘光滑
  - 内部强化特点：增强早期可见明显强化，多表现为不均匀强化、边缘环形强化等
- 部分表现为非肿块样强化
  - 分布：乳腺癌多表现为段样、导管样分布的异常强化
  - 内部强化特点：集簇状强化方式多见
- 动态增强时间 - 信号强度曲线
  - 动态增强的时间 - 信号强度曲线可帮助定性诊断；目前认为早期迅速强化、强化迅速消失为浸润性乳腺癌典型表现，随时间延长，其强化程度和速度呈明显递减趋势，时间 - 信号强度曲线呈流出型；但乳腺癌呈非肿块样强化时，其强化程度及动态增强曲线可表现不典型

推荐影像学检查

- 乳腺 X 线摄影和超声是常用的检查方法
  - 乳腺 X 线摄影对年轻妇女、致密型乳腺存在一定的假阴性
  - 超声对肿块性病变检出敏感性高，对以钙化为主的病变有一定局限性
- 动态增强乳腺 MRI
  - 对浸润性癌的检出和诊断具有高敏感性
  - 尚不推荐作为首选的影像检查方法，对下述临床情况可考虑选择乳腺 MRI 检查
    - 乳腺 X 线摄片和超声检查对临床可疑病变检出或确诊困难者
    - 腋窝淋巴结肿大评价是否存在隐性乳腺癌
    - 乳腺癌术前分期
    - 乳腺癌预行保乳手术评估是否存在多中心、多灶者
    - 乳房成形术后、超声显示不满意者
    - 乳腺癌新辅助化疗后的疗效评价

【鉴别诊断】

- 乳腺良性病变
  - 纤维腺瘤
    - 是最常见的良性肿瘤，多见于年轻女性
    - 典型影像表现为边缘清晰的圆形或卵圆形肿块，可伴有粗大钙化灶；容易与乳腺癌鉴别
    - 部分表现为分叶状肿块、边缘欠清晰时，应注意与乳腺癌鉴别
    - 增强 MR 表现为进行性缓慢强化，动态增强曲线多呈渐增型；而乳腺癌多为早期明显强化，动态增强曲线多呈流出型
    - 临床触诊肿块边缘光滑、活动性好，有助于与乳腺癌鉴别
  - 导管内乳头状瘤
    - 临床常以乳头溢液就诊
    - 乳腺 X 线摄片常无阳性所见，肿块较大时 X 线可见；乳腺导管造影可见扩张导

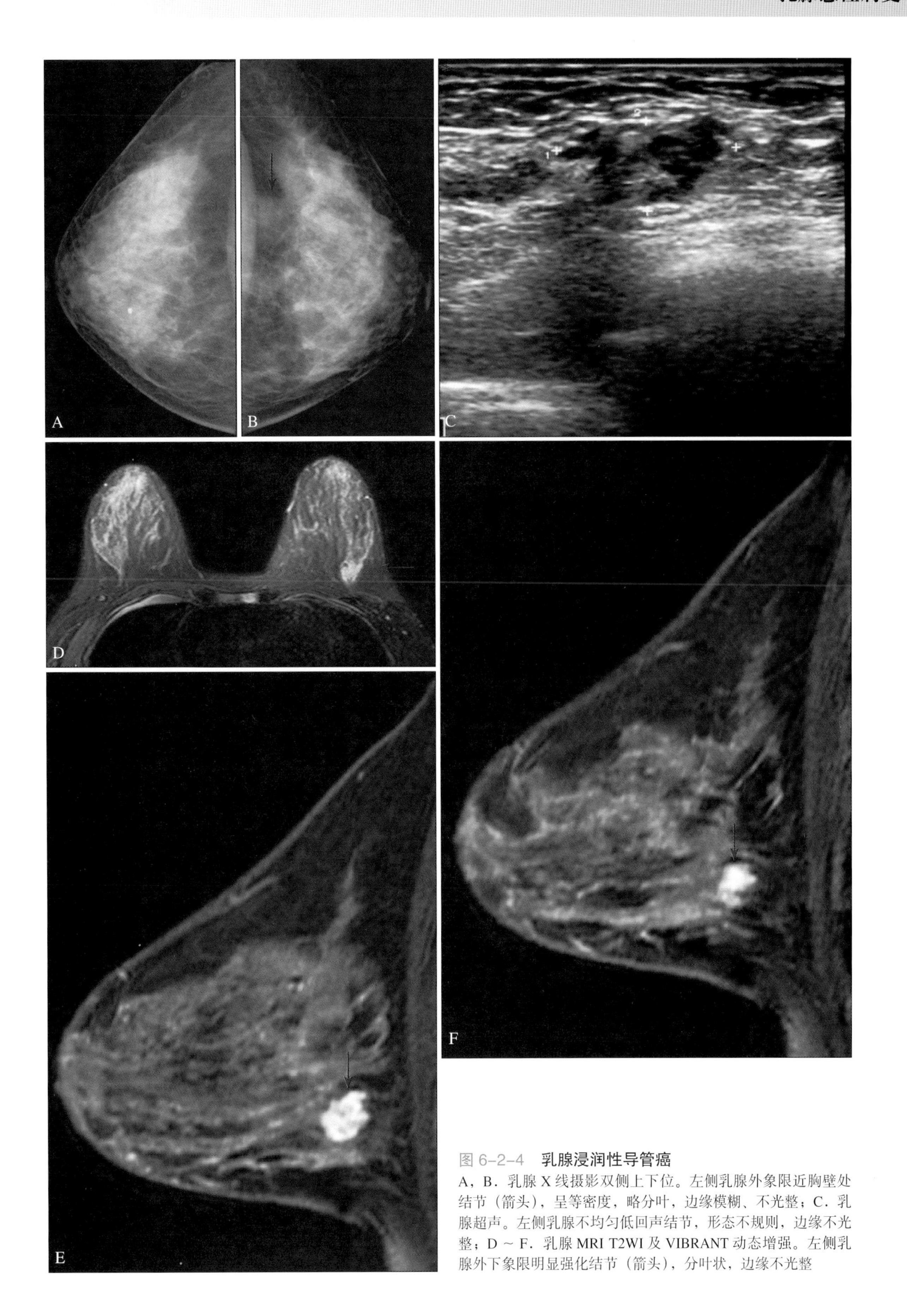

图 6-2-4 乳腺浸润性导管癌

A，B．乳腺 X 线摄影双侧上下位。左侧乳腺外象限近胸壁处结节（箭头），呈等密度，略分叶，边缘模糊、不光整；C．乳腺超声。左侧乳腺不均匀低回声结节，形态不规则，边缘不光整；D ~ F．乳腺 MRI T2WI 及 VIBRANT 动态增强。左侧乳腺外下象限明显强化结节（箭头），分叶状，边缘不光整

管内充盈缺损样改变，边缘光滑

■ 超声可见扩张、无回声的导管腔内不规则的中、低回声结节，有助于与乳腺癌鉴别

■ MR表现为明显强化的结节，动态增强曲线无特征性，有时与乳腺癌难以鉴别，结合多种影像检查有助于做出正确诊断

○ 脂肪坏死

■ 多见于40岁以上的妇女，特别是脂肪型、肥大、下垂型乳腺，多有乳腺外伤、手术等创伤史

■ X线可表现为带毛刺的不规则肿块，容易误诊为癌

■ 易发生于乳腺较浅表的部位，多见于皮下及乳晕周围；结合病变部位、临床病史可帮助与乳腺癌鉴别

○ 腺病

● 其他恶性病变

○ 叶状瘤

■ 特殊类型浸润性癌如髓样癌、黏液癌影像表现可与叶状瘤类似

■ 叶状瘤多见于年轻女性，影像表现多为边缘光整的分叶状或圆形肿块

（李 静 周纯武）

重点推荐文献

[1] Berg WA． Overview of breast imaging. Seminars Roentgenol，2001，36：180-186

[2] Chao TC，LO YF，Chen SH，et a1．Prospective sonographic study of 3093 breast tumors．J Ultrasound Med，1999，18（5）：363-370.

[3] Kuhl CK. Current Status of Breast MR Imaging：Part 2. Clinical applications. Radiology，2007；244：672-691

诊断与鉴别诊断精要

● 乳腺触及肿块为其主要临床症状

● 影像表现为不规则肿块、边缘呈毛刺样、浸润样改变时，应考虑浸润性乳腺癌的诊断；肿块可伴或不伴钙化

● 部分浸润性癌肿块边缘较光整，容易与一些良性肿瘤（纤维腺瘤、导管内乳头状瘤等）混淆；而一些良性病变（脂肪坏死）可以表现为边缘毛刺的肿块，容易误诊为恶性；在鉴别诊断时应注意结合临床及多种影像综合诊断

第3节 乳腺浸润性导管癌

【概念与概述】

浸润性导管癌，非特殊型（invasive ductal carcinoma，not otherwise specified，NOS）是乳腺浸润性癌中最大的一组，肿瘤缺乏充分的组织学特征，和任何其他亚型不符合，是肿瘤的一种异质性类别

【病理与病因】

流行病学

● 是浸润性癌中最常见的类型，占浸润性乳腺癌的40% ~ 75%

● 发病高峰在40岁以后

病理学

● 大体病理及手术所见

○ 缺乏特异的大体检查特征

○ 大小不等，直径可小于1cm或大于10cm

○ 肿物形态呈不规则星芒状或结节状，缺乏明确界限

○ 质地硬、韧

● 组织病理学

    - 组织学形态显著不同，缺乏特殊组织学类型乳腺癌的规律性特点
    - 80% 的病例伴有灶性导管原位癌
    - 间质纤维化、成纤维反应
    - 肿瘤浸透基底膜
- 胚胎 - 解剖
    - 起源于终末导管小叶单位（TDLU）

【临床表现】

表现

- 乳腺包块是最常见的症状，伴或不伴疼痛
- 乳头异常（溢液、皱缩、湿疹）
- 乳房皮肤及轮廓改变
- 乳房疼痛
- 区域淋巴结肿大
- 远处转移

自然病史及预后

- 非特殊型浸润性导管癌的 10 年生存率（35% ~ 50%）低于乳腺癌的总体 10 年生存率（55%）
- 肿瘤预后与组织级别、肿瘤大小、淋巴结转移等明显相关
- 雌、孕激素受体
    - 近 70% ~ 80% 的非特殊型浸润性导管癌表达 ER

治疗

- 根据临床分期不同，采用适当的综合治疗方法
    - 局部病灶治疗：手术切除、放射治疗
    - 全身治疗：化疗、内分泌治疗、生物治疗或联合应用

【影像学表现】

概述

- 最佳诊断依据：不规则、毛刺样肿块是其特征性影像学表现
- 乳腺 X 线摄影联合超声扫描可提高其诊断准确率
- 动态增强乳腺 MRI 对其检出及诊断具有高敏感性

乳腺 X 线摄影表现

- 不规则肿块是最主要的阳性发现
    - 形态分叶状或不规则
    - 边缘常呈毛刺状、浸润状或模糊不清；毛刺长短不一
    - 多为高密度或等密度
    - 大小不一
- 钙化是另一个主要征象
    - 可单独存在或与肿块并存，可位于肿块内或肿块外
    - 形态：典型表现为细小多形性、细线样或细线分支状（铸型）钙化，亦可表现为模糊不清的无定形钙化
    - 分布：呈成簇、线样、段样或区域性分布
- 结构扭曲
    - 正常乳腺结构扭曲但无明确肿块可见
    - 表现为从一点发出的放射状影和局灶性收缩
- 局灶性不对称致密影
    - 浸润性导管癌可表现为局限性不对称致密影，缺少真性肿块特有的边缘改变
- 其他间接征象
    - 乳头回缩
    - 皮肤增厚或回缩
    - 悬韧带增厚
    - 皮下组织或胸大肌前脂肪组织网状增厚等
    - 腋窝淋巴结肿大

乳腺超声表现

- 主要声像图表现为不规则低回声肿块，伴或不伴后方声衰减
- 肿块在垂直皮肤方向径线常大于其平行于体表方向径线
- 边缘呈分叶状、毛刺或“蟹足状”改变，部分肿块边缘可有厚的强回声晕环包绕
- 高频超声可检出部分钙化灶，成簇微小钙化的出现，对诊断浸润性导管癌特异性较高
- 大多数病灶内血流丰富，彩色多普勒血流显像主要表现为肿块内散在点状血流、穿入性血流及肿瘤周边的半环状血流
- 脉冲多普勒频谱呈现高阻力指数，血流指数（RI）值多大于 0.7

乳腺 MRI 表现

- 动态增强后 T1WI 图像
    - 多表现为早期强化（增强扫描 2 分钟内）
    - 典型表现为分叶状或不规则形强化肿块
    - 边界不清或毛刺
    - 均匀或不均匀强化，边缘强化更明显
- 动态增强时间 - 信号强度曲线（TIC）
    - 多数呈流出型曲线或平台型曲线
    - 少数表现为渐增型曲线

- 平扫
  - T1WI 病变多呈等信号
  - T2WI 脂肪抑制图像上病变信号高低不一，多为等或略高信号，少数为中高信号
  - DWI 可表现为扩散受限

推荐影像学检查
- 乳腺 X 线摄影和超声是常用的检查方法
  - 乳腺 X 线摄影是临床疑诊乳腺癌患者最常用的检查方法，但对年轻妇女、致密型乳腺存在一定的假阴性
  - 超声对肿块性病变检出敏感性高，对以钙化为主的病变有一定局限性
- 动态增强乳腺 MRI
  - 对浸润性导管癌的检出和诊断具有高敏感性，但存在特异性低的局限性
  - 可用于乳腺癌术前分期
  - 预行保乳手术评估是否存在多中心、多灶者
  - 新辅助化疗后的疗效评价

【鉴别诊断】
- 其他恶性肿瘤
  - 浸润性小叶癌
  - 转移瘤
- 良性病变
  - 放射状瘢痕
  - 脂肪坏死
    - X 线可表现为带毛刺的不规则肿块，容易误诊为癌
    - 多见于 40 岁以上的妇女，特别是脂肪型、肥大、下垂型乳腺，多有乳腺外伤、手术等创伤史
    - 易发生于乳腺较浅表的部位，多见于皮下及乳晕周围；结合病变部位、临床病史可帮助与乳腺癌鉴别
  - 硬化性腺病
  - 脓肿

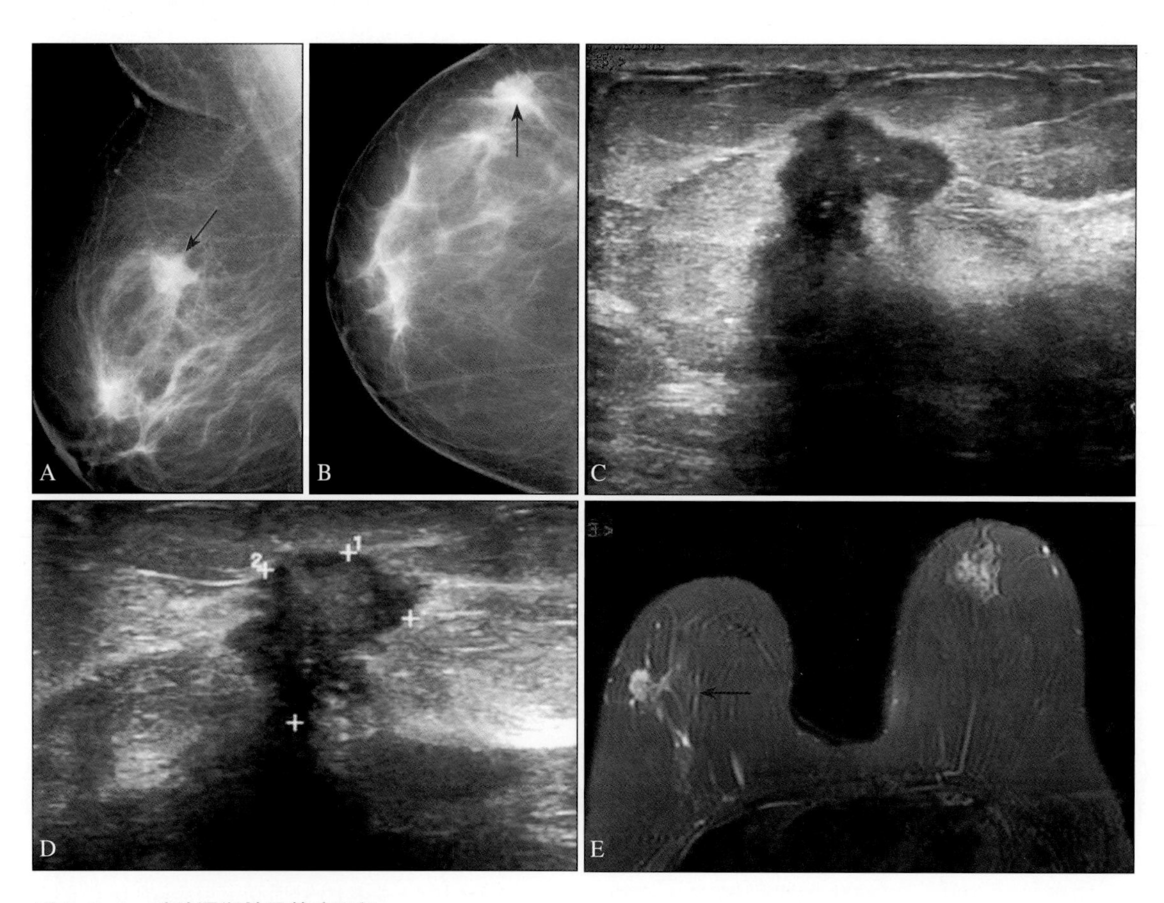

图 6-3-1 **乳腺浸润性导管癌Ⅲ级**
A，B．右乳内外侧斜位及上下位。右侧乳腺外上象限结节（箭头），分叶状，边缘毛刺；C，D．乳腺超声。右侧乳腺不均匀低回声结节，形态不规则，边界不清；E．乳腺 MRI，T2WI 抑脂图像。右侧乳腺结节，T2WI 抑脂呈略高信号（箭头）（待续）

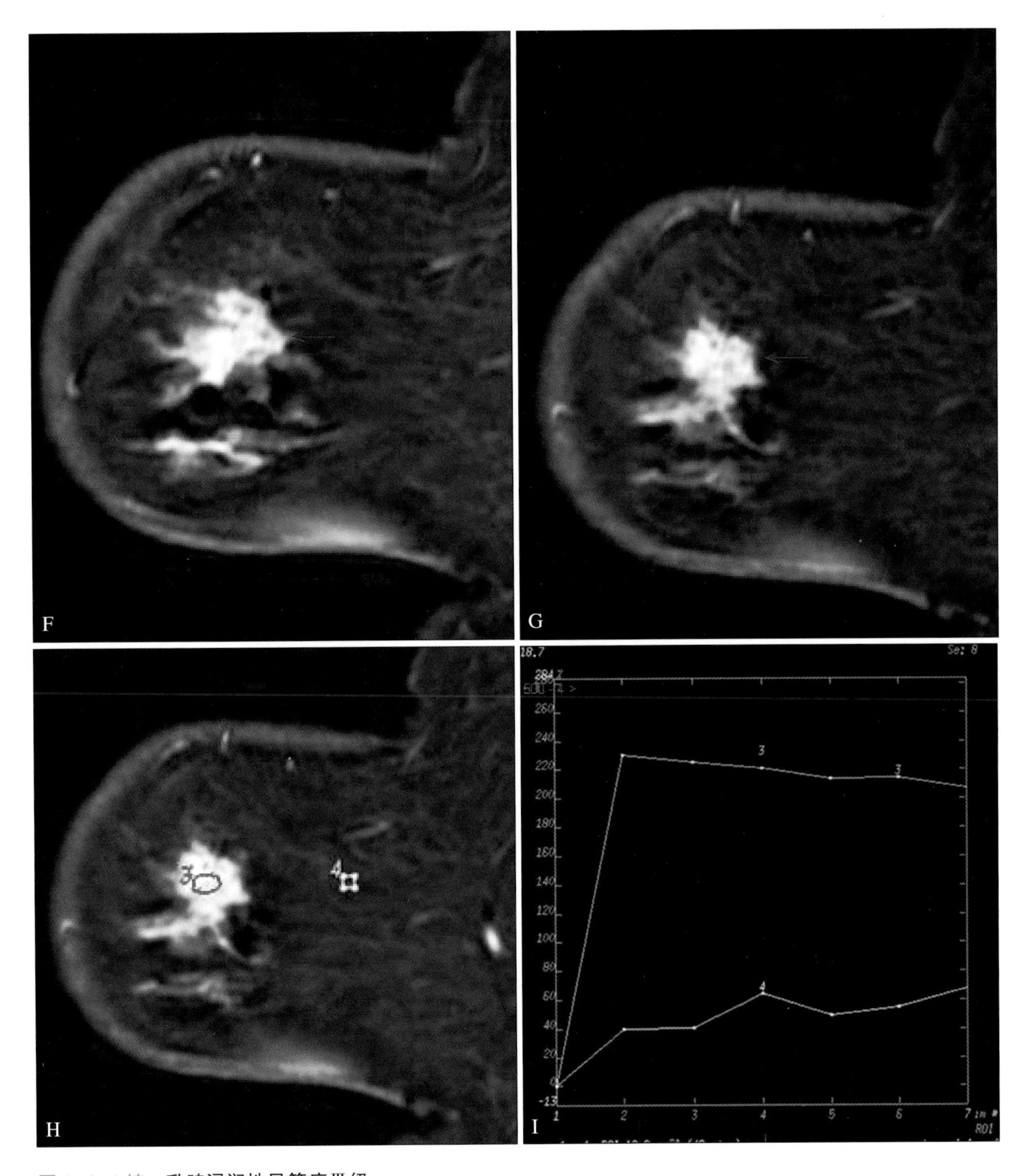

图 6–3–1 续　**乳腺浸润性导管癌Ⅲ级**

F ~ I. 乳腺 MRI，VIBRANT 动态增强图像及增强曲线。右侧乳腺结节，增强扫描见明显不均匀强化结节（箭头），形态不规则，边缘毛刺；时间 - 信号强度曲线呈流出型

（李　静　周纯武）

重点推荐文献

[1] 顾雅佳 . 周康荣，陈彤箴等 . 乳腺癌的 X 线表现及病理基础 . 中华放射学杂志，2003，37（7）：439-444.

[2] Kuhl CK. Concepts for differential diagnosis in breast MR imaging. Magn Reson Imaging Clin N Am，2006，14：305-328.

诊断与鉴别诊断精要

- 乳腺浸润性导管癌（非特殊型）是浸润性癌最多见的类型；临床常见症状是发现乳腺肿块
- 主要 X 线表现是不规则、带毛刺的肿块，可伴或不伴钙化
- 超声表现为不规则低回声肿块，伴或不伴后方声衰减
- 增强 MR 表现为早期强化的形态不规则肿块
- 影像表现典型者容易诊断，鉴别诊断主要包括其他恶性肿瘤，以及脂肪坏死、放射状瘢痕及硬化性腺病等良性病变

第 4 节　乳腺浸润性小叶癌

【概念与概述】

浸润性小叶癌（invasive lobular carcinoma，ILC）是一种经常伴有小叶原位癌的浸润癌，由纤维性间质中呈单排线状分布的、非黏附性细胞所组成

【病理与病因】

流行病学

- 占浸润性乳腺癌的 5% ～ 15%
- 浸润性小叶癌患者平均年龄较浸润性导管癌年长 1 ～ 3 岁

遗传学

- 最常见的遗传学改变是 16 号染色体长臂缺失，出现在 63% ～ 87% 的 ILC

病理学

- 大体病理及手术所见
  - 浸润性小叶癌常为不规则、界限不清的肿块
  - 由于细胞弥漫浸润性分布，有时难以肉眼识别
- 组织病理学
  - 镜下的经典形态：以缺乏黏附性的小细胞增生为特征
  - 小细胞呈单个散在分布于纤维结缔组织中，或呈单行条索状排列，浸润间质
  - 经典型 ILC，90% 以上伴有小叶原位癌
  - 其他亚型
  - 实性型：具有小叶形态学特点的、大小一致的小细胞呈片状分布；更具有多形性，核分裂更常见
  - 腺泡型：至少 20 个以上细胞呈团状聚集，细胞形态和生长方式属于非特殊性小叶癌
  - 多形性小叶癌：较经典型瘤细胞更具有非典型性和多形性；常伴有印戒细胞或多形性细胞组成的小叶内病变为其特点
  - 混合型：由经典型和一种或一种以上其他亚型小叶癌复合组成的病变
  - 小管 - 小叶癌：小管生长方式和形态一致的小细胞所组成的线样生长方式混合存在

【临床表现】

表现

- 多由乳腺 X 线摄影发现（85%），临床触及不到肿块

自然病史及预后

- 更易双侧发生、多中心
- 腋窝淋巴结转移较浸润性导管癌少见，为 3% ～ 10%
- 常转移至骨、胃肠道、子宫、脑膜、卵巢和浆膜等
- 经典型小叶癌较其他亚型预后好
- 多形性小叶癌预后差

治疗

- 根据临床分期不同，采用适当的综合治疗方法
  - 局部病灶治疗：手术切除、放射治疗
  - 全身治疗：化疗、内分泌治疗、生物治疗或联合应用

【影像学表现】

概述

- 浸润性小叶癌生长方式隐匿，乳腺 X 线片常常难以检出及诊断，是最常漏诊的肿瘤亚型
- 与浸润性导管癌相比，可作出诊断时肿瘤常常较大

乳腺 X 线摄影表现
- 不规则、有毛刺的肿块是最常见的征象
- 表现为局部结构扭曲较其他类型乳腺癌常见
- 局灶性不对称致密影，无明确边界
- 钙化少见，通常与周围的 DCIS、硬化性腺病、纤维性改变有关
- 密度常常低于或等于正常乳腺纤维腺体组织
- 与浸润性导管癌难以鉴别

乳腺超声表现
- 有毛刺的低回声结节
- 边缘模糊、无明确边界的低回声区
- 多数结节后方可伴有声衰减
- 血流较浸润性导管癌相对较少

乳腺 MRI 表现
- 动态增强乳腺 MRI 是浸润性小叶癌有效的检查方法，较传统影像提供更多的信息；在确定浸润性小叶癌病变范围上明显优于 X 线摄影，通常 MRI 显示的病变范围大于 X 线摄影和临床触诊
- 多表现为形态不规则、有毛刺的肿块
- T2WI 信号可较低
- 增强扫描常强化不明显

推荐影像学检查
- MRI 及超声较 X 线摄影诊断更敏感
- MRI 判断病变范围最准确

【鉴别诊断】
- 浸润性导管癌
  - 二者影像表现相似

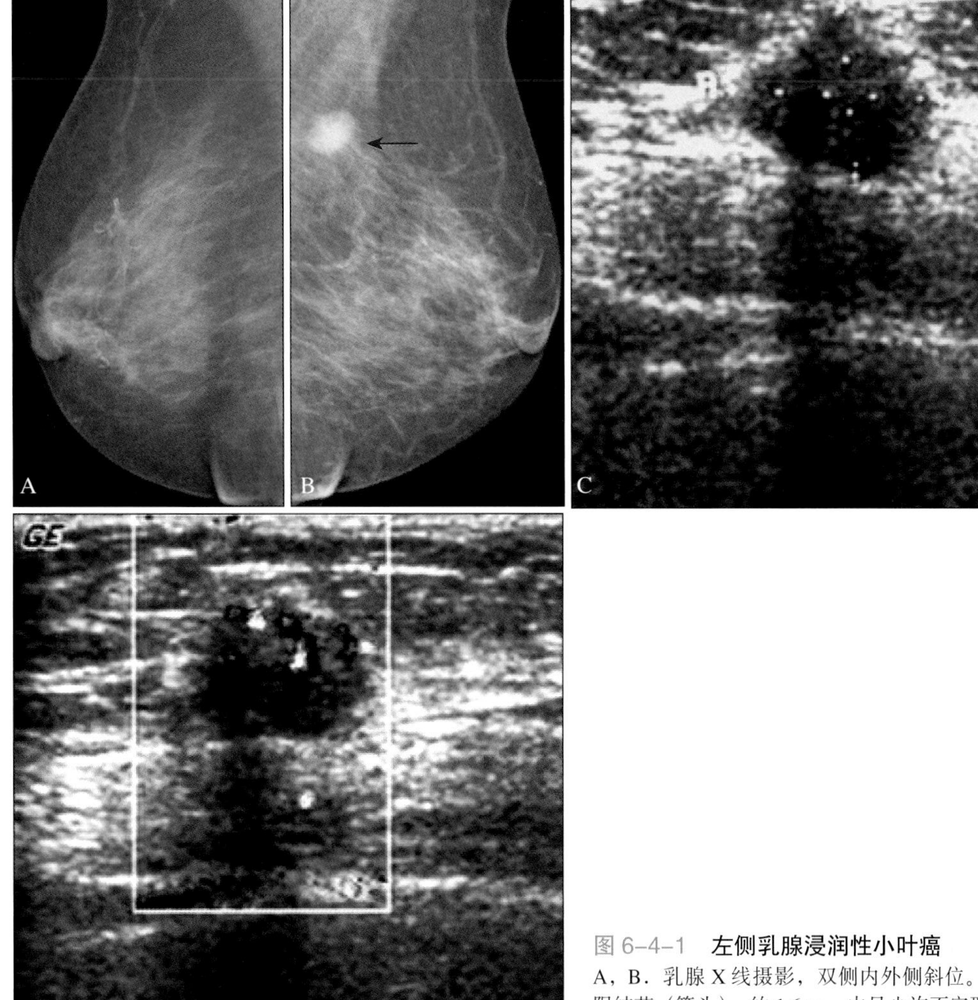

图 6-4-1　**左侧乳腺浸润性小叶癌**

A，B．乳腺 X 线摄影，双侧内外侧斜位。左侧乳腺上象限结节（箭头），约 1.6cm，内见少许不定形钙化，结节分叶状，边缘见毛刺；C，D．左侧乳腺超声。左侧乳腺低回声结节，形态不规则；可探及血流信号

（李　静　周纯武）

重点推荐文献

[1] Evans WH，Warren Burhenne LJ，Laurie L，et al. Invasive Lobular Carcinoma of the Breast：Mammographic Characteristics and Computer-aided Detection. Radiology，2002，225（10）：182-189.

[2] Gal ML，Ollivier L，Asselain B et al. Mammographic features of 455 invasive lobular carcinomas. Radiology，1992，185（12）：705-708.

[3] Paramagul CP，Helvie MA，Adler DD. Invasive lobular carcinoma：sonographic appearance and role of sonography in improving diagnostic sensitivity. Radiology，1995，195（4）：231-234.

诊断与鉴别诊断精要

- 浸润性小叶癌易双侧发生、多中心
- 生长方式隐匿，乳腺X线片常常难以检出及诊断，是最常漏诊的肿瘤亚型
- 不规则、有毛刺的肿块是最常见的征象，表现为局部结构扭曲、不对称致密影较其他类型乳腺癌常见；密度常常低于或等于正常乳腺纤维腺体组织；钙化少见

第5节 乳腺髓样癌

【概念与概述】

乳腺髓样癌（medullary carcinoma，MC）是一种由低分化瘤细胞组成的边界清楚的乳腺癌。特点为瘤细胞呈大片状分布，无腺管结构形成，间质少，并有明显淋巴细胞浸润

【病理与病因】

流行病学

- 髓样癌（MC）占全部乳腺癌的1%～7%
- 易发生于年轻妇女，平均年龄45～52岁

病理学

- 大体病理及手术所见
  - 大体上表现为质地较软、边界清楚的圆形肿块
  - 外观褐色或灰色，常有灶性出血和坏死
  - 肿瘤平均大小为2.0～2.9cm
- 组织病理学
  - 髓样癌5个经典的组织学特征
    - 合体细胞结构在肿瘤组织中所占比例>75%
    - 全部肿瘤组织中均不具有线样或小管样结构
    - 间质中弥漫的淋巴浆细胞浸润为其显著特点
    - 癌细胞常呈圆形、胞质丰富，泡状核，有一个或数个核仁；中度到明显核多形性
    - 具有完整的肿瘤组织学边界，低倍镜下肿瘤边界呈推挤状，外周有清楚的纤维带
  - 非典型髓样癌
    - 肿瘤有显著的合体细胞特征和其他2项或3项标准时，诊断为非典型髓样癌

【临床表现】

表现

- 乳腺肿块为主要临床表现
- 触诊肿块多边界清楚、质软

自然病史及预后

- 一般认为髓样癌比常见的浸润性导管癌预后好，不典型者预后与非特殊性浸润癌相同
- 髓样癌10年生存率文献报道结果不同，亦有文献报道其10年生存率与其他浸润性癌无明显差异

治疗

多数患者仍需采用综合治疗，单一疗法难以保证取得最佳疗效

【影像学表现】

概述

- 髓样癌在大体病理上以边界清晰为常见改变，X 线可表现为边缘光整的圆形或卵圆形肿块，易被误诊为良性肿瘤如纤维腺瘤
- 仔细观察病变的影像学特征，有助于作出正确诊断

乳腺 X 线摄影表现

- 常见 X 线表现为不伴钙化的肿块
- 肿块形态以圆形或分叶状多见
- 边缘多呈浸润状或微小分叶状；毛刺状边缘少见
- 肿块在 X 线上多表现为高密度。这与其在病理上细胞成分多，而间质含量相对较少相关
- 钙化在髓样癌中少见。多位于肿块内，表现为散在、较浅淡的小钙化灶，不具特征性。文献报道钙化的出现与导管内成分相关，髓样癌钙化少见，与其缺乏导管内成分有关
- 在 X 线上，典型髓样癌和非典型髓样癌在肿块形态、边缘及密度改变上无明显差异，单凭 X 线表现，难以鉴别

乳腺超声表现

- 超声表现为边界清楚的均质低回声肿块，部分后方回声有增强
- 肿块内部常能见到囊性成分，罕见钙化
- 髓样癌无包膜
- 彩色多普勒超声显示肿块内具有较丰富血流信号，血流阻力指数（RI）大于 0.7

乳腺 MRI 表现

- 平扫 T1WI 多表现为等信号，T2WI/ 脂肪抑制相表现为等信号或稍高信号
- 动态增强 MRI 图像，髓样癌多表现为分叶状、边缘光滑的有强化的肿块，毛刺少见

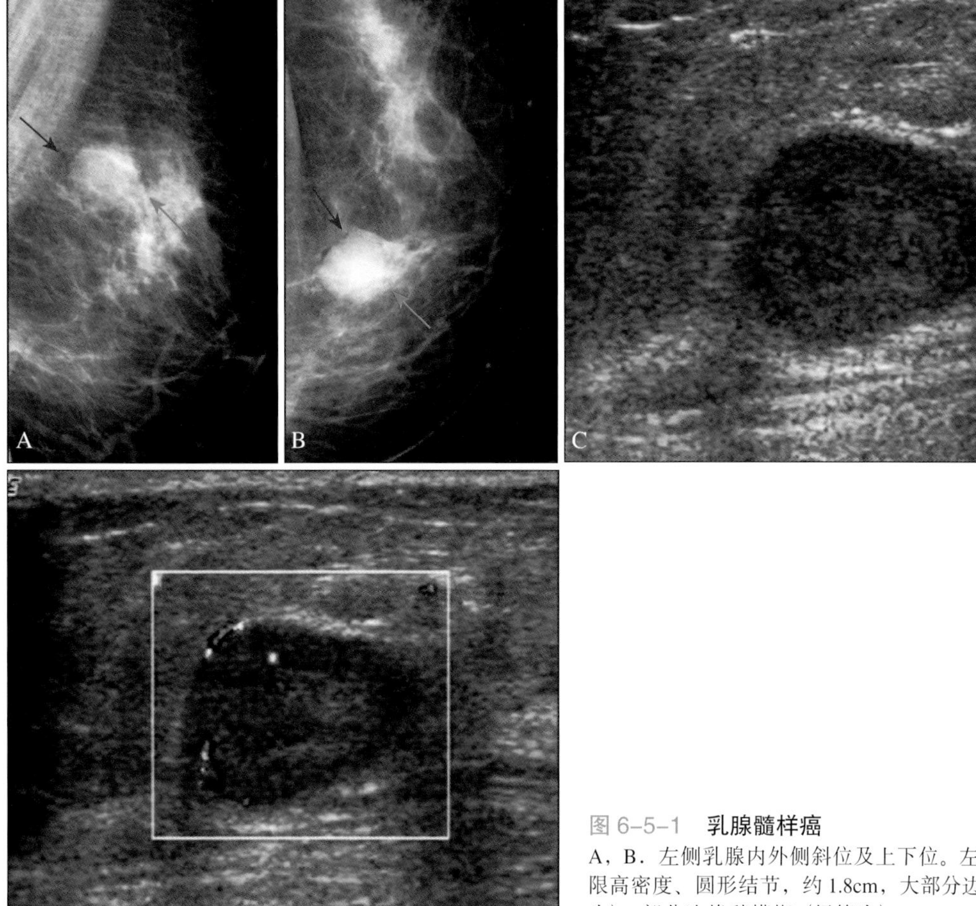

图 6-5-1 乳腺髓样癌

A，B．左侧乳腺内外侧斜位及上下位。左侧乳腺内上象限高密度、圆形结节，约 1.8cm，大部分边缘清晰（红箭头），部分边缘稍模糊（绿箭头）；C，D．乳腺超声。左侧乳腺圆形结节（箭头），呈不均匀低回声，边缘尚光整；内部血流较丰富

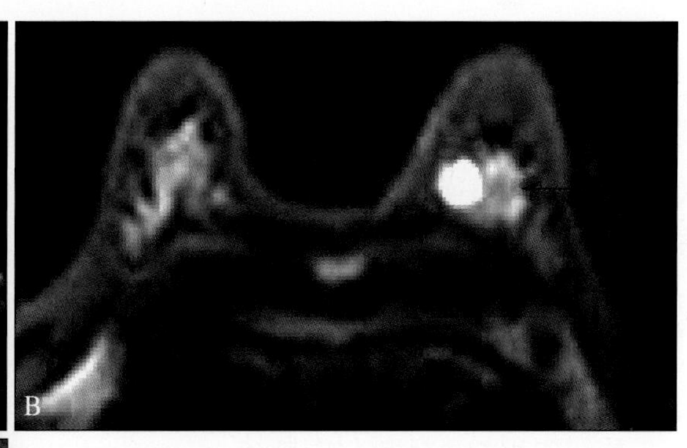

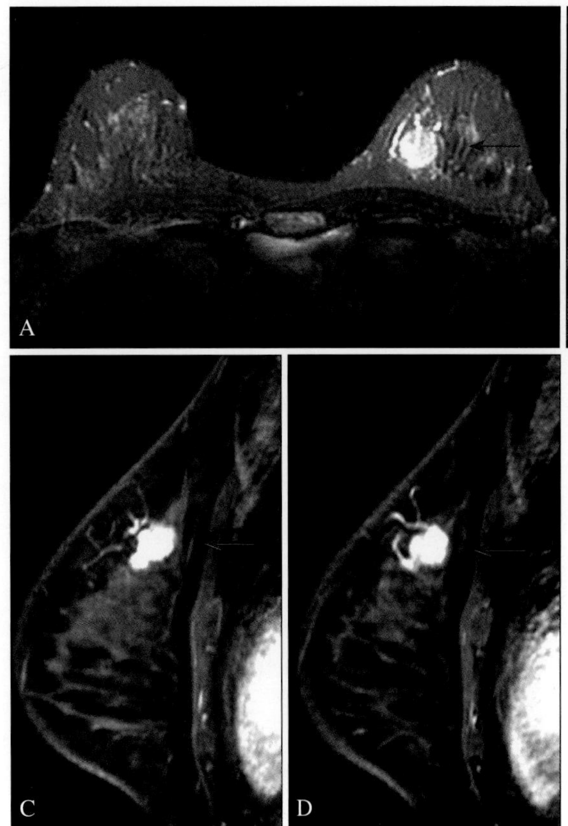

图 6-5-2 乳腺髓样癌
A，B．乳腺 MRI，横断面 T2WI 抑脂图像及弥散加权相（DWI）。T2WI 抑脂图像示略高信号结节，DWI 弥散明显受限，呈高亮信号（箭头）；C，D．VIBRANT 动态增强矢状面图像。增强扫描结节明显不均匀强化（箭头），形态不规则，呈分叶状

- 血流动力学表现
  - 表现为早期强化（注射对比剂后 2 分钟内），均匀或不均匀
  - 延迟期环形强化
  - 时间 - 信号强度曲线为流出型或平台型
- 单独依靠 MRI 特点难以与其他亚型浸润性乳腺癌鉴别

推荐影像学检查

- 乳腺 X 线摄影和超声仍是主要的检查方法
- MRI 有助于与良性肿瘤鉴别

【鉴别诊断】

- 纤维腺瘤
  - 髓样癌易发生在年轻患者，病理上多呈边界清晰，易误诊为良性肿瘤如纤维腺瘤
  - X 线表现
    - 二者均以不伴钙化的肿块为最常见，多呈圆形、卵圆形肿块
    - 边缘表现二者有不同，髓样癌多表现为浸润、小分叶的恶性征象；纤维腺瘤多表现为边界清晰
    - 仔细观察影像特征，有助于作出鉴别诊断
  - 超声表现
    - 二维超声中二者均可表现为边界清楚的肿块
    - 纤维腺瘤常有包膜，髓样癌无包膜
    - 彩色多普勒超声检查时，髓样癌具有较丰富的血流信号，阻力指数（RI）> 0.7；而纤维腺瘤一般为低阻力
- 其他病理亚型浸润性乳腺癌
  - 浸润性导管癌
    - 最为常见，X 线表现多样化，可表现为肿块、肿块伴钙化、结构扭曲或单独钙化
    - 肿块形态多不规则或分叶状
    - 边缘浸润、毛刺最多见
    - 钙化多见，多为细小多形性或细线分支样钙化，成簇或沿导管分布
  - 浸润性小叶癌
    - X 线假阴性较高
    - 最常见 X 线征象为有毛刺的肿块和结构扭曲
  - 黏液腺癌
    - X 线片与髓样癌类似

■ 常见于绝经后老年妇女，髓样癌在年轻患者中有较高比例

（李 静 周纯武）

重点推荐文献

[1] Tominaga J，Hama H，Kimura N，et al. MR imaging of medullary carcinoma of the breast. EJR，2009，70（3）：525-529.

[2] Yilmaz E，Lebe B，Balci P，et al. Comparison of mammographic and sonographic findings in typical and atypical medullary carcinomas of the breast. Clinical Radiology，2002，57（7）：640-645.

[3] 顾雅佳，陈彤箴，王玖华等．乳腺髓样癌的X线表现——与病理对照并与纤维腺瘤鉴别．临床放射学杂志，2004，23（4）：292-296.

诊断与鉴别诊断精要

- 乳腺髓样癌发病年龄较年轻，肿块为主要临床症状；大体病理多为边缘光滑的圆形肿块
- 影像表现多为边缘清晰、圆形、高密度肿块
- 容易与良性肿瘤混淆；应注意与纤维腺瘤进行鉴别。仔细观察髓样癌肿块边缘多有小分叶、部分浸润等改变；而纤维腺瘤边缘多清晰、光滑

第6节 乳腺黏液癌

【概念与概述】

- 乳腺黏液癌（mucinous carcinoma）是少见的浸润性乳腺癌，以肉眼可见的大量细胞外黏液中，漂浮簇状增生的细胞为特征，组成细胞簇的细胞较小，且较一致。其形态学特点是细胞呈簇状漂浮在黏液湖内。可分为单纯型和混合型两种
  - 单纯型黏液癌全部由黏液癌成分组成，所有肿瘤细胞为黏液所包围，并可进一步分为富于细胞型和少细胞型两种。
  - 当肿瘤包含其他明显成分时称为混合型黏液癌，最常见的混合成分为非特异型浸润性导管癌。
  - 黏液癌平均发病年龄高于非特殊型浸润性导管癌，多发生于绝经后女性。临床上多以触及乳腺肿块就诊。
  - 单纯型黏液癌预后相对良好，而混合型黏液癌预后与非特异型浸润性导管癌相仿。

【病理与病因】

流行病学

- 黏液癌占全部乳腺癌的1%～7%
- 易发生于绝经后妇女，占75岁以上年龄组乳腺癌的7%，而在35岁以下妇女中发生率小于1%

病理学

- 大体病理及手术所见
  - 大体上表现为质地较软、境界相对清楚的肿块，缺乏真正包膜
  - 外观呈胶冻状，有纤细的间隔，常见出血灶，触诊时可有捻发音
  - 肿瘤平均大小约1.0～20.0 cm，平均2.8 cm
- 组织病理学
  - 单纯型黏液癌的典型镜下表现为肿瘤细胞呈簇状漂浮在黏液湖中。细胞簇通常由带

有少量嗜酸性胞质的、形态一致的圆形细胞组成；黏液湖间有纤细的纤维间隔；细胞非典型性、核分裂和微钙化不常见
- 混合型黏液癌最常见的混合成分为非特异型浸润性导管癌，此时各种成分所占比例应予以注明

【临床表现】

表现
- 乳腺肿块为主要临床表现
- 触诊肿块多边界清楚、质偏软

自然病史及预后
- 单纯型黏液癌生长缓慢，与非特殊型浸润性导管癌比较预后相对良好，手术切除时腋窝淋巴结转移发生率在 0 ~ 14%，约 2% 可发生远处转移，10 年生存率 70% ~ 100%
- 混合型黏液癌具有侵袭性行为，预后相对较差，29 % ~ 64 % 可发生淋巴结转移，10 年生存率约 60%

治疗
- 多数患者仍需采用综合治疗

【影像学表现】

概述
- X 线可表现为边缘光整的圆形、卵圆形或分叶状肿块，部分呈现微小分叶或浸润状边缘
- 超声可表现为后方透声增强的均匀低回声或囊实性混杂回声肿块
- MRI 较为特征的表现为平扫 T2WI 明显高信号，扩散加权成像 ADC 值高于乳腺其他恶性肿瘤，多期动态增强 MRI 可为渐进性的环形或不均匀强化
- 仔细观察病变的影像学特征，有助于作出正确诊断

乳腺 X 线摄影表现
- 常见 X 线表现为不伴钙化的肿块
- 肿块形态以圆形、卵圆形、分叶状多见
- 单纯型黏液癌多边缘清楚，亦可见微小分叶状或浸润状边缘；毛刺状边缘少见；混合型黏液癌多表现为恶性边缘特征，呈浸润或毛刺样改变
- 多数肿块在 X 线上密度比较浅淡，当瘤内有出血时，密度可增高
- 钙化少见，镜下单纯型黏液癌钙化部位多在黏液间质中，颗粒粗大，形态不规则，X 线上多表现为肿块内部或周围粗大不均质钙化。当出现可疑恶性的细小钙化时，多提示有导管内癌成分

乳腺超声表现
- 单纯型黏液癌超声表现为边界清楚的均质低回声或等回声肿块，部分表现为囊实性混杂回声，少数表现为肿块内部回声增强呈毛玻璃样改变
- 因含有较多粘蛋白成分，肿块后方回声可有增强
- 混合型黏液癌呈典型的浸润性导管癌的形态及声学特征
- 彩色多普勒超声显示部分肿块内部具有较丰富血流信号

乳腺 MRI 表现
- 平扫 T2WI 脂肪抑制相呈均质的明显高信号，为单纯型黏液癌典型表现；混合型黏液癌则根据浸润性导管癌成分的多少及分布的不同可呈均质明显高信号或不均匀高信号
- 由于细胞外黏液成分富含自由水，扩散加权成像（DWI）上单纯型黏液癌的典型表现为 ADC 值不减低，反而较高，明显高于其他常见病理类型乳腺癌的 ADC 值，与良性肿瘤的 ADC 值相似
- 动态增强 MRI 图像上单纯型黏液癌多呈分叶状、边缘光滑的肿块
- 血流动力学表现
  - 渐进型强化为黏液癌的典型表现
  - 典型的时间 - 信号强度曲线为持续型或平台型；当表现为流出型时，提示混合型黏液癌可能
  - 早期可为环形强化，强化方式呈由边缘环状强化向中心渗透趋势，亦可早期即表现为不均匀强化；延迟期肿块多呈不均匀强化

推荐影像学检查
- 乳腺 X 线摄影和超声仍是主要的检查方法
- MRI 有助于与其他常见病理类型乳腺癌及良性肿瘤鉴别

【鉴别诊断】
- 纤维腺瘤
  - 黏液癌病理上多呈边界清晰肿块，易误诊为良性肿瘤如纤维腺瘤
  - 临床特征

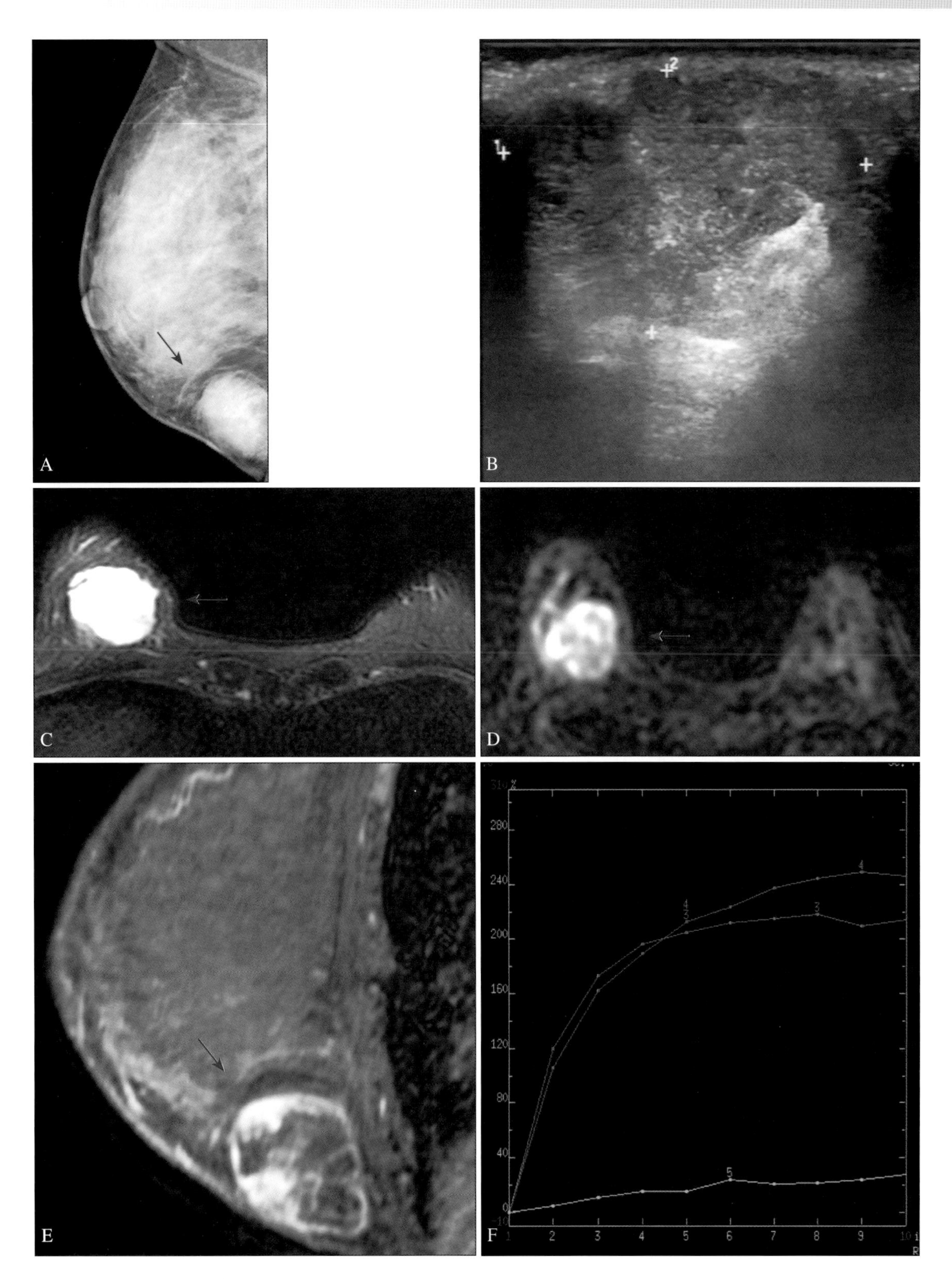

图 6–6–1 **右侧乳腺黏液癌**

女性，37 岁，扪及右侧乳腺肿物 3 年。A．右侧乳腺 X 线摄影，内外侧斜位（MLO 位）。X 线摄影示右侧乳腺卵圆形肿块（箭头），大部分边缘清楚，部分边缘呈微小分叶状，内部可见粗大不均质钙化；B．乳腺超声。右侧乳腺分叶状低回声肿块，部分边缘清楚，部分边缘不清楚，内部回声不均匀，后方透声增强；C ~ F.MRI 横断面 T2WI 脂肪抑制、扩散加权成像（DWI）、Vibrant 矢状面动态增强及时间信号强度曲线（TIC）。MRI T2WI 上肿块呈明显高信号（箭头），DWI 呈高信号（箭头），ADC 值 2.46×10^{-3} mm^2/s（b=1000.0），增强扫描呈不均匀环形强化肿物（箭头），边缘尚光整；时间信号强度曲线为渐增型

纤维腺瘤发病率高，多发生于年轻患者，而黏液癌少见，且多见于老年妇女
- X 线表现
  - 二者均以不伴钙化的肿块为最常见，多呈圆形、卵圆形或分叶状肿块
  - 二者均可表现为清晰边缘，当发现微小分叶边缘或浸润状边缘时提示恶性肿瘤可能；加压放大相有助于明确肿块边缘的特征
- 超声表现
  - 二维超声中二者均可表现为边界清楚的肿块
  - 纤维腺瘤常有包膜，黏液癌无包膜
  - 纤维腺瘤内部多呈均匀低回声，而相当一部分黏液癌表现为囊实性混杂回声
  - 彩色多普勒超声检查时，纤维腺瘤多无血流信号或少量血流信号，一部分黏液癌可显示丰富血流信号
- MRI 表现
  - 二者在 MRI 上均可表现为圆形、卵圆形或分叶状肿块
  - 纤维腺瘤在 T2WI 上依肿瘤内细胞、纤维及水的含量不同而表现为不同的信号强度，水及细胞成分多者，信号强度高，与黏液癌表现相似，但部分纤维腺瘤内可出现较为特征性的 T2WI 低信号分隔，而黏液癌低信号分隔罕见，多出现于较大肿瘤
  - 动态增强扫描多数纤维腺瘤表现为缓慢渐进性的均匀强化或中心向外周扩散的离心样强化，少部分表现为平台型或流出型；黏液癌多呈渐进性不均匀或环形强化，多为向心性强化
  - 综合分析平扫及增强 MRI 表现有助于诊断

- 其他病理亚型浸润性乳腺癌
  - 浸润性导管癌
    - 最为常见，X 线表现多样化，可表现为肿块、肿块伴钙化、结构扭曲或单独钙化
    - 肿块形态多不规则；边缘浸润、毛刺最多见
    - 钙化多见，多为细小多形性或细线分支样钙化，成簇或沿导管分布
    - 混合型黏液癌因有浸润性导管癌成分，二者 X 线表现相似
    - MRI 上黏液癌具有特征性表现，平扫 T2WI 脂肪抑制图像上呈明显高信号，扩散加权成像 ADC 值增高，动态增强扫描多呈渐进性强化，而浸润性导管癌在 T2WI 上多呈等或略高信号，扩散加权成像 ADC 值减低，动态增强扫描时间 - 信号强度曲线多呈流出型
- 叶状肿瘤
  - X 线均可表现为圆形、卵圆形或分叶状肿物，边缘清楚，超声可表现为囊实性混合回声
  - MRI 上 T2WI 叶状肿瘤亦可呈高信号，动态增强扫描平台型时间 - 信号强度曲线多见，恶性叶状肿瘤多呈流出型曲线

（宋 颖 李 静 周纯武）

重点推荐文献

[1] Shuichi Monzawa，Masaki Yokokawa，Toshiko Sakuma，et a1 .Mucinous carcinoma of the breast：MRI features of pure and mixed forms with histopathologic correlation. AJR，2009，192：W125-W131.

[2] Lam WWM，Chu WCM，Tse GM，Ma TK. Sonographic appearance of mucinous carcinoma of the breast. AJR，2004，182：1069-1074.

诊断与鉴别诊断精要

- 乳腺黏液癌是少见的浸润性乳腺癌；乳腺肿块为主要临床表现，触诊肿块多边界清楚、质偏软
- 常见X线表现为不伴钙化的肿块，形态以圆形、卵圆形、分叶状多见；边缘多较清晰
- 影像表现易与纤维腺瘤、叶状瘤等混淆；黏液癌发病年龄高于前两者，多见于绝经后女性

[3] 顾雅佳，王玖华，张廷骖. 乳腺黏液腺癌的钼靶X线表现与病理对照研究. 中华放射学杂志，2002，36：973-976.

第7节　乳腺小管癌

【概念与概述】

小管癌（tubular carcinoma）由高分化小管结构所组成的特殊类型乳腺癌，预后极好

【病理与病因】

流行病学

- 单纯的小管癌少见，在浸润性乳腺癌中所占比例< 2%
- 与非特殊性浸润性导管癌相比，小管癌患者年龄偏大
- 肿瘤体积小，淋巴结转移较少
- 常伴发上皮增生性病变，也可伴发放射状瘢痕

病理学

- 大体病理
  - 小管癌除了体积较小以外，大体检查难以与常见的非特殊型浸润性导管癌鉴别
  - 肿瘤直径大部分< 1cm
- 组织病理学
  - 组织学特征为开放性管腔，内衬单层上皮细胞
  - 上皮细胞小且规则，核异型不明显，核分裂少见
  - 近1/3病例可见胞质顶浆分泌小突起
  - 缺少肌上皮细胞
  - 间质纤维增生，富于细胞
  - 常合并DCIS
  - 小管结构达90%作为诊断标准较为妥当

【临床表现】

表现

- 部分病例临床可触及肿块
- 部分病例临床触诊阴性，仅由影像学检出

自然病史及预后

- 单纯的小管癌预后极佳
- 部分研究显示其生存期与同龄无乳腺癌妇女相似
- 保乳治疗后很少复发
- 腋窝淋巴结转移极少

治疗

- 小管癌预后极好，治疗以局部手术切除为主
- 可不行腋窝淋巴结清扫
- 放化疗较其他浸润性乳腺癌少用

【影像学表现】

概述

- 临床常不能触及肿物，多由影像学检查发现

乳腺X线摄影表现

- 典型X线表现为小肿块、长毛刺，边缘多呈星芒状
- 形态亦可为圆形或卵圆形
- 结构扭曲
- 局灶性不对称
- 微小钙化

乳腺超声表现

- 超声表现为形态不规则、边界不清的低回声肿物
- 可伴后方声影

乳腺MRI表现

- 具有典型的浸润性导管癌的强化特点
- 亦可表现为良性强化方式

推荐影像学检查

- 乳腺X线摄影和超声仍是主要的检查方法

【鉴别诊断】

- 硬化性腺病
  - 乳腺X线摄影
    - 边界不清的肿物
    - 可伴粗大点状钙化
  - 组织学
    - 具有小叶结构轮廓
    - 存在肌上皮细胞和基底膜
- 放射状瘢痕
  - 乳腺X线摄影
    - 毛刺状肿物，可见中央透光区、长毛刺
    - 结构扭曲

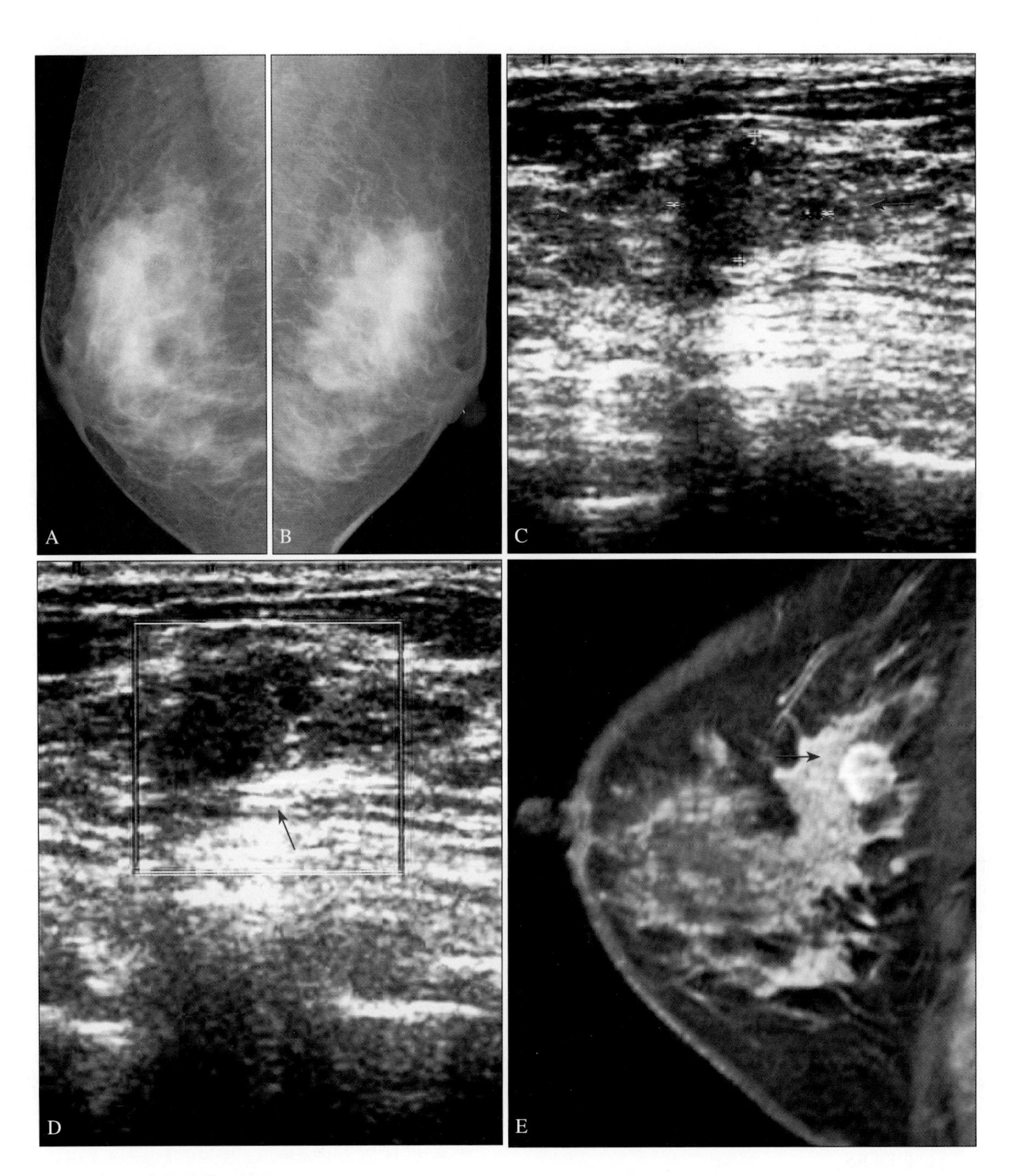

图6-7-1 右侧乳腺小管癌

A，B．双侧乳腺内外侧斜位。双侧乳腺多量腺体型，未见明确肿物及钙化；C，D．右侧乳腺超声。右侧乳腺外上象限低回声小结节（箭头），约1.0cm，形态不规则，后方略回声增强，内未探及明确血流信号；E．右侧乳腺动态增强，不均匀强化（待续）

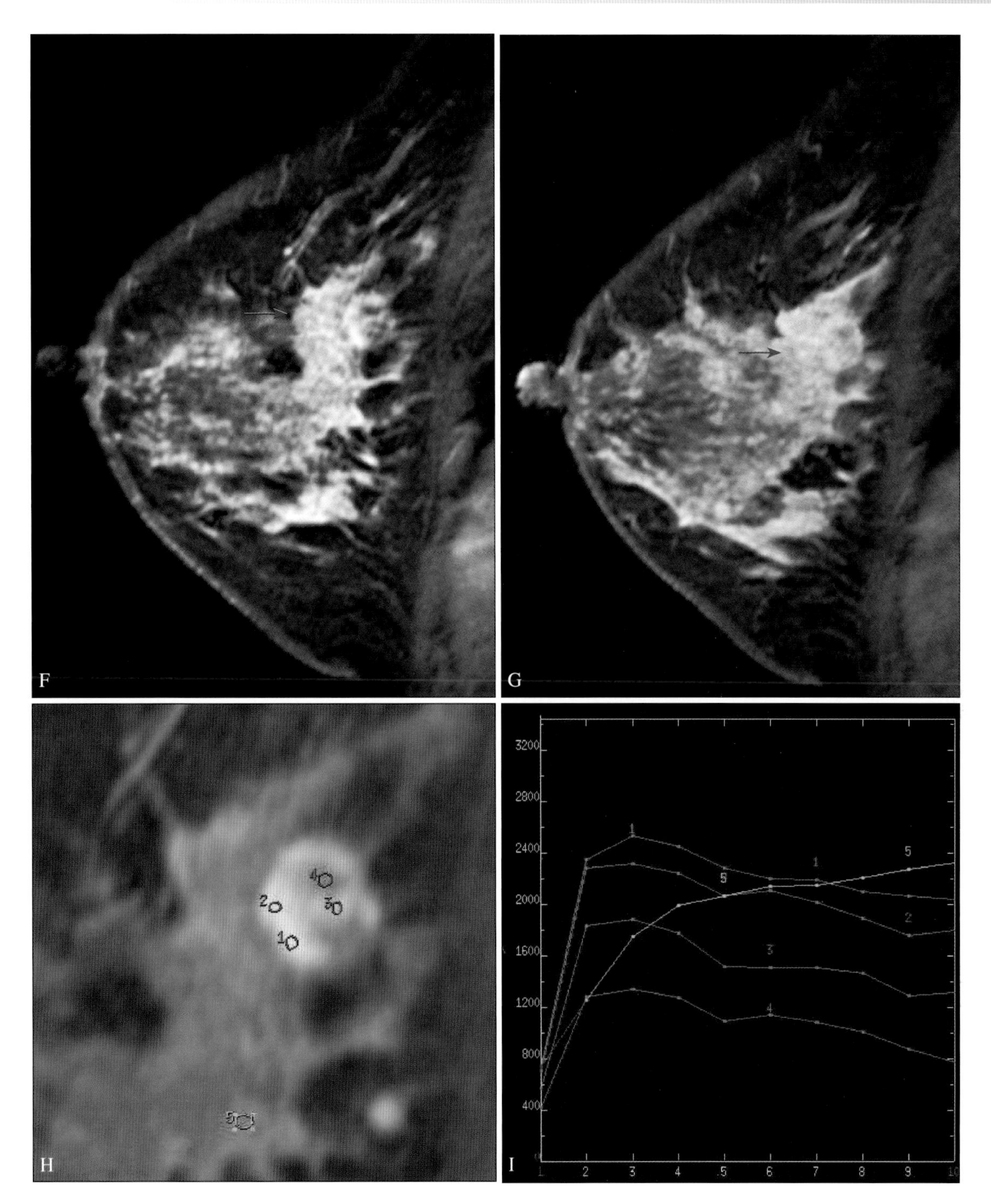

图 6–7–1 续　**右侧乳腺小管癌**
E ~ G．右侧乳腺动态增强早、中、晚期矢状面图像。右侧乳腺外上象限结节，不均匀强化，早期强化明显，延迟期强化程度降低（箭头）。H、I．MR 时间信号强度曲线。强化结节时间信号强度曲线呈流出型

- 组织学
  - 中心纤维化和弹性变性
  - 含有少量小而扭曲的腺管
  - 可见肌上皮细胞
  - 周围腺管不同程度扩张、伴导管上皮增生

（李　静　周纯武）

重点推荐文献

[1] 茅枫，孙强，周易冬等. 乳腺小管癌11例诊治分析. 中华普通外科杂志，2010，25（6）：446-448.
[2] Harvey JA. Unusual breast cancer：useful clues to expanding the differential diagnosis. Radiology，2007，242（3）：683-694.

诊断与鉴别诊断精要

- 乳腺小管癌发病率低，预后极好；多数仅表现为影像学异常，而临床扪及不到肿块
- 典型X线表现为小肿块、长毛刺；超声表现为边缘不清的低回声肿块
- 鉴别诊断主要包括硬化性腺病、放射状瘢痕及浸润性导管癌，鉴别依据主要依靠病理诊断

第8节 乳腺化生性癌

【概念与概述】

化生性癌（metaplastic carcinomas）是一个总称，包括一组不同类型的肿瘤。同义词包括：产生基质的癌，癌肉瘤，梭形细胞癌等。其特点为腺癌与明显的梭形细胞、鳞状细胞和（或）间叶组织分化区域并存；化生的梭形细胞癌和鳞状细胞癌可以单独存在，不伴有可识别的腺癌成分

【病理与病因】

流行病学

- 在浸润性乳腺癌中所占比例< 1%
- 患者平均年龄为55岁

病理学

- 大体病理
  - 肿瘤质硬，分界清楚，切面多为实性
  - 鳞化或软骨分化时，切面呈珍珠白色或质硬光亮区
  - 在大的鳞状细胞癌切面可见单个大囊腔或多发小囊腔
- 组织病理学
  - 鳞状细胞癌
    - 完全由化生性鳞状细胞癌组成的乳腺癌，鳞状细胞可角化，或无角化，或呈梭形细胞形态
  - 腺癌伴梭形细胞化生
    - 伴有大量梭形细胞转化的浸润性癌
    - 肿瘤由腺癌的腺管成分与瘤性梭形细胞混合组成
  - 腺鳞癌
    - 由成型的腺管/腺体形成区和广泛散在分布的实性鳞状上皮分化巢团混合组成
  - 低度恶性腺鳞癌
    - 由小腺管和实性上皮条索组成，浸润至梭形细胞间质中，杂乱分布
  - 上皮/间叶混合性化生性癌
    - 浸润癌成分中混合异源性间叶成分
    - 间叶成分从良性的软骨和骨，一直到明确的肉瘤分化（软骨肉瘤、骨肉瘤、横纹肌肉瘤、脂肪肉瘤和纤维肉瘤等）

【临床表现】

表现

- 与非特殊型浸润性导管癌相似
- 多表现为可触及的界限清楚的包块，大小平均3～4cm，个别肿瘤体积较大，可侵犯乳头伴皮肤溃疡形成

自然病史及预后

- 肿瘤直径大于3～4cm，腋窝淋巴结转移并不

常见
- 伴有软骨和骨化生的化生性癌 5 年生存率约 26% ～ 68%
- 伴有梭形细胞或鳞状上皮分化的化生性癌 5 年生存率为 63%
- 癌肉瘤是高度侵袭性肿瘤

治疗
- 目前尚缺乏有效治疗化生性癌的方法

【影像学表现】

概述
- 无特征性影像学表现
- 常见影像表现为界限清楚的致密肿块，大小平均 3 ～ 4cm，个别可达 20cm
- 微钙化不常见，有骨化时，在 X 线片上能清楚显示

乳腺 X 线摄影表现
- 边界清楚的肿块为主要表现
- 形态可为圆形、分叶状或不规则形
- 微小钙化不常见；伴有骨化时，可见明显钙化及骨化影

乳腺超声表现
- 超声表现为边界清楚的低回声肿物
- 彩色多普勒显示为高血供

乳腺 MRI 表现
- 平扫 T2WI 表现无特征性
- 增强 T1WI 呈典型恶性征象，早期明显快速强化；形态为分叶状肿物

推荐影像学检查
- 乳腺 X 线摄影和超声是主要的检查方法

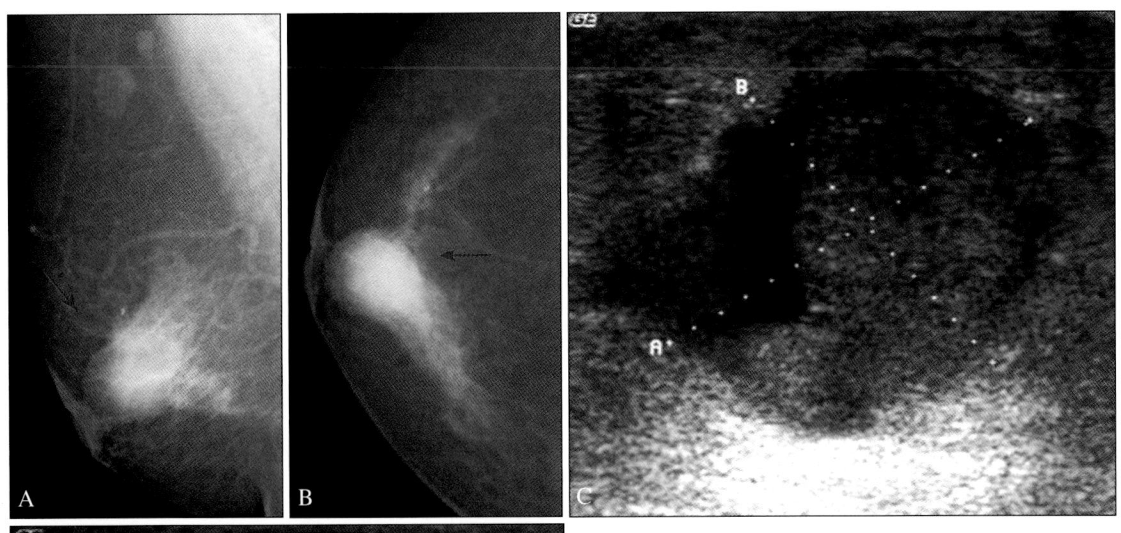

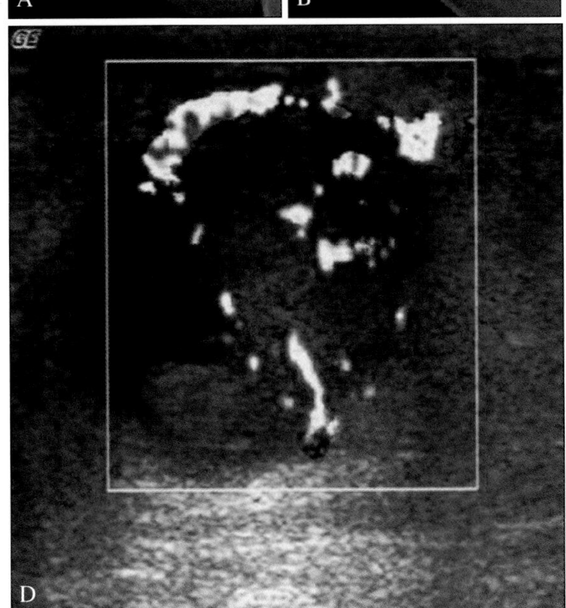

图 6-8-1　**乳腺化生性癌（中分化鳞癌）**

A，B．乳腺 X 线摄影内外侧斜位及上下位。右侧乳腺中央区圆形肿物（箭头），约 3cm，呈高密度，大部分边缘光整，部分边缘显示模糊；C，D．乳腺超声。右侧乳腺不均匀低回声肿物，内见片状无回声区；肿物呈分叶状；内可探及丰富血流信号

【鉴别诊断】

- 恶性叶状瘤
  - 均为生长迅速的大肿物
  - 临床及影像表现相似
  - 诊断依赖显微镜下所见
- 原发肉瘤
  - 起源于乳腺间质，不伴腺癌；包括血管肉瘤、横纹肌肉瘤、骨肉瘤等
  - 影像表现相似
  - 病理上不同亚型的化生性癌的鉴别诊断各有不同
  - 免疫组化可作出鉴别诊断

（李 静 周纯武）

重点推荐文献

[1] 徐锋，李静．乳腺癌肉瘤2例．中华放射学杂志，2004，38（4）：447.

[2] 姚志，周军，廖磊．乳腺癌肉瘤超声表现1例．中国超声医学杂志，2011，27（6）：566.

诊断与鉴别诊断精要

- 乳腺化生性癌发病率低，为罕见癌；多见于中老年女性
- 无特征性影像学表现，常见影像表现为界限清楚的致密肿块，微钙化不常见；有骨化时，在X线片上能清楚显示
- 主要应与表现为边缘光整的肿块进行鉴别，包括叶状瘤、原发肉瘤、黏液癌等

第9节 乳腺腺样囊性癌

【概念与概述】

腺样囊性癌（adenoid cystic carcinoma）是一种具有低度浸润潜能、组织学类似涎腺相应肿瘤的乳腺癌

【病理与病因】

流行病学

- 约占乳腺癌的0.1%

病理学

- 大体病理
  - 肿瘤分界清楚，有明显的微囊，外观粉红色、褐色或灰色
- 组织病理学
  - 形态类似于涎腺、肺和宫颈的同名肿瘤
  - 三种基本形式：梁状-管状、筛状、实性巢团
  - 筛状结构最具特征性，由多个大小不一的筛样小孔形成
- 免疫组化
  - 肌上皮和腺上皮双表达

【临床表现】

表现

- 乳腺孤立结节是其最常见的临床表现
- 结节可有疼痛或触痛
- 约一半病变位于乳晕下和乳晕周围区域

自然病史及预后

- 为低度恶性肿瘤，多数生长缓慢，预后较好
- 极少经淋巴道扩散
- 局部复发多与切除不彻底有关
- 约10%的患者可发生远处转移，肺易受累

治疗

- 腋窝淋巴结转移少见，行单纯乳腺切除即可

【影像学表现】

概述

- 影像学对乳腺腺样囊性癌诊断价值有限，确诊依靠术前穿刺活检

乳腺 X 线摄影表现

- 边界清楚的肿块为主要表现
- 形态常为圆形、卵圆形
- 边缘大分叶状，边界清晰，形似良性肿瘤
- 少数肿瘤边缘可呈浸润状

乳腺超声表现

- 超声可表现为边界清楚的低回声肿物

乳腺 MRI 表现

- 表现为边界清晰的分叶状肿块
- T1WI 低信号，T2WI 不均匀高信号
- 增强扫描不均匀强化

【鉴别诊断】

- 髓样癌
- 黏液腺癌
- 叶状瘤
- 肉瘤

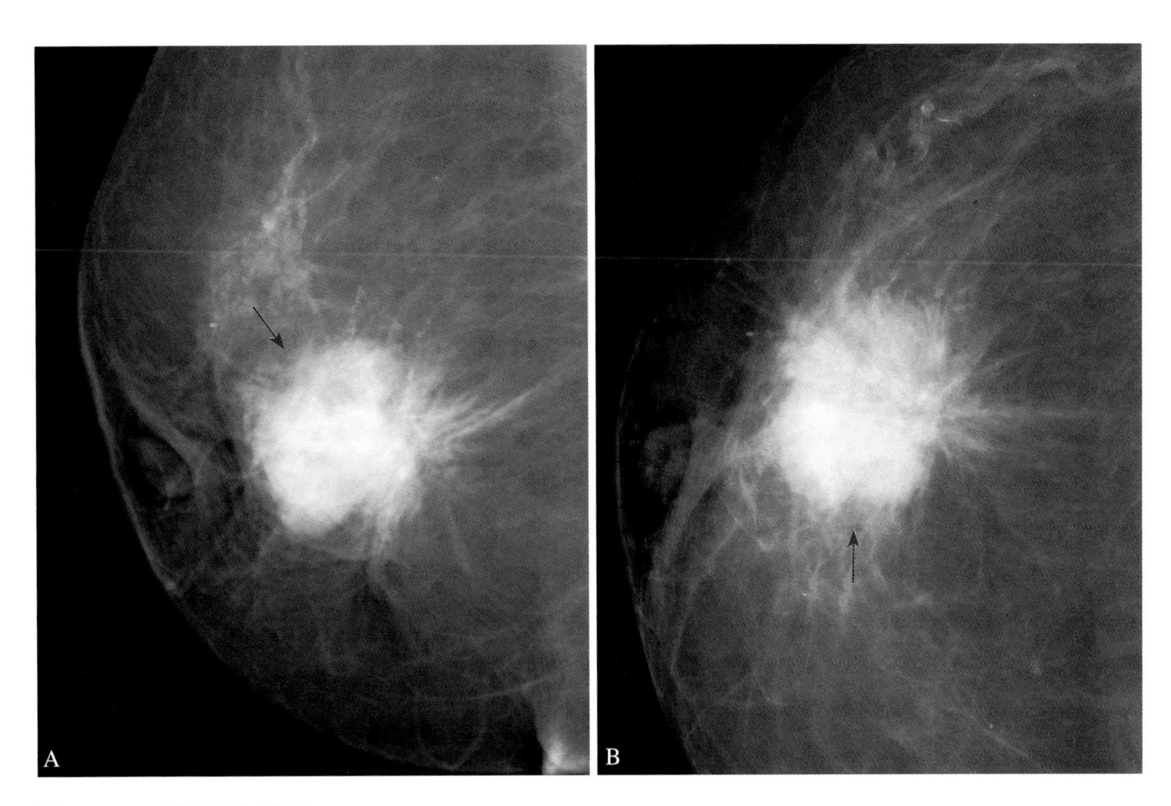

图 6-9-1 **乳腺腺样囊性癌**
A，B．乳腺 X 线摄影，内外侧斜位、上下位。左侧乳腺乳头后方高密度分叶状结节（箭头），边缘见毛刺；内未见钙化

（李 静 周纯武）

重点推荐文献

[1] 程虹等译 . Tavassoli FA，Devilee P 原著 . 世界卫生组织肿瘤分类：乳腺及女性生殖器官肿瘤病理学和遗传学 . 北京：人民卫生出版社，2006.

[2] Santamaria G，Velasco M，Zanon G，et al. Adenoid cystic carcinoma of the breast：mammographic appearance and pathologic correlation. AJR，1998，171：1679-1683.

诊断与鉴别诊断精要

- 乳腺腺样囊性癌发病率低，为低度恶性肿瘤，预后好
- 影像学对乳腺腺样囊性癌诊断价值有限，确诊依靠穿刺活检

第10节 乳腺大汗腺癌

【概念与概述】

大汗腺癌（apocrine carcinoma）是由90%以上显示大汗腺形态和免疫组化特征的肿瘤细胞构成的癌

【病理与病因】

流行病学

- 发病率的高低与检测方法有关，约0.3%～4%

病理学

- 大体病理
  - 无特征
- 组织病理学
  - 各种类型及各种组织级别的乳腺癌都可显示大汗腺化生，识别大汗腺癌有一定的学术价值，但尚无重要的临床意义
  - 通常由两型细胞混合组成
    - A型细胞胞浆内具有丰富的强嗜酸性颗粒，淀粉酶消化后PAS阳性；细胞核形态多样，核仁明显。
    - B型细胞丰富的胞浆内见空泡状结构，有时呈泡沫样，形似组织细胞和皮质腺细胞
- 免疫组化
  - GCDFP-15常见阳性
  - 通常不表达ER、PR，雄激素受体表达率较高

【临床表现】

表现

- 与非大汗腺病变没有明显区别
- 多数患者以无痛性肿块就诊
- 大汗腺癌极少双侧乳腺发病

自然病史及预后

- 预后与非大汗腺导管癌无明显差别

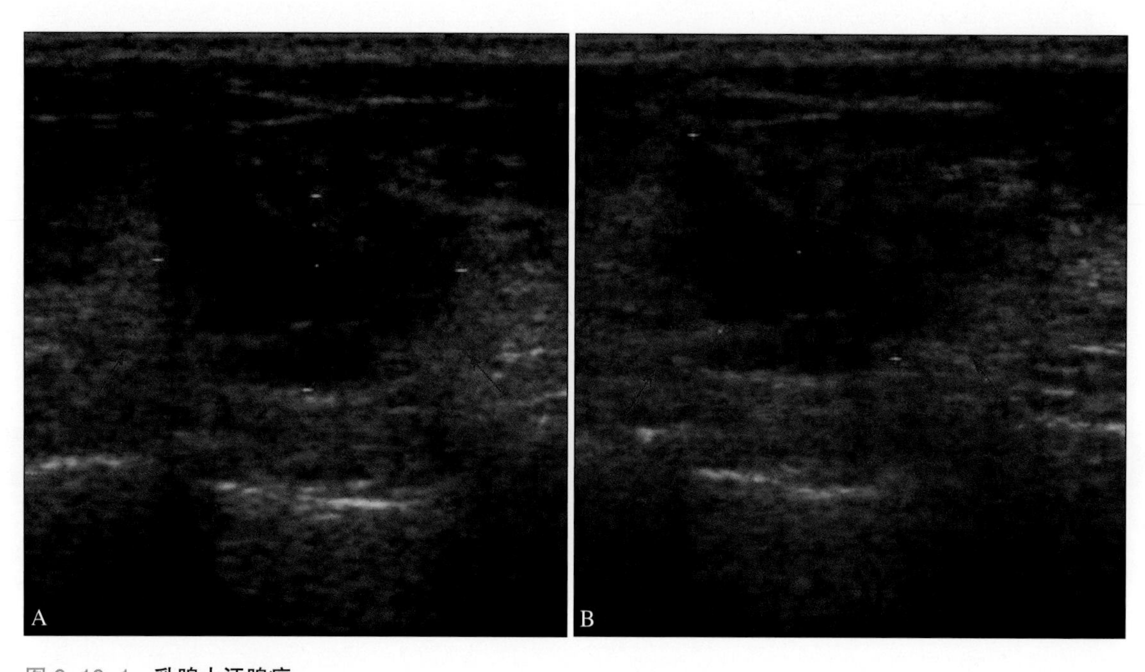

图6-10-1 乳腺大汗腺癌

A，B．乳腺超声。左侧乳腺外上象限不均匀低回声结节，约2cm，形态不规则

治疗

- 与其他浸润癌无明显差别
- ER、PR 通常阴性，因此激素治疗效果较差

【影像学表现】

概述

伴或不伴大汗腺样分化的癌，影像学特征与浸润性非特殊类型癌相似

推荐影像学检查

- 乳腺 X 线摄影和超声是主要的检查方法

【鉴别诊断】

- 乳腺其他具有大汗腺化生的良恶性病变
  - 主要依靠病理镜下所见进行鉴别

（李　静　周纯武）

重点推荐文献

[1] 刘佩芳. 乳腺影像诊断必读. 北京：人民军医出版社，2009：143-144.

[2] 张艳华，李洁冰，王雷. 乳腺大汗腺癌超声表现一例. 中华超声影像学杂志，2005，14（11）：846.

[3] 肖萍，薛玲，彭建军，等. 乳腺大汗腺癌临床病理分析及鉴别诊断. 实用诊断与治疗杂志，2008，22（4）：272-273，276.

诊断与鉴别诊断精要

- 乳腺大汗腺癌少见
- 影像学特征与浸润性非特殊类型癌相似
- 确诊依靠病理诊断

第 11 节　乳腺导管内乳头状癌

【概念与概述】

导管内乳头状癌（intraductal papillary carcinoma）即非浸润性乳头状癌，病变位于不同程度扩张的导管内，可蔓延至导管分支。其特征为纤维血管茎的增生。肿瘤可以是囊内乳头状癌，为孤立性中央型病变；也可以是 DCIS 的乳头状型，为位于终末导管小叶单位内的多灶性病变

【病理与病因】

流行病学

- 占所有乳腺癌的 1% 左右
- 平均发病年龄 65 岁左右

病理学

- 大体病理
  - 与乳头状瘤比较相对较大，平均 2cm
- 组织病理学
  - 具有纤细的纤维血管茎
  - 缺乏肌上皮细胞层
  - 肿瘤性上皮细胞具有低级别 DCIS 的组织病理学特点

【临床表现】

表现

- 质韧、可推动的中央区肿物
- 常伴有乳头异常、乳头溢液

自然病史及预后

- 周围乳腺组织不存在伴随的 DCIS 或浸润性癌时，导管内乳头状癌预后极好
- 无淋巴结转移

治疗

- 手术切除

【影像学表现】

乳腺 X 线摄影表现

- 圆形、卵圆形或分叶状肿物
- 边界清楚
- 等密度或高密度

- 可为多发肿块，多位于同一象限
- 可伴有细小钙化

乳腺导管造影表现

- 导管内不规则充盈缺损，管壁僵硬
- 导管突然中断，断端不规则改变
- 导管内多发充盈缺损

乳腺超声表现

- 单发或多发囊性肿块
- 后方回声增强，或无异常回声
- 囊内肿块或壁在性结节
- 复杂的囊实性肿物
- 囊内出血征象

乳腺 MRI 表现

- 平扫 T1WI、T2WI 显示囊性信号为主病变，囊壁见实性结节
- 增强扫描囊性肿物壁在性结节明显强化
- 伴或不伴出血信号

推荐影像学检查

- 乳腺 X 线和超声仍是主要的检查方法
- 超声导引下穿刺活检后，可能导致肿块缩小，建议在实性区域放置定位标记

【鉴别诊断】

- 导管内乳头状瘤
  - 临床亦常表现为乳头溢液，有时可触及乳晕周围结节，常较小，一般不超过 3cm
  - 乳腺导管造影可见导管内充盈缺损样改变，边缘光滑
  - 二者临床及影像表现相似，鉴别困难

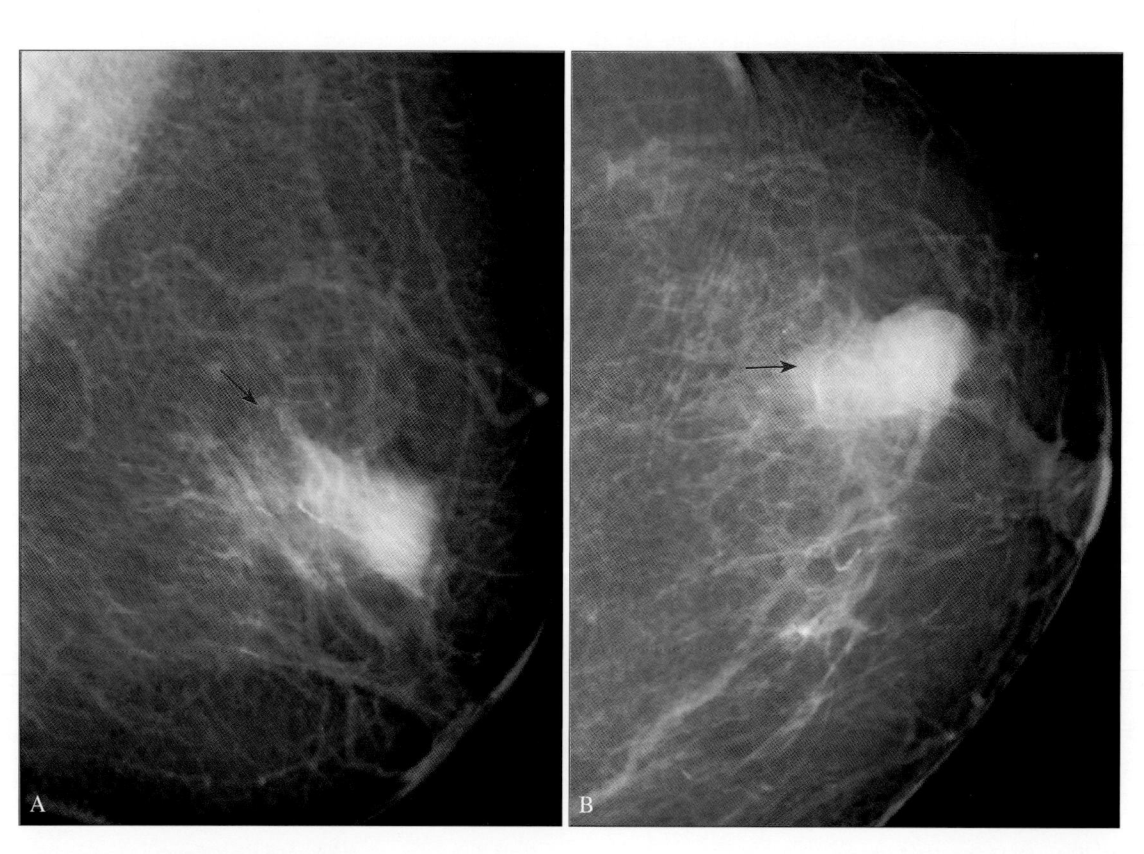

图 6-11-1 乳腺导管内乳头状癌
A，B．乳腺 X 线摄影内外侧斜位及上下位。左侧乳腺外上象限结节，略分叶状，部分边缘光整，部分边缘模糊（待续）

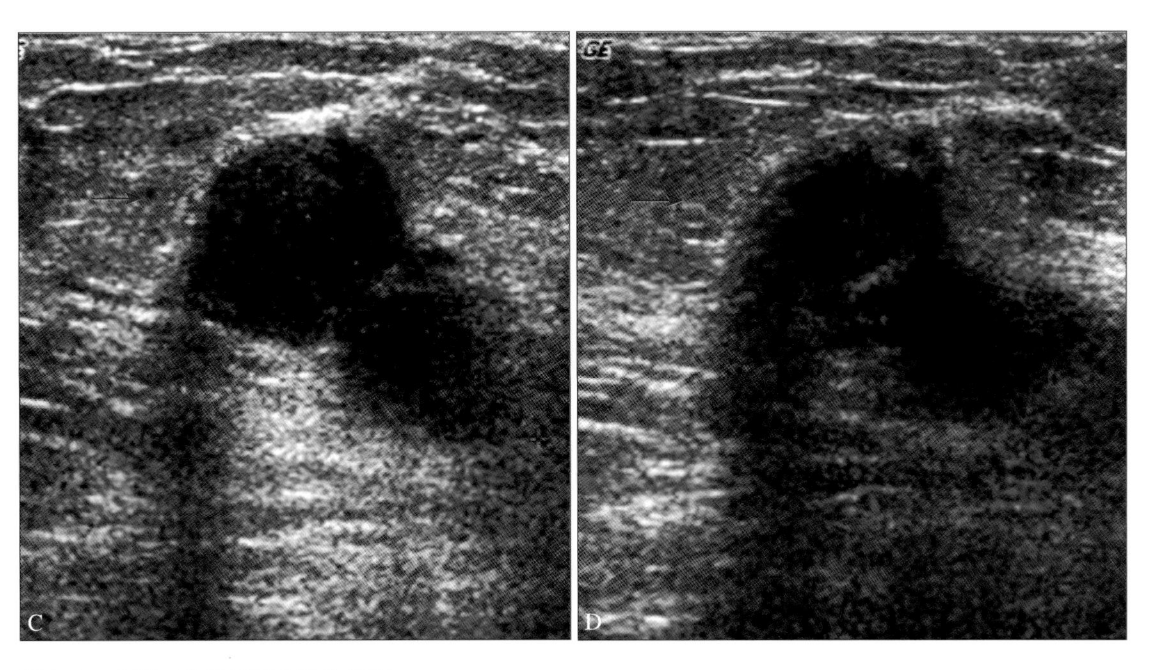

图 6-11-1 续 **乳腺导管内乳头状癌**
C，D．乳腺超声。左侧乳腺不均匀低回声结节，形态不规则，边缘不光整

（李 静 周纯武）

重点推荐文献

[1] Tavassoli FA，Devilee P. World Health Organization classification of tumours. Pathology and genetics，tumours of the breast and female organs [M]. Lyon：IARC Press，2003：28-29.
[2] 刘佩芳．乳腺影像诊断必读．北京：人民军医出版社，2009，145-146.

诊断与鉴别诊断精要

- 乳腺导管内乳头状癌临床常以乳头异常、乳头溢液就诊，肿块较大时可触及乳晕周围肿块
- 乳腺导管造影显示导管内不规则充盈缺损或导管突然中断
- 超声或 MRI 发现囊性肿块伴壁结节时，要考虑导管内乳头状癌的诊断

第12节 炎性乳腺癌

【概念与概述】

炎性乳腺癌（inflammatory carcinoma）是一种具有独特临床表现的特殊型乳腺癌。是由潜在的浸润性腺癌阻塞淋巴管引起，大多数病例真皮淋巴管内有广泛的癌细胞浸润。肿瘤发展迅速，乳腺病变广泛，临床表现与乳腺炎相似

【病理与病因】

流行病学

- 占原发乳腺癌约1%
- 发病年龄与非特殊型导管癌以及其他乳腺癌类似
- 年轻、妊娠等因素与炎症型癌没有公认的特别联系

病理学

- 肉眼所见
  - 乳腺皮肤红斑、增厚、橘皮样改变
  - 通常不能触及肿块
- 组织病理学
  - 乳腺内的浸润性癌没有特殊的组织学特点
  - 多为非特殊型浸润型导管癌3级
    - 分化差
    - 广泛浸润，无明确肿块边界
    - 雌激素受体（ER）多为阴性
  - 皮肤常有淋巴管阻塞表现
    - 淋巴浆细胞浸润
  - 皮肤间质还可见转移灶

【临床表现】

表现

- 乳腺
  - 广泛的红斑、水肿
  - 橘皮样改变
  - 皮温升高
  - 皮肤增厚、隆起
  - 疼痛
  - 有些病例可触及乳腺内界限不清的肿块

自然病史及预后

- 肿瘤对化疗、放疗反应敏感，治疗后病理评价有效者会提高无病生存率
- 乳腺切除和放疗有助于病情局部控制及缓解症状
- 综合治疗
  - 5年生存率25% ~ 50%
- 未行综合治疗
  - 5年生存率< 5%

治疗

- 综合治疗
  - 新辅助化疗
  - 乳腺切除术
  - 放射治疗

【影像学表现】

乳腺X线摄影表现

- 常见征象
  - 患侧乳腺弥漫性密度增高、结构紊乱
  - 皮肤弥漫性增厚，皮下脂肪层浑浊，皮下组织梁状、网状增粗
    - 可表现为局限或弥漫全乳受累，以弥漫性皮肤增厚多见，局限性皮肤增厚多表现为向心性，乳晕周围多见
    - 悬韧带显著增厚，皮下可见细索条状阴影，与皮肤表面呈垂直走行，系癌性淋巴管炎所致
    - 亦可表现为皮下脂肪层密度较对侧增高
- 其他可能出现的征象
  - 乳头回缩
  - 腋淋巴结肿大
- 其他少见征象
  - 局灶肿块
    - 由于全乳密度增高，常会掩盖其内可能存在的肿块；如能显示其典型表现为形态不规则肿块，边缘毛刺或向周围腺体浸润
  - 细小的恶性钙化
    - 较少见，此征象有助于与急性乳腺炎进行鉴别

乳腺超声表现

- 无特异性
  - 皮肤明显增厚，悬韧带增厚，皮下组织水肿
  - 腺体层增厚，正常解剖层次消失、回声杂乱
- 有时可检出X线不能检出的局灶肿块
  - 表现为形态不规则的低回声肿块，内部回

声不均匀，后方有不同程度声衰减
- ○ 部分肿块内血流丰富
- 乳腺后间隙可显示不清
- 可检出患侧腋窝淋巴结肿大

乳腺 MRI 表现
- 由于乳腺皮肤淋巴管及毛细血管扩张，皮下组织水肿明显，加上淋巴管内癌组织浸润，MRI 表现为乳腺结构紊乱，呈弥漫性 T2WI 较高信号，皮肤弥漫增厚，以乳晕及邻近皮肤增厚明显，皮下脂肪层浑浊
- 动态增强扫描有助于显示乳腺内肿块；可表现为肿块或斑片状不均匀强化，病变时间 - 信号强度曲线多呈流出型或平台型
- 如有腋窝淋巴结转移，MRI 可显示腋窝肿大淋巴结，呈长 T1、长 T2 信号，动态增强扫描明显强化
- 如果 MRI 未能发现乳腺内肿块，其对炎性乳腺癌与急性乳腺炎的鉴别存在局限性

推荐影像学检查
- 乳腺 X 线和超声仍是主要的检查方法
- MRI 对炎性乳腺癌的诊断价值有限

【鉴别诊断】
- 急性乳腺炎
  - ○ 多发生于哺乳期妇女，全身症状明显，乳房疼痛、发热、白细胞计数增高
  - ○ 经 1 ~ 2 周抗生素治疗后可有明显吸收、好转
- 乳腺淋巴瘤
  - ○ 临床主要表现为单侧或双侧乳腺无痛性肿块，生长迅速
  - ○ 部分病例可表现为病变弥漫浸润使乳腺变硬、局部皮肤受累，伴炎症改变，而与炎性乳腺癌相似
  - ○ 确诊依靠病理活检
- 伴有皮肤浸润的局部进展期乳腺癌
  - ○ 乳腺炎性症状不明显

（李　静　周纯武）

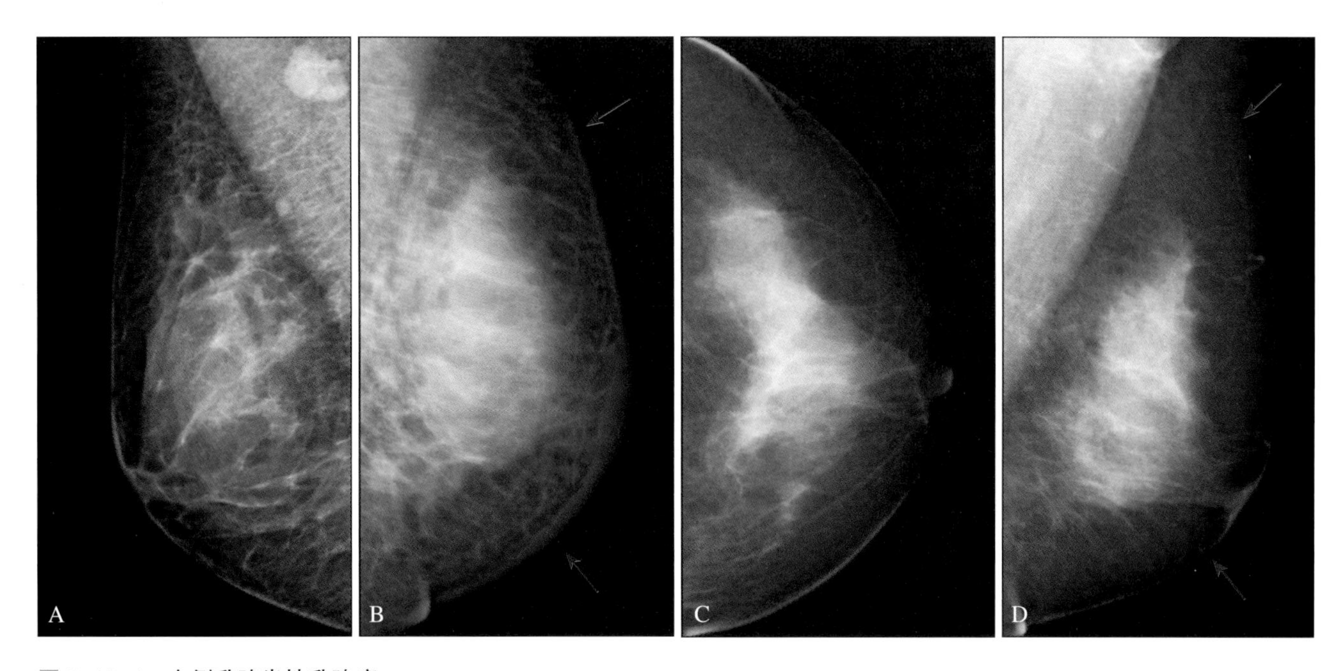

图 6-12-1　**左侧乳腺炎性乳腺癌**

女性，39 岁，左侧乳腺红、肿 4 个月，抗感染治疗无效。A，B．双侧乳腺内外侧斜位。PE：左侧乳腺较对侧大，皮肤红、肿胀。X 线摄影示左侧乳腺较对侧增大，密度较对侧增高，乳晕区皮肤增厚，皮下脂肪间隙见索条影、网状影增多（箭头）；C，D．化疗后左侧乳腺上下位及内外侧斜位。显示病变明显好转，乳腺内致密影较前缩小、减少，皮下间隙索条影、网状影较前明显减少、消失，皮肤增厚较前明显减轻（箭头）

重点推荐文献

[1] Kushwaha AC, Whitman GJ, Stelling CB, et al. Primary inflammatory carcinoma of the breast: Retrospective review of mammographic findings. Am J Roentgenol, 2000, 174: 535.

诊断与鉴别诊断精要

- 炎性乳腺癌临床表现主要为乳腺红、肿、热、痛，与乳腺炎相似
- 乳腺X线表现为患侧乳腺密度弥漫增高、结构紊乱，伴皮肤广泛增厚、皮下索条影增多
- 主要应与乳腺炎鉴别；炎性乳腺癌多见于绝经后女性，临床症状不如急性乳腺炎明显；急性乳腺炎经抗生素治疗后可有明显吸收、好转；影像检查发现乳腺肿块、腋窝淋巴结肿大时，有助于提示炎性乳腺癌的诊断

第13节 同时性双侧乳腺癌

【概念与概述】

双侧原发性乳腺癌（bilateral primary breast cancer）是指双侧乳腺同时或先后发生的独立的原发癌灶，是多中心癌的一种类型。同时性双侧乳腺癌（synchronism bilateral primary breast cancer，sBPBC），双侧原发性乳腺癌的发病间隔时间≤6个月，不包括转移性乳腺癌

双侧原发性乳腺癌的诊断标准

- 双侧乳腺组织中分别找到原位癌成分，如导管癌，小叶癌等
- 双侧乳腺癌病理类型不同
- 双侧乳腺癌皆为早期乳癌，无腋下淋巴结转移，即使病理组织类型相同，亦可以认为是双侧原发性癌

【病理与病因】

- 流行病学
  - 一般好发于女性，男性罕见
  - 双侧同时性乳腺癌占所有乳腺癌的1%～2.6%
  - 有双侧乳腺癌家族史者较无家族史者高3倍
  - 发病年龄较单侧乳腺癌年轻
- 遗传学

  与部分原癌基因密切相关
  - P^{53}、ATM等基因中特异性点突变
  - 错配修复基因变异导致的高度卫星序列不稳定特别是BAT-26点微卫星序列的复制错误
  - CHEK2基因的多态性表达
- 病理学
  - 病理类型多样性，导管原位癌、浸润性导管癌、浸润性小叶癌、混合型均可发生；其他类型少见癌也有报道
  - 双侧病理类型相同者居多
  - 有文献报道肿瘤体积较单侧乳腺癌小，分化级别较单侧乳腺癌高

【临床表现】

表现

- 与单侧乳腺癌表现相同
- 双侧或单侧乳腺可触及肿块
- 非肿块型临床触诊阴性

自然病史及预后

- 一般认为双侧乳腺癌为原发癌而非转移，因此预后并不比单侧乳腺癌差
- 同时性双侧乳腺癌预后较异时性双侧乳腺癌差

治疗

- 根据TNM分期及ER、PR情况决定手术后化

疗、放疗及内分泌治疗，手术和放疗均按单侧癌的临床及病理分期原则

- 全身辅助化疗按较严重的一侧对待

【影像学表现】

- 影像表现与单侧乳腺癌表现相同
- 不同病理类型在影像表现上有所不同
- 双侧乳腺癌影像表现可以相似，亦可以不同

推荐影像学检查

- 乳腺 X 线摄影和超声是主要的检查方法
- MRI 对乳腺癌诊断具有高敏感性，有助于发现 X 线和超声未发现的小病灶

【鉴别诊断】

- 转移瘤
  - 部位
    - 转移瘤常位于乳腺周边或近胸骨正中线的脂肪组织中
    - 原发癌多位于外上象限固有乳腺组织内
  - 形态及数目

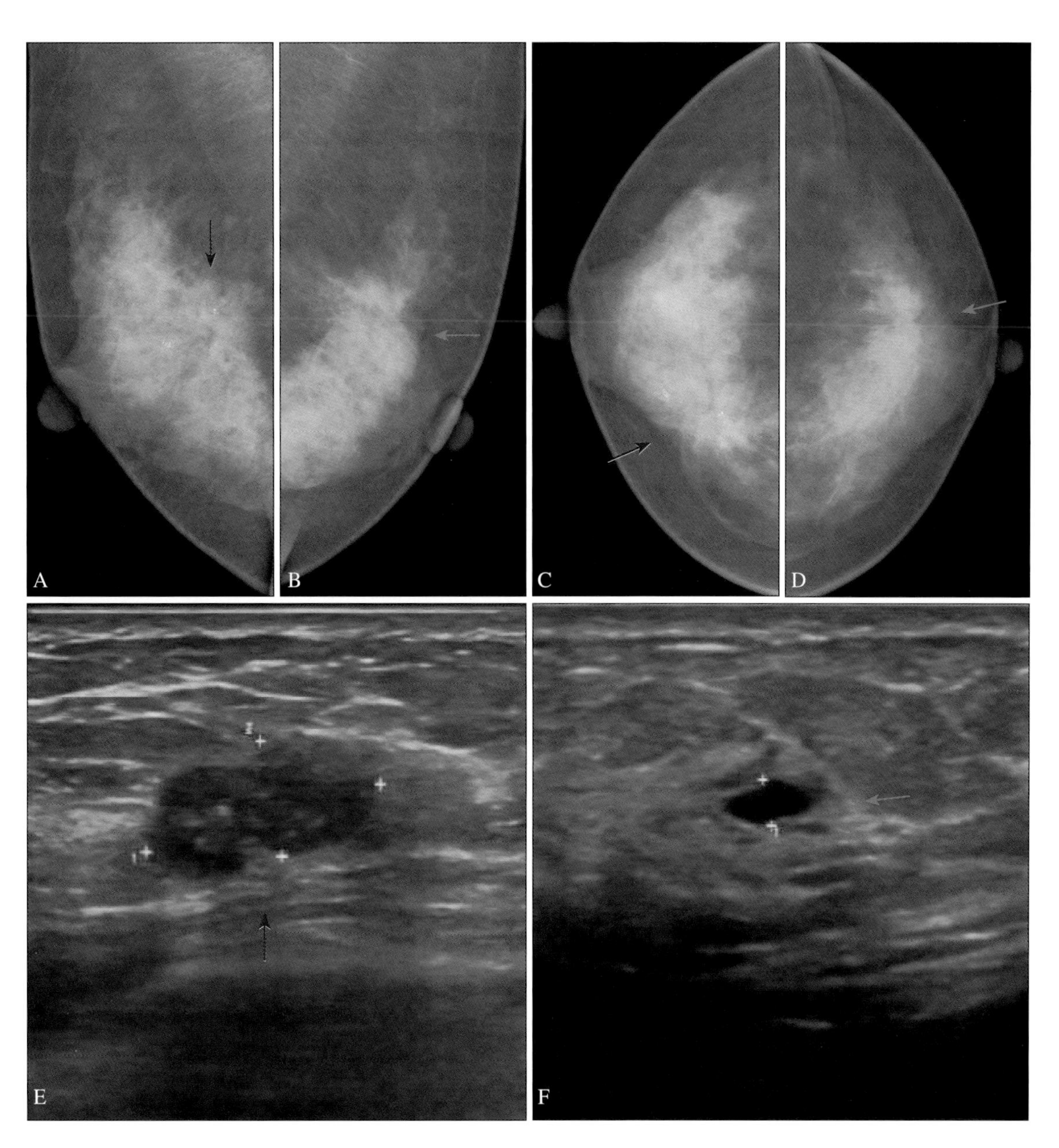

图 6–13–1 **双侧乳腺浸润性导管癌Ⅱ级**

女性，52 岁，发现右乳肿物 2 周。查体：右乳内上象限触及 2cm×2cm 肿物，表面不光滑，活动差；左乳触诊阴性。A ~ D. 双侧乳腺内外侧斜位及上下位。X 线摄影示右乳内上象限局部结构扭曲伴细小多形性钙化（红箭头）；左乳外上象限局部腺体结构扭曲（绿箭头）；E，F. 双侧乳腺超声。右侧乳腺（E）不均匀低回声结节（红箭头），内见强回声光点；结节形态不规则，边缘不光整。左侧乳腺超声仅见局部导管稍扩张（绿箭头），未见明确肿物（待续）

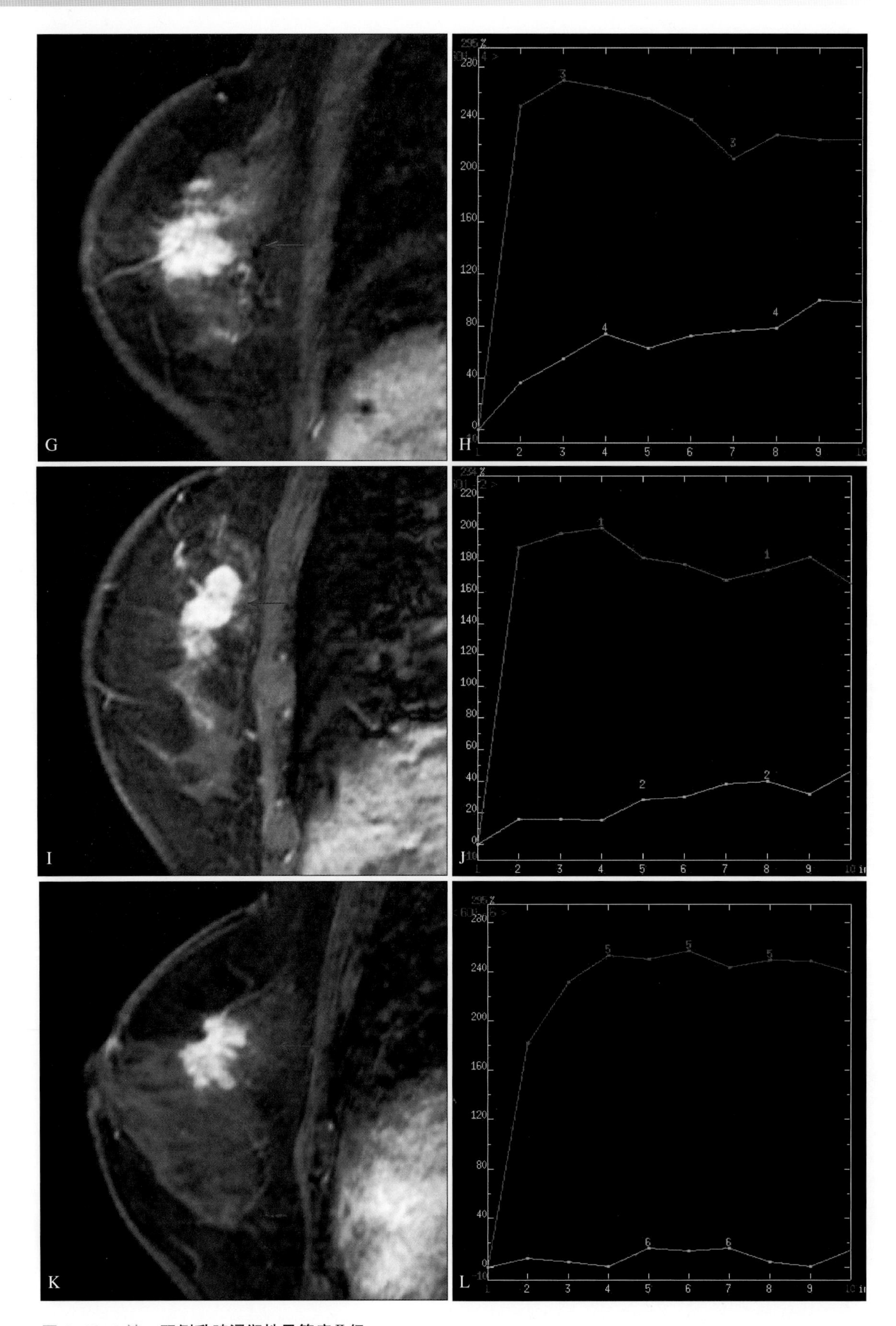

图 6-13-1 续 **双侧乳腺浸润性导管癌Ⅱ级**

G～J. 右侧乳腺矢状面动态增强图像及时间信号强度曲线。显示右侧乳腺 2 个病灶（红箭头），分别位于内上及外上象限；增强扫描明显不均匀强化，形态均不规则，边缘分叶及毛刺状；时间信号强度曲线均呈流出型；K，L. 左侧乳腺矢状面动态增强图像。显示左侧乳腺乳头后方不均匀明显强化结节（红箭头），形态不规则，边缘分叶；时间信号强度曲线呈平台型。手术病理显示双侧乳腺浸润性导管癌Ⅱ级

- 转移瘤常为多发、呈膨胀性生长，界限较清楚。
- 原发癌常为单发，呈浸润性生长，边缘多为毛刺状

（薛 梅 李 静 周纯武）

重点推荐文献

[1] Kheirelseid EA，Jumustafa H，Miller N，Curran C，et al. Bilateral breast cancer：analysis of incidence，outcome，survival and disease characteristics. Breast Cancer Res Treat，2011；126（1）：131-140.

[2] Hungness ES，Safa M，Shaughnessy EA，et al. Bilateral synchronous breast cancer：mode of detection and comparison of histologic features between the 2 breasts. Surgery，2000，128（4）：702-707.

[3] 付尚志，吴雷 . 原发性双侧乳腺癌 . 临床军医杂志，Clin J Med Offic，2008，10，vol36（5），806-807.

诊断与鉴别诊断精要

- 乳腺癌可双侧同时发生
- 影像学特征与单侧乳腺癌相同
- 发现一侧乳腺癌时，应仔细观察对称乳腺，以排除同时性双侧乳腺癌

第 14 节 异时性双侧乳腺癌

【概念与概述】

异时性双侧乳腺癌（metachoronous bilateral primary breast cancer，mBPBC）：双侧乳腺癌的发病间隔时间＞ 6 个月的双侧原发性乳腺癌

【病理与病因】

流行病学

- 一侧乳腺癌术后，对侧乳腺发生癌的发病率是 3% ～ 3.3%
- 双侧乳腺发生癌的时间间隔长短不一：最长时间间隔 19 年～ 22 年，平均 6 年～ 7 年；多发生于前 6 年
- 手术、化疗、放疗等治疗手段对患者免疫功能损伤，造成对侧乳腺乳腺癌易感性增加
- 发病年龄较同时性双侧乳腺癌患者年轻

病理学

- 病理类型与同时性双侧乳腺癌无差异，导管原位癌、浸润性导管癌、浸润性小叶癌、混合型均可发生；其他类型少见癌也有报道
- 最常见的病理类型是浸润性导管癌，其次是导管原位癌

【临床表现】

表现

发生一侧乳腺癌的患者的健侧乳腺触及肿块，或在随诊检查中发现

自然病史及预后

- 影像预后的因素
  - 首发癌和第二癌的临床分期
  - 两癌发病间隔

首发癌的年龄

- 分期早、首发癌发病晚、两癌间隔时间长则预后好
- 生存率与同时性双侧乳腺癌没有明显差异

治疗

- 应像治疗单侧一样持积极态度，避免将第二侧误认为转移而轻易地放弃治疗机会
- 按照单侧乳腺癌的临床分期处理原则进行治疗

【影像学表现】

- 影像表现与单侧乳腺癌表现相同
- 不同病理类型在影像表现上有所不同
- 双侧乳腺癌影像表现可以相似，亦可以不同

推荐影像学检查

- 乳腺 X 线摄影

  被认为是早期发现对侧乳腺癌的常规随诊重要检查方法

【鉴别诊断】

- 转移瘤
  - 部位
    - 转移瘤常位于乳腺周边或近胸骨正中线的脂肪组织中
    - 原发癌多位于外上象限固有乳腺组织内
  - 形态及数目
    - 转移瘤常为多发、呈膨胀性生长，界限较清楚。
    - 原发癌常为单发，呈浸润性生长，边缘多为毛刺状

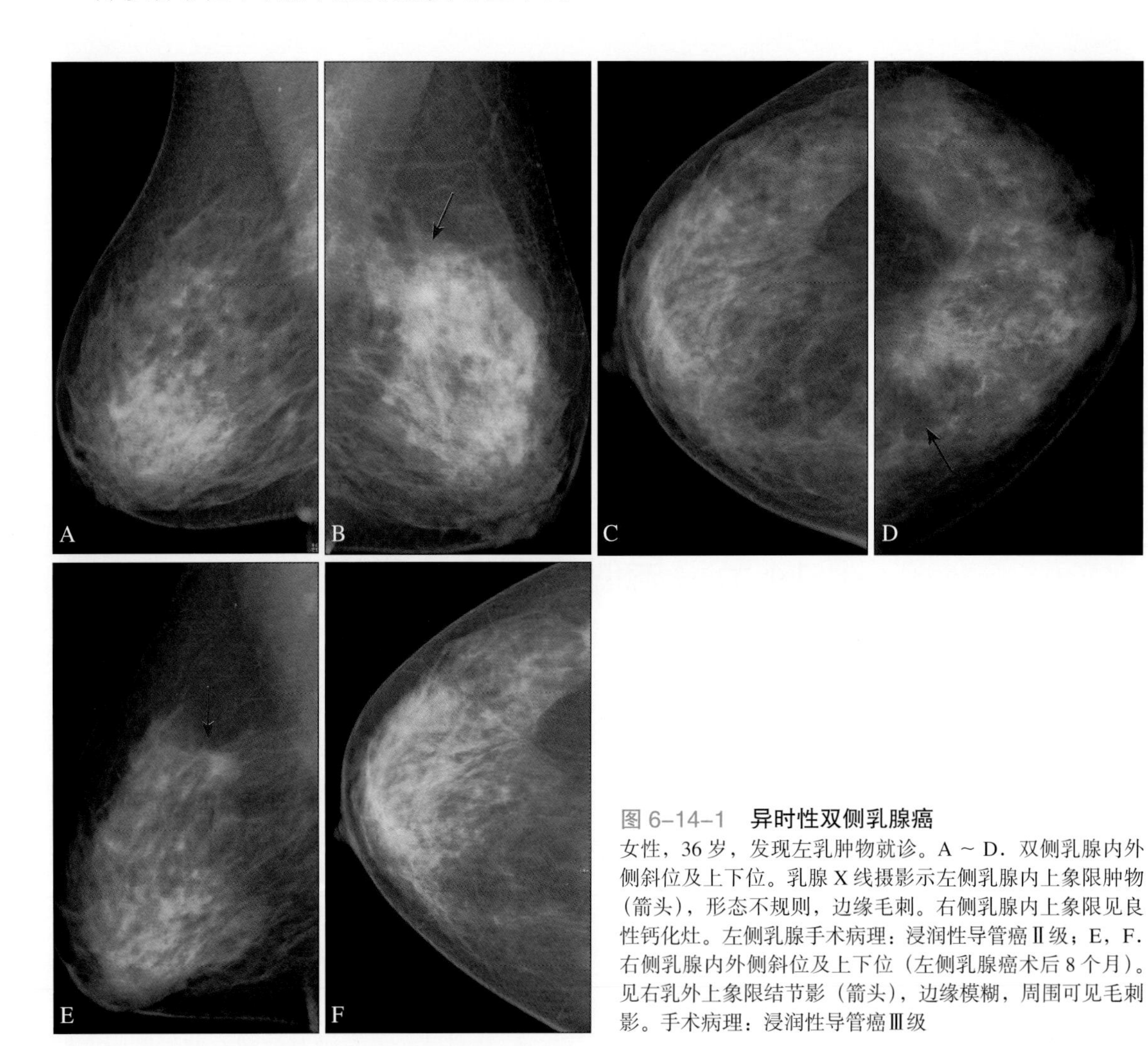

图 6-14-1 **异时性双侧乳腺癌**

女性，36 岁，发现左乳肿物就诊。A ~ D. 双侧乳腺内外侧斜位及上下位。乳腺 X 线摄影示左侧乳腺内上象限肿物（箭头），形态不规则，边缘毛刺。右侧乳腺内上象限见良性钙化灶。左侧乳腺手术病理：浸润性导管癌Ⅱ级；E，F. 右侧乳腺内外侧斜位及上下位（左侧乳腺癌术后 8 个月）。见右乳外上象限结节影（箭头），边缘模糊，周围可见毛刺影。手术病理：浸润性导管癌Ⅲ级

（薛 梅 李 静 周纯武）

诊断与鉴别诊断精要

- 发生一侧乳腺癌后，其对侧乳腺发生癌的风险明显高于普通人群
- 双侧乳腺癌影像表现可以相似，亦可以不同
- 一侧乳腺癌治疗后患者，在随诊过程中应注意对侧乳腺的影像学检查，以便及时发现对侧的第二原发乳腺癌

重点推荐文献

[1] Díaz R, Munárriz B, Santaballa A, et al. Synchronous and metachronous bilateral breast cancer: a long-term single-institution experience. Med Oncol, 2010, Dec 31.

[2] Murphy TJ, Conant EF, Hanau CA, et al, Feig SA. Bilateral Breast Carcinoma: Mammographic and Histologic Correlation. Radiology 1995; 195: 617-621.

第 15 节　局部进展期乳腺癌

【概念与概述】

局部进展期乳腺癌（locally advanced breast cancer, LABC），目前为止尚未有明确的标准。主要是指原发肿瘤大于 5cm 或有皮肤和胸壁粘连固定，和（或）区域的腋淋巴结互相融合的乳腺癌。根据以上标准，临床上 LABC 主要是指ⅢA 期及ⅢB 期的乳腺癌

【临床表现】

流行病学及病因

- 大多数发生于女性，男性罕见，发病高峰年龄在 40 ～ 49 岁
- 家族史　有乳腺癌的家族史，特别是母亲、姊妹等直系亲属曾患乳腺癌
- 种族、月经、乳腺良性病变、乳腺癌病史、饮食、接受过多放射线照射及药物等其他因素

体征

- 乳房肿块　最常见的首发症状，好发部位在乳腺的外上象限
- 乳头改变　包括乳头溢液、乳头回缩及乳头瘙痒、脱屑、糜烂、溃疡、结痂伴灼痛等症状
- 乳腺皮肤及轮廓改变　如出现“酒窝征”“橘皮征”、皮肤溃疡、水肿等
- 区域淋巴结肿大
- 乳房疼痛

治疗

- 目前，局部进展期乳腺癌手术前的治疗主要是新辅助化疗，并且已成为 LABC 的标准治疗方法

预后

- 肿瘤大小、淋巴结转移情况及组织病理学性质是三个重要的预后指标
- 分子生物学指标，如雌 / 孕激素受体及 Cerb B2 等

【影像学表现】

乳腺 X 线摄影

- 是最基本的乳腺影像检查方法
- 直接征象：包括肿块、恶性钙化、结构扭曲、局限致密浸润、两侧乳腺结构不对称及腋窝增大的淋巴结和或密度增高等
- 间接征象：皮肤增厚或回缩、乳头及乳晕异常、瘤周水肿、异常增粗的血管等

乳腺超声检查

- 直接征象　包括形态、部位、横径与前后径的比值、轮廓边缘、内部回声情况、有无钙化、腋窝淋巴结情况
- 间接征象　包括邻近结构扭曲、悬韧带改变、有无导管扩张、皮肤、皮下脂肪及胸大肌的改变
- 在检出乳腺癌腋窝淋巴结转移上，具有明显价值

乳腺 MRI 检查

- 乳腺 MRI 检查具有无损伤、无辐射性；对软组织具有极高的分辨率，三维成像使病灶定位更准确
- 乳腺癌在 T1 上呈低信号，T2 上信号常不均匀，多为中等信号。增强扫描后大多数乳腺癌的时间 – 信号曲线为“速升速降”或“速升 – 平台 – 缓降”的强化曲线
- MRI 在检出乳腺内高位、深位、多中心、多灶性病变以及致密乳腺内病变和评价胸壁侵犯、周围淋巴结转移上，腋窝淋巴结转移查找原发灶及乳腺癌治疗后的监测上具有明显价值（图 6-15-2）
- 动态增强 MRI 检查可以了解病灶的血流灌注情况，有助于鉴别病变的良恶性。乳腺 MRI 检查为乳腺癌的准确分期和临床治疗方案的制订提供可靠依据，具有重要临床价值
- 乳腺癌好发肝转移，CT 和超声表现与一般肝转移瘤相仿。但是乳腺癌患者由于术后长期服用他莫昔芬而产生弥漫性脂肪肝，CT 和超声对脂肪肝内转移瘤检出的敏感性均不佳，MRI 的 T1WI 像反相位序列显示脂肪肝的信号低于

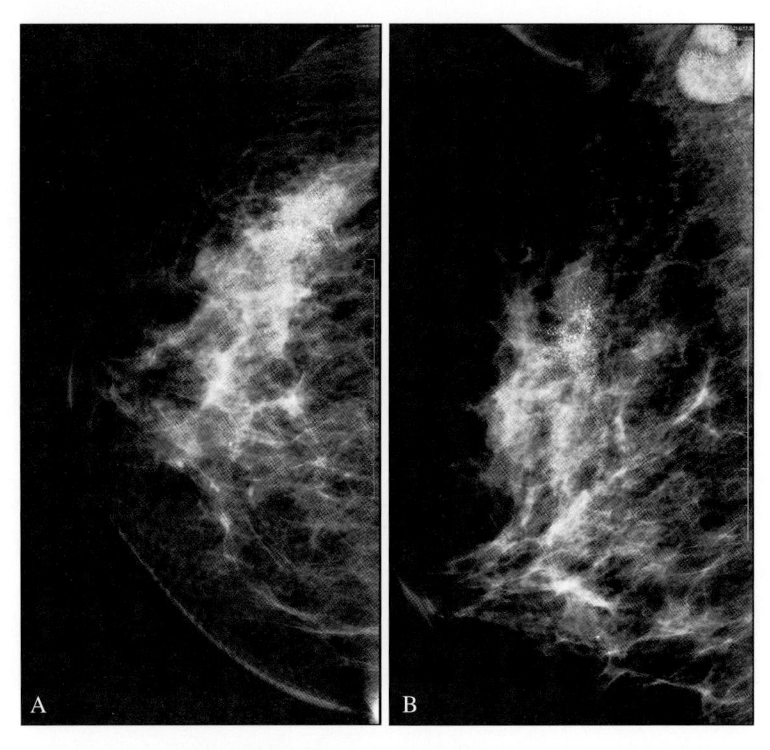

图 6-15-1 **右乳腺癌右腋窝淋巴结转移**
A，B．右侧乳腺外上象限肿块边界不清，密度增高，伴有恶性钙化；右侧腋窝淋巴结增大、融合，伴有恶性钙化

脾、肌肉及正常肝，有助于鉴别转移瘤与局灶性脂肪肝，T2WI 像转移瘤呈高信号，而肝岛显示不清，T2WI 像脂肪抑制序列和增强动态 MR 扫描有助于显示病变。对有广泛脂肪肝的乳腺癌患者，MRI 是最佳的肝转移瘤影像学检查方法

乳腺 CT 检查

- CT 的密度分辨率高，而空间分辨率相对低于 X 线片，对微小钙化检出的准确性不如 X 线片，鉴别诊断囊实性病变的准确率不如超声可靠、快捷及经济，对良性、恶性病变的鉴别诊断也无特殊临床价值
- CT 的优势在于观察胸壁的改变，检出乳腺尾部病变、腋窝及内乳肿大淋巴结较 X 线片为优。对评估晚期乳腺癌、炎性乳腺癌的侵犯范围、监测晚期肿瘤放、化疗疗效，检出肿瘤局部复发侵犯胸壁及皮肤，了解胸、腹部有无远处转移有重要临床意义。特别是手术及放疗后瘢痕及纤维化导致体检触诊检查腋窝不满意时，CT 可提供有价值的诊断信息。CT 是乳腺癌患者随诊的重要检查方法

推荐影像学检查

- 最佳检查方法：综合应用多种影像学方法。
- 乳腺 X 线摄影是首选，“X 线 + 超声”是最佳组合方法。乳腺动态增强 MRI 检查可作为 X 线、超声诊断困难时的必要补充手段

【鉴别诊断】

叶状瘤

- 发病高峰年龄 30 ~ 50 岁
- 临床表现为迅速增大的肿物，轮廓较光滑，圆形或浅分叶，一般活动性好
- X 线表现为分叶状或卵圆形、圆形肿块，边界较清晰，无毛刺，罕见钙化，有时可见粗钙化，但无成簇的微小钙化

癌肉瘤或肉瘤

- 罕见，约占乳腺恶性肿瘤的 0.09%
- X 线片上肿瘤较大，分叶明显，边缘清楚或模糊，无毛刺
- 术前诊断恶性并不困难，但明确诊断需依靠术后病理

乳腺转移瘤

- 少见，约占乳腺恶性肿瘤的 1% ~ 5%
- 原发肿瘤可为对侧乳腺、恶性黑色素瘤、肺癌、卵巢癌及肉瘤等，也可以来自消化道癌、甲状腺癌等
- 可单发或多发，呈结节状，多位于皮下而不是

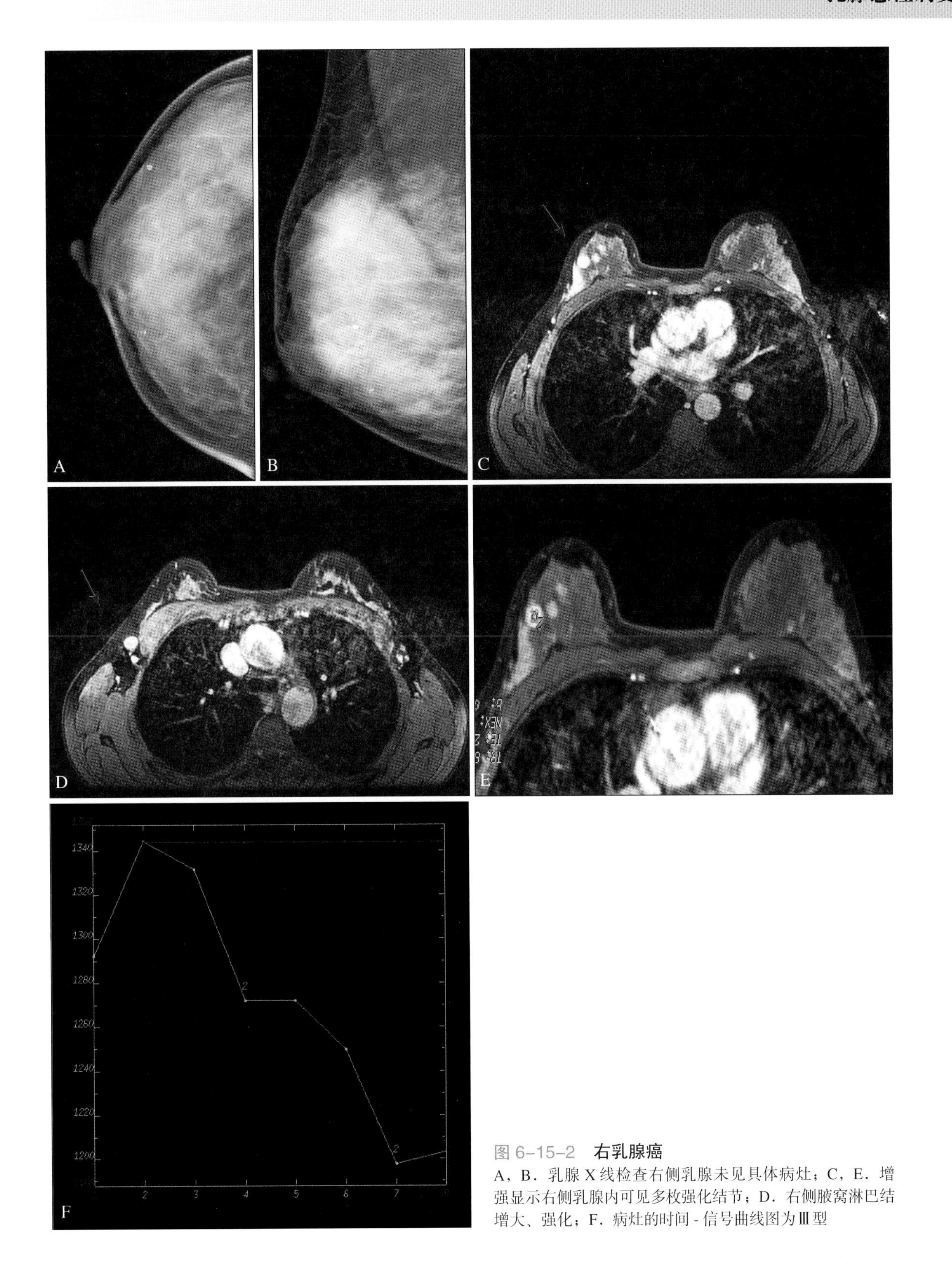

图 6-15-2 **右乳腺癌**

A，B．乳腺 X 线检查右侧乳腺未见具体病灶；C，E．增强显示右侧乳腺内可见多枚强化结节；D．右侧腋窝淋巴结增大、强化；F．病灶的时间 - 信号曲线图为Ⅲ型

乳腺实质内

- X 线表现多呈圆形轮廓光滑的结节，无毛刺，罕见钙化，卵巢癌转移至乳腺者其内可有沙粒状钙化

乳腺淋巴瘤

- 少见，可原发于乳腺或继发于全身其他系统
- X 线表现为弥漫性密度增高，与炎性乳腺癌相仿、边缘清楚的单发或多发的结节及模糊小片影等，很少见钙化（图 6-15-4）

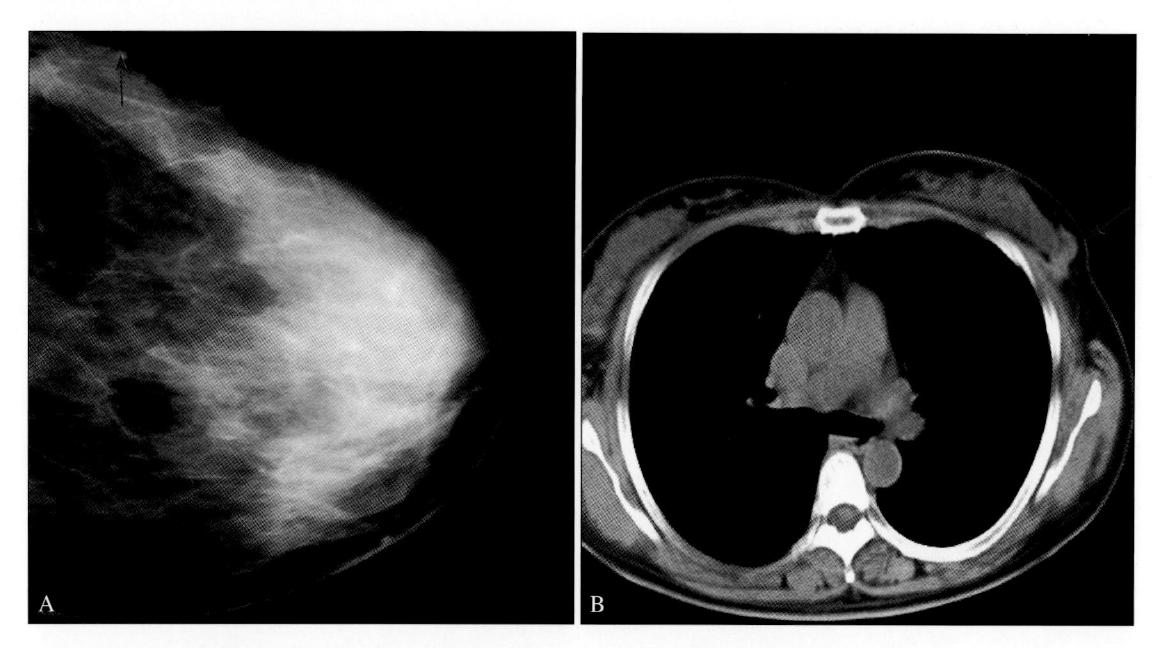

图 6-15-3 **左乳腺癌**
A. 钼靶 X 线片显示肿块边界欠清晰，乳后间隙显示不清；B. CT 显示肿块与胸肌筋膜粘连

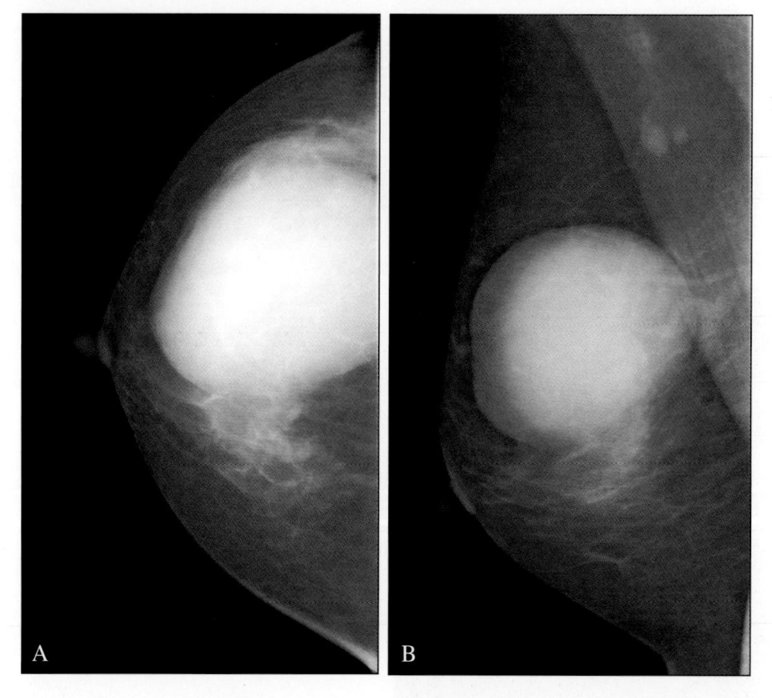

图 6-15-4 **右乳淋巴瘤**
A，B. 乳腺 X 线检查示右侧乳腺外上象限巨大肿块，边界清晰，密度增高

诊断与鉴别诊断精要

- 大多数有临床症状，因触及肿块就诊
- 影像学上多表现为乳腺不规则肿块，伴或不伴钙化
- 大部分容易诊断，有时与叶状瘤、肉瘤、淋巴瘤等容易混淆

（赵 丹 罗娅红）

重点推荐文献

[1] 徐冰河 . 乳腺癌 . 北京：北京大学医学出版社，2005：99-101.
[2] Freer TW，Ulissey MJ. Screening mammogtaphy with computer-aided detection：prospective study of 12860 patients in a community breast center［J］.Radiology，2001，220：781-786.
[3] 石木兰 . 肿瘤影像学 . 北京：科学出版社，2003：380-398.

第 16 节　腋窝淋巴结转移癌

【概念与概述】

腋窝淋巴结转移癌（axillary lymph node metastasis）：原发肿瘤细胞经淋巴系统扩散至腋窝淋巴结导致正常淋巴结结构被肿瘤细胞破坏代替

- 又名继发性腋窝淋巴结肿瘤
- 最常见的原发肿瘤是乳腺癌

【病理与病因】

- 发病机制
  - 乳腺癌细胞侵入淋巴管以栓子形式随淋巴流到达区域淋巴结，是乳腺癌最主要的转移方式
  - 腋窝是乳腺淋巴引流最重要的途径，其大约收纳乳腺淋巴的 75%，乳腺实质淋巴管网和乳晕下淋巴管丛皆注入该区，因此腋窝是乳腺癌淋巴道转移最早和最多见的部位
- 病理特征
  - 乳腺癌细胞到达腋窝淋巴结，先聚集于边缘窦
  - 受边缘窦内的网状纤维的阻碍，停留在边缘窦
  - 癌细胞在此继续生长分裂，穿透边缘窦进入实质，最终整个淋巴结都被转移癌所代替
- 病理检查方法
  - 常规染色的病理检查
  - 连续切片
  - 免疫组织化学
  - 逆转录 - 聚合酶链反应（RT-PCR）
- 流行病学
  - 乳腺癌患者就诊时，腋窝淋巴结转移率高达 50% ～ 60%

【临床表现】

表现

- 主要表现：腋窝单发或多发肿块，质硬，无痛，可被推动，亦可因肿块与皮肤或深部组织粘连而位置固定
- 少数表现：腋窝不适感，当压迫神经时可出现疼痛，腋静脉受压迫或腋窝主要淋巴管被大量癌细胞堵塞时可出现患侧上肢水肿

腋窝淋巴结转移与预后的关系

- 腋窝淋巴结转移的程度是以淋巴结转移灶的大小和数目来衡量的
- 受累淋巴结的绝对数和累及程度与患者的生存时间有密切关系
- 腋窝淋巴结转移数目越多及累及程度越高，合并结外转移的机会越大，术后复发率越高，治愈率越低，预后越差

治疗

- 腋窝淋巴结清扫术

【影像表现】

超声表现

- 形态学改变
  - 多呈圆形或不规则形
  - 纵横径比值（L/S）多小于 2.0，且比值越小，诊断意义越大
  - 局部皮质明显增厚，有研究推荐诊断腋窝淋巴结转移癌的最大皮质厚度界值定为 3mm
  - 多数淋巴结门已消失，仅少数可显示偏心淋巴结门
  - 淋巴结内以不均匀低回声为主
- 血流特征
  - 周边型或混合型血流分布为主（图 6-16-1）
  - 当转移癌导致整个淋巴结坏死后，表现为无血流型
- 超声弹性成像表现
  - 腋窝淋巴结转移癌因质地相对较硬在弹力图上呈暗色区域
  - 平均张力系数为（4.4±3.6），85% 的转移性淋巴结的平均张力系数大于 1.5

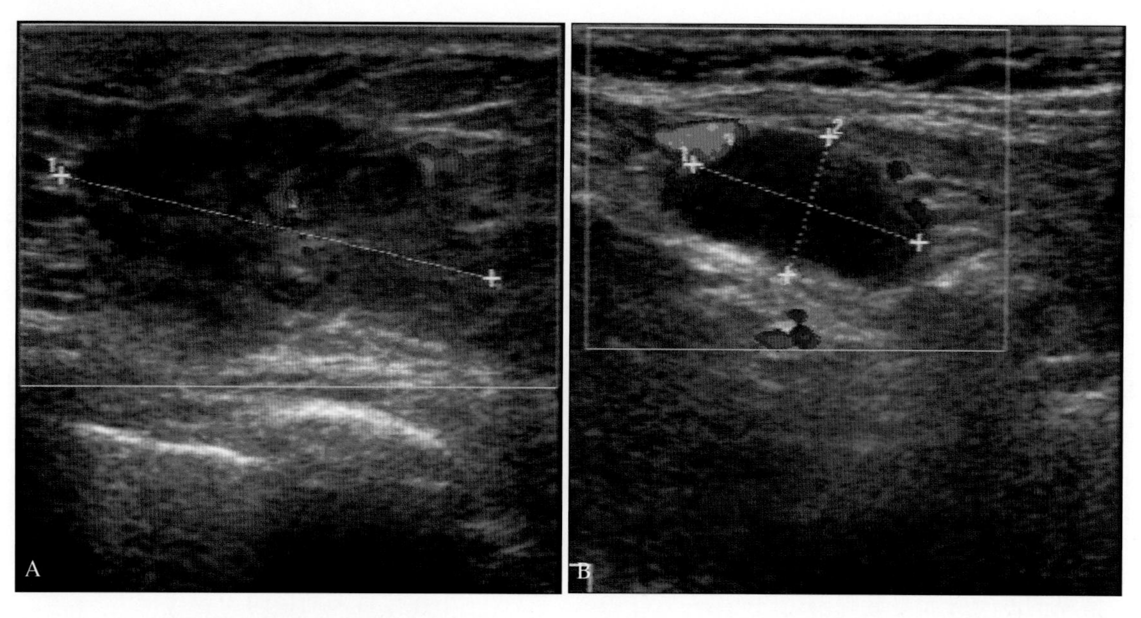

图 6-16-1 **左乳癌伴左腋窝淋巴结转移癌**
A．彩色多普勒超声检查，左乳癌癌肿最大直径 3.2cm，癌肿内血流特征呈Ⅱ级；B．彩色多普勒超声检查，检出同侧一淋巴结，大小约 16.9mm × 10.0mm，血流特征呈周围型，径线比约 1.7，最大皮质厚度约 5.0mm

X 线表现
- 淋巴结大小
  - 大多以淋巴结长径 15mm、短径 10mm 作为淋巴结肿大并转移的阈值（图 6-16-2）
  - 但单纯以淋巴结长短径的大小判断其是否发生转移缺乏可靠的依据
- 淋巴结结构改变
  - 正常淋巴结的一侧凹陷称为淋巴结门，此处有较疏松的结缔组织伸入淋巴结内，血管、神经和淋巴管由此进出淋巴结，在 X 线图像上表现为中心低密度区
  - 发生转移的淋巴结门密度增高，发生实变或结构消失
  - 对于淋巴结门存在但实质厚度不均匀时，亦应高度怀疑为淋巴结转移癌
  - 肿大淋巴结出现边缘模糊、邻近脂肪混浊或浸润时提示淋巴结转移癌

CT 表现
- 平扫 CT
  - 类圆形软组织影
  - 最大横径＞ 1cm
  - 孤立或互相粘连融合（图 6-16-3）
  - 周围脂肪间隙清晰或模糊
- 增强 CT
  - 均匀强化或环形强化
- CT 灌注成像
  - 时间 - 密度曲线（TDC）以速升速降型为主
  - 转移淋巴结血流量明显高于良性肿大淋巴结

MRI 表现
- T1WI
  - 稍长 T1 信号
  - 若出现中心坏死呈长 T1 信号
- T2WI
  - 稍长 T2 信号
  - 若出现中心坏死呈长 T2 信号
- 增强 MRI
  - 均匀强化或环形强化（图 6-16-4）
- 弥散加权成像（diffusion weighted imaging，DWI）
  - 高信号
  - 低 ADC 值
- 超小超顺磁性氧化铁（USPIO）增强成像
  - T2 及 T2 *信号无明显异常改变
  - 淋巴结内的炎性纤维化改变与转移癌病变相混淆，导致诊断的假阳性率升高
- 相等于交叉弛豫率成像（equivalent cross-relaxation rate imaging，ECRI）
  - 定量评价淋巴结组织结构
  - 通过 ECR 值的改变评价淋巴结有无发生转移
  - 目前此项研究还处在起始阶段，临床上未见广泛报道

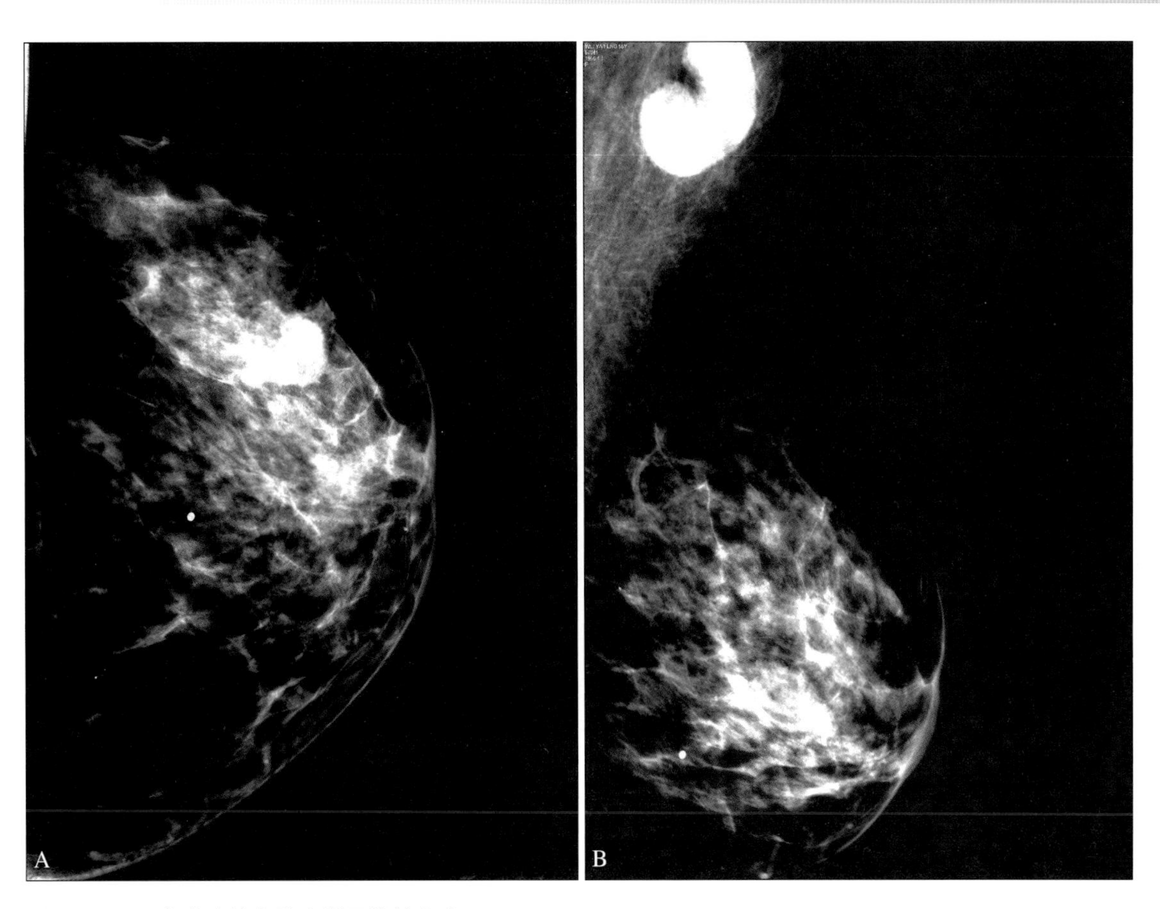

图 6-16-2 **左乳癌伴左腋窝淋巴结转移癌**
A．乳腺 X 线 CC 位检查显示左乳肿块；B．乳腺 X 线 MLO 位检查显示左腋窝淋巴结肿大；

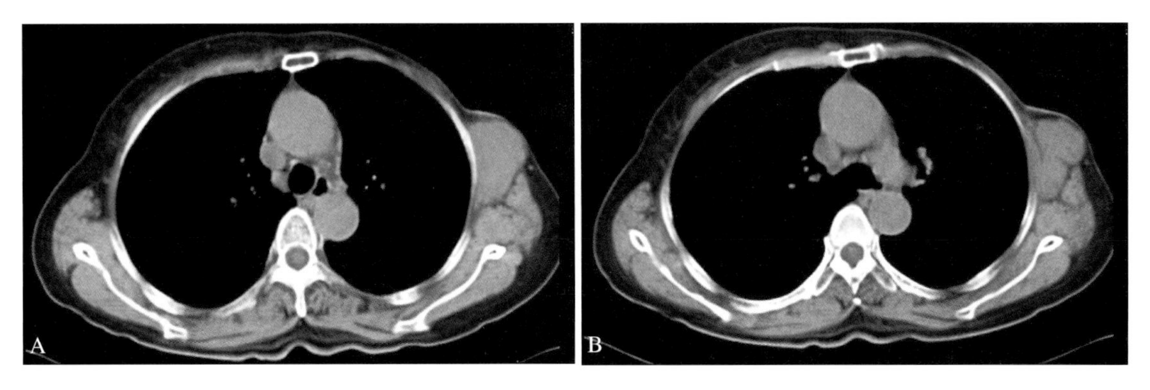

图 6-16-3 **左腋窝淋巴结转移癌**
A，B．左侧腋窝可见肿块影，融合成团

PET、PET/CT 表现

- 针对腋窝淋巴结应用最多的是 $_{18}$F-FDG 标记的 PET 或 PET/CT 扫描，转移性淋巴结表现为放射性浓聚影
- PET/CT 在探测腋窝淋巴结转移癌较单独 PET 检查具有更高的灵敏度和特异度

推荐影像学检查

- 最佳检查法：超声，具备安全、方便快捷、检出率高，准确度高、可重复性好等优点

【鉴别诊断】

淋巴瘤

- 大多以无痛性颈部或锁骨上淋巴结肿大为首发表现，其次为腋窝淋巴结肿大
- 常伴有结外组织结构侵犯

良性淋巴结

- 肿大淋巴结保持正常淋巴结的基本结构

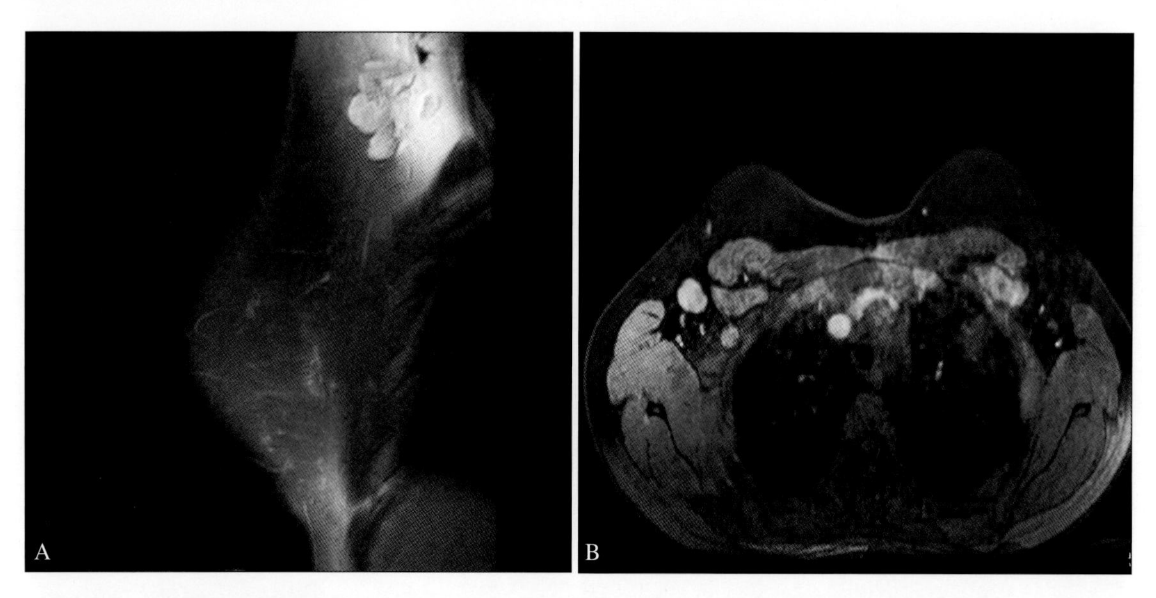

图 6-16-4 右腋窝淋巴结转移癌
A．MRI 矢状位 T2WI 显示右腋窝淋巴结肿大；B．MRI 水平位 T1WI 增强显示右腋窝肿大淋巴结均匀强化

诊断与鉴别诊断精要

- 最常见的原发肿瘤是乳腺癌
- 对可疑乳腺癌的患者，超声、X 线、MRI、PET-CT 等综合影像学检查有助于确诊
- 需与其他原因引起的淋巴结肿大鉴别，如淋巴瘤，淋巴结增生

（曲 宁 罗娅红）

重点推荐文献

[1] 邢伟，陈杰，田建明．淋巴结病变影像学诊断进展［J］．国际医学放射学杂志，2009，32：112-115.
[2] 史春颖，陈颖．乳腺癌 X 线特征与 VEGF-C 表达及肿瘤腋窝淋巴结转移的相关性研究［J］．临床放射学杂志，2008，27：792-795.
[3] 于韬，罗娅红，那丽莉．乳腺癌腋淋巴结转移的彩色多普勒超声多因素分析［J］．中国肿瘤影像学，2008，1：112-115.

第 17 节 乳腺转移瘤

【概念与概述】

乳腺转移瘤（metastatic malignant tumor of the breast，MMTB）是指其他部位原发恶性肿瘤转移至乳腺

【病理改变】

- 非乳腺原发病变，无导管和小叶原位癌
- 病因
  - 乳腺癌通过淋巴道播散至对侧
  - 恶性血液系统病变转移
  - 乳腺以外肿瘤血行播散
- 流行病学

  罕见：约占乳腺恶性肿瘤的 0.5% ～ 2%

【临床表现】

- 经淋巴道播散

- 皮肤增厚 / 橘皮样改变 / 皮肤多发结节
- 血行播散
  - 无痛性、实性、可推动的肿物
- 淋巴造血组织恶性肿瘤
  - 腋窝可触及病理性淋巴结
- 原发恶性肿瘤病史对诊断有提示作用
- 生长迅速对诊断有提示作用

【影像学表现】

- 多为类圆形、轮廓清楚的实性肿物，位置可较表浅、孤立（多位于皮下）
- 多同时伴有其他部位的转移瘤
- 仅发生于乳腺的转移瘤非常少见

乳腺 X 线摄影征象

- 血行转移（图 6-17-1）
  - 类圆形、轮廓较清楚，多无钙化的肿物
  - 多好发于外上象限
  - 炎性肿物最多见（首发临床表现）
  - 多发或双侧肿物
  - 毛刺状改变少见
  - 钙化少见
- 经淋巴道转移
  - 皮肤增厚 / 橘皮样改变 / 皮肤多发结节
- 淋巴造血组织恶性肿瘤
  - 多发的，不规则浸润性的单侧或双侧肿物
  - 密度不对称
  - 腋窝病理性淋巴结

超声征象

- 圆形 / 椭圆形实性肿物，部分有分叶
  - 边缘光滑或不规则
  - 内部回声可多种多样
  - 可几乎为低回声或无回声
  - 后方回声增强不常见

磁共振征象

- T1WI 平扫
  - 乳腺转移瘤病灶多呈低于乳腺实质的信号或与乳腺实质信号相等，边缘较光滑，如位于实质内时多数将较难检测，如位于脂肪组织内时肿瘤边界多数会很明显，较容易检测。
- T2WI
  - 乳腺转移瘤病灶呈边缘光滑的等信号或略高信号，弥漫性浸润病变常导致受累乳腺呈较高信号（非特征性表现）
- T1WI（对比增强后）
  - 呈边缘光滑的圆形或椭圆形病变，通常呈显著对比增强。信号分析曲线显示出原发性乳腺癌的典型特征，即初始期呈显著对比增强，初始期后出现平台期或流出现象，可呈环状强化

影像学检查建议

- 治疗前应采取活检
  - 以鉴别原发性转移癌及乳腺转移瘤

鉴别诊断

- 原发性乳腺癌
  - 髓样癌、黏液癌或乳头状癌（轮廓较光整者）
- 囊肿
  - 超声通常可作出诊断
- 纤维腺瘤
  - 乳腺 X 线摄影或超声检查可明确诊断
  - 活检

治疗

- 全身治疗依据原发病变
- 乳腺切除适于体积较大需行治疗者 / 有症状者
- 淋巴结清扫适于需控制局部病变者

预后

- 通常极差
- 取决于原发肿瘤的生物学特征

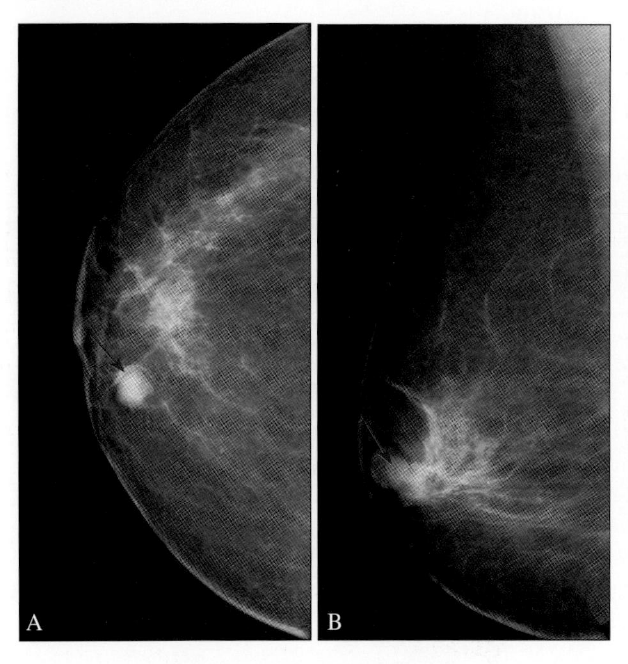

图 6-17-1 **食管癌术后 3 年，右乳转移瘤**
乳腺 X 线检查可见右侧乳腺类圆形病灶，轮廓较清楚，内未见明显钙化（红箭头）

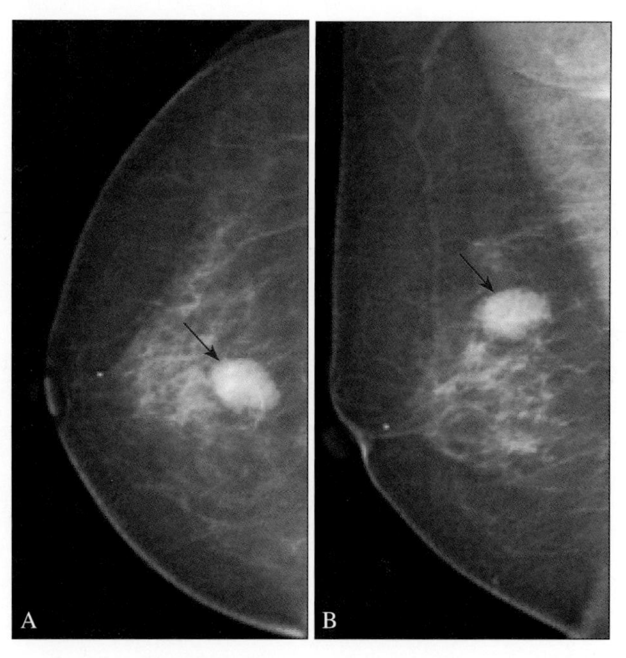

图 6-17-2 **右乳纤维腺瘤**
乳腺 X 线检查可见右侧乳腺类圆形病灶，轮廓较清楚，内未见明显钙化（红箭头）

（杨 宇 何之彦）

重点推荐文献

[1] Alvarado C I，Carrera A M，Perez M D，ei al Metastases to the breast [J] .Eur J Surg Oncol，2003，29（10）：854-855.

[2] Susanne Briest Lars-christian Hom，Metastasizing signet ring cell carcinoma of the stomachmimiclcing bilateral inflammatory breast cancer [J]. Gynecologic Oncology，1999，(74)：491-494.

[3] Lee S H，Park J M，Kook S H，et al Metastatic tumors to the breast. Mammographic and ultrasonographic findings [J] .J Ultrasound Med，2000，19（4）：257-262.

诊断与鉴别诊断精要

- 有原发肿瘤的病史，多同时伴有其他部位的转移瘤
- 多为类圆形、轮廓清楚的实性肿物
- 需与原发乳腺肿瘤相鉴别

第 18 节 乳头 Paget 病

【概念与概述】

- James Paget 于 1874 年首先报道了 15 例乳头乳晕湿疹样改变的患者均伴有同侧乳腺癌，故该特殊类型的乳腺癌称为佩吉特病乳头 Paget 病（Paget' s disease of the breast）
- 患者乳头乳晕区皮肤呈慢性湿疹样病变，故又称为湿疹样癌（eczematoid carcinoma）或癌性湿疹（cancerous eczema）
- 比较少见，约占乳腺癌的 1% ～ 3%
- 80% 的病例伴发乳腺其他部位的肿瘤，伴发的肿瘤不一定发生在乳头 - 乳晕部位（nipple-areola complex，NAC）附近，可以为导管原位

癌（ductal carcinoma in situ，DCIS）或浸润癌

【病理表现】

- 病理特征
  - 在乳头乳晕的表皮内有散在、成巢或腺样排列的 Paget 细胞
  - Paget 细胞是诊断本病的唯一根据
- 病理大体
  - 乳头表面见稍隆起的圆或裂隙状红色肉芽组织，有时乳头呈鲜红色颗粒状，质硬，界清
  - 严重时整个乳头及乳晕区大片糜烂，甚至乳头消失
- 显微镜下特征
  - Paget 细胞表现为圆形或椭圆形，体积大，境界清楚
  - 胞浆丰富，胞质胞核均染色较淡，有时胞质透亮，黏液染色常阳性
  - 胞核大，核仁明显，核分裂易见
- 发病机制
  - 目前尚不明确，主要有两种理论
    - 一种理论认为 Paget 细胞来源于乳腺导管，通过导管蔓延至乳头上皮，依据是大多数 Paget 病病灶中 Paget 细胞与乳腺癌细胞免疫型相同，并且常伴有导管内癌或浸润性导管癌
    - 另一种理论则认为 Paget 细胞来源于乳头开口处的扁平上皮细胞，依据是有少数 Paget 病患者无潜在乳腺癌发生，而且在显微镜下有与一般乳腺癌不同的形态

【临床表现】

- 乳头 Paget 病多见于 40 ～ 60 岁女性
- 特征性的临床表现为乳头反复糜烂、潮红、结痂，皮肤增厚、脱屑和瘙痒等症状，酷似湿疹，可伴有乳头溢液或溢血
- 大部分患者病变是由乳头原发，然后向乳晕发展，病程较长患者的乳头，严重者包括乳晕区结构可因肿瘤的坏死而缺损、变平，甚至缺如、局部凹陷
- 乳头 Paget 病的临床表现类型可分为 3 种
  - 单纯的乳头乳晕病变，不伴有乳腺内的乳腺癌成分，如果该病变尚未突破基底膜，则属于乳腺原位癌的一种
  - 在乳头乳晕病变的同时存在同侧乳腺内的肿块（伴发乳腺实质内乳腺癌），该肿块可在乳头乳晕的下方，亦可以在远离乳头乳晕的乳腺实质内
  - 少数患者乳腺实质内的肿块为首发表现，不伴有明显的乳头乳晕病变，其诊断依赖于术后的病理学检查发现乳头部特征性的 Paget 细胞

【影像学表现】

临床疑为 Paget 病，应双侧乳腺行乳腺 X 线摄片，乳腺及相应引流区域做超声检查，如乳腺 X 线摄影及超声未发现其他乳腺疾病，可以在乳头 - 乳晕部位（nipple-areola complex，NAC）活检前或活检后行乳腺 MRI 检查

- 乳腺 X 线摄影
  - 乳头乳晕区皮肤增厚
    - 本病首先出现乳头乳晕皮肤水肿，癌细胞浸润皮肤，导致淋巴管阻塞、扩张，形成 X 线上乳头乳晕皮肤增厚
    - 此征象单独出现缺乏特异性
    - 当合并乳晕后导管增粗或乳晕后形成致密三角，尖端向后，乳头底部内陷，形成所谓漏斗征时，则恶变可能性大
  - 乳晕后导管增粗
    - 原发癌灶多发生在乳晕后导管内，沿导管向乳头扩展蔓延，引起导管扩张，管周纤维组织增生，管壁增厚，管腔内充满癌细胞，形成乳晕后导管增粗
    - 导管造影见导管僵直，内壁不平
    - 该征象无特异性，但综合其他征象可以帮助本病的早期诊断
  - 乳腺内肿块
    - 乳腺内癌灶多为导管内癌，发展缓慢，长期局限于导管内，不形成肿块
    - 导管造影则清楚地看到乳管扩张和癌灶形成的充盈缺损
    - 一般癌灶增大或向管外浸润，形成 X 线可见的肿块。典型征象是乳晕后肿块或密度增高区向乳晕浸润，伴明显的纤维组织增生，以索条状或带状和增厚的乳晕连在一起，在乳晕后脂肪区内形成条或带状致密影
    - 出现该征象只能帮助诊断为恶性可能，不是乳头 Paget 病的特征性改变

- 局限性的结构紊乱，密度增浓不均
  - 癌细胞浸润及其周围的结缔组织反应可引起局部的密度增浓、结构紊乱，乳腺内出现不对称性的密度增浓、结构紊乱，特别是位于晕后区时且合并乳头乳晕区的湿疹样变时，也要考虑到本病可能
- 钙化
  - 恶性钙化的化学成分多数是磷酸钙，少数是草酸钙，多是由于癌细胞代谢旺盛或坏死引起
  - 有时 X 线仅见钙化
  - 乳头 Paget 病易发生钙化，发生在乳头、乳晕内、肿块内、受侵导管内或癌灶周围的乳腺实质内
  - 乳头乳晕内或乳晕后沿导管分布的多发细小点状、针尖样或分支状钙化是本病的特征性改变（图 6-18-2）
  - 当乳腺内出现成簇或泥沙样钙化合并乳头乳晕区湿疹样变时，则考虑乳腺癌沿导管侵犯皮肤或乳腺癌合并乳头 Paget 病可能

- 乳腺超声
  - 乳头乳晕区皮肤增厚，乳头内实质回声可不均匀
  - 乳头 Paget 病早期多无明确病灶或无局限性肿块
  - 可确定乳腺实质内的病变，对合并肿块的病例诊断意义较大
- MRI
  - 作为乳腺癌的一种诊断方法，MRI 最早应用于 20 世纪 70 年代末期。现今对侵袭性乳腺癌的诊断率可达到 98% ~ 100%
  - MRI 平扫可显示出乳头乳晕区皮肤增厚
  - DWI 图像上，乳头乳晕区呈高信号
  - 动态增强 MRI（DCE-MRI），乳头乳晕区出现异常强化
  - DCE-MRI 能够诊断出临床或乳腺 X 线 / 超声不能诊断出的乳头 Paget 病
  - 如乳头 Paget 病同侧乳腺伴有导管内癌 / 浸润性导管癌，则与导管内癌 / 浸润性导管癌 MRI 表现相似

典型病例

病例 1

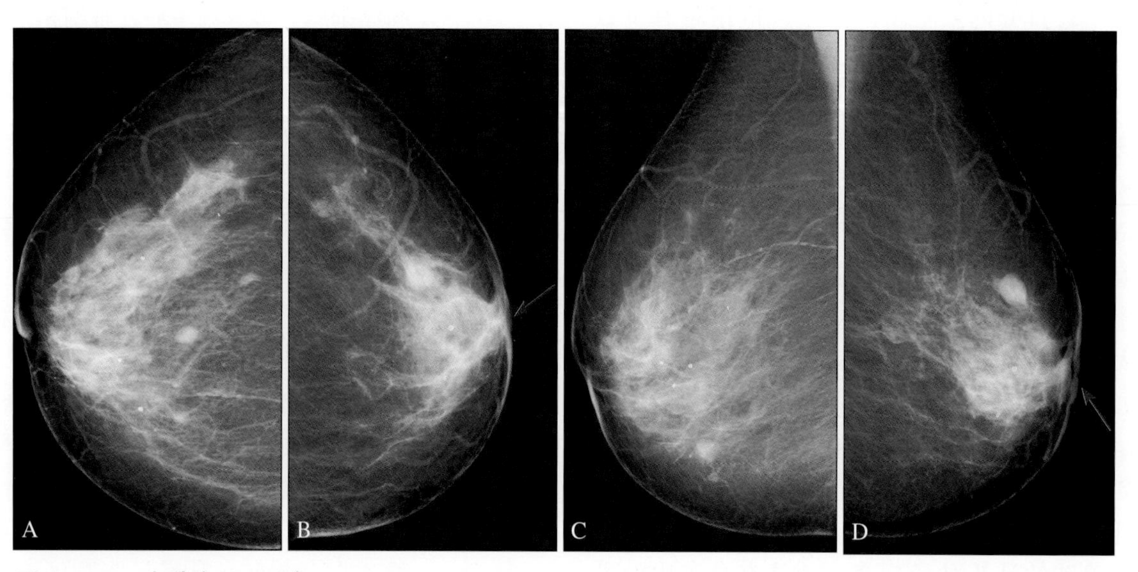

图 6-18-1 左乳头 Paget 病
A ~ D. 乳腺 X 线检查，左侧乳晕较右侧增厚（红箭头）

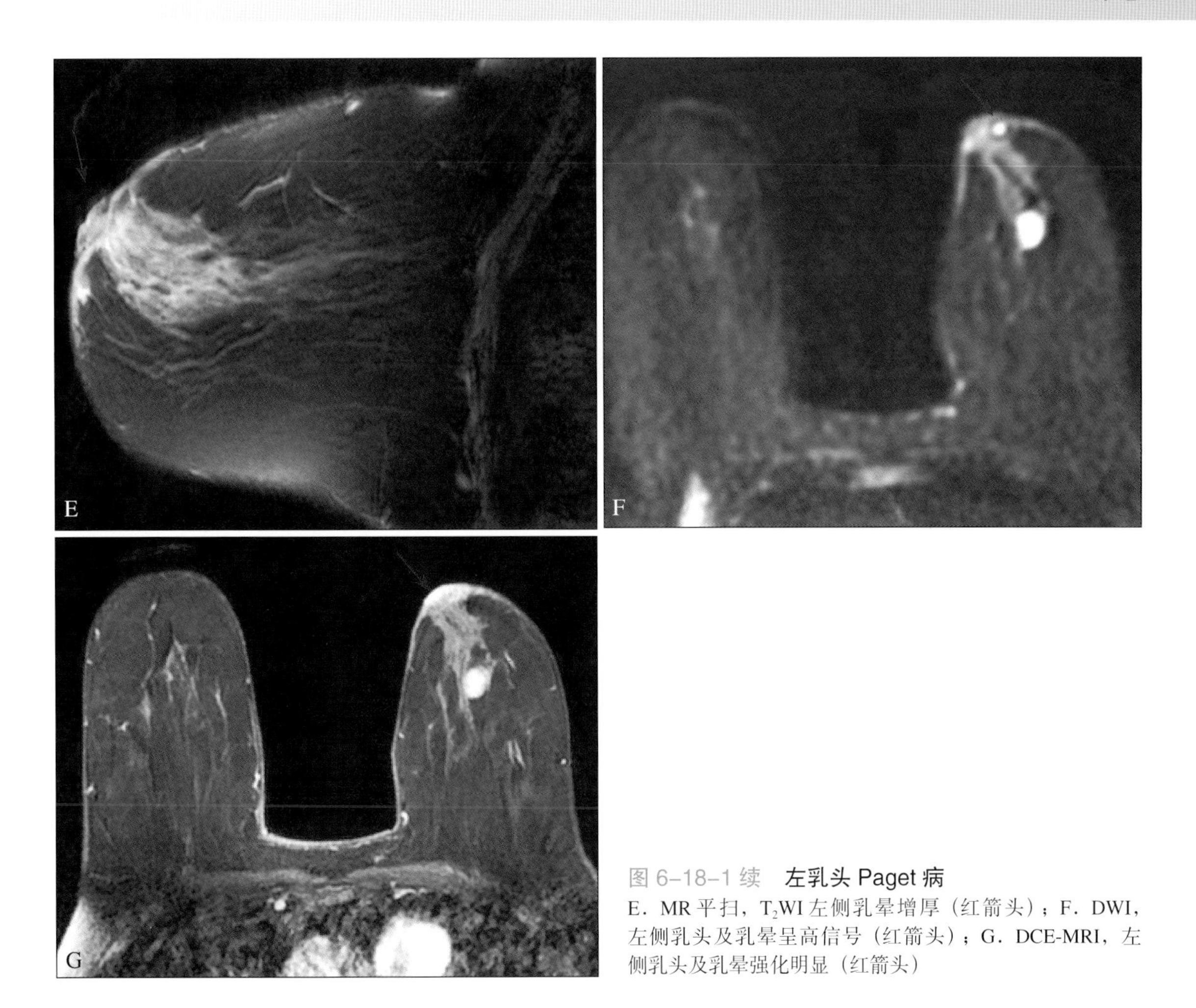

图 6-18-1 续 左乳头 Paget 病
E．MR 平扫，T_2WI 左侧乳晕增厚（红箭头）；F．DWI，左侧乳头及乳晕呈高信号（红箭头）；G．DCE-MRI，左侧乳头及乳晕强化明显（红箭头）

病例 2

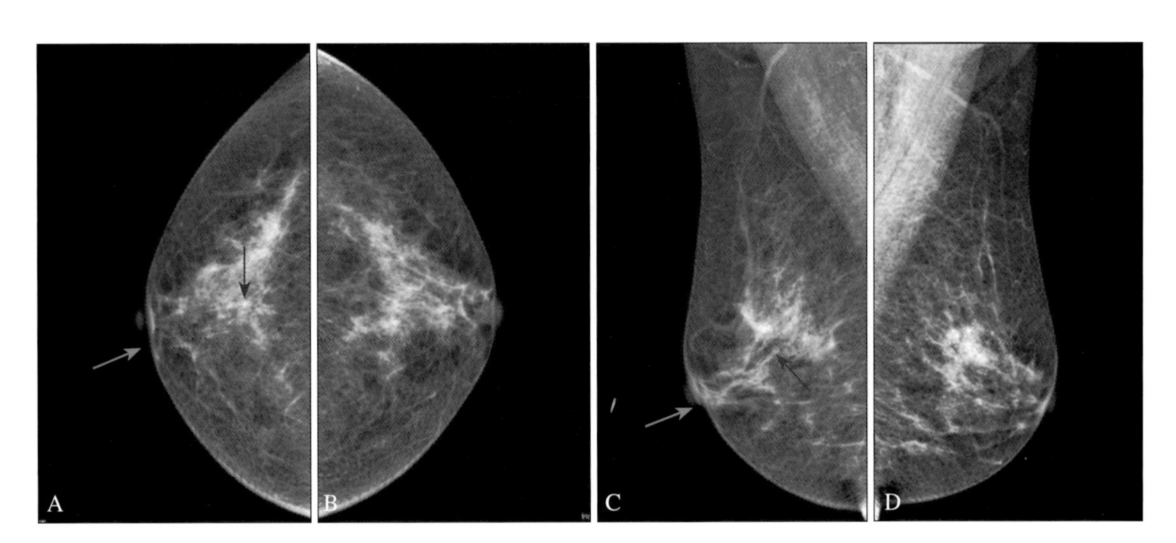

图 6-18-2 右乳头 Paget 病，右乳导管内癌
A ~ D．乳腺 X 线检查，右侧乳晕较左侧稍增厚（绿箭头），乳晕及偏内上象限可见沿导管走形的不定形钙化灶（红箭头）

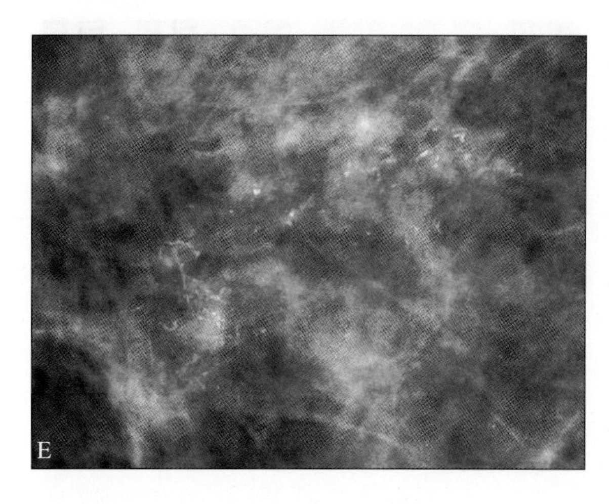

图 6-18-2 **右乳头 Paget 病，右乳导管内癌**
E．钙化放大图像

病例 3

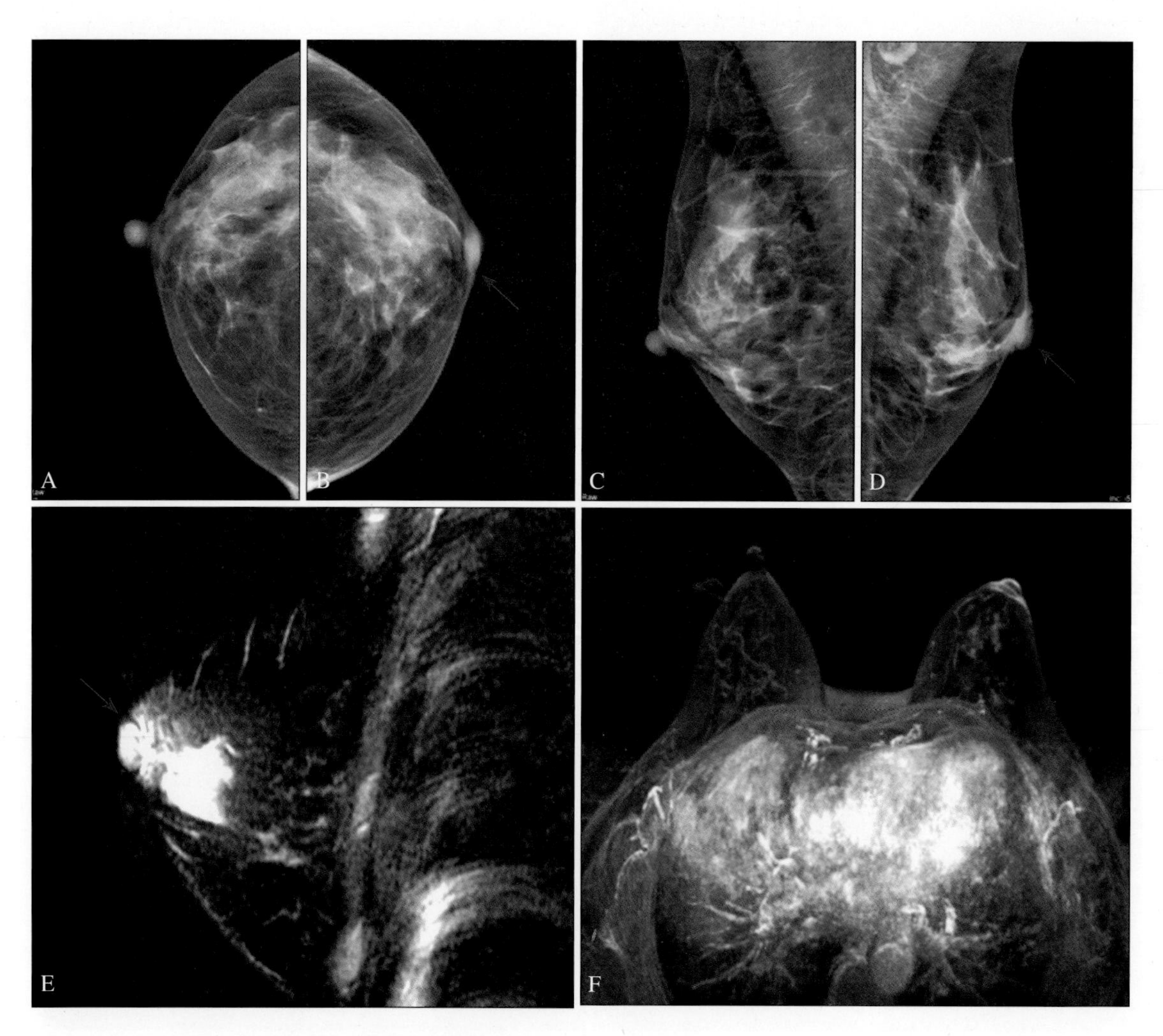

图 6-18-3 **左乳头 Paget 病，伴局部导管内癌**
A～D．乳腺 X 线检查，左侧乳头凹陷，乳晕增厚（红箭头），左侧乳头内下方可见杆状及点状钙化；E．MR 平扫，T_2WI 左侧乳头凹陷，乳晕增厚（红箭头），左侧乳腺信号增高；F．减影图像

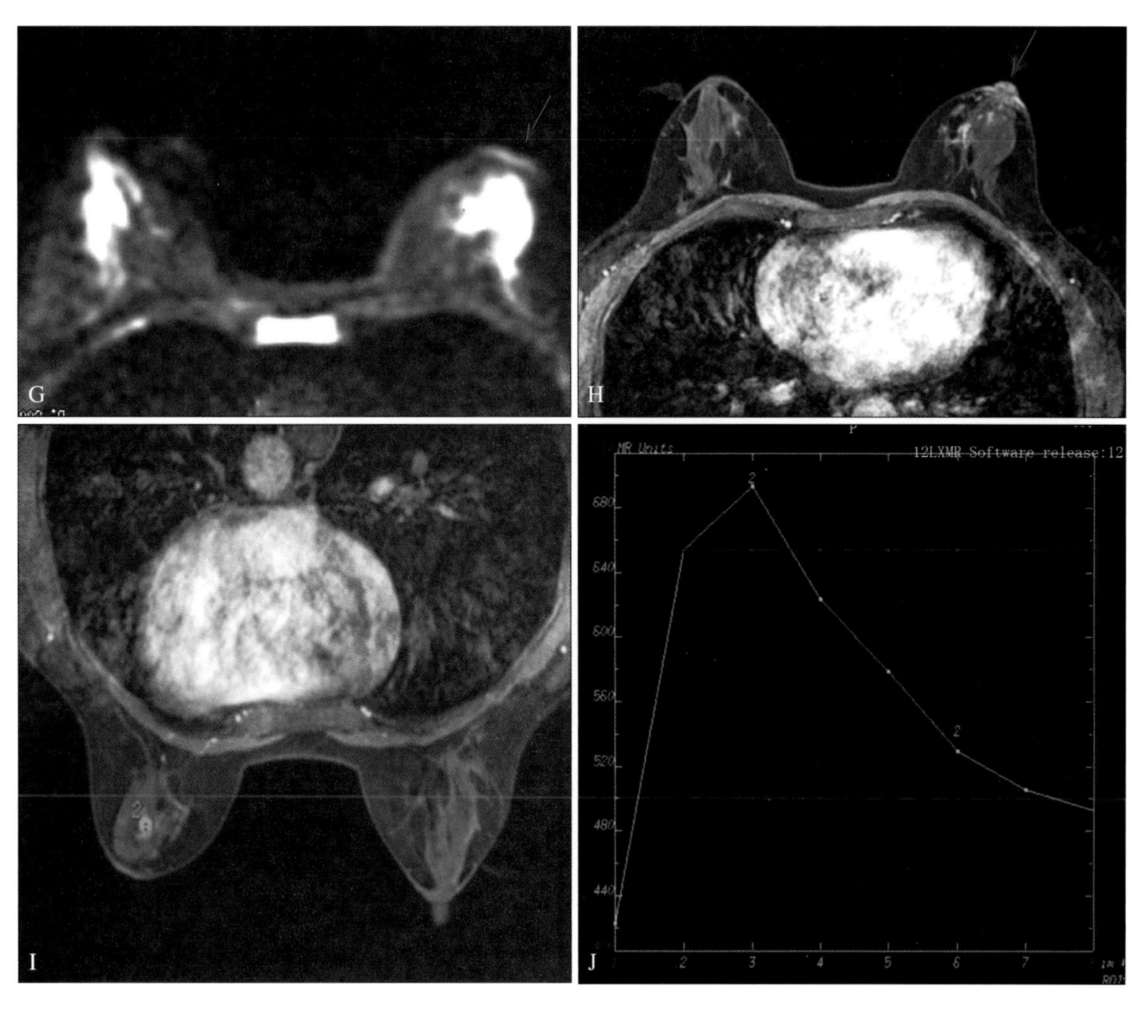

图 6-18-3 续 **左乳头 Paget 病，伴局部导管内癌**

G．DWI，左侧乳晕（红箭头）及乳腺中央区呈高信号；H．MR 动态增强扫描，左侧乳头及乳晕强化明显（红箭头）；I，J．左侧乳腺中央区异常强化区，TIC 为Ⅲ型（导管内癌）

病例 4

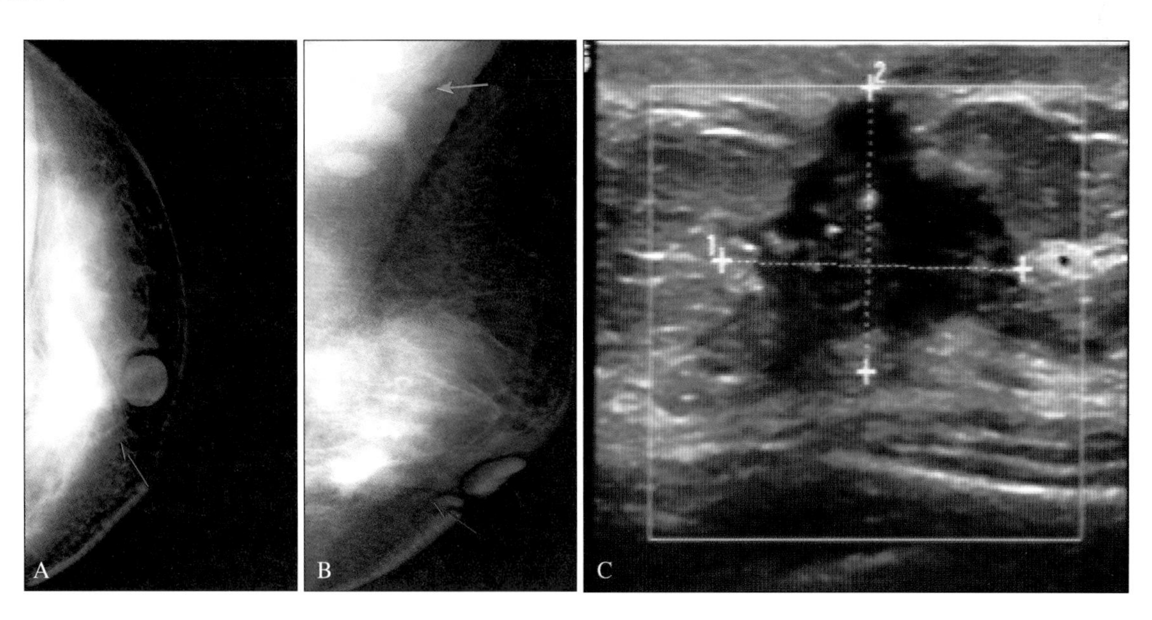

图 6-18-4 **左乳头 Paget 病，左乳浸润性导管癌 II–III 级**

A，B．乳腺 X 线检查，左侧乳头凹陷，乳晕增厚，左侧乳头后方见致密影，结构纠集，伴有钙化（红箭头），左腋下多枚淋巴结转移（绿箭头）；C，D．超声检查，C．左侧乳腺乳头后方大小约 28.2mm × 21.7mm × 15.2mm 低回声区，形态不规则，边界不清晰，内见许多细小的强回声光点（待续）

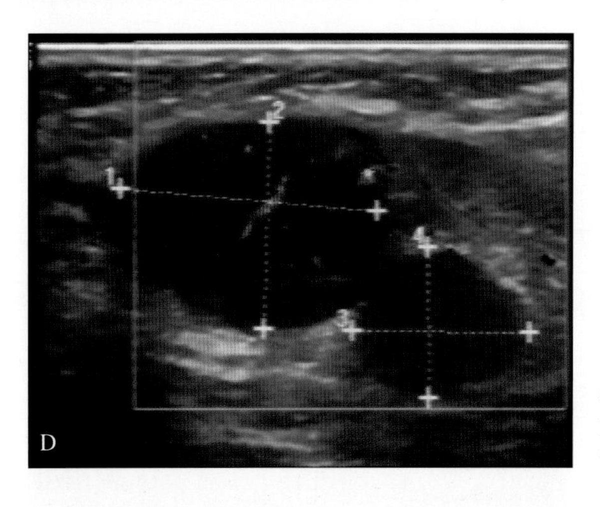

图 6-18-4 续 左乳头 Paget 病，左乳浸润性导管癌 II-III 级

D. 左侧腋下见大小约 18.5mm × 13.6mm、12.8mm × 9.9mm 等低回声区，形态较规则，边界较清晰，内见丰富血流信号

病例 5

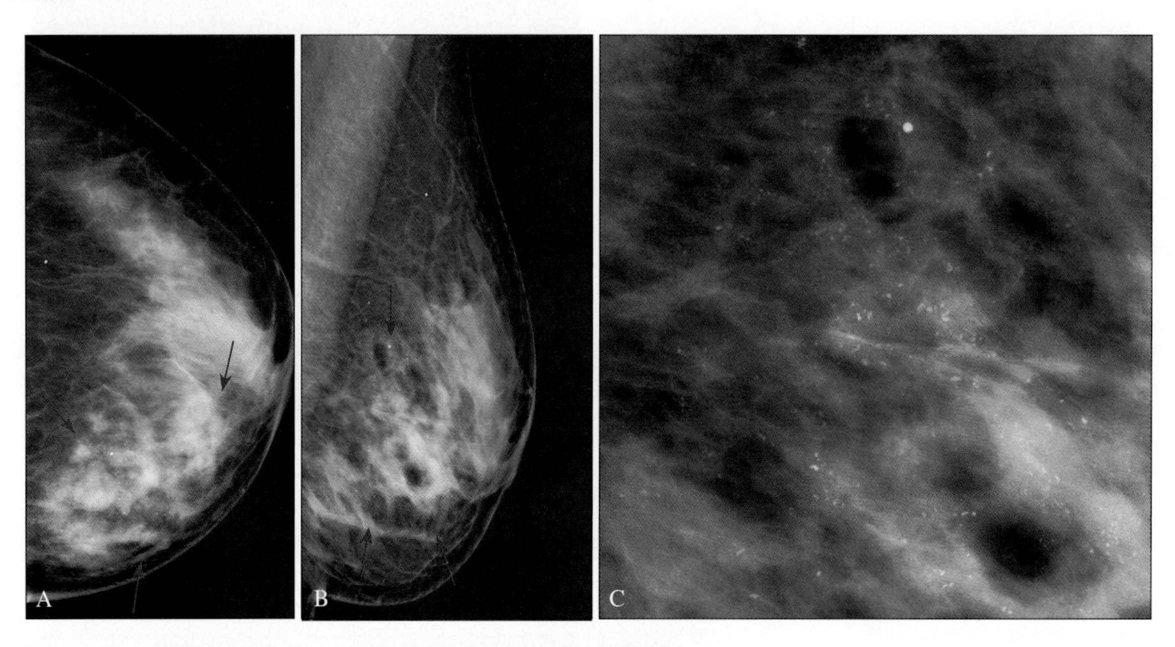

图 6-18-5 左乳头 Paget 病，左乳导管内癌，局部可疑伴微浸润

A，B. 乳腺 X 线检查，左侧乳晕稍增厚，乳腺内可见多发的片状影及结节影，伴有沿导管走行的多形性钙化（红箭头）；C. 多形性钙化的放大图像

- 各种检查手段的优势和不足

乳腺 X 线摄影对于乳头 Paget 病的直接诊断意义并不大，在其诊断上仍有一定的局限性，但对于寻找乳腺实质内有无癌灶具有一定的意义，对乳头 Paget 病的诊断具有间接的指导意义，但低估伴有乳腺内恶性肿块的范围。Günhan-Bilgen 等 报道乳腺 X 线摄影能诊断出 40% ～ 50% 的乳头 Paget 病，而乳头改变的患者只能检出 18%。乳头 Paget 病临床上较少见，且该病早期腺体内多无明确病灶或无局限性肿块，早期乳头 Paget 病的彩色超声影像学资料不多。磁共振成像可以诊断出乳腺 X 线摄影和临床上的隐匿性乳腺癌

【鉴别诊断】

- 湿疹
  - 乳头 Paget 病早期主要表现为乳头乳晕部位红斑、脱屑、糜烂、渗液、少量出血、结痂，可伴有乳头溢液或溢血，如果不伴有乳头溢血，临床常未能触及乳腺内肿块，容易与乳腺湿疹混淆
  - 湿疹发病以青年多见，且多为双侧发病，而乳头 Paget 病则以中老年为多，且为单侧发病多见

- 湿疹皮损较轻，常由乳晕先出现病变后，向乳头扩展，或乳头乳晕同时出现病变，皮质类固醇治疗能使症状迅速减轻或消失，大部分乳头 Paget 病乳头乳晕的病变都是由乳头原发，乳头 Paget 病皮损较重，可致乳头毁损，皮损常由乳头发展至乳晕区
- 乳头 Paget 病早期无法鉴别时，可行乳腺 X 线或超声检查帮助诊断，或行溢液涂片、皮损刮片或切片活检，镜下找到 Paget 细胞即可确诊

- 乳头部腺瘤
  - 乳头部腺瘤是在乳头导管出现的良性疾病，出现的乳头部皮肤发红、糜烂、硬结等和乳头 Paget 病临床表现相似，两者可在组织学上相鉴别
- 浸润性导管癌
  - 如果乳头 Paget 病同侧乳腺伴有浸润性导管癌，则 X 线表现与浸润性导管癌相似
  - 乳头 Paget 病以乳头糜烂、结痂为主，浸润性导管癌以乳头凹陷、皮肤粘连为主

【治疗与预后】

- 治疗
  - 治疗方法
    - 改良根治术或根治术
    - 全乳腺切除术
    - 保乳手术 + 术后放疗
    - 单纯放疗
    - 其他治疗如化疗或内分泌治疗等
  - Paget 病传统的治疗方法是全乳切除加腋窝淋巴结清扫。无论患者是否合并有伴发的乳腺癌，全乳切除仍是适当的治疗选择
  - 最近的数据显示，在获得阴性切缘的条件下切除所有乳腺癌病灶加 NAC 的保乳手术联合术后全乳放疗可以达到满意的局部空置率。无论是否有伴发肿瘤，保乳性 NAC 切除加术后放疗后同侧乳癌复发率与典型的浸润性或原位癌保乳手术联合术后放疗后的复发率相似
  - 对于伴有乳腺肿块、术中证实为浸润性乳腺癌者，其治疗原则应与同期乳腺癌的治

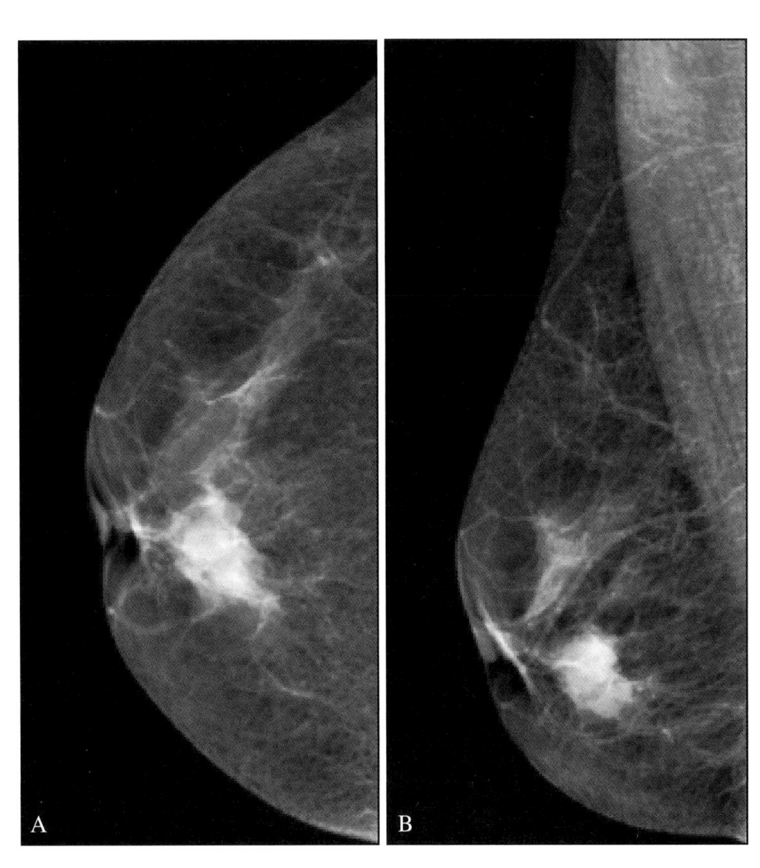

图 6-18-6　右乳浸润性导管癌Ⅱ级

A，B. 右侧乳头后方肿块，边缘不规则，可见毛刺，牵拉乳头，乳头凹陷

疗原则相似，应根据肿瘤分期给予全身辅助治疗
- 无伴发肿瘤且接受保乳手术的 Paget 病患者或伴发 DCIS 的 Paget 病患者应当考虑他莫昔芬治疗以降低风险

- 预后
  - 乳头 Paget 病恶性程度低，转移晚，预后较好
  - 病因尚不清楚，为提高对乳头 Paget 病的诊断率，临床医生对乳房的浸润性红斑及时做组织病理学检查是非常必要的，及时早期诊断才能提高患者生存率
  - Sheen-Chen SM 等报道手术治疗 5 年生存率为 69%，单纯的乳头、乳晕病变的预后最好，乳头 Paget 病常合并有导管内原位癌或浸润癌，临床可触及乳房肿块的乳头 Paget 病预后较差，有无乳腺肿块是影响乳头 Paget 病预后的重要因素
  - 是否有腋窝淋巴结转移明显影响预后
  - 预示预后较好指标的 ER、PR 呈低表达；预示预后差的 c-erbB-2、p53、cyclin D1、Ki-67 过表达

（董 雪 罗娅红）

重点推荐文献

[1] 鲍润贤．中华影像医学乳腺卷 [M]. 北京：人民卫生出版社，2002.

[2] 沈镇宙，邵志敏．乳腺肿瘤学 [M]．上海：上海科学技术出版社，2005.

[3] Hyeon Sook Kim，Jee Hyun Seok et al. Significance of nipple enhancement of Paget's disease in contrast enhanced breast MRI. Arch Gynecol Obstet，2010，282(2)：157-162.

诊断与鉴别诊断精要

- 特征性临床表现为乳头反复糜烂、脱屑和瘙痒等
- 80% 的病例伴发乳腺其他部位导管内癌或浸润性癌
- 确诊需依靠活检。影像学的价值在于发现乳腺内有无癌灶

第 19 节 乳腺原发恶性淋巴瘤

【概念与概述】

- 乳腺原发恶性淋巴瘤（primary breast lymphoma，PBL）是指乳腺为原发部位，无其他部位淋巴瘤病史
- 其中大多数为非霍奇金淋巴瘤（non hodgkin lymphoma，NHL），少数为霍奇金淋巴瘤（hodgkin lymphoma，HL）

【病理与病因】

- 一般发病机制
  - 组织学类型
    - 多数来自于弥漫大 B 型，T 细胞及组织细胞来源，罕见
- 病因学
  - PBL 由乳腺内小血管旁的未分化间叶细胞衍生而来，乳腺小叶间有淋巴小结存在，小叶内有淋巴细胞浸润，PBL 在此基础上发生
  - ER、PR 作用于乳腺淋巴细胞或乳腺组织内的特异性受体，导致功能性淋巴细胞聚集
  - 乳腺导管树与外界相通，病原微生物侵入导致慢性特异性炎，加上机体过度免疫反应增生
  - 可能与乳腺自身免疫性疾病相关
- 流行病学
  - 比较罕见，仅占原发性乳腺恶性肿瘤的 0.04% ~ 0.53%

- 欧美发病率较高

大体病理及手术所见

- 边界清楚的鱼肉状肿物，切面灰白或粉红色
- 质地软的浅褐色区域表示坏死区

显微镜下特征

- 肿瘤细胞形态单一，肿瘤细胞弥漫性分布，呈浸润生长，浸润的范围超出肉眼所见
- 肿瘤中心区导管和小叶全部或部分消失

【临床表现】

表现

- 常见临床表现
  - 多以单侧乳房无痛性肿块为首发
  - 生长速度快，多数肿块周边界限尚清，与皮肤无粘连，可活动，偶有局部皮温增高、疼痛、盗汗、发热、体重减轻
  - 肿块上方皮肤常呈青紫色为其特征表现，部分病例见皮肤固定和炎性反应
  - 肿块破溃时，可呈菜花状或出现溃疡及脓性分泌物
  - 同侧淋巴结受累占 40% ～ 50%
- 人口统计学

年龄

  - 发病年龄范围广（13 ～ 88 岁，平均年龄 55 岁）
- 性别
  - 发病者多为女性，男性较少见

自然病史与预后

- 乳腺原发性恶性淋巴瘤预后较一般淋巴瘤为佳，总的 5 年生存率 46% ～ 85%，10 年生存率达 41% ～ 47%
- T 细胞型较 B 细胞型预后差

治疗

- 应采用综合治疗
  - 对Ⅰ～Ⅱ期病例采用手术 + 化疗 + 放疗
  - 对Ⅲ～Ⅳ期以化疗为主，辅以放疗
  - 并进行腋窝淋巴结清扫术

【影像表现】

超声表现

- 形态学改变
  - 多呈卵圆形肿块，部分可呈分叶状，边界不规则。
  - 表现为单发或多发的低回声肿块，后方回声增强，有时内部看见丝网状结构
  - 常伴发同侧腋窝淋巴结增大
- 血流特征
  - 内部血运丰富，多为高阻动脉血流

X 线表现

- 乳腺 X 检查
  - 多为类圆形，致密实性肿块
  - 边界清楚，部分可见小分叶或边缘不清楚
  - 无毛刺状及多发细小钙化影
  - 弥漫性密度增高病变，多伴皮肤增厚
  - 常伴有同侧腋窝淋巴结肿大

CT 表现

- 平扫 CT
  - 单发或多发类圆形，致密肿块，边界欠规则，病灶内密度均匀
  - 可伴有炎症性反应，少数患者呈弥漫浸润使乳房变硬，局部皮肤受累
  - 可伴有同侧淋巴结肿大
- 增强 CT
  - 均匀强化或环形强化
- CT 灌注成像
  - 时间密度曲线（TDC）以速升速降型为主
  - 病变血流量明显增加

MRI 表现

MR 与 CT 表现相似，较 CT 检查范围更广，更清晰。

- T1WI
  - 肿块多呈长或稍长或混杂 T1 信号
- T2WI
  - 肿块呈稍长 T2 信号
  - 若出现中心坏死呈长 T2 或混杂信号
- 增强 MRI
  - 肿块增强后均匀强化或不均匀强化，较大肿块者伴有坏死，使信号不均匀
- 弥散加权成像（DWI，diffusion weighted imaging）
  - 高信号
  - 低 ADC 值

PET、PET/CT 表现

- 针对腋窝淋巴结应用最多的是 ^{18}F-FDG 标记的 PET 或 PET/CT 扫描，受侵淋巴结表现为放射性浓聚影。费用昂贵并伴有电离辐射
- PET/CT 在探测腋窝肿大淋巴结较单独 PET 检查具有更高的灵敏度和特异度

【典型病例】

病例 1

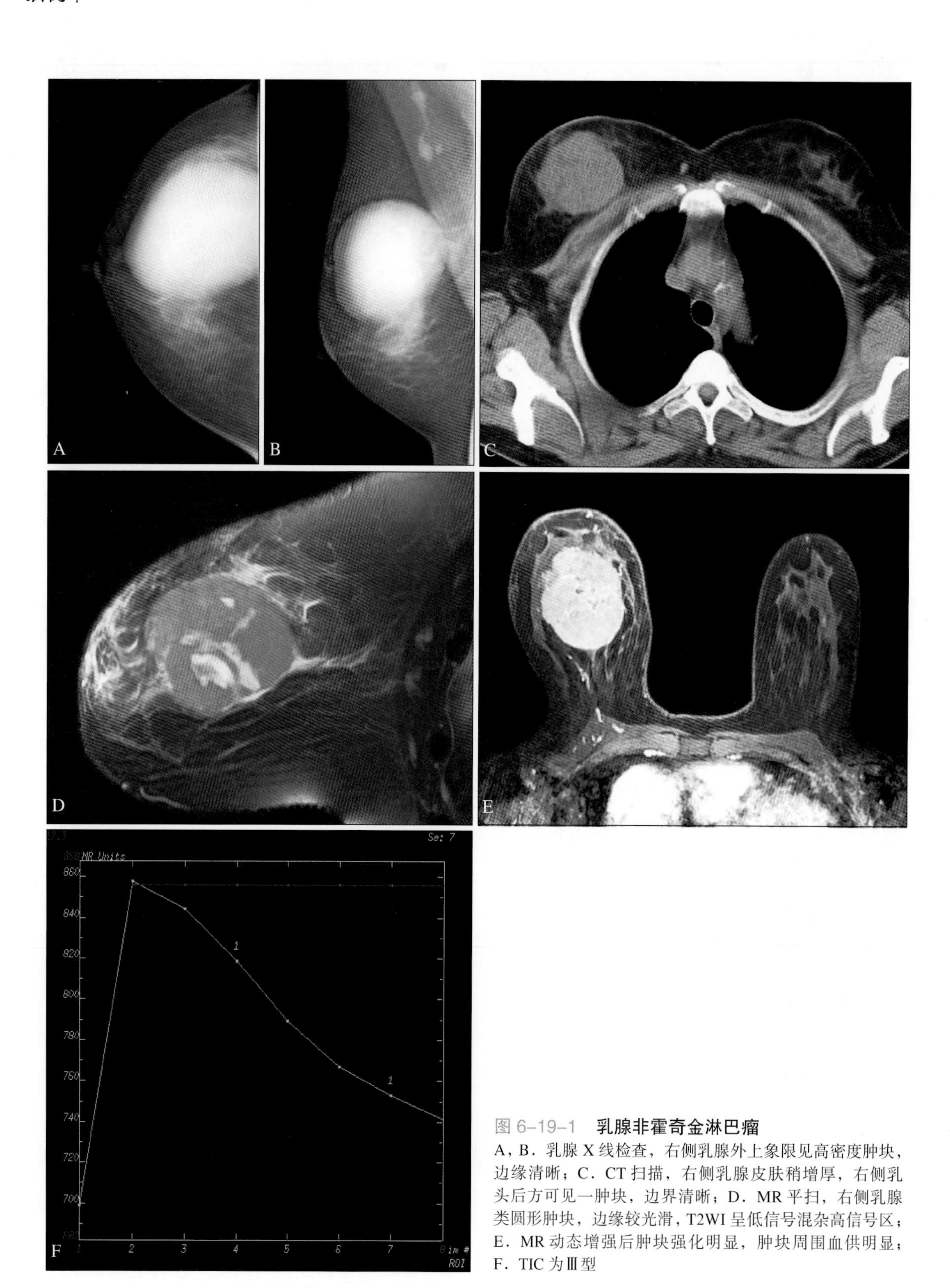

图 6-19-1 **乳腺非霍奇金淋巴瘤**

A，B．乳腺 X 线检查，右侧乳腺外上象限见高密度肿块，边缘清晰；C．CT 扫描，右侧乳腺皮肤稍增厚，右侧乳头后方可见一肿块，边界清晰；D．MR 平扫，右侧乳腺类圆形肿块，边缘较光滑，T2WI 呈低信号混杂高信号区；E．MR 动态增强后肿块强化明显，肿块周围血供明显；F．TIC 为Ⅲ型

病例 2

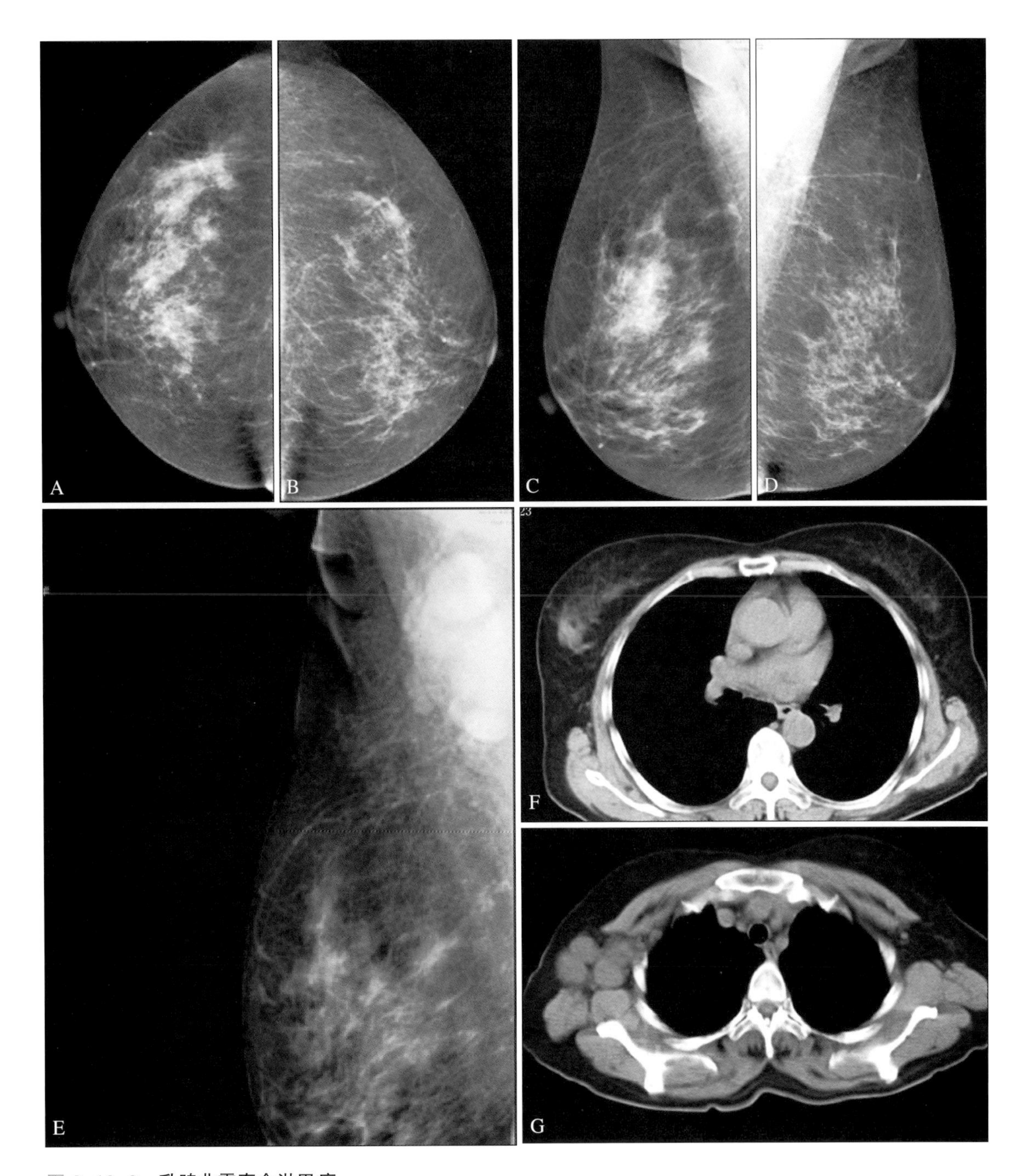

图 6-19-2　**乳腺非霍奇金淋巴瘤**

A ~ E. 乳腺 X 线检查，右侧乳腺密度弥漫性增高，右腋下多发肿大淋巴结；F，G. CT 扫描，右侧乳腺密度增高，右腋下多发肿大淋巴结（待续）

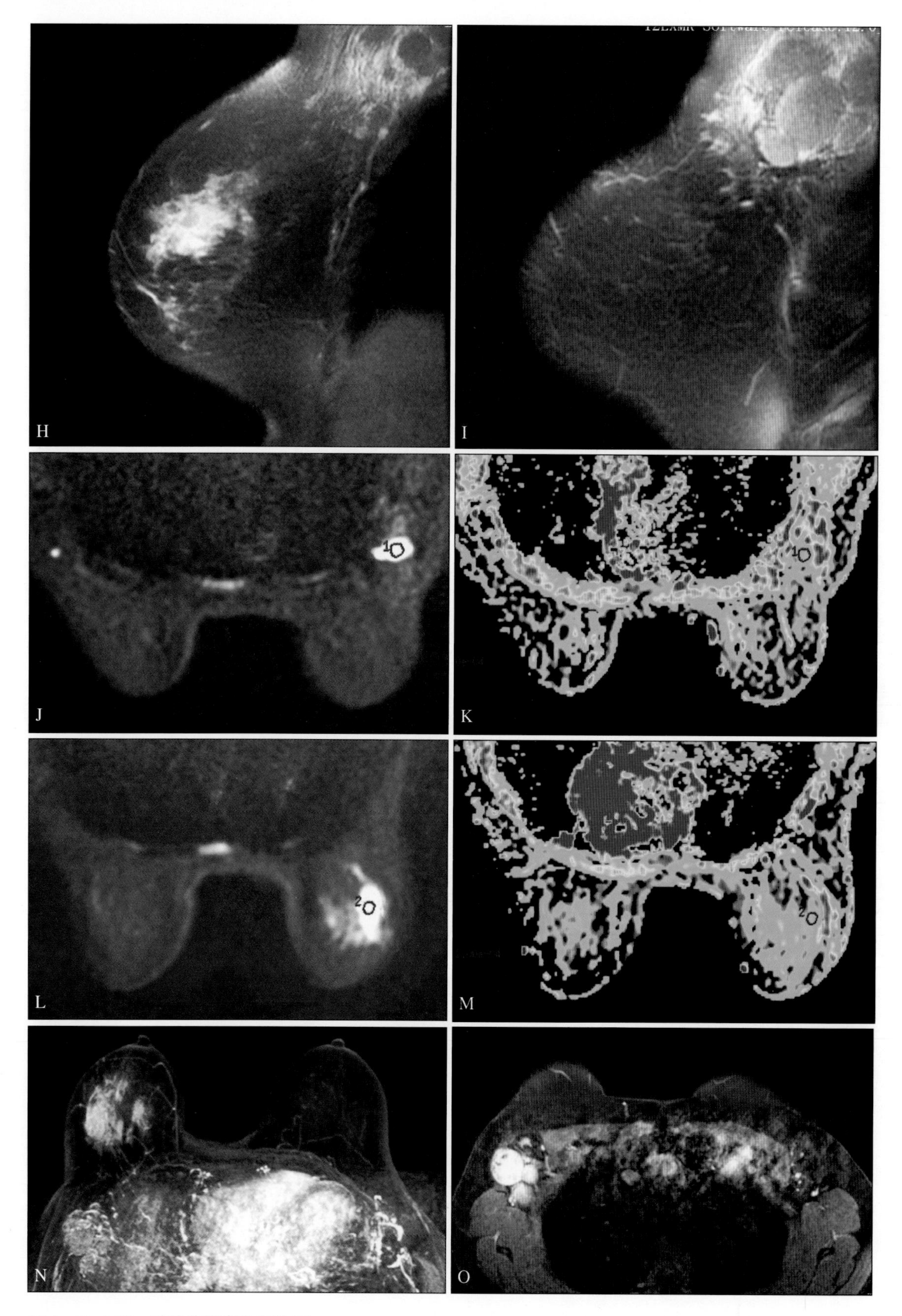

图 6-19-2 续 **乳腺非霍奇金淋巴瘤**

H．右乳内多发团块状长 T2 信号区；I．右腋下多发中心等 T2 边缘长 T2 信号淋巴结；J ~ M．DWI，右乳团块及右腋下肿大淋巴结呈高信号，低 ADC 值；N．减影图像；O ~ Q．MR 动态增强后右乳肿块及右腋下淋巴结强化明显，肿块的 TIC 为Ⅲ型（待续）

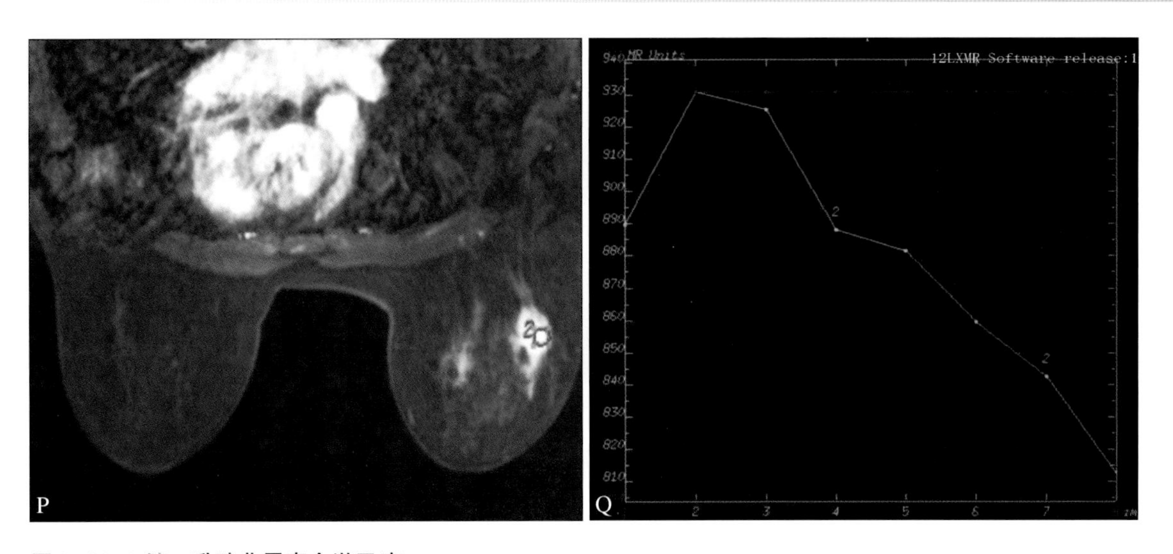

图 6-19-2 续 **乳腺非霍奇金淋巴瘤**
P，Q．MR 动态增强后右乳肿块及右腋下淋巴结强化明显，肿块的 TIC 为Ⅲ型

【鉴别诊断】

- 纤维腺瘤
  - 肿块大部分边缘光滑锐利，可为同侧或双侧乳房多个病灶
  - 瘤周有环形规则透明晕，常见碎石状或块状粗钙化
  - 超声影像图表现为乳腺内轮廓清晰的肿块
- 假性淋巴瘤
  - 实性肿物，质硬，伴有脂肪坏死
  - 无不典型细胞，常可见生发中心
  - 可完全为创伤后反应
- 局部进展期乳腺癌
  - 浸润性导管癌
    - 肿块较临床触诊小

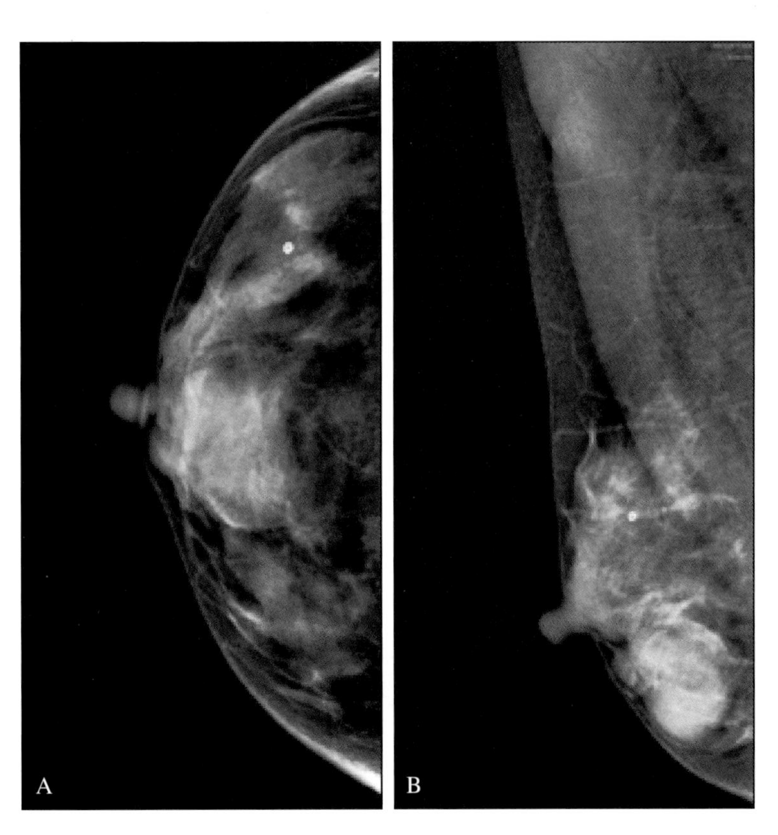

图 6-19-3 **右乳纤维腺瘤**
右侧乳腺内下象限肿块，边缘清晰

- 星芒状等恶性边缘征象
- 肿块常伴微钙化
- 局部皮肤增厚，乳头凹陷和大导管增粗，切线位投照表现为“酒窝征”
- 超声像图表现为形态不规则的肿块，无包膜，边界不清，呈锯齿状或“蟹足状”，肿块呈低回声，后方回声轻度衰减。肿块内有液化坏死时出现液性暗区

○ 髓样癌
- 好发于年轻女性，X 线表现与淋巴瘤有相似之处，常呈类圆形
- 边缘多呈浸润性或小分叶改变
- 超声声像图所见边界较清楚且光滑，内部回声增强，有时可见边缘不规则的液性暗区，后方回声多无衰减

○ 黏液癌

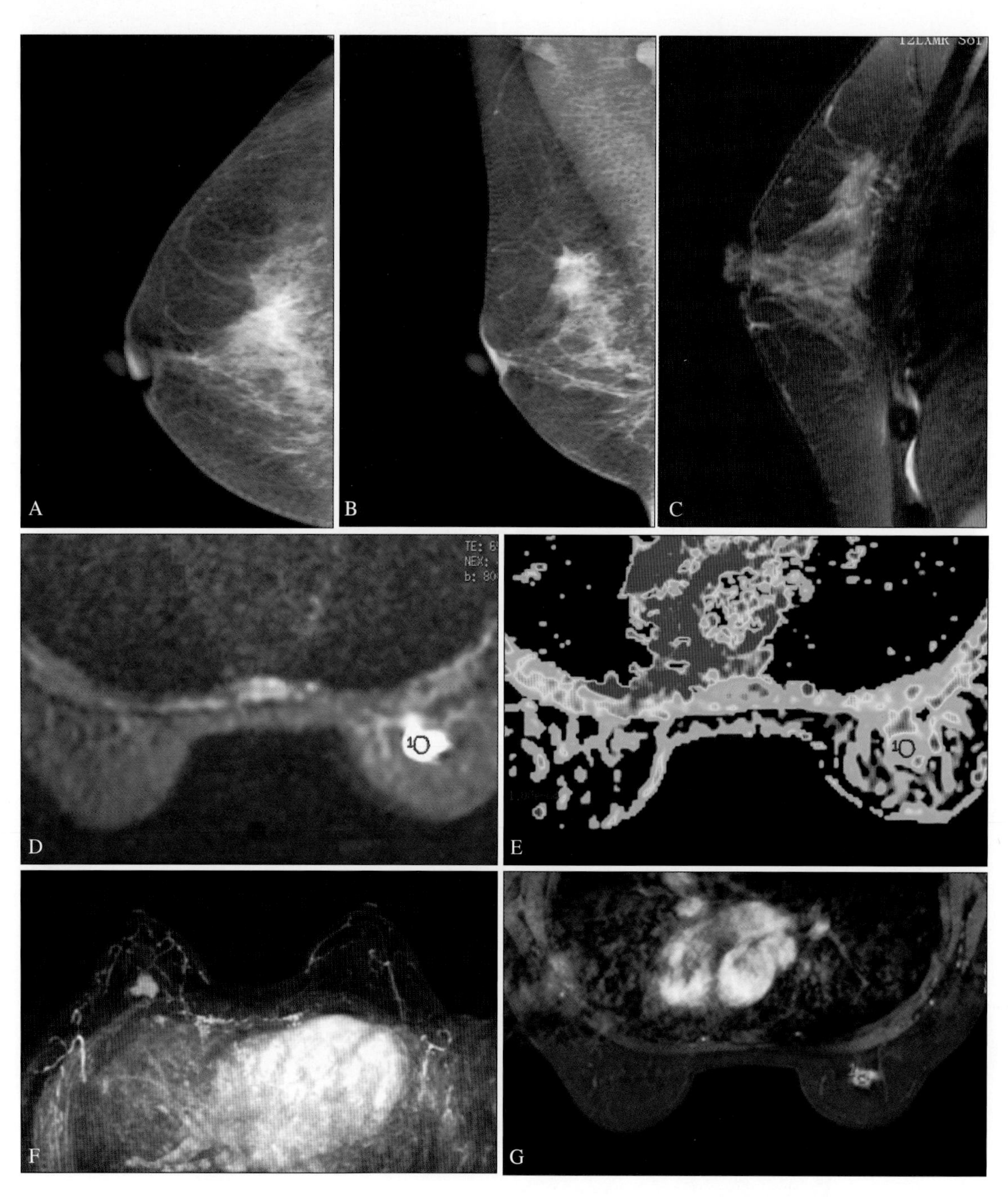

图 6-19-4 右乳浸润性导管癌

A，B．右侧乳腺外上象限高密度肿块，边缘可见细小毛刺；C．MR 平扫，右侧乳腺分叶状肿块，呈稍长 T2 信号，边缘不清见毛刺；D，E．DWI 肿块呈高信号，低 ADC 值；F. 减影图像；G．增强后肿块强化明显，强化曲线呈廓清型（待续）

- 好发于年龄较大的绝经后女性
- X线表现与病理分型和黏液量的多少有一定的相关性
- 单纯黏液腺癌多为边缘清晰或分叶状边缘的肿块，混合型则肿块边缘浸润或呈分叶状

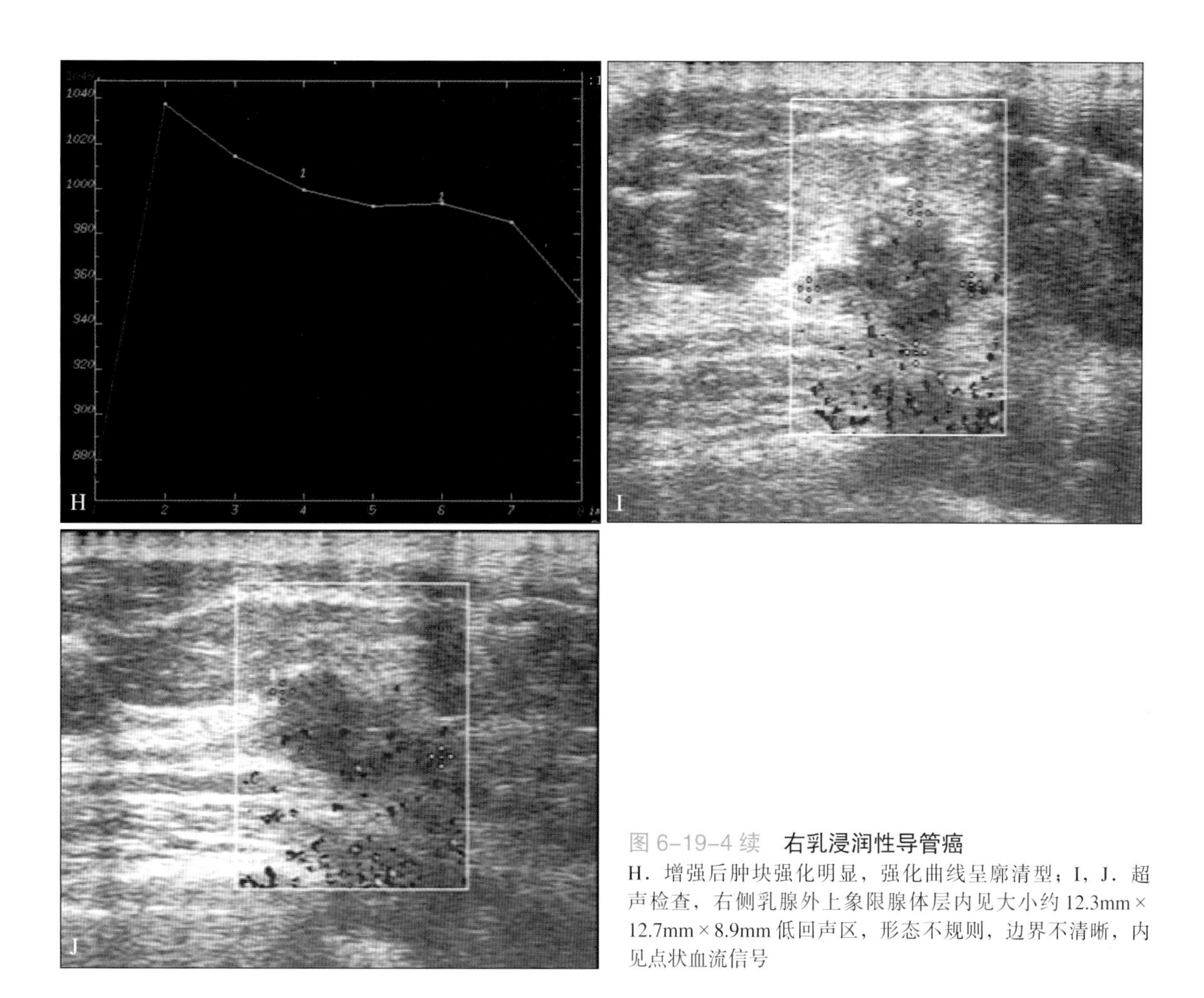

图 6-19-4 续　右乳浸润性导管癌

H．增强后肿块强化明显，强化曲线呈廓清型；I，J．超声检查，右侧乳腺外上象限腺体层内见大小约12.3mm×12.7mm×8.9mm低回声区，形态不规则，边界不清晰，内见点状血流信号

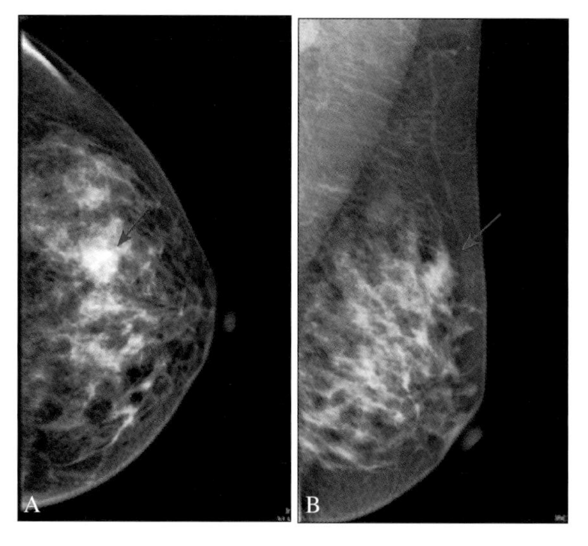

图 6-19-5　左乳髓样癌，淋巴结见转移癌 1/16

A，B．左乳外上象限肿块，密度稍高，边界部分清晰（红箭头），左腋下肿大淋巴结

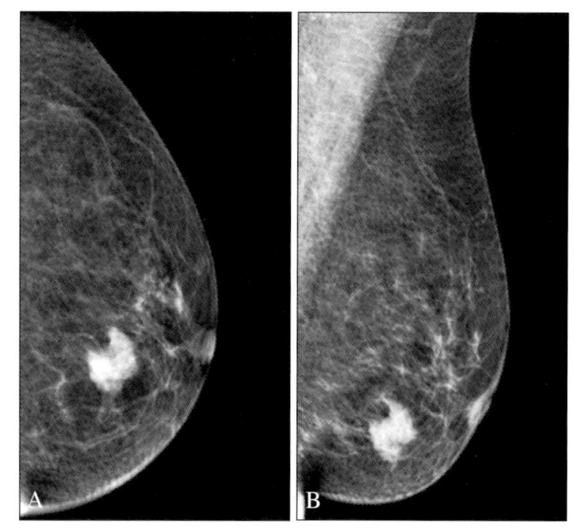

图 6-19-6　左乳黏液癌

A，B．左侧乳腺内下象限高密度肿块影，分叶状，边界清晰

（王　洋　罗娅红）

重点推荐文献

[1] Gholam D. Bibeau F，EI Weshi A，et al. Primary breast lymphoma. Leuk Lymphoma，2003，44（7）：1173-1178.

[2] Glandys L Gimn．Primary lymphoma of the breast：A case of marginal zone B-cell lymphoma[J]．Am Surg，2004，70：720-725．

诊断与鉴别诊断精要

- 影像学上常表现为肿块（单发或多发）或乳腺的弥漫浸润
- 毛刺或钙化罕见
- 影像学上与其他乳腺肿瘤难以鉴别，确诊需依赖活检

第20节 乳腺肉瘤

乳腺肉瘤是发生于乳腺间叶组织的恶性肿瘤，通常按照其组织学来源进行分类，可分为间叶来源及混合来源两种。乳腺叶状肿瘤中交界性和恶性型为叶状囊肉瘤（见叶状肿瘤）。间叶来源肿瘤主要有血管肉瘤、横纹肌肉瘤、脂肪肉瘤、平滑肌肉瘤、骨肉瘤、软骨肉瘤等

一、血管肉瘤

【概念与概述】

- 2003年WHO乳腺肿瘤组织学分类中将血管肉瘤（haemangiosarcoma）定义为由具有内皮细胞形态特征的肿瘤细胞构成的恶性肿瘤
- 包括以前命名为血管内皮瘤、成血管细胞瘤、血管性肉瘤、血管母细胞瘤、淋巴血管肉瘤和转移性血管瘤
- 亚型：乳腺组织内原发性血管肉瘤、患侧乳腺根治术并发淋巴水肿后，上肢皮肤软组织继发性血管肉瘤、乳腺根治术并局部放疗后，胸壁和皮肤的继发性血管肉瘤、乳腺保守治疗并放疗后，皮肤或乳腺组织或两者均继发血管肉瘤

【病理与病因】

- 病因学
  - 病因尚未明确，认为与长期慢性淋巴水肿、电离辐射、化学接触、外伤及慢性感染因素有关
  - 可能与雌激素水平有关，存在争议
  - 术后放疗并发血管肉瘤发病时间为放疗后2～10年，中位时间5.4年
- 流行病学

  少见，占乳腺肿瘤的0.03%～0.04%，占全部乳腺肉瘤的8%

大体病理及手术所见

- 组织形态变异大，肉眼观察肿瘤组织无包膜，边界不清，肿瘤表面呈多发蓝紫色结节，质地软
- 切面呈鱼肉样，海绵状，囊状间隙充满出血和紫灰色凝块，间隙被灰白色实质的弹性组织所围绕，有局灶坏死

显微镜下特征

- Ⅰ级（高分化）：正常乳腺导管周围可见大小及形态不规则、相互吻合的血管腔，内衬的单层扁平上皮细胞异型性不明显，无明显核分裂及实变病变
- Ⅱ级（中分化）：内皮细胞呈丛状及乳头状向血管腔内突起，实变区病变范围低于20%，核分裂象很少
- Ⅲ级（低分化）：可见大片实性病变，上皮细胞呈梭形和多角形，异型明显，易见核分裂象和出血、坏死灶，而乳腺导管和血管腔隙很难见到

【临床表现】

最常见体征/症状

- 短期内迅速增大的乳腺肿块伴有疼痛

- 少数病例无明显肿块，仅表现为弥漫性全乳房肿大和持续性皮下出血
- 瘤组织表浅处皮肤呈紫蓝色或红紫色改变为特征性表现
- 边界不清，质地较软、易于活动，与皮肤及胸壁无粘连
- 腋窝淋巴结很少受累

自然病史与预后

- 预后极差，平均无瘤生存期2.26年，总生存期2.96年
- 肿瘤大小是重要的预后影响因素
- 肿瘤分级反映肿瘤的局部侵袭和远处转移能力
- 该瘤好发于14～85岁，尤其30～40岁年轻妇女及多产妇，6%～12%为妊娠期妇女

治疗

肿块局部广泛切除或全乳腺切除。对Ⅲ级患者进行辅助化疗具有积极作用，多西紫衫醇有可能成为治疗血管肉瘤的新型药物。放疗及内分泌治疗不敏感

【影像表现】

无特异性影像诊断标准。病理学检查CD31、CD34是血管内皮细胞的特异性标志，对血管肉瘤诊断有价值

X线摄片

- 乳腺内圆形及椭圆形、不规则形高密度肿块，密度不均匀，内无钙化
- 边缘清晰或模糊
- 病灶周围腺体组织受压移位，腋前引流血管增粗

超声表现

- 高回声或低回声区，内回声均匀或不均匀
- 形态不规则，边界不清晰，肿块边缘与正常组织逐渐移行
- 内见血流信号或无明显血流信号

MR表现

平扫T2WI呈高信号，边缘不清晰；增强后团块强化明显，不均匀强化；DWI序列呈高信号

【鉴别诊断】

高分化的血管肉瘤应与良性血管瘤鉴别，分化差的血管肉瘤应与乳腺肉瘤样癌、血管肉瘤样化生性乳腺癌、恶性黑色素瘤等鉴别，依靠病理诊断

二、横纹肌肉瘤

【概念及概述】

横纹肌肉瘤（rhabdomyo-sarcoma）是起源于中胚叶原始干细胞的恶性肿瘤，乳腺的横纹肌肉瘤WHO的定义为由各种不同程度分化的骨骼肌细胞组成的肿瘤

【病理与病因】

- 病因学
  - 可能为乳腺内软组织中的幼稚间叶细胞向横纹肌细胞分化而成
  - 也有观点认为其来自胚胎期残留的中胚层向横纹肌分化的细胞
- 流行病学
  - 国内外有散在的文献报道，但极为少见

大体病理及手术所见

肉眼观察：肿瘤无包膜，界限不规整，质中等稍软，切面灰白灰红，常有出血坏死

显微镜下特征

- 胚胎型横纹肌肉瘤的细胞成分为横纹肌母细胞及原始间叶细胞
- 腺泡型横纹肌肉瘤是由原始圆形细胞和较小横纹肌母细胞形成腺泡状结构为特征的横纹肌肉瘤
- 多形型横纹肌肉瘤由多形性横纹肌母细胞组成

【临床表现】

- 临床表现缺乏特异性
- 通常为迅速增大的乳房肿物伴有疼痛，表面皮肤常有红肿破溃，界限不清
- 肿物位置可在乳腺的任何象限，且与胸大肌无关
- 大多数肿块界限不清，质地稍硬，易于活动，可位于皮肤浅层
- 同侧腋窝淋巴结易受累，血行转移为主

自然病史与预后

5年生存率从89%到26.5%报道不等。腺泡型预后最差，胚胎型和多形型相似。生存率的提高与化疗方案的选择和疗程有关

治疗

综合治疗目前是国际广泛应用的手段，化疗在横纹肌肉瘤的治疗中很重要，免疫治疗目前处于实验阶段疗效不肯定

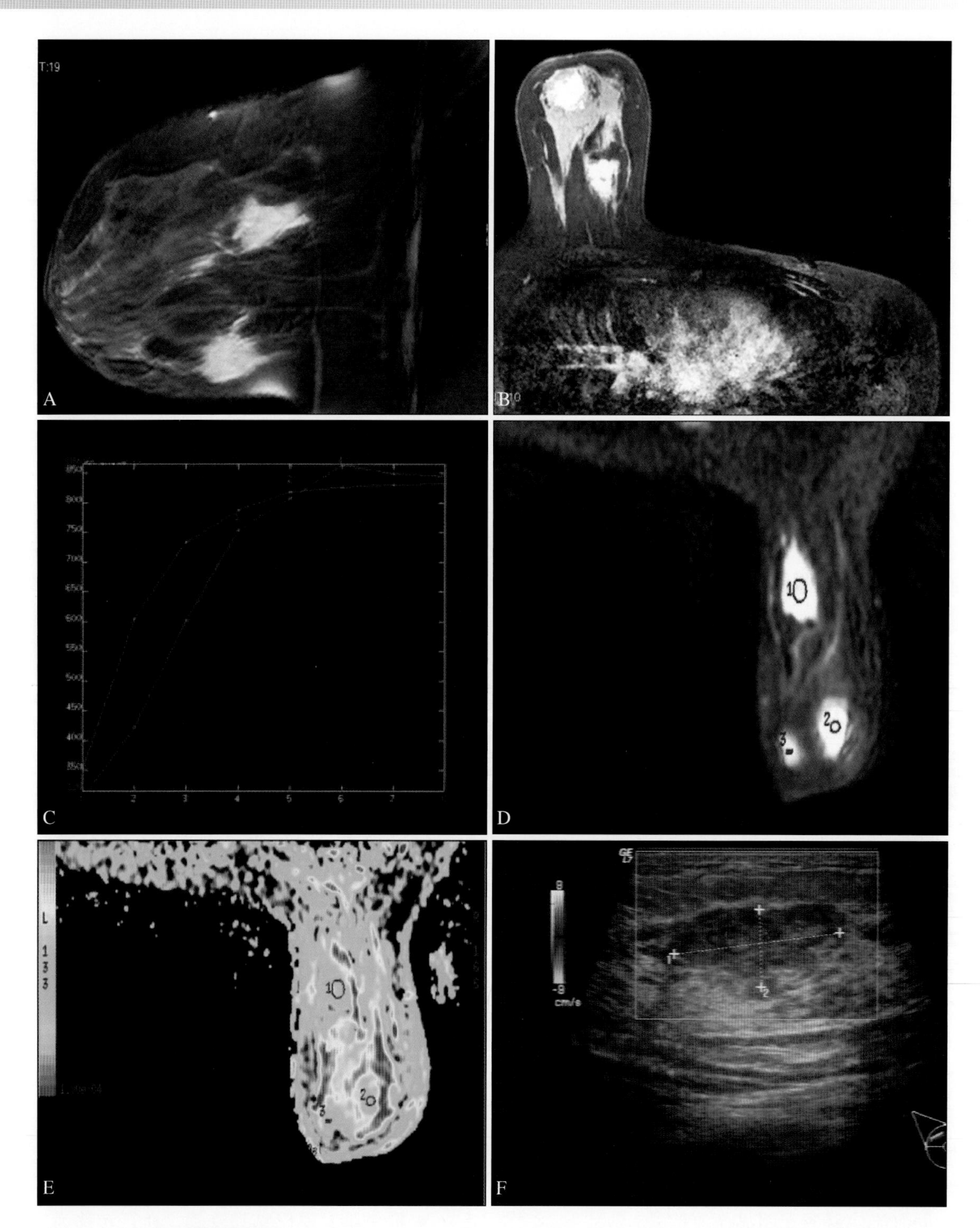

图 6-20-1　**乳腺血管肉瘤**

A．平扫去脂 T2WI 显示右侧乳腺内多发团块，呈稍高信号；B．增强后团块强化明显；C．强化曲线呈持续型；D．团块于 DWI 序列呈明显高信号；E.ADC 值较低；F．超声显示右侧乳腺腺体内及脂肪层内、胸壁多发低回声区，形态不规则，边界不清晰，内见血流信号

【影像表现】

- X 线摄片

大片状致密阴影，边界不清；边界不清的分叶状肿块

超声表现

实质欠均匀低回声团块

【鉴别诊断】

与乳腺癌及其他乳腺肉瘤鉴别困难，依靠病理诊断

三、脂肪肉瘤

【概念及概述】

原发性乳腺脂肪肉瘤（liposarcoma），文献有零星个案报道。必须与叶状囊肉瘤化生的脂肪肉瘤区别，后者除肉瘤成分外，还必须有上皮成分

【病理与病因】

流行病学

- 是乳腺中最少见的肉瘤

大体病理及手术所见

- 分叶状肿物，部分似有包膜，质软，与周围组织界限清楚
- 切面灰黄色，部分区域灰红色，可见结节状区，质地细腻、偏软

【临床表现】

双乳房不对称，病侧乳房增大，质中、光滑、境界清楚、活动度好，乳房皮肤表面血管扩张

治疗

肿瘤广泛切除或乳腺单纯切除为主，后配合放化疗

【影像表现】

X 线摄片

- 双侧乳腺不对称，病侧乳腺增大

超声表现

- 乳房明显增大，乳房回声增强

【鉴别诊断】

与乳腺癌及其他乳腺肉瘤鉴别困难，依靠病理诊断

平滑肌肉瘤、纤维肉瘤、骨肉瘤、软骨肉瘤、间质肉瘤等乳腺肉瘤罕见，诊断需病理明确

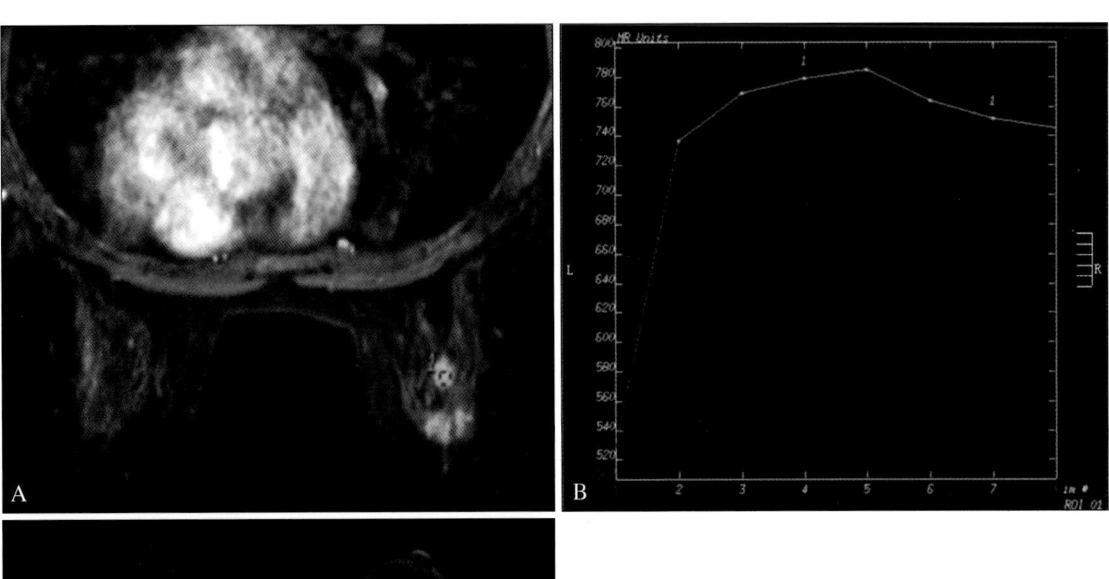

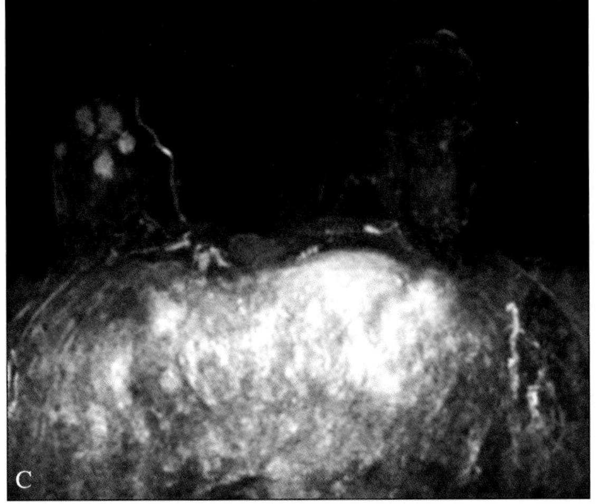

图 6-20-2 **乳腺浸润性导管癌Ⅰ～Ⅱ级，局灶浸润性小叶癌**

A．增强后肿块强化明显；B．强化曲线呈持续型；C．增强后减影图清晰显示右侧乳腺内多发肿块，强化明显，右侧乳腺血运增加

（何翠菊　罗娅红）

重点推荐文献

[1] 张伟，张帆，李佳嘉，等.乳腺血管肉瘤临床病理分析.临床与实验病理学杂志，2009，25（3）：315-317.
[2] 刘红，赵晶，付丽，等.乳腺原发性血管肉瘤的诊断治疗进展.中国肿瘤临床，2006，33（15）：897-899.
[3] 杨雪，牛昀，臧凤琳，等.乳腺腺泡型横纹肌肉瘤1例及文献复习.现代肿瘤医学，2007，15（6）：769-772.
[4] 王玲，张炽敏.乳腺肿瘤的影像学诊断进展.国外医学放射医学核医学分册，2005，29（2）：93-96.

诊断与鉴别诊断精要

- 临床罕见，多表现为乳腺肿块或弥漫性乳腺增大
- 无特征性影像学表现
- 与其他乳腺肿瘤难以鉴别

第21节 乳腺叶状瘤

【概念】

乳腺叶状肿瘤（phyllodes tumors of the breast，PTB）是由乳腺纤维结缔组织和上皮组成的纤维上皮性肿瘤，临床少见

2003年WHO依据肿瘤组织学分类原则将其命名为叶状肿瘤，简称叶状瘤。根据间质过度增生程度，肿瘤细胞密度、形态、细胞异型性、核分裂象、生长方式以及周边浸润情况分为良性、交界性和恶性三类。我国学者将良性型称为分叶型纤维瘤，交界性和恶性型称为叶状囊肉瘤，且把叶状囊肉瘤分为低度、中度、高度恶性三类，其中低度恶性叶状囊肉瘤相当于WHO分类中的交界性叶状肿瘤，中度和高度恶性叶状囊肉瘤则相当于WHO分类中的恶性叶状肿瘤

【病理生理】

一般特征

- 发病率约占所有乳腺肿瘤的0.3%～1.0%和纤维上皮性肿瘤的2%～3%
- 目前发病机制不详，可能与乳腺纤维瘤、雌激素的分泌与代谢失调等多种因素有关

大体所见

- 多呈膨胀性生长，表面呈多结节状，边界较清楚，但无真性包膜，有时因侵犯周围组织而致边界不清
- 切面外翻，分叶状，质韧，色灰白、灰黄或淡粉色
  - 体积较大时切面呈特征性漩涡状结构，其内常见大小不等的裂隙或囊腔，有坏死、出血和黏液变性改变
  - 体积小的肿瘤多为实性，类似纤维腺瘤的表现，裂隙及分叶状结构不明显

镜下特征

由上皮及间质两种成分构成，柱状上皮细胞排成一列，和基质相连接，形成典型的叶状结构

- 上皮
  - 上皮分化好，包括腺上皮和肌上皮，偶见大汗腺化生、鳞状上皮化生
  - 导管上皮增生常见，多为单纯性增生
- 基质
  - 基质过增生，间质呈叶片状突入上皮排列的腔隙
  - 间质成分为不同分化程度的成纤维细胞，呈编织状或漩涡状，可弥漫分布疏密不等
  - 间质是肿瘤性成分，它决定肿瘤的病理行为

组织分级

表 6-21-1 叶状肿瘤的组织学分级（WHO，2003 年）

观察指标	良性（Ⅰ级）	交界性（Ⅱ级）	恶性（Ⅲ级）
间质	明显增生，排列稀疏	过度生长	显著过度生长
间质异性	无或轻到中度	中度	中到高度
核分裂象数	0 ~ 4 个 /10 高倍视野（HPF）	5 ~ 9 个 / 10HPF	＞ 10 个 / 10HPF
肿瘤边缘情况	膨胀性生长	膨胀性生长或部分浸润性生长	浸润性生长

【临床表现】

流行病学

- 大多数发生于女性，男性罕见，偶见于接受激素治疗和男性乳腺发育者
- 高发于 40 ~ 50 岁女性，较纤维腺瘤发病年龄稍晚，较乳腺癌发病年龄早

自然病史

- 多数患者为单侧乳房单发病灶，少数多发，左右两侧发病率大致相等
- 主要表现为无痛性乳房肿块，少数伴局部轻压痛
- 肿瘤增长缓慢，病程较长，按病程进展可分为双期生长型和单期生长型
  - 双期生长型肿瘤发病先经历一个较长的稳定期，之后在短期内迅速发展
  - 单期生长型又可分为单期缓慢生长型和单期快速生长型
  - 较长时间无特殊不适的乳房肿块，在短期内迅速增长，对诊断有提示意义

体征

- 肿块直径为 1 ~ 45cm，但多数＞ 5cm。不能单独依赖体积大小做出诊断，也不能仅凭大小就排除叶状肿瘤的诊断
- 肿块质地硬韧，部分可有囊性感，通常边缘光滑，肿块一般不侵犯胸肌和皮肤，活动度较好。肿块较大时，局部皮肤可受压变薄、发亮、皮下浅静脉曲张，甚至可由于供血障碍而破溃，但皮肤一般不受累
- 一般无乳腺癌常见的间接征象，如皮肤凹陷，乳头回缩，乳头溢液等

转移

- 乳腺叶状肿瘤不是一种纯粹单一的疾病，而是由具有不同临床过程和病理组织学特点的潜在恶性肿瘤。其生物学特性与病理类型并不完全吻合，可以表现为从良性有局部复发的风险到恶性有远处转移风险
- 很少发生淋巴结转移，临床上约 10% ~ 15% 的患者有淋巴结肿大，但反应性增大比转移性更常见
- 可发生血行转移，转移率为 3% ~ 12%，常见转移部位依次为肺、骨骼、肝，中枢神经系统也可受侵

【影像学表现】

X 线表现

乳腺 X 线检查简单易行，操作方便，是最基本的检查方法。叶状肿瘤的 X 线表现依肿瘤的大小而异

- 肿瘤较小时
  - 多表现为边缘光滑的圆形、椭圆形实性肿块
  - 密度均匀
  - 与纤维腺瘤鉴别困难
- 肿瘤较大时
  - 多表现为不规则分叶状，边界清晰
  - 密度欠均匀，一般高于正常腺体
  - 外周还可有由于周围乳腺组织受压而形成的透明晕，呈稍低密度
- 一般无微钙化、毛刺征、局部皮肤增厚、乳头回缩、周围结构扭曲等类似乳腺癌的恶性征象

超声表现

超声检查能够观察病变内部结构、边缘特征及血流情况等，尤其鉴别囊实性病变准确率较高

- 肿瘤呈圆形、椭圆形或不规则形，分叶状，体积较大，边界多规则清晰
- 内部以实性低回声为主，回声不均匀，可有不规则的无回声囊性区，实性区内血供丰富，极少见微钙化，后方回声增强，不遵循乳腺恶性肿瘤后方回声衰减的一般规律
- 仔细观察与纤维腺瘤和乳腺癌相鉴别，对于酷似腺瘤的肿块，如果其前后径大于左右径，且无包膜回声，应高度怀疑其为叶状肉瘤或肿瘤

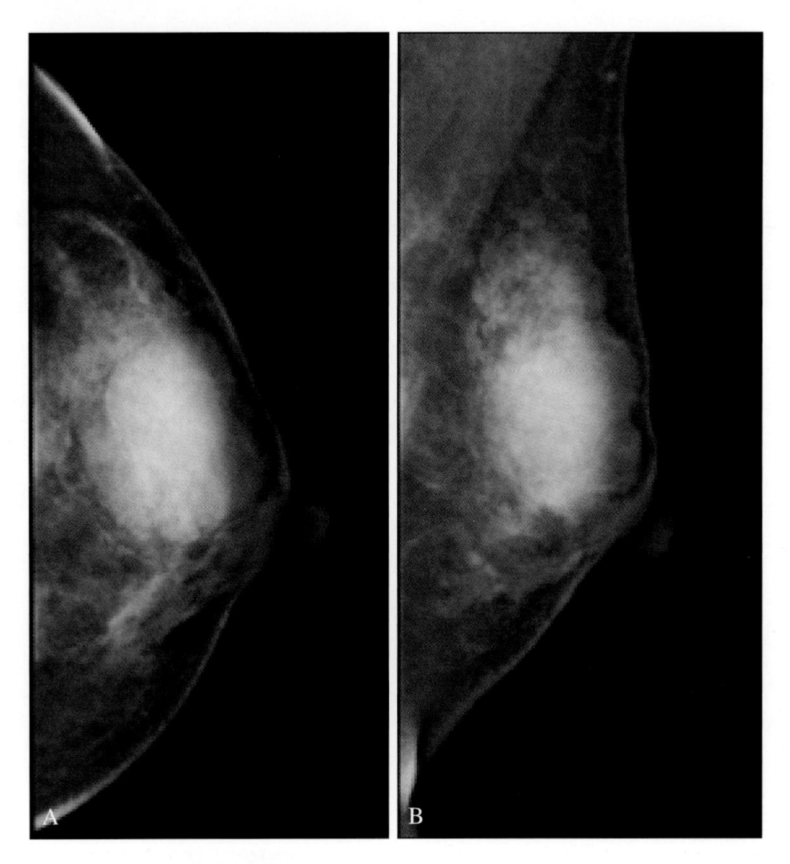

图 6-21-1 **左乳叶状瘤**
左侧乳腺皮肤稍增厚，左侧乳头后方可见一肿块，无确切边界

有恶变可能

MR 表现

- 分叶状或卵圆形肿块，边界较清晰
- 因常伴出血及囊变，内部信号不均匀
- 平扫 T1WI 以低信号为主，T2WI 以较高信号为主，肿瘤内囊性改变区则表现为典型长 T1 长 T2 信号
- 动态增强早中期时相呈快速渐增性强化，中后期时间信号强度曲线以平台型为主，也可为渐增型或流出型

推荐的影像学检查

对于乳腺叶状肿瘤，临床上误诊、漏诊率都比较高。X 线、超声、细针穿刺的诊断率都较低，术中快速冰冻方法效果也不满意；目前可靠的诊断要依靠术后病理组织学检查，但影像学检查可为叶状肿瘤术前诊断提供必要的参考

- 超声检查的诊断率仅次于空芯针穿刺活检，而且方便快捷，无创伤，应当作为首选的检查手段
- 乳腺叶状肿瘤 X 线表现无特异性，可作为一般性检查

【鉴别诊断】

- 纤维腺瘤
  - 多发生于青年妇女，生长一般较缓慢，肿瘤体积较小，直径多在 1 ~ 3cm，很少超过 5cm，瘤体大小及伴发的触痛可随激素水平变化而发生周期性变化。而叶状肿瘤多发生于中年妇女，肿瘤可短期内突然增大
  - X 线检查：密度比较均匀，部分可有粗大的钙化
  - 超声检查：可探及光滑清晰的包膜回声，肿块内通常无明显血流信号。而叶状肿瘤一般呈结节分叶状，内部回声不均，无包膜回声，恶性者囊实混合型多见

特殊类型的恶性乳腺肿瘤

- 髓样癌
  - 可在短时期内形成较大肿块，一般较大，形状呈圆球形，界限清楚，质地较软，多位于乳房深部
  - 后期可与皮肤粘连，早期易发生转移，癌体中部常见大片坏死
  - 声像图显示肿块直径较大呈圆球形，边缘

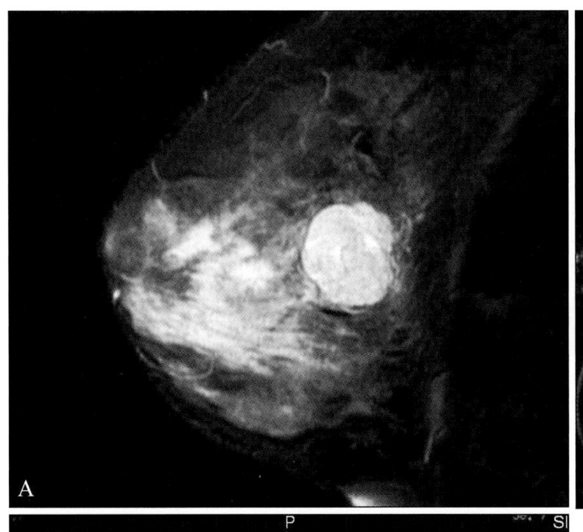

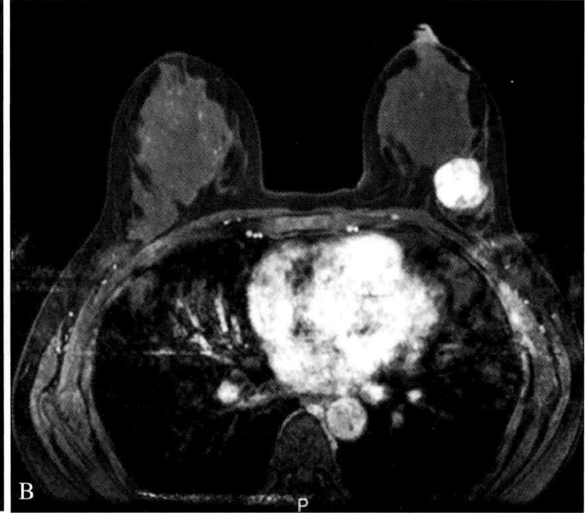

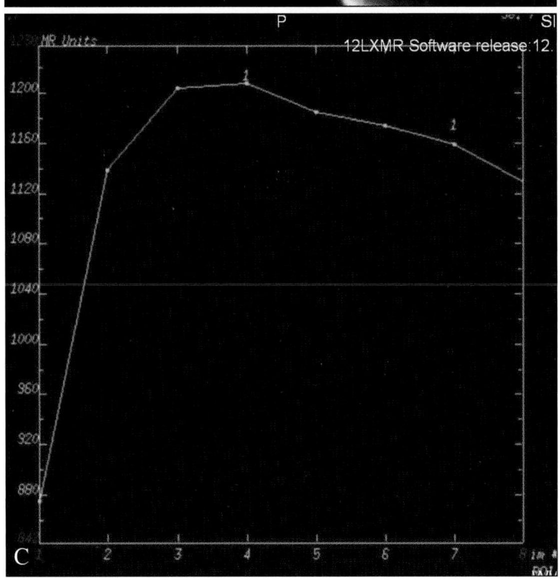

图 6-21-2　**左乳叶状瘤**

A，B．左侧乳腺中央区腺体深部偏外象限见类圆形长 T2 信号肿块，边缘清晰。增强后肿块强化明显；C．该病变的强化曲线呈廓清型

比较光滑，内部呈等回声、低回声或部分无回声，有时内部可见散在钙化点伴无回声区

- 黏液样癌
  - 多见于近绝经期或绝经后期，病程进展缓慢
  - 声像图上病灶为圆形或椭圆形，内部呈低回声或无回声，后方回声略增强
- 急性乳腺炎
  - 急性乳腺炎如有脓肿形成，内部可有液性暗区，亦呈囊实混合性回声
  - 但肿块边界不清楚，不呈分叶状
  - 肿块局部增厚，有压痛，内部回声稍增强，液性暗区中间有散在的分布不均匀的点状回声

【治疗】

- 外科手术切除是治疗乳腺叶状肿瘤的首选方法，包括单纯肿块切除、扩大切除和全乳房切除
- 首次术式的选择与复发率和转移率密切相关，因此强调手术切除范围应足大
- 手术前最好综合临床细针吸细胞组织学检查或空芯针穿刺活检结果以及影像学表现进行评估以尽量明确诊断，以便有效避免切除不完全或治疗过度
- 因该肿瘤转移大都经血行转移，腋窝淋巴结阳性率仅为 1% ～ 2%，故除非手术时发现肿大淋巴结，而且术中活检快速冰冻病理证实有转移，一般情况下无须行区域性淋巴结清除和辅助放化疗
- 当肿瘤大于 5cm，基质过度增生，核分裂象大于 10 个 / 高倍视野可在术后采用局部放疗来预防复发
- 肿瘤出现远处转移者，若转移灶孤立，在处理原发灶后可手术切除转移灶，若无法手术切

除，行姑息性放化疗

预后

- 乳腺叶状肿瘤外科治疗的预后较好，远处转移是死亡的重要原因
- 预后与肿瘤大小、病理分化程度、以及外科手术方式有关
- 由于无论乳腺叶状肿瘤组织学上是良性或恶性，都有可能出现复发和转移，所以临床上必须定期随访

诊断与鉴别诊断精要

- 中年女性多见，多表现为边界清楚的分叶状肿块
- 内部密度多不均匀，出血、囊变及坏死多见，钙化罕见
- 与乳腺纤维腺瘤容易混淆

（李　娜　罗娅红）

重点推荐文献

[1] Yabuuchi H，Soeda H，Matsuo Y，et al. Phyllodes tumor of the breast：correlation between MR findings and histologic grade［J］.Radiology，2006，241：702-709.

[2] Tse GMK，Cheung HS，Pang LM，et al.Characterization of lesions of the breast with proton MR spectroscopy：comparison of carcinomas，benign lesions，and phyllodes tumors［J］.AJR，2003，181：1267-1272.

[3] Wurdinger S，Herzog AB，Fischer DR，et al.Differentiation of phyllodes breast tumors from fibroadenomas on MRI［J］.AJR，2005，185：1317-1321.

主要参考文献

[1] 程虹等译 . Tavassoli FA，Devilee P 原著 . 世界卫生组织肿瘤分类：乳腺及女性生殖器官肿瘤病理学和遗传学 . 北京：人民卫生出版社，2006.

[2] 方志沂，于泳 . 乳腺导管内癌的诊治研究进展 . 中国肿瘤，2007，16（10）：769-775.

[3] Neubauer H，Li M，Kuehne-Heid R，et al. High grade and non-high grade ductal carcinoma in situ on dynamic MR mammography：characteristic findings for signal increase and morphological pattern of enhancement. Br J Radiol，2003：76：3-12.

[4] Jansen SA，Newstead GM，Abe H，et al. Pure ductal carcinoma in situ：kinetic and morphologic MR characteristics compared with mammographic appearance and nuclear grade. Radiology，2007，245：684-691.

[5] Liberman L，Morris LA，Dershaw DD. Ductal enhancement on MR imaging of the breast. AJR，2003，181：519-525.

[6] 李二妮，周纯武，李静 . 乳腺腺病的 X 线及超声表现 . 放射学实践，2009，24（6）：625-628.

[7] 刘佩芳 . 乳腺影像诊断必读 . 北京：人民军医出版社，2009.

[8] 石木兰 . 肿瘤影像学 . 安徽：科学出版社 . 2003.

[9] Brenner RJ. Asymmetric densities of the breast：strategies for imaging evolution. Seminars Roentgenol，2001，36：205-216.

[10] 汪晓红，耿道颖，顾雅佳，等 . 乳腺恶性肿瘤的 MRI 表现及病理对照研究 . 中国医学计算机成像杂志，2005，11（2）：100-106.

[11] 张仁知，周纯武，欧阳汉，李静 . 94 例不同病理类型乳腺癌的 3. 0T MRI 表现 . 中国医学影像技术，2010，26（6）：1092-1095.

[12] Onesti JK，Mangus BE，Helmer SD，et a1. Breast cancer tumor size：correlation between magnetic resonance imaging and pathology measurements. Am J Surg，2008，196（6）：844-848.

[13] Liberman L，Latrenta L，Samli B，et al. Overdiagnosis of medullary carcinoma：a mammographic-pathologic correlative study. Radiology，1996，201：443-446.

[14] Yilmaz E，Lebe B，Balci P，et al. Comparison of mammographic and sonographic findings in typical and atypical medullary carcinomas of the breast. Clinical Radiology，2002，57：640-645.

[15] 李静，周纯武，宋颖等 . 乳腺髓样癌的 X 线表现 . 癌症进展，2011，9（3）：242-245.

[16] Wilson TE，Helvie MA，Oberman HA，et a1 . Pure and mixed mucinous carcinoma of the breast：pathologic basis for differences in mammographic appearance. AJR 1995;165：285-289.

[17] 宋颖，李静，周纯武。乳腺粘液腺癌的 X 线表现。中国肿瘤影像学，2008，1（1）：84-87.

[18] 刘佩芳，尹璐，牛昀，等 . 乳腺黏液腺癌 MRI 表现特征及其与病理对照研究 . 中华放射学杂志，2009，43

（5）：470-475.
[19] 茅枫，孙强，周易冬等．乳腺小管癌 11 例诊治分析．中华普通外科杂志，2010，25（6）：446-448.
[20] Harvey JA. Unusual breast cancer：useful clues to expanding the differential diagnosis. Radiology，2007，242（3）：683-694.
[21] 徐锋，李静．乳腺癌肉瘤 2 例．中华放射学杂志，2004，38（4）：447.
[22] 张保宁，胡兴胜，李泰生等．乳腺腺样囊性癌．中华肿瘤杂志，1998，3.
[23] 肖勤，顾雅佳．乳腺腺样囊性癌一例．中华放射学杂志，2006，40（11）：1232.
[24] 黄月红，隋向梅．彩超诊断乳腺腺样囊性癌 1 例．中国超声诊断杂志，2002，3（4）：317.
[25] 张艳华，李洁冰，王雷．乳腺大汗腺癌超声表现一例．中华超声影像学杂志，2005，14（11）：846.
[26] Kushwaha AC，Whitman GJ，Stelling CB，et al. Primary inflammatory carcinoma of the breast：Retrospective review of mammographic findings．Am J Roentgenol，2000，174：535.
[27] 薛梅，李静，李二妮．双侧原发性乳腺癌的 X 线表现与临床病理对照研究．医学影像学杂志，2011，21（4）：517-520.
[28] Renz DM，BOttcher J，Baltzer PA，et a1. The contralateral synchronous breast carcinoma：a comparison of histology，localization，and magnetic resonance imaging characteristics with the primary index cancer．Breast Cancer Res Treat，2010，120（2）：449-459.
[29] 徐兵河．乳腺癌．北京：北京大学医学出版社，2005：99-101.
[30] Freer TW，Ulissey MJ. Screening mammogtaphy with computer-aided detection：prospective study of 12860 patients in a community breast center［J］．Radiology，2001，220：781-786.
[31] 索京涛，石木兰，蒋玲霞．乳腺非霍奇金淋巴瘤的影像表现．临床放射学杂志，2001，20：835-838.
[32] 宋金玉，杨亚英．淋巴结病变的影像学研究进展［J］．昆明医学院学报，2009，30：120-124.
[33] 邢伟，陈杰，田建明．淋巴结病变影像学诊断进展［J］．国际医学放射学杂志，2009，32：112-115.
[34] 史春颖，陈颖．乳腺癌 X 线特征与 VEGF-C 表达及肿瘤腋窝淋巴结转移的相关性研究［J］．临床放射学杂志，2008，27：792-795.
[35] 王荣福．PET-CT—分子影像新技术在乳腺癌应用价值［J］．中国肿瘤影像学，2008，1：146-148.
[36] 于韬，罗娅红，那丽莉．乳腺癌腋淋巴结转移的彩色多普勒超声多因素分析［J］．中国肿瘤影像学，2008，1：112-115.
[37] Derchi L E et al：Metastatic tumors in the breast：sonographic findings J uitrasound Med，1985，469-74.
[38] Alvarado C I，Carrera A M，Perez M D，ei al Metastases to the breast [J]．Eur J Surg Oncol，2003，29（10）：854-855.
[39] Toomlos BD et al：Metastatic disease to the breast：chinical pathologic and radiographic features AJR，1997，129：673-676.
[40] Mocrea Es et al：Metastases to the breast. AJR，1983，141：685-90.
[41] Akcay MN. Metastatic disease in the breast [J]. Breast，2002，11（6）：526-528.
[42] K-hari AS，Beechey Newman N，HamedH，et a1．Paget disease of nipple：a mutifocal manifestation of higher-risk disease[J]．Cancer，2002，95（1）：1-7.
[43] 许益．彩色多普勒超声诊断乳腺佩吉特病 1 例．临床超声医学杂志 [J]，2010，12（8）：574.
[44] Frei KA，Bonel HM，Pelte MF，et al. Paget disease of the breast：findings at magnetic resonance imaging and histopathologic correlation. Invest Radiol. 2005;40：363-367.
[45] Hyeon Sook Kim，Jee Hyun Seok，et al. Significance of nipple enhancement of Paget's disease in contrast enhanced breast MRI. Arch Gynecol Obstet，2010，282（2）：157-162.
[46] Amano G，Yajima M，Moroboshi Y，et a1．MRI accurately depicts underlying DCIS in a patient with Paget's disease of the breast without palpable mass and mammography findings[J]．Jpn J ClinOncol，2005，35（3）：149-153.
[47] Sheen-Chen SM，Chen HS，Chen WJ et a1．Paget disease of the breast an easily overlooked disease．J Surg Oncol，2001，76（4）：261-264.
[48] Gholam D. Bibeau F，EI Weshi A，et al. Primary breast lymphoma. Leuk Lymphoma，2003，44（7）：1173-1178.
[49] Famassi R，Bellara I. Primary non-hodgkinian' s lymphomas of the breast：report of two cases. J Gynecol Obstet Biol Raprot，2005，34（7）：721-724.
[50] Glandys L Gimn．Primary lymphoma of the breast：A case of marginal zone B-cell lymphoma[J]．Am Surg，2004，70：720-725.
[51] Wong WW，Sehild SE．Primary non—hodgkin lymphoma of the breast，the Mayo clinic experience[J]．J Surg Oncol，2002，80（1）：19-25.
[52] 张伟，张帆，李佳嘉，等．乳腺血管肉瘤临床病理分析．临床与实验病理学杂志，2009，25（3）：315-317.
[53] 刘红，赵晶，付丽，等．乳腺原发性血管肉瘤的诊断治疗进展．中国肿瘤临床，2006，33（15）：897-899.
[54] 杨雪，牛昀，臧凤琳，等．乳腺腺泡型横纹肌肉瘤 1 例及文献复习．现代肿瘤医学，2007，15（6）：769-772.
[55] 王玲，张炽敏．乳腺肿瘤的影像学诊断进展．国外医学放射医学核医学分册，2005，29（2）：93-96.
[56] Chao TC，Lo YF，Chen SC，et al. Phyllodes tumors of the breast［J］．Eur Radiol，2003，13（1）：88-93.
[57] 张嵘，李勇，等．乳腺叶状瘤的影像诊断［J］．中华放射学杂志，2004，38：717-720.
[58] Kinoshita T，Fukutomi T，Kubochi K. Magnetic resonance imaging of benign phyllodes tumors of the breast［J］．Breast J，2004，10：232-236.
[59] 谢坪，付远智，付凯，等．乳腺分叶状肿瘤的临床及 X 钼靶表现分析［J］．放射学实践，2005，20（8）：670- 672.
[60] 娄丽，李吉昌，马玉香，等．超声对乳腺叶状囊肉瘤的诊断价值［J］．中华超声影像学杂志，2005，14（11）：871-872.

7 男性乳腺病变

第 1 节　男性乳腺发育

【概念与概述】

男性乳腺发育（gynecomastia，GYN），又称男性乳腺增生症或男性女性型乳房，是指男性乳房组织异常发育、乳腺结缔组织异常增殖的一种临床病症，可单侧或双侧发生

【病理与病因】

男性乳腺发育可按病因分类为：生理性、病理性、特发性

一般特征

- 发病机制：与性激素作用有关，因雌激素（刺激）与雄激素（抑制）对乳腺的作用不平衡所致。女性乳腺生长有赖于雌激素的作用，雌二醇对男性乳腺如同女性一样，具有促进生长发育的作用，给予男性雌激素亦可导致乳腺发育
  - 可能机制：雌激素增加，雄性激素缺乏，雌、雄激素的比值增大
  - 相关因素：雌激素受体功能缺陷、乳腺组织对雌激素敏感性提高等局部因素
- 遗传学

  文献报道，数个家系中父子在青春期前出现乳腺发育，可能是由于基因突变激活芳香酶基因，导致雌激素水平增高所致
- 病因学

  男性乳腺发育大都是由于雌激素分泌增多或雄激素 / 雌激素比值降低所致，雌激素过多是男性乳腺发育的主要原因
  - 生理性男性乳腺发育：多发生于新生儿期、青春期和老年男性
    - 新生儿期：母体或胎盘的雌激素进入胎儿循环，作用于乳腺组织引起的。通常数周内消退，个别病例持续稍长一些
    - 青春期男孩：确切病因还不清楚。垂体前叶促性腺激素刺激睾酮和雌激素的产生，在男孩血浆睾酮达到成人水平之前，血浆雌二醇浓度已达到成人水平，因而血清中雄、雌激素比值下降。此外青春期阶段乳腺局部的芳香化酶作用增强，局部雌激素形成增多，导致乳腺增生
    - 老年男性（50 ~ 80 岁）：健康老年男性乳腺增生与睾丸功能下降，体内雄激素浓度的全面下降；老年人身体组织中脂肪含量增高，使外周组织芳香化酶作用增强；以及肾上腺和睾丸雄激素转化为雌激素过度有关。此外老年男性常有各种疾病，服用多种药物，这些因素都可引起乳腺增生
  - 病理性男性乳腺发育
    - 疾病相关男性乳房发育：如果男性乳房发育没有发生在生理性年龄段，应怀疑为疾病所致
    - 雄激素水平降低的疾病如：促性腺激素分泌不足的性腺功能减退（Kallmann's 综合征），高催乳素水平，垂体疾病，原发性腺功能减退 - 如感染（病毒性睾丸炎），创伤，渗出（血色病），化疗，神经系统疾病（脊髓损伤、肌强直性营养不良），

小睾丸症（klinefelter's 综合征），真两性畸形；先天性睾丸酮合成缺陷等
- 雄激素和雌激素水平增高的疾病如：睾丸女性化，睾丸间质细胞瘤，产生绒毛膜促性腺激素的肿瘤；先天性肾上腺增生
- 雌激素水平增高的疾病如：异常芳香酶（激活突变），致男性女性化的肾上腺癌，支持细胞瘤等
- 性激素结合球蛋白水平增高导致游离睾酮水平降低，如：高雌激素水平状态，遗传性性激素结合球蛋白水平增高，甲状腺功能亢进
- 其他或多因素疾病，如：肝硬化，肾衰竭，特发性

○ 药物引起的男性乳腺发育
- 雄激素水平减低，抑制睾酮合成的药物：如酮康唑、甲硝唑、促性腺激素释放激素受体激动剂（慢性）和拮抗剂；螺内酯；化疗药物（细胞毒性药物）
- 雄激素水平减低，抑制睾酮活性的药物：如雄激素受体拮抗剂 - 比卡鲁胺，氟他胺，尼鲁米特，螺内酯，环丙孕酮；5-α 还原酶抑制剂 - 非那雄胺，度他雄胺；H_2 拮抗剂及质子泵抑制剂 - 西咪替丁，雷尼替丁，大麻
- 高雄激素水平导致高雌激素水平：雄激素治疗 - 过度性激素替代治疗，合成类固醇，含有雄激素的避孕药；人绒毛膜促性腺激素
- 雌激素水平增高或活性增高：雌激素治疗，职业暴露于雌激素，含雌激素的面霜或化妆品，异黄酮；植物雌激素 - 化妆品，大豆制品，啤酒，茶树油，薰衣草油，雌激素活性 - 乙烯雌酚，克罗米酚，苯妥英，洋地黄
- 其他或多因素：血管紧张素转化酶抑制剂，酒精，阿米洛利，胺碘酮，安非他明，钙通道拮抗剂，环孢菌素，地西泮，生长激素，高活性抗逆转录病毒治疗，海洛因，甲基多巴，异烟肼，利血平，利培酮，茶碱，三环类抗抑郁药（提高泌乳素水平）

○ 特发性男性乳腺发育
- 无明确的激素异常，可能与环境污染有关

● 流行病学

男性乳腺增生很常见，发病率高达 55%（经尸检证实）。健康人群中，约 36% 的青年成人男性和 57% 的老年男性在体检中发现可触性的乳腺组织；而在住院的老年男性中，超过 70% 的患者会出现

○ 三个发病高峰（表 7-1-1）
- 新生儿期：约 60% ~ 90% 的新生儿会发生一过性的乳腺发育，一年内可消退
- 青春期：发生率约 48% ~ 64%，最早可在 10 岁时出现，13 ~ 14 岁达高峰，青春期后期发病率下降
- 中老年：发病率约 70%，发病高峰集中于 50 ~ 80 岁

按病因
- 生理性乳腺发育较常见，健康男性中约 30% ~ 50% 会出现乳腺发育
- 药物性乳腺发育约占所有患者的 20% ~ 25%
- 特发性乳腺发育约占所有患者的 25%

大体病理及手术所见

● 大体病理：乳腺肿块扁平，呈盘状。质韧，无完整包膜，切面呈灰白色，并可见孔状导管断面，可分为弥漫型和局限型两种
  ○ 弥漫型：边界不清，弥漫增生的组织融合到周围组织内
  ○ 局限型：呈局限性增生，边界清楚

显微镜下特征

● 显微镜：镜下可见大量纤维组织增生。脂肪含量不等，散在分布着增生、延长并出现分支和扩张的乳腺导管。乳腺导管扩张，上皮增生，呈乳头状，基本上不形成腺泡和小叶结构。依其病程长短，可有 3 种组织类型：

表 7-1-1 男性乳腺病变各年龄段发病率

年龄组	男性乳腺发育所占比例
新生儿	65 ~ 90
青春期（14 岁）	60
16 ~ 20 岁	19
25 ~ 45	33 ~ 41
＞50 岁	55-60

摘自：BMJ. 2008 Mar 29；336（7646）：709-13.

- 旺炽型：病程在 4 个月以内
- 纤维型或硬化型：病程在 1 年以上
- 中间型：病程在 5 ～ 12 个月之间

【临床表现】

表现：通常无症状，一般为体检时偶然发现

- 可触及乳腺组织，呈质韧圆盘状结节或弥漫增大，大于 2cm，可移动，有时可伴有乳头或乳晕增大
- 可伴隐痛不适或触痛，少数患者在挤压乳头时可见少量白色分泌物溢出
- 通常为双侧病变，双侧可不对称，但也可出现单侧病变（常发生于左侧），并且可以是家族性的
- 器质性疾病引起的病理性男性乳腺发育的患者还有原发疾病的临床表现

自然病程及预后

- 本病预后良好，生理性的男性乳腺发育常可自然缓解，病理性的男性乳腺发育在去除病因后亦可消退
- 尚无证据显示男性乳腺发育与乳腺癌之间有明确的相关关系

治疗

- 需根据病因制订治疗方案
  - 生理性：常可自然缓解，无需治疗
  - 病理性：药物性的男性乳腺发育在停药后可逐渐缓解（化疗患者也适用），疾病相关的男性乳腺发育在治疗原发病（如对症治疗甲亢或手术切除相关肿瘤）后亦可缓解
  - 特发性：常不需要治疗，若出现症状如疼痛或心理不适可选择药物治疗
    - 药物治疗：雌激素对抗剂、雄激素、芳香酶抑制剂等；试验性的药物治疗需控制在 6 个月以内
    - 放射治疗：文献报道，对于前列腺癌需雌激素或抗雄激素治疗的患者，预防性的乳腺局部照射可以避免出现男性乳腺发育或乳房疼痛
    - 手术治疗：适用于病程大于 2 年、药物治疗无效的患者

【影像学表现】

- 概述：如果临床不怀疑乳腺癌，影像学检查并非必须的。但是，乳腺超声和乳腺 X 线检查能够帮助区别乳腺组织和脂肪组织，且有助于外科手术方案的规划
- X 线及超声表现：X 线影像特征是乳头后方呈扇状或分支状的致密影，代表了组织学上不同程度的导管和基质增生。超声表现类似于早期乳腺发育所见，不伴孤立的肿块。通常，根据导管和基质增生的程度和时期可分为下列 3 型：
  - 结节型（也称发育良好型）：表现为乳晕后圆形 / 球形高密度结节影，自乳头向周围呈扇形放射分布，高密度影可呈均匀分布，也可集中于外上象限，并逐渐与周围脂肪组织相混合。超声表现为乳晕下扇形或盘状的低回声结节，周围可见正常的脂肪组织包绕。虽然过渡区常难以确定，但小叶边缘常可以辨别。由于间质组织增殖，常可以看到丰富的血供。病理上多为旺炽型，可见过度增生的导管上皮和疏松的间质组织，以及周围组织水肿。常见于乳腺发育的早期改变，病程多在 1 年以内（图 7-1-1）
  - 树突型（也称静止型）：X 线影像特征是乳头后方分布的分支状结构，线状、条状、分支状影呈放射状伸向乳腺深部脂肪组织内。超声表现为乳晕下低回声的病灶，伴无回声、星芒状的后缘，常被描述为指状突起或“蜘蛛足”伸入周围等回声的纤维组织中。表现类似于恶性病变但无乳头回缩及皮肤增厚改变。病理上可见增生的导管以及致密的纤维变性的基质。病程常较长，多在 1 年或更长时间（图 7-1-2）
  - 弥漫型：X 线表现为增大的乳腺内弥漫的结节样及树突状的高密度影，类似于女性致密型乳腺的表现。超声亦可见结节及树突状结构，周围被高回声的纤维组织所包绕。本型多在使用雌性激素治疗的患者中见到，如变性手术、进展期前列腺癌的治疗中。此型与正常女性乳腺的区别在于乳腺增大很快，呈锥形，且没有 Cooper 韧带，而女性乳腺呈球形或半球形，可见到 Cooper 韧带（图 7-1-3）
- CT 表现：可表现为密度增高的纤维腺体组织，位于乳晕下区域，呈三角形的分布（图 7-1-4）
- MR 表现：纤维腺体组织的 MR 表现与正常女性乳腺腺体相似，可以看到正常的乳腺纤维腺体结构，动态增强表现为缓慢的、持续性的强

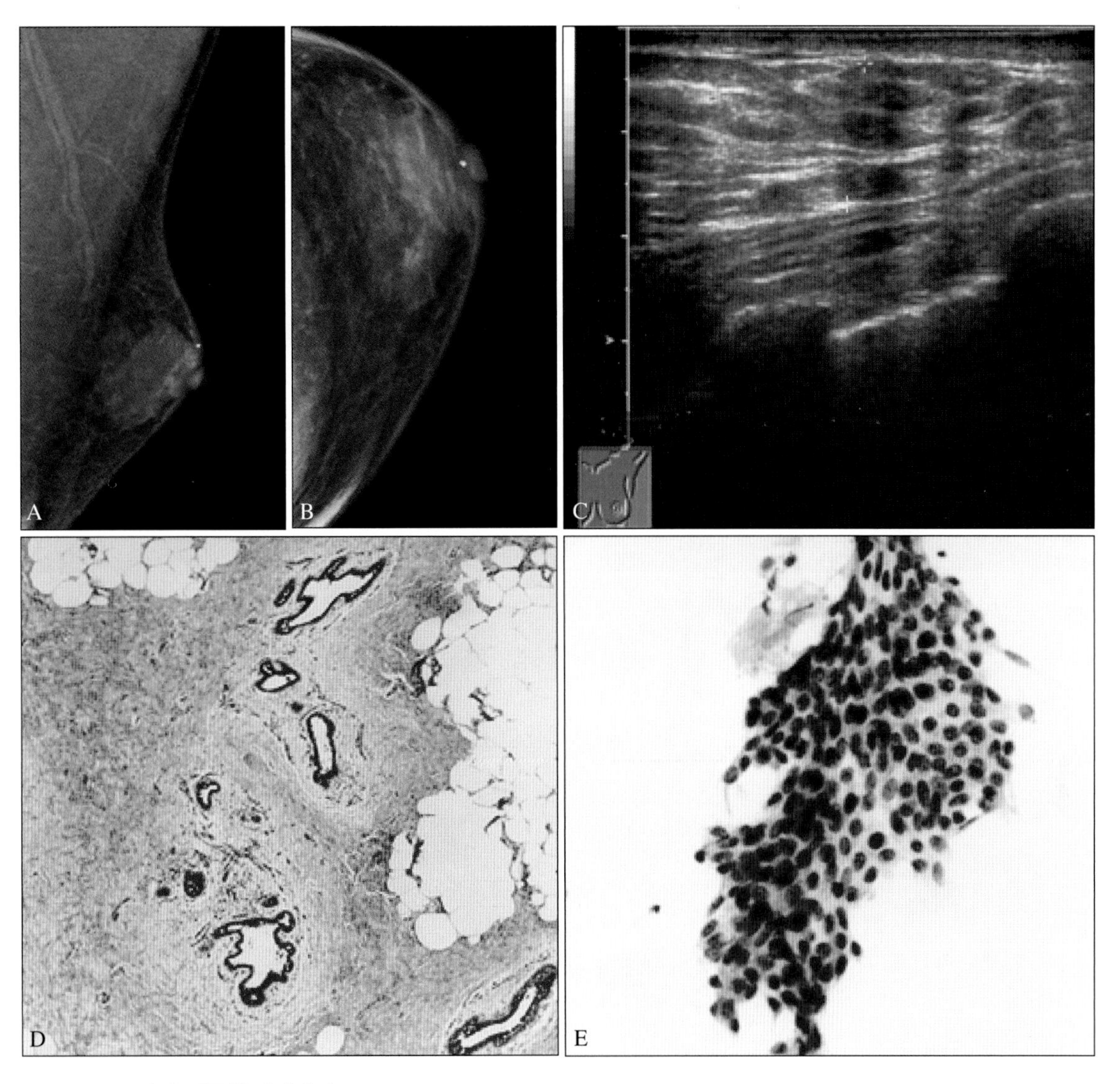

图 7-1-1　**结节型男性乳腺发育**

A．乳腺 X 线片头尾位显示乳晕后楔形致密影；B．内外斜位片示致密影呈圆形。注意软组织影逐渐变淡与周围脂肪组织混合；C．超声轴扫图像示乳晕下扇形低回声结节围绕以正常脂肪组织；D．手术活检标本的显微照片（原始放大 ×40；伊红染色）示增生的不规则分支状导管围绕以疏松水肿的导管周围基质和残存的脂肪组织；E．细针针吸细胞学显微照片（原始放大 ×400；巴氏染色）示簇状紧密结合的导管上皮细胞

化方式。也可出现节段性的强化，但较少见（图 7-1-5）

- 推荐影像学检查：乳腺超声和乳腺 X 线检查

【鉴别诊断】

假性(男子)女性型乳房(pseudogyneco-mastia)

较常见，常见于肥胖者，肥胖的老年男性有乳腺增大及变柔软的症状，但体检不能触及乳头后方质韧的乳腺组织，此时并不能除外乳腺发育，只有当乳腺 X 线摄片见增大的乳腺内均为脂肪沉积而无致密影时，才能诊断为假性男性乳腺发育

乳腺癌

男性中发病率仅 0.2%，常表现为单侧乳房的固定肿块，常呈偏心性分布（不同于男性乳腺发育，病变位于乳晕下），可伴皮肤凹陷、乳头内陷、乳头溢液及腋窝淋巴结肿大等伴随症状。其影像学表现类似于女性乳腺癌，典型表现为小的、边缘清楚的、偏于乳头一侧的肿块，可有沙粒样钙化及毛刺。当 X 线摄影难以和男性乳腺发育症鉴别或在弥漫型、结节型男性乳腺发育症中可能掩盖小的乳腺癌时，可借助超声或穿刺活检鉴别。男性乳腺发育时的超声表现在早期为乳头后方局部均匀的低回声区，呈三角形，当病变进展出现纤维化后，呈大范围的高回声。而乳腺癌则表现为乳腺内不规则低回声肿块

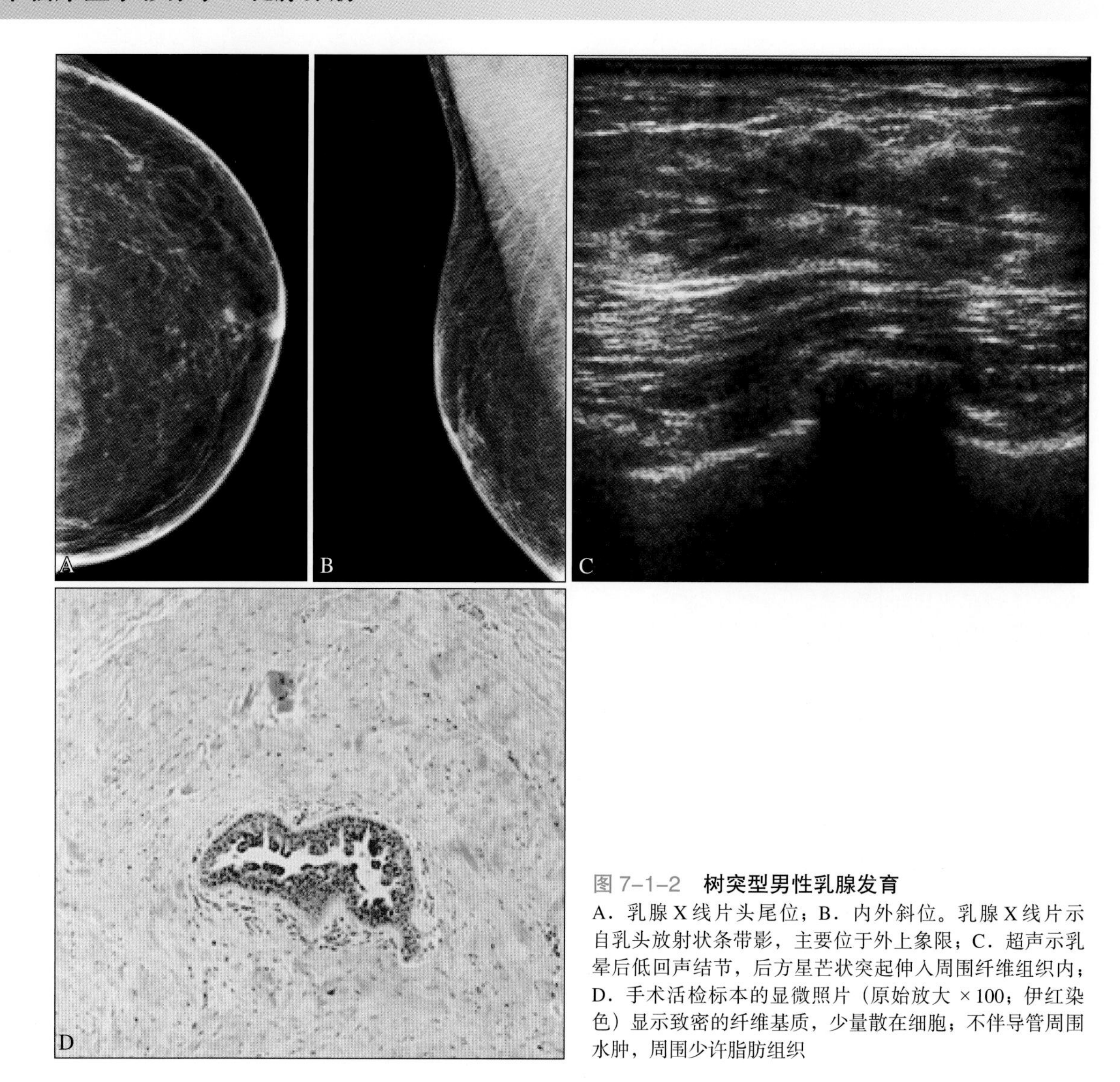

图 7–1–2 **树突型男性乳腺发育**

A．乳腺 X 线片头尾位；B．内外斜位。乳腺 X 线片示自乳头放射状条带影，主要位于外上象限；C．超声示乳晕后低回声结节，后方星芒状突起伸入周围纤维组织内；D．手术活检标本的显微照片（原始放大 ×100；伊红染色）显示致密的纤维基质，少量散在细胞；不伴导管周围水肿，周围少许脂肪组织

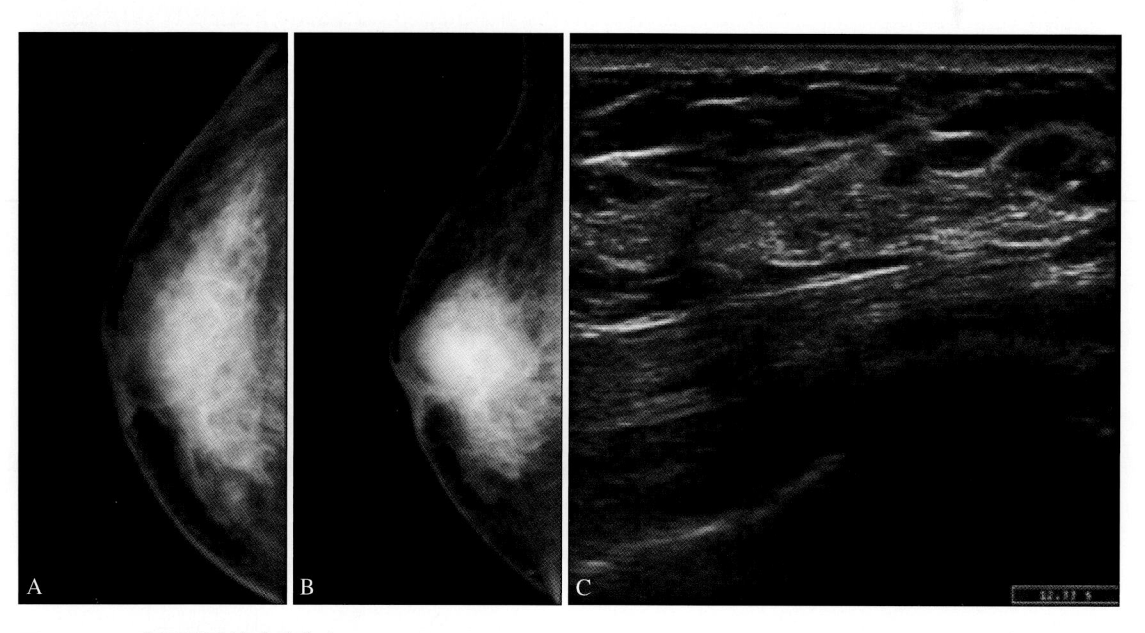

图 7–1–3 **弥漫型男性乳腺发育**

A．头尾位；B．内外斜位。乳腺 X 线片的表现类似于女性不均匀致密型乳腺；C．超声示乳腺弥漫不均匀回声，可见结节及树突状结构，围以弥漫高回声纤维组织

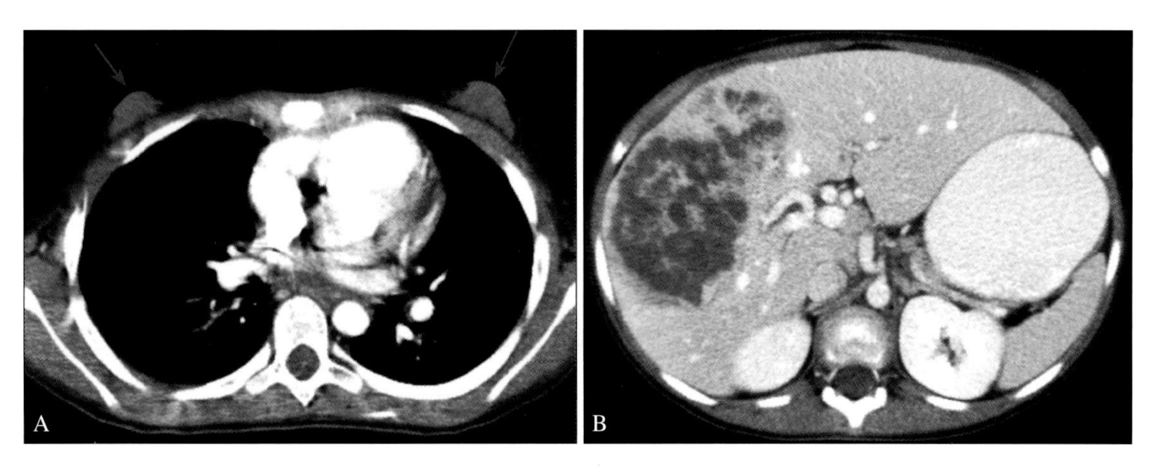

图 7-1-4 **纤维板层型肝癌的乳腺影像表现**
A．CT 增强扫描示双侧乳头后三角形软组织影（红箭头）；B．腹部 CT 示肝内巨大低增强肿块

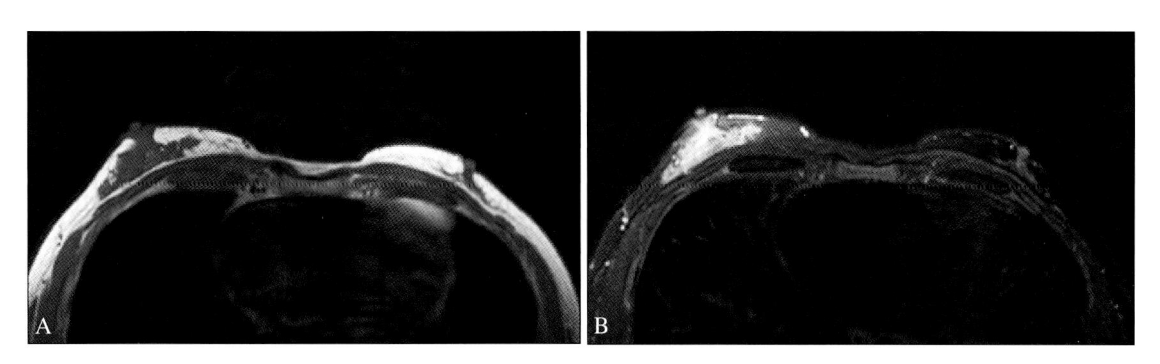

图 7-1-5 **男性乳腺发育**
A．轴位 T1WI；B．轴位 T2WI 脂肪抑制序列。乳晕后乳腺实质

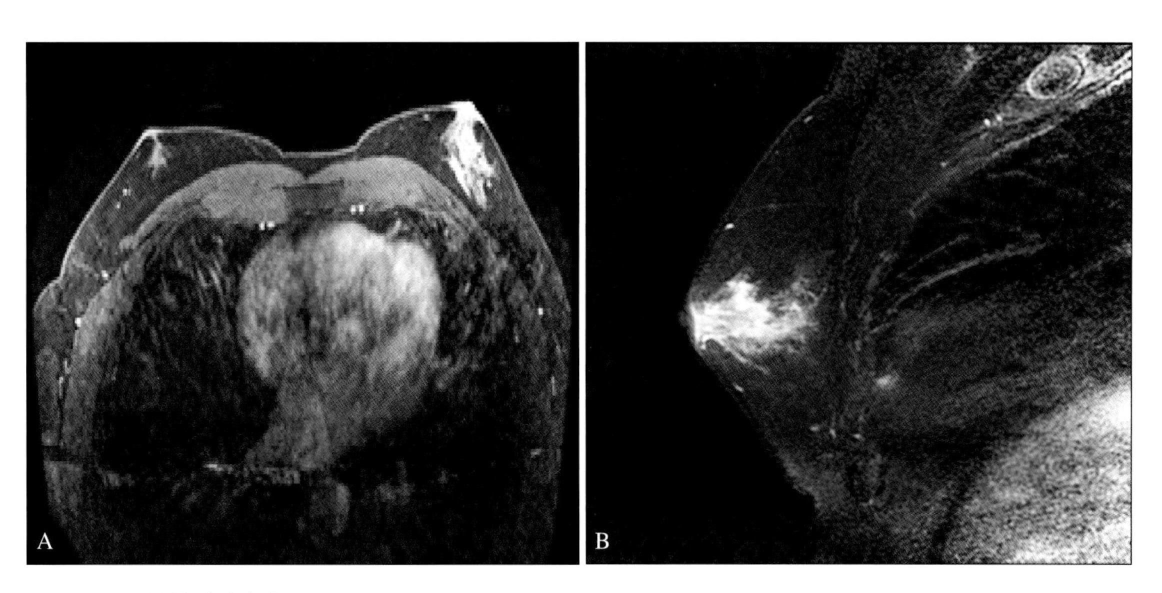

图 7-1-6 **男性乳腺发育**
A．轴位；B．矢状位。T1WI 增强扫描示乳晕后乳腺实质

重点推荐文献

[1] Bembo SA, Carlson HE. Gynecomastia: its features, and when and how to treat it. Cleve Clin J Med. 2004 Jun; 71 (6): 511-517.
[2] Braunstein GD. Clinical practice. Gynecomastia. N Engl J Med. 2007 Sep, 20; 357 (12): 1229-1237.
[3] Chung EM, Cube R, Hall GJ, et al. From the archives of the AFIP: breast masses in children and adolescents: radiologic-pathologic correlation. Radiographics. 2009 May-Jun; 29 (3): 907-931.

诊断与鉴别诊断精要

- 通常无症状，体检时偶然发现，双侧多见
- 可分为结节型、树突型和弥漫型；X线特征为乳头后方扇状或分支状的致密影；超声表现类似于早期乳腺发育，不伴孤立的肿块
- 通过X线及超声表现，较易与假性女性型乳房、男性乳腺癌相鉴别

第2节 男性乳腺癌

【概念与概述】

男性乳腺癌（male breast cancer，MBC）是较为罕见的恶性肿瘤，发病机制尚不明确。有关男性乳腺癌的大多数临床资料来自对过去数十年病例报道的回顾分析，相应的治疗也多借鉴女性乳腺癌临床试验分析的结果。男性乳腺癌的生物学行为类似绝经后妇女乳腺癌，临床常易漏诊，因此预后较差

- 组织学类型：与女性乳腺癌相同，但大多数为浸润性乳腺癌或导管原位癌

【病理与病因】

一般特征

- 发病机制：目前尚不十分明确。目前多数学者认为男性乳腺癌与雌激素的长期作用有着极为重要的关系
- 遗传学
  - 目前认为BRCA1和BRCA2（分别定位于染色体17q12-13和13q）与家族性乳腺癌有关，而BRCA2突变对男性乳腺癌的影响更大
  - 可能相关的基因突变：PTEN基因、p53基因、CYP17基因
  - 小睾丸症（Klinefelter综合征）患者的患病概率是正常男性的20～50倍
- 危险因素
  - 雌激素水平增加、雄激素缺乏：服用雌激素、肝病、Klinefelter综合征等
  - 年龄增长：随着年龄增长，男性乳腺癌的发病率呈上升趋势
  - 家族史：具有家族遗传史的人群相对风险指数较高（2.5），20%的男性乳腺癌患者一级亲属患有此病
  - 其他：胸部外伤史、放射线照射、职业因素等
- 流行病学
  - 发病率：在乳腺癌中，男性患者约占1.0%～1.2%，该病占所有男性恶性肿瘤0.17%
  - 年龄：发病的中位年龄为67岁，较女性发病迟5年。随着年龄增大发病率逐渐增加，在80岁时到达一个平台
  - 地区分布：发病率较高的地区主要在非洲的埃及和赞比亚、北美、英国

病理

- 病理类型：女性乳腺癌的各种类型几乎都可见于男性患者，但由于男性乳腺组织一般不会分化形成小叶结构，仅存留少许导管，因此导管癌较多见
  - 最常见的组织病理学类型：浸润性导管癌占90% 以上
  - 少见的病理类型：侵袭性乳头状瘤、髓样癌和神经内分泌来源型
- 受体表达：男性乳腺癌患者的雌激素受体（ER）、孕激素受体（PR）的表达率都比女性乳腺癌患者高。国外报道男性乳腺癌 ER 阳性率为 51% ～ 90%，PR 阳性率为 47% ～ 96%。但男性乳腺癌患者的人类表皮生长因子受体 2（HER-2）阳性率很低，仅为 5%

【临床表现】

表现

- 最常见症状：无痛性的乳房肿块，常位于乳晕下或其周围，质硬，边界不清，较固定。单独存在或伴其他症状 25%，肿块疼痛的仅占 5%
- 乳头受侵：常在早期，乳头收缩占 9%，乳头溢液占 6%，乳头溃疡形成占 6%
- 皮肤受累：皮肤增厚、皮肤溃疡
- 常单侧发病，左侧略多于右侧。双侧癌约占 5%
- 淋巴结转移：50% 的患者有腋窝淋巴结转移

人口统计学

- 年龄：女性乳腺癌的发病呈双峰表现，峰值分别为 52 岁和 71 岁；而男性乳腺癌的发病呈单峰表现，峰值约为 71 岁

自然病史及预后

- 男性乳腺癌患者预后差，国外文献报道其 5 年总生存率为 40% ～ 65%。国内 5 年总生存率为 64.3%
- 影响预后的因素：最主要因素为确诊时的肿瘤分期和淋巴结情况
  - 肿瘤分期：Ⅰ期患者的 5 年生存率约为 75% ～ 100%，Ⅱ期患者为 50% ～ 80%，Ⅲ期患者仅为 30% ～ 60%
  - 淋巴结情况：有淋巴结转移者较无淋巴结转移者死亡率高 50%
  - 其他因素：BRCA2 基因携带者预后相对较差；关于分子生物学标记物（ER，PR 等）与预后的关系尚存在争论

治疗

- 现代医学认为，乳腺癌是一种全身疾病，所以治疗原则在手术的基础上应辅以放化疗及内分泌等综合治疗。目前公认 MBC 应首选手术治疗
  - 手术治疗：目前国内外的研究均认为根治术与改良根治术对预后的影响无明显的差异，然而根治术损伤大，术后并发症多，故多数学者认为改良根治术是男性乳腺癌的首选手术方式
  - 放射治疗：男性乳腺癌无论腋窝淋巴结转移与否，均可考虑内乳区放疗，以减少胸壁的局部复发。有回顾性分析表明，男性乳腺癌患者术后接受局部放射治疗后，其 5 年局部复发率可降到 3% ～ 20%
  - 内分泌治疗：包括手术切除内分泌腺体（如双侧睾丸切除、肾上腺切除）和药物治疗（常用三苯氧胺）。在转移性乳腺癌中，雌激素受体阳性患者，三苯氧胺治疗可有 80% 的有效率，故其已取代其他有创的内分泌治疗手段，作为一线用药
  - 化学治疗：关于 MBC 化疗的资料有限，目前认为应该进行化疗的指征为：伴有淋巴结转移、原发肿瘤较大、激素受体阴性的转移癌

【影像学表现】

大多数男性乳腺癌可使用三联方法进行诊断，即临床评估、乳腺 X 线摄片或超声检查和病理检查。X 线摄片检查是对男性乳腺癌有效的诊断技术，其敏感性为 92%，特异性为 90%。超声检查在男性乳腺肿块的诊断与鉴别诊断中也能够起到重要作用

男性乳腺癌常具有特征性的影像学表现，即小型肿块，肿块界限清晰和肿块多位于乳头的偏心侧，称为“三联征象”

X 线表现

- 肿块形态：多不规则或呈分叶状，亦可呈圆形或类圆形
- 肿块边缘：边界较清但边缘不规则，呈毛刺状。这种 X 线征象常提示肿块向周围浸润性生长
- 肿块密度：多呈不均匀高密度。造成密度不均

匀的病理基础是肿块中间质分布不均，肿块中心坏死，边缘部分癌实质丰富，同时肿块中间杂有正常乳腺组织

- 肿块位置：多位于乳晕下，但呈偏心位，大多数为单发肿块。这是由于男性乳腺癌大多源于乳晕后大导管
- 肿块钙化：微钙化在男性乳腺癌的诊断中尤为重要，但出现概率少于女性乳腺癌。常显示为数量不等的微细钙化点，其分布不均，钙化可出现在肿块内及肿块外。多见于导管原位癌
- 皮肤及乳头的改变：多出现皮肤增厚及乳头凹陷。原因主要为男性乳房较小，皮下脂肪较少，腺管与乳头之间的距离较短，故易早期侵及大乳管和皮肤
- 淋巴结转移

超声表现

- 肿块：多表现为实性低回声，回声不均；边缘不规则，呈分叶状或毛刺状。部分男性乳腺癌的超声中可见针尖样或泥沙样的微小钙化点（呈点状强回声），常成簇分布，也可散在分布
- 皮肤及乳头的改变：皮肤增厚及乳头凹陷。超声较 X 线能更清楚显示乳头与肿块的关系
- 腋窝淋巴结转移

MR 表现

- 与女性乳腺癌的表现相似，但假阳性率较高。表现为边界较清的不规则肿块，边缘不规则。增强扫描呈环形强化，时间信号曲线呈流出型；病灶中心强化不均匀，可见分支状结构。

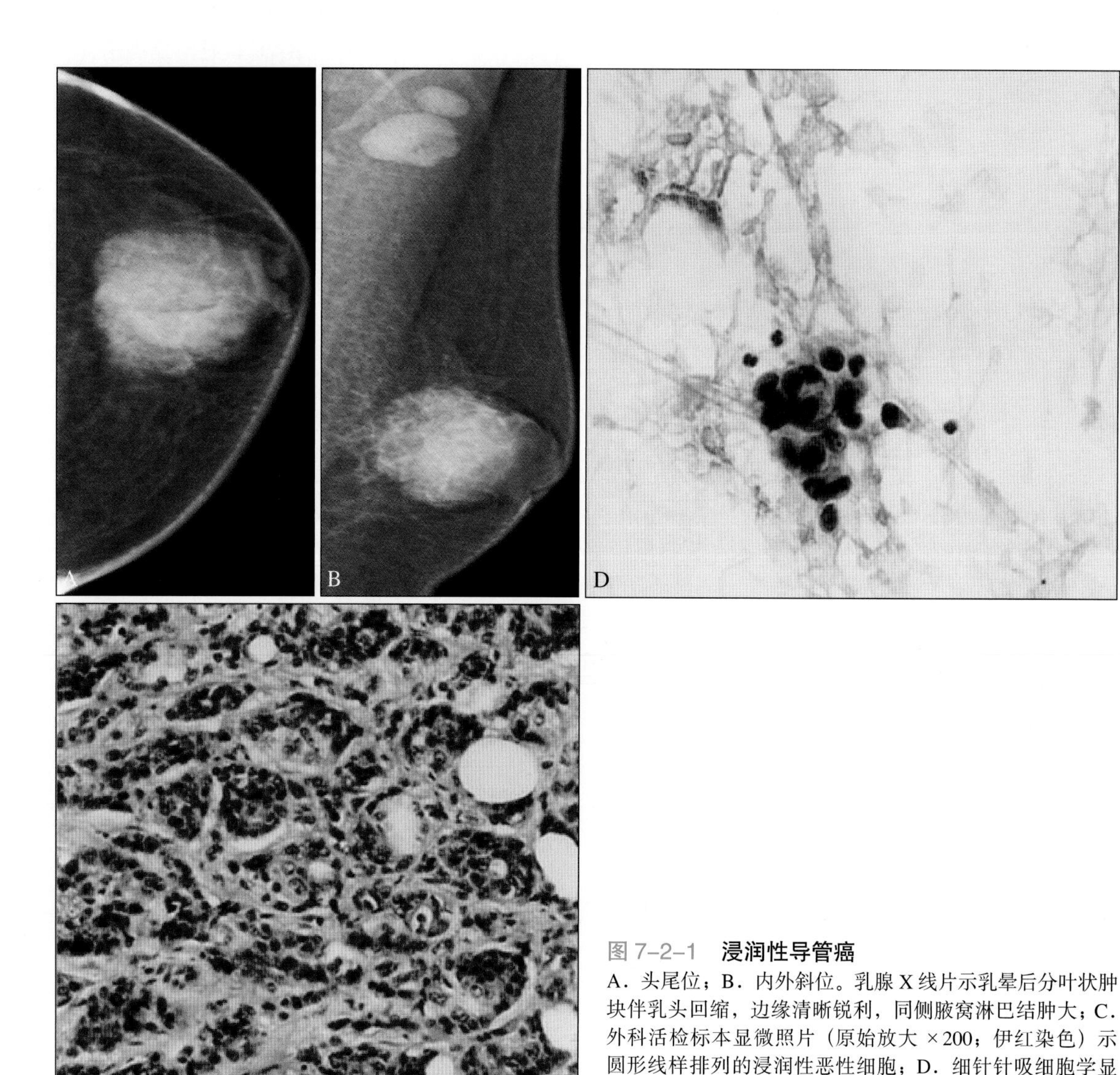

图 7-2-1　**浸润性导管癌**

A. 头尾位；B. 内外斜位。乳腺 X 线片示乳晕后分叶状肿块伴乳头回缩，边缘清晰锐利，同侧腋窝淋巴结肿大；C. 外科活检标本显微照片（原始放大 ×200；伊红染色）示圆形线样排列的浸润性恶性细胞；D. 细针针吸细胞学显微照片（原始放大 ×400；巴氏染色）示多形性细胞，核浆比增高，细胞膜不规则，核仁增大

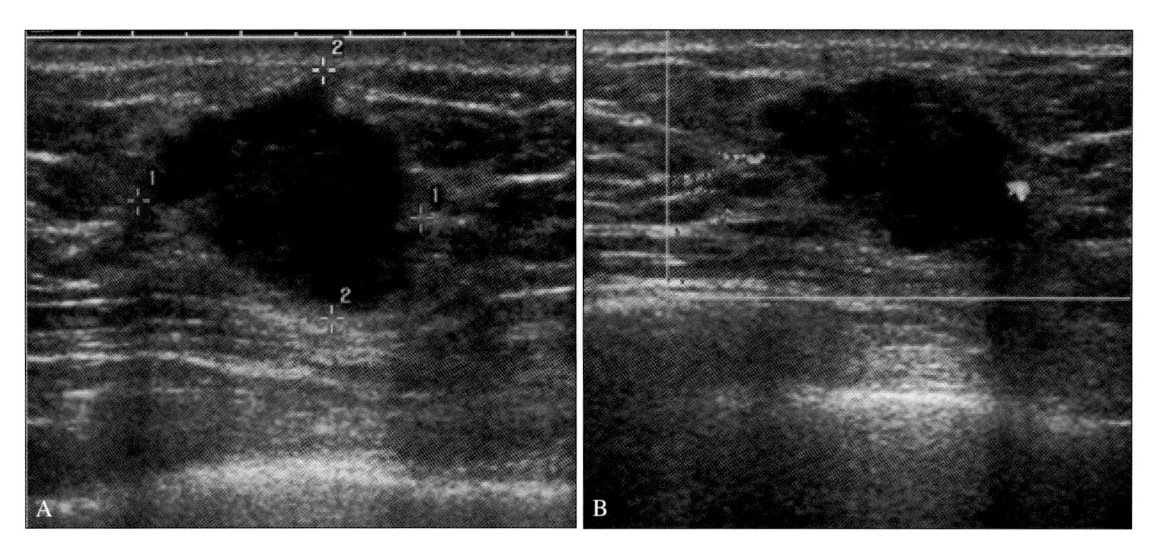

图 7-2-2　**男性乳腺癌**

A．右乳超声；B．超声多普勒。超声示不规则低回声肿块边缘毛刺，多普勒示肿块动脉血流

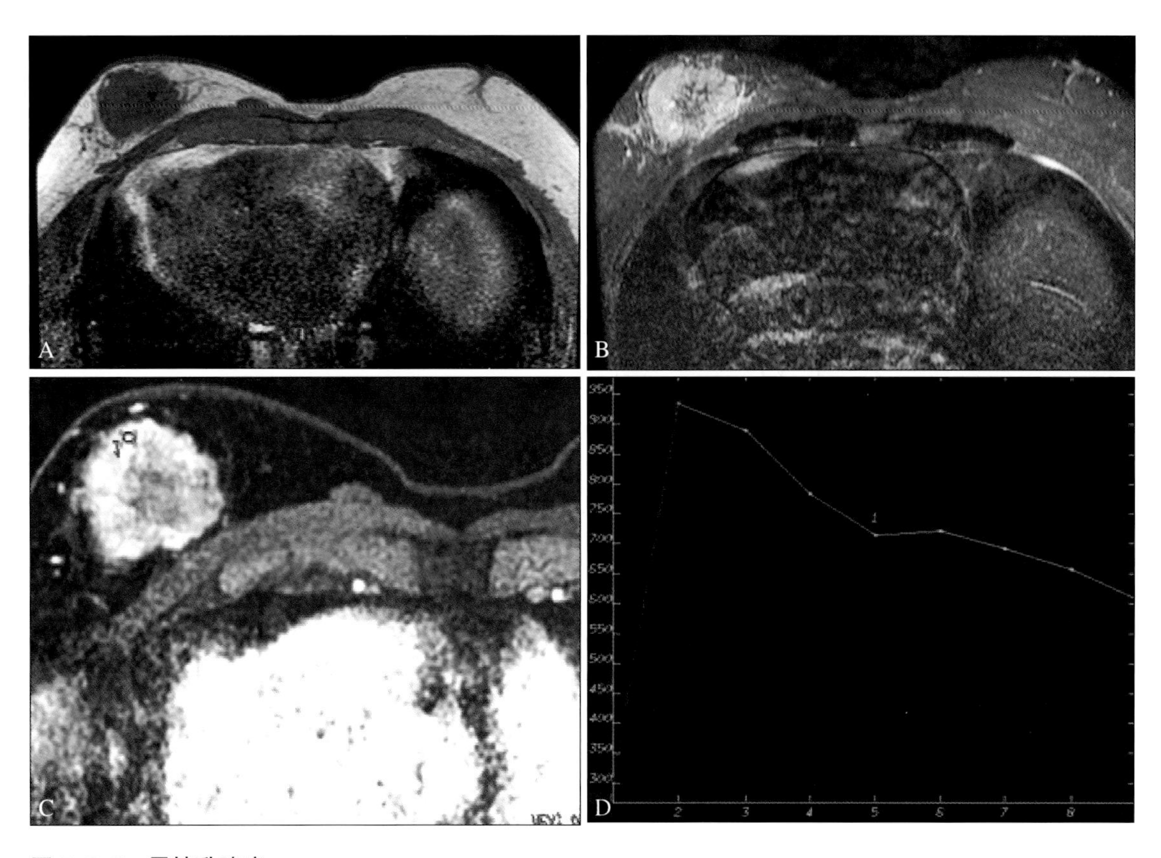

图 7-2-3　**男性乳腺癌**

A．轴位 T1WI；B．轴位 T2WI 脂肪抑制序列；C．轴位 T1WI 增强扫描；D．时间 - 信号强度曲线。MR 示右乳不规则长 T1 长 T2 信号，信号不均匀，增强扫描呈不均匀环形强化，时间信号曲线为流出型曲线

推荐影像学检查

乳腺超声和乳腺 X 线检查。文献报道超声检查费用低，准确性高，且可用于囊实性病变的鉴别，其诊断的敏感性、特异性及准确性不低于 X 线检查，但并无足够的病例来建议仅行超声检查，而排除乳腺 X 线检查

【鉴别诊断】

男性乳腺癌主要与男性乳腺发育进行鉴定。因

为其他男性良恶性病变均较少见。鉴别要点如下

- 位置：男性乳腺发育可双侧对称或不对称或单侧性增大，肿块一般位于乳晕中央；而男性乳腺癌多系单发的肿块且呈偏心位
- 肿块：男性乳腺发育一般外形光滑，在乳头后形成一个圆锥或三角形阴影，若为肿块型一般密度较均匀，可有毛刷状影像向四周放射；而男性乳腺癌往往外形不规则，多呈分叶状肿块影，密度较高，边缘有毛刺
- 钙化及皮肤乳头受累：男性乳腺发育一般无钙化，皮肤乳头形态正常；男性乳腺癌则可见微细钙化点分布，且皮肤、乳头常受累表现为皮肤增厚及乳头凹陷

诊断与鉴别诊断精要

- 老年男性，乳晕下或其周围无痛性的乳腺肿块，单侧多见
- 典型表现为“三联征象”，即小肿块，肿块界限清晰和肿块多位于乳头的偏心侧
- 通过发病部位、病灶的边缘及形态、钙化及皮肤乳头情况可与男性乳腺发育相鉴别

（郭　丽　秦乃姗）

重点推荐文献

[1] Chen L，Chantra PK，Larsen LH，et al. Imaging characteristics of malignant lesions of the male breast. Radiographics.2006 Jul-Aug；26（4）：993-1006.

[2] Wise GJ，Roorda AK，Kalter R. Male breast disease. J Am Coll Surg. 2005 Feb；200（2）：255-269.

[3] Adibelli ZH，Oztekin O，Postaci H，et al. The Diagnostic Accuracy of Mammography and Ultrasound in the Evaluation of Male Breast Disease：A New Algorithm. Breast Care（Basel）. 2009；4（4）：255-259.

主要参考文献

[1] Appelbaum AH，Evans GF，Levy KR，et al. Mammographic appearances of male breast disease. Radiographics，1999 May-Jun；19（3）：559-568.

[2] Wise GJ，Roorda AK，Kalter R. Male breast disease. J Am Coll Surg，2005 Feb；200（2）：255-269.

[3] Morakkabati-Spitz N，Schild HH，Leutner CC，et al. Dynamic contrast-enhanced breast MR imaging in men：preliminary results. Radiology，2006，Feb；238（2）：438-445.

[4] Niewoehner CB，Schorer AE. Gynaecomastia and breast cancer in men. BMJ. 2008 Mar 29；336（7646）：709-713.

8 乳腺隆胸术后改变

第1节　概　述

将平坦的乳腺或外科手术后局部缺如瘪缩的乳腺经美容手术增加体积，改善乳腺形状和对称性，使其丰满，恢复女性的曲线美，这样的乳腺美容整形手术（mammaplasty）即所谓隆胸术或隆乳术（breast Augmentation/ Breast implant）

- 隆胸术通常只对成年妇女施行，其适应证是：
  - 乳腺发育不良所致的双侧扁平乳腺或小乳腺
  - 一侧乳腺较小或局部缺失，致双侧乳腺显著不对称（包括先天发育、乳腺手术及创伤所致改变），如乳腺癌等恶性肿瘤行保乳术后隆乳，要求无转移，不再进行乳腺局部放射治疗
  - 怀孕及产后乳腺退化缩小
  - 各种原因导致的乳腺下垂或松弛
- 隆胸整形比较常用的方法有：硅胶囊假体植入及外科整形（如自体真皮 - 脂肪组织筋膜瓣游离移植、带蒂的真皮 - 脂肪瓣填充植入、背阔肌 - 真皮复合组织岛状瓣植入、腹直肌的真皮脂肪肌肉瓣转移植入等）。其中最常用的是硅胶囊假体植入。曾经广为采用的注射式隆乳因其方法简捷，不用开刀，易受女性欢迎，但其术后诸多后遗症引起人们争议，现渐趋少用或不用
- 隆胸术后随访观察，了解美容效果及有无并发症的发生，放射学检查发挥着极其重要的作用。包括进行彩色超声、乳腺 X 线摄影和磁共振成像（MRI）检查
- 放射学检查需要结合问诊和体检情况，通过咨询和交流，了解受术者术后早期有无红肿热痛、出血、切口裂开等异常情况，乳腺按摩情况，对隆乳术后满意度等，以及自查乳腺形态、感觉、软硬度、有无假体移位等情况。了解专科医生观察、检查和评价乳腺形态、对称情况，查阅其对乳腺红肿、压痛，乳头乳晕感觉，假体位置，有无破裂、渗漏，乳腺柔软度等的相关记录

第2节　注射式隆胸

【概念与概述】

- 自体脂肪注射法：抽取自身某些部位，如腹部、臀部或大腿等处皮下脂肪，经过特殊处理后注入乳房，自体脂肪经过血浆营养期，在体内生物因子的作用下重新血管化，重建血供联系，并存活，达到隆胸的目的
- 人造脂肪注射法：用于注射用的代表性材料是聚丙烯酰胺水凝胶（poly acrylamide gel），市面使用的注射隆胸原料聚丙烯酰胺水凝胶的商品名分别叫“英捷尔法勒（Interfall）”和“奥美定（polyacrylamide hydrogel）”将人造脂肪注射至乳房区域，继而按摩塑形

【两种方法的特点及使用现状】

- 自体脂肪注射法

- 其优点是方法简单，易为受术者接受
- 缺点为半年后注射入的自体脂肪相当部分细胞会失活，被组织细胞吞噬，脂肪萎缩约 70% ～ 90%，使隆胸效果基本丧失，而且较多受术者会出现乳腺局部脂肪坏死，甚至纤维化、钙化，使乳腺变硬
- 现已很少选用

● 人造脂肪注射法
- 优点同样为方法简单，不需手术，易为患者所接受
- 由于该材料能在体内分解为剧毒单体分子，毒害神经系统及肾，且乳腺局部并发症较多，被世界卫生组织将其列为可疑致癌物质，属于不确定安全的隆胸方法，我国国家药监局于 2006 年已经禁止生产及使用
- 人造脂肪材料注入乳房后，初期易于流动，乳房塑形较差，后期容易形成硬结，隆胸效果不理想，临床上也增加了与乳腺肿块鉴别的难度
- 聚丙烯酰胺水凝胶以凝胶液体状注入乳腺内细胞外间隙和乳腺后方，与乳腺实质及脂肪组织交错混合，一旦发生排斥反应或感染则难以取尽
- 目前国内外整形外科界对聚丙烯酰胺水凝胶注射隆胸持较谨慎态度，已淘汰

【影像学表现】

乳腺 X 线摄影

● 自体脂肪注射后
- 乳腺纤维腺体组织后方或乳腺后部（包括乳腺纤维腺体组织之间）密度不均的大片状结构，主要为低密度，提示注入的脂肪组织，纤维腺体组织多受压前移。但多点注入的脂肪组织，则与固有乳腺脂肪组织不能鉴别
- 注射 1 个月以后注入的脂肪如能成活，其密度则与人体正常脂肪密度保持一致，但是，常常可以混杂出现多少不一的斑片状或条纹状中等密度影，提示反应性结缔组织增生
- 部分注入的脂肪组织发生液化，则表现为乳腺内卵圆形、圆形或形态欠规则分叶状的稍低密度影。以后，随着时间的推移，还可出现少许壁薄的圆形或椭圆形透亮影，为部分移植组织脂肪坏死所形成的积油囊肿，其壁可伴随出现钙化（图 8-2-1）。积油囊肿可以小到仅 1 ～ 2mm 直径，时间较长后观察到多发小环状钙化。积油囊肿也可较大，达数厘米直径，其壁钙化呈蛋壳状

● 人造脂肪注射后
- 乳腺后部大片中等偏高密度影，将乳腺纤维腺体组织推向前方，正常时两者之间常有清楚分界（图 8-2-2）

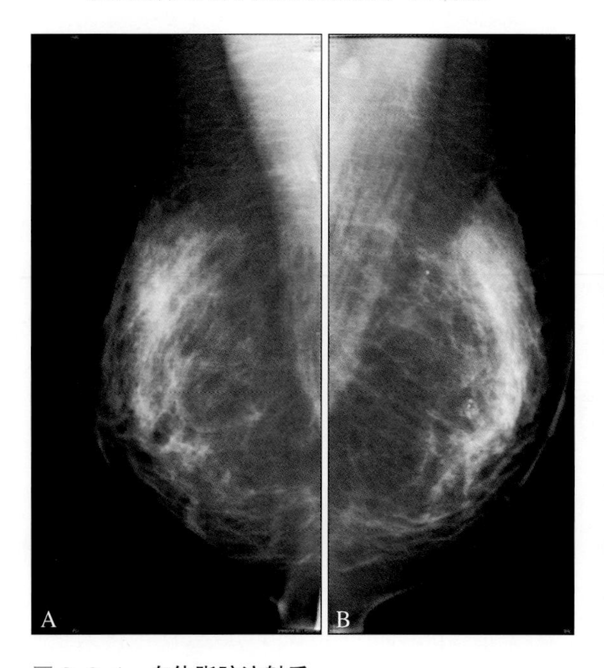

图 8-2-1 **自体脂肪注射后**
A. 右乳内外斜位；B. 左乳内外斜位。乳腺 X 线摄影见双乳后部透明部分系注入脂肪后改变，其中，出现壁薄圆形透亮影，伴有钙化，为脂肪坏死所形成的积油囊肿

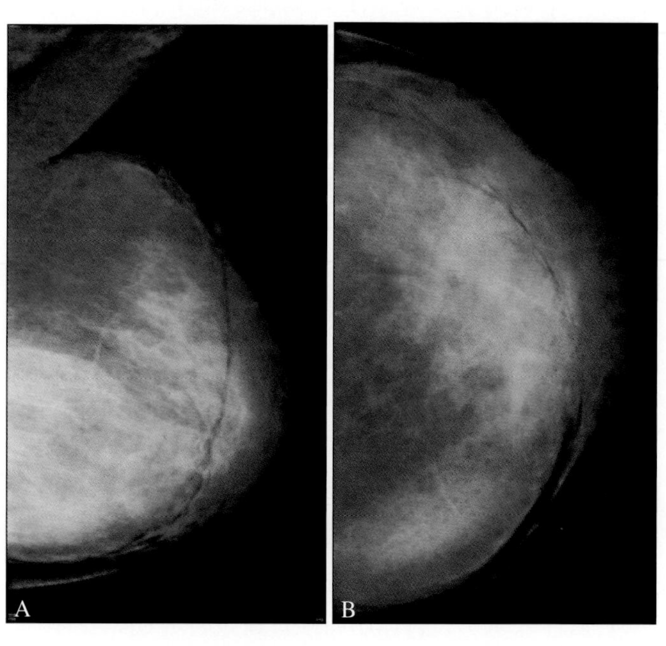

图 8-2-2 **注射聚丙烯酰胺水凝胶（人造脂肪）隆乳后**
A. 左乳内外斜位；B. 左乳头尾位。乳腺 X 线摄影显示乳腺后部大片中等偏高密度影，将乳腺纤维腺体组织推向前方，两者之间有清楚分界

- 部分受术者乳腺后部可见注入物与乳腺实质交错混合，难以分界（图 8-2-3）

乳腺 MRI 表现

- 自体脂肪注射后在乳腺后区可具不均匀片状脂肪信号影，T1WI 呈高信号，T2WI 信号较高，抑脂序列像信号减低
- 人造脂肪注射后注射入的聚丙烯酰胺水凝胶的主要成分为丙烯酰胺聚合体（5%）和水（95%），MRI 信号与水类似，可加权像呈很低信号，T2WI 信号明显增高

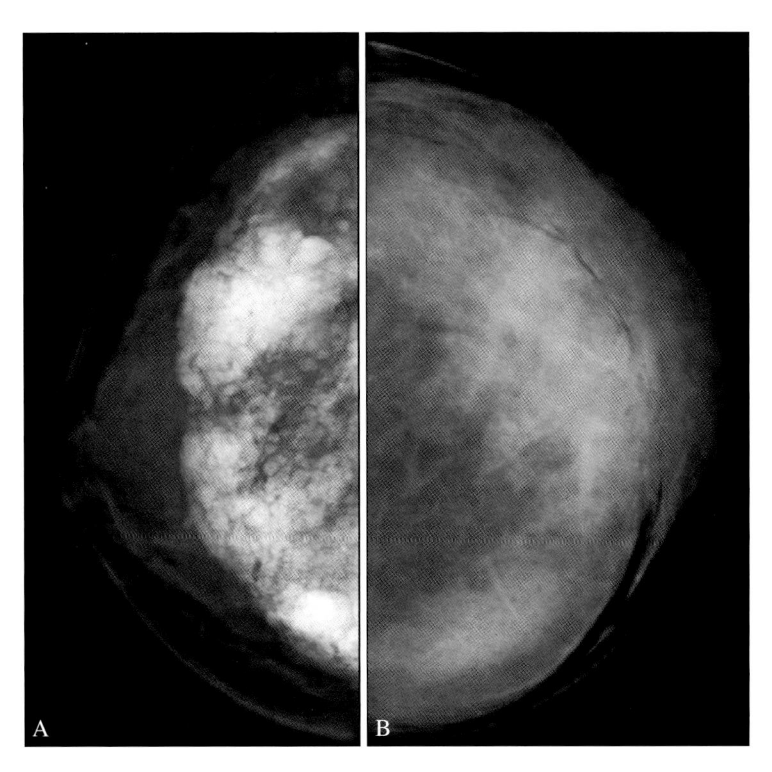

图 8-2-3　**注射聚丙烯酰胺水凝胶（人造脂肪）隆乳后**
A. 右乳头尾位；B. 左乳头尾位。乳腺 X 线摄影可见乳腺后部注入物与乳腺实质交错混合，难以分界

第 3 节　乳腺假体植入式隆胸

【概念与概述】

硅胶囊乳腺假体（prosthesis or artificial breast）植入术自 20 世纪 60 年代（1963 年，Cronin 首次应用与临床）开始以来，目前仍然是最为安全、可靠的隆乳方法，形态和柔软度均较好。由于目前采用的手术方法是将乳腺假体放置在乳腺基底胸大肌前间隙内，故接受隆胸手术以后，不会影响今后的妊娠、哺乳。植入假体伤口较小且隐匿，通常不会造成明显的乳腺皮肤瘢痕。在术后早期，胸大肌的收缩使乳腺上部过度丰满而前突不够或乳沟不明显，这种情况会随胸大肌对假体的适应而逐渐改善。假体植入后在其周围乳腺结缔组织增生，大约在 3 个月后形成完整的纤维膜包绕假体。硅胶囊内填充物常用的有三种：液态硅胶、盐水和水凝胶。

【常用乳腺假体分类及特点】

- 液态硅胶型乳腺假体
  - 第一代的隆胸材料，假体囊内容物为液态硅胶，化学成分为聚合的二甲基聚硅氧烷
  - 其形态与柔软度俱佳，不易渗漏，排斥反应发生率低
  - 美国联邦食品药品管理局（FDA）已证实使用该材料隆胸与女性乳癌发生并无关联
  - 为临床使用时间最长的假体，具有近 50 年历史，目前新植入的此种类型假体已经较少
- 盐水充注型乳腺假体
  - 第二代的隆胸材料，术中向假体囊内注入生理盐水
  - 排斥反应发生率低，形态好，柔软度稍差，

偶有渗漏

- 水凝胶型乳腺假体
  - 第三代的隆胸材料，假体囊内容物为果冻状水凝胶，主要成分是丙烯酰胺（5%）与水（95%）的聚合体
  - 较硅胶型乳腺假体更加安全可靠，排斥反应发生率更低，形态与柔软度俱佳，不易出现渗漏

【影像学表现】

乳腺超声

- 正常植入假体后影像学检查可见假体呈半球形居于乳腺纤维腺体组织后方。超声显示其回声均匀。

乳腺 X 线摄影

- 乳腺 X 线摄影液态硅胶或果冻状水凝胶假体表现为高密度（图 8-3-1），而盐水充注型假体密度中等偏高，并可见假体上的注入口（图 8-3-2）

乳腺 MRI 表现

- 液态硅胶假体
  - 填充物的化学成分为聚合的二甲基聚硅氧烷
  - 在 T1WI 为均质等信号
  - T2WI 为均质高信号
  - STIR 为高信号
  - 抑脂 T2WI 为极低信号
- 果冻状水凝胶假体
  - 主要成分是丙烯酰胺与水的聚合体，其中水占 95%，因此它的 MRI 信号与盐水型假体类似
  - 在 T1WI 显示较低信号
  - T2WI 和 STIR 为高信号（图 8-3-3，图 8-3-4）。
  - 硅胶囊囊壁较薄，它在二甲基聚硅氧烷的甲基与硅酮间加入一些化学键，成为有弹性的固体硅橡胶，在各种序列上都是低信号，有别于填充物液态硅凝胶的信号
  - 假体外常常形成周围结缔组织反应增生形成的纤维包膜，在各个序列上亦呈低信号，因此，MRI 不能区分假体硅橡胶壁和其周围的纤维包膜

【影像学观察重点】

- 超声检查重点观察假体边缘是否光滑，有无纤维光带，有无假体破裂渗漏，有无假体内分隔等
- X 线和 MRI 检查观察假体边缘线是否完整，纤维隔膜是否增厚，有无假体破口，有无假体边缘挛缩等

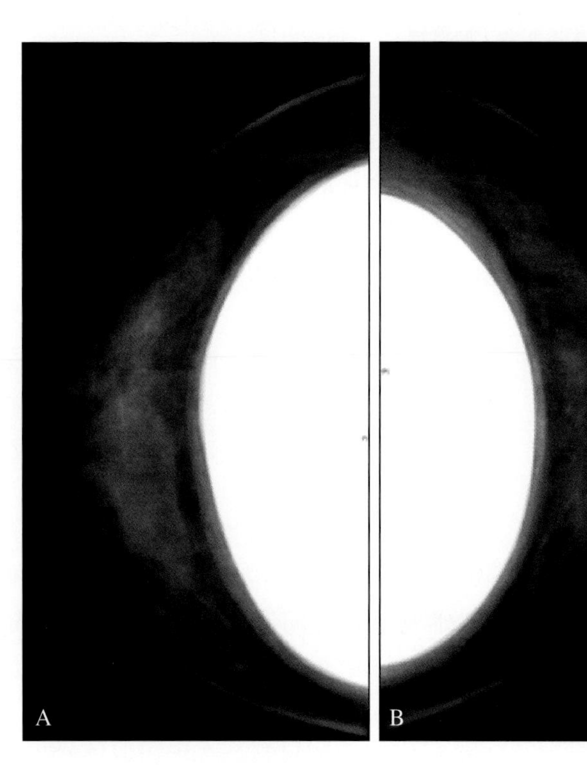

图 8-3-1 **液态硅胶假体植入后**
A. 右乳头尾位；B. 左乳头尾位。乳腺 X 线摄影表现为高密度影

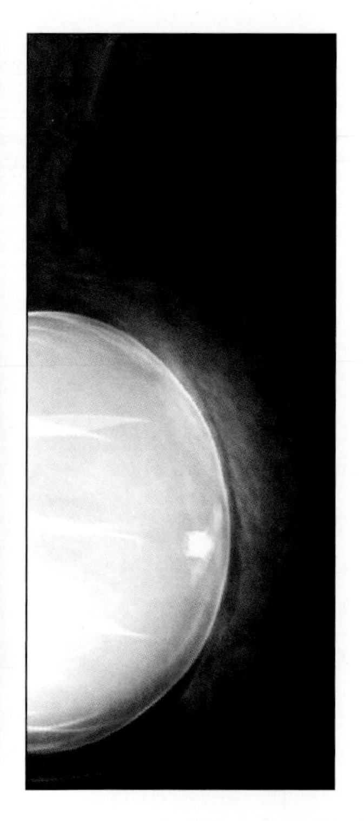

图 8-3-2 **左乳盐水充注型假体**
乳腺 X 线摄影内外斜位，显示盐水充注型假体密度中等偏高，并可见高密度的注入口

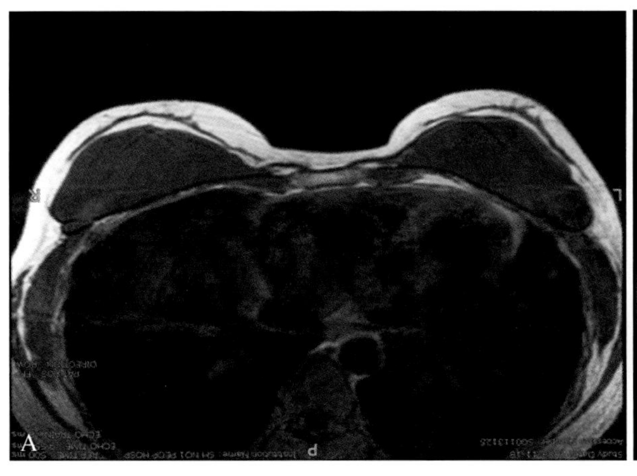

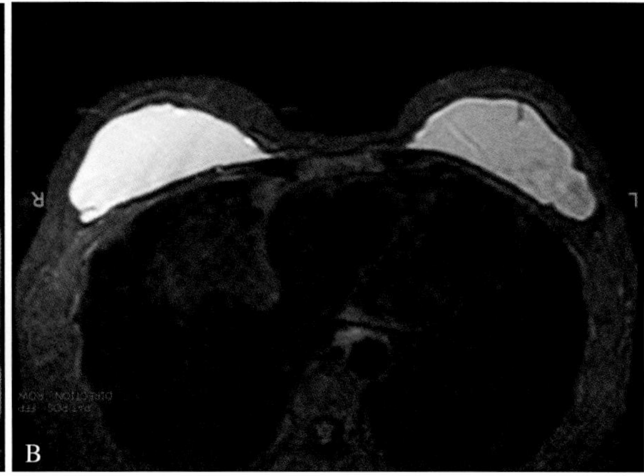

图 8-3-3 **果冻状水凝胶假体**
A．MRI T1WI；B．T2WI

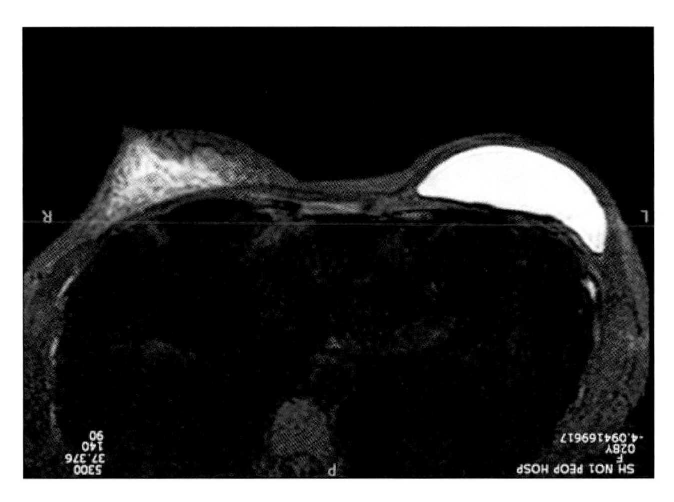

图 8-3-4 **果冻状水凝胶假体**
左乳癌术后两年放置假体半年，MRI T2WI

第 4 节 隆胸术后乳腺并发症

一、注射式隆胸后的乳腺并发症

【临床表现】

注射式隆胸后的乳腺并发症主要出现注入物移位、异物反应、异物肉芽肿及脂肪坏死。淋巴通路受压而出现乳腺肿胀及其他心理原因所致表现，也是注射式隆胸的并发症

- 注射的聚丙烯酰胺水凝胶（人造脂肪）在乳腺皮肤下活动，发生位置移动
- 局部硬结肿块：刚注射后局部组织肿胀硬结不明显，但经过一段时间后由于组织肿胀消退、局部组织对异物的纤维包裹作用和注射物浓度等关系，使局部硬结逐渐明显
- 局部红肿、疼痛，可无明确感染
- 远位反应：注射隆胸术后发生胸痛、后背痛和上臂疼痛等
- 全身反应：如精神差，自觉四肢乏力、恶心和食欲减退等

【影像学表现】

- 注入物在乳腺内的移位：注射聚丙烯酰胺水凝胶（人造脂肪）隆胸术后的并发症以水凝胶游走为较多见，MRI 能清晰显示聚丙烯酰胺水凝胶的范围及所在层，提示乳腺皮下、胸肌筋膜内、胸肌间隙或腋下游离注射物等
- 乳腺异物肉芽肿：其中若含有脂肪，又称为脂肪纤维性肉芽肿（图 8-4-1）
- 脂肪坏死：MRI 能较早显示脂肪纤维肿块及液化。如脂肪纤维包块转化为脂肪液化则可见脂液平面（图 8-4-2）。

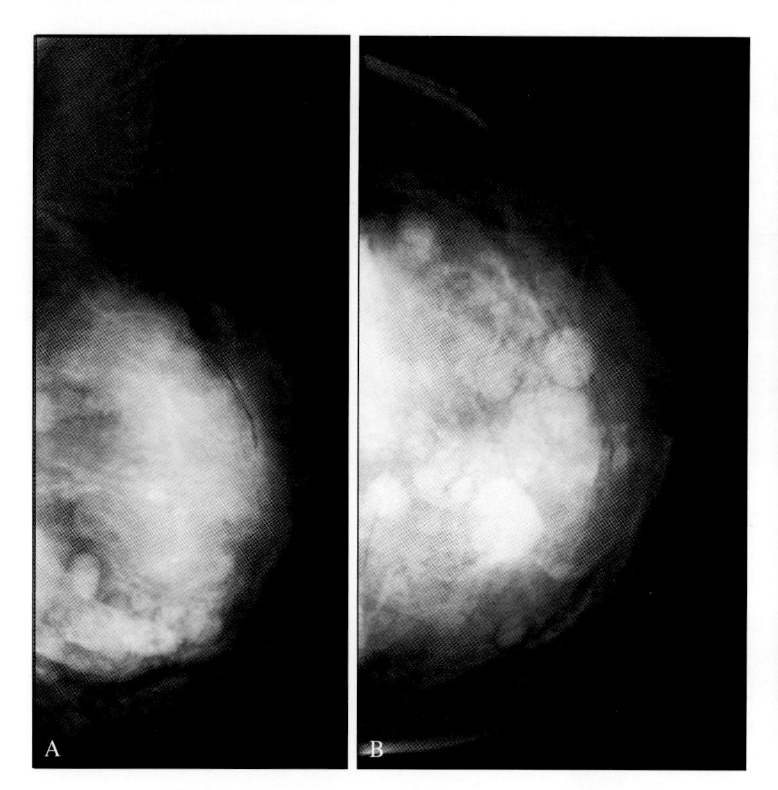

图 8-4-1 **注射隆乳后 7 年多发肉芽肿形成**
A. 左乳内外斜位；B. 左乳头尾位。乳腺 X 线摄影，显示多发肉芽肿形成

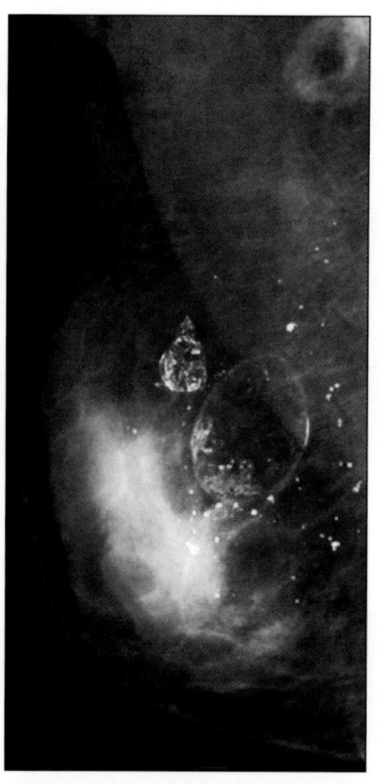

图 8-4-2 **自体脂肪注射隆乳术后 4 年脂肪坏死后积油囊肿**
乳腺 X 线摄影（内外斜位）发现多个脂肪坏死后积油囊肿，部分囊壁钙化，呈蛋壳样

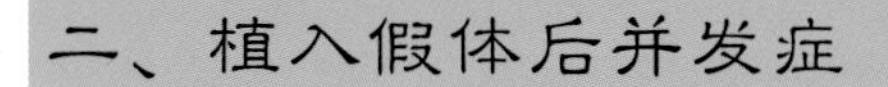

二、植入假体后并发症

【并发症原因及注意事项】

植入假体后并发症包括：纤维包膜挛缩、假体破裂、假体移位、术后出血及血肿、术后感染、感觉异常、心理障碍

- 纤维包膜挛缩（capsular contracture）
  - 有研究发现，假体置入机体后 3 周才会形成纤维包膜，术后 3 个月内是包膜挛缩的高发时期
  - 纤维化包膜挛缩曾经是发生最多的并发症，致乳腺硬化
  - 随着隆胸手术的娴熟，假体质量改进及各种引发因素的避免，近年来乳腺纤维包膜挛缩明显减少
  - 出现假体包膜挛缩的因素较多，常见原因有腔隙分离范围过小、假体植入张力过大、止血不彻底、血肿形成、手套中滑石粉冲洗不净、感染、异物、假体质量不佳、手术技巧等。纤维包膜组织学的许多特点与创面愈合相类似
  - 临床诊断除体检和影像学检查外，对于部分纤维化包膜挛缩要求手术者，必须首先切取纤维包膜，在显微镜下检查，观察有无急慢性炎症变化，有否有害物质或恶变的可能
- 乳腺硅胶假体破裂（silicone breast implant rupture）
  - 常见原因为所选用的假体质量欠佳、置入手术过程中操作不慎碰伤假体、假体置入后活动剧烈或不恰当地反复挤压等
  - 预防假体破裂需注意，分离腔隙需足够大，选择优质假体，手术操作轻柔、细致，以防损伤假体，术后短期内避免剧烈活动及反复重力挤压等
- 假体移位
  - 常见原因有胸大肌后间隙分离范围不够、胸大肌起点分离不够、腋窝切口乳腺外上方分离腔隙过大、术后包扎固定不好、术后过早上肢上抬及剧烈运动等
  - 隆乳术后假体移位是由于胸大肌收缩运动所致，与假体置入部位亦有关系，假体置入乳腺后间隙向下外方移位，植入胸大肌

下间隙向上方移位

- 术后出血及血肿形成
  - 是硅凝胶假体隆乳术后较早出现的并发症之一
  - 术后如有乳腺剧痛、肿胀或伴有发热，应考虑血肿形成可能
  - 其常见原因有分离层次有误，手术操作粗暴、损伤严重，术中止血不彻底，术后包扎固定欠佳，过早剧烈活动或外力造成新生血管破裂，凝血功能障碍等
  - 其他常见原因还有剥离过程中损伤胸大肌、胸小肌内血管，剥离内侧时使用锐器，损伤了肋间动脉穿支，未能彻底止血等
- 术后感染
  - 常见原因有手术无菌条件欠佳，手术操作无菌观念不强，手术器械、假体消毒不严格，术后出血、血肿形成、皮肤坏死、切口愈合不良、乳腺炎症或邻近组织炎症未控制进行手术等
- 感觉异常可能是局部神经损伤引起
- 心理障碍
  - 多为求术者情绪不稳
  - 术前需仔细进行心理咨询，了解求术动机并进行正确引导，使之对手术效果有正确认识
  - 术后给予随访关心
  - 若有不适症状及时诊治

【影像学表现】

- 乳腺假体破裂分类

硅胶囊假体置入后假体外会形成纤维包囊。Gorczyca 等将乳腺假体破裂分为囊内破裂和囊外破裂，假体破裂后填充物溢出以纤维囊为界，填充物溢出假体及纤维包囊为囊外破裂，未溢出纤维包囊为囊内破裂

- 乳腺假体破裂 MRI 表现
  - 囊内破裂
    - MRI T2WI 或 STIR 像显示在呈高信号的硅凝胶中出现多发的弧形线条状低信号影像，此弧形线条状影系假体囊壁破碎萎陷后漂浮于硅凝胶内所形成
    - 假体囊壁凹陷漂浮于假体轮廓线附近则称为“包囊下线”（Subcapsular line）。有时，漂浮在假体内形态似长舌，则称为“舌征”（Linguine sign），此为囊内破裂的可靠征象（图 8-4-3）

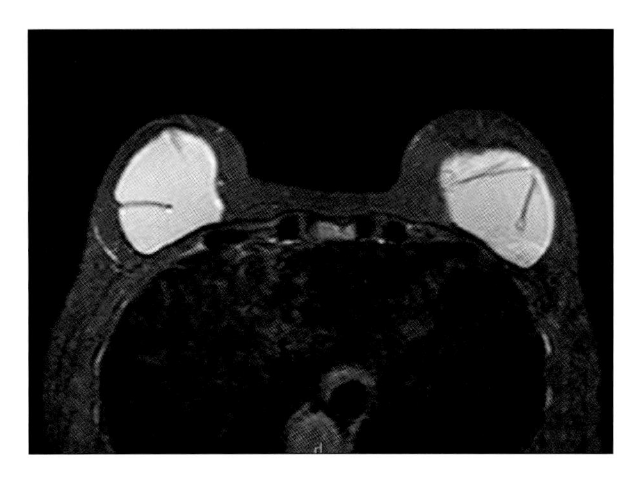

图 8-4-3 **硅胶囊假体置入术后 15 年囊内破裂**
MRI T2WI 显示在呈高信号的硅凝胶中出现多发的弧形线条状低信号影（包囊下线和舌征），为假体囊内破裂

    - 舌征是假体包囊内破裂的最敏感的征象，其敏感性为 93%，特异性为 65%
  - 囊外破裂
    - 假体囊外破裂系指假体囊壁破裂后硅凝胶泄漏至纤维囊外，往往是囊内破裂的进一步发展，在 MRI 上也可出现包囊下线和舌征
    - 同时于纤维囊外乳腺组织内或胸大肌前间隙内出现散在或弥漫的呈局灶性高信号的游离硅颗粒影像，包膜周围见反应性渗液，T1WI 呈低信号、T2WI 高信号，STIR 高信号（图 8-4-4）
- 乳腺 X 线摄影不能确认囊内型乳腺假体破裂，但可以观察囊外型乳腺假体破裂（图 8-4-5）
- 术后出血及血肿形成、术后感染放射学检查没有特异性
- 假体外形怪异，凹凸不平，可能系假体周围纤维包膜挛缩所致，乳腺 X 线摄影及 MRI 均易观察到（图 8-4-6，图 8-4-7）

【影像学重点观察】

- 超声检查观察假体边缘是否光滑，有无纤维光带，有无假体破裂渗漏，有无假体内分隔等
- X 线和 MRI 检查观察假体边缘线是否完整，纤维隔膜是否增厚，有无假体破口，有无边缘挛缩等

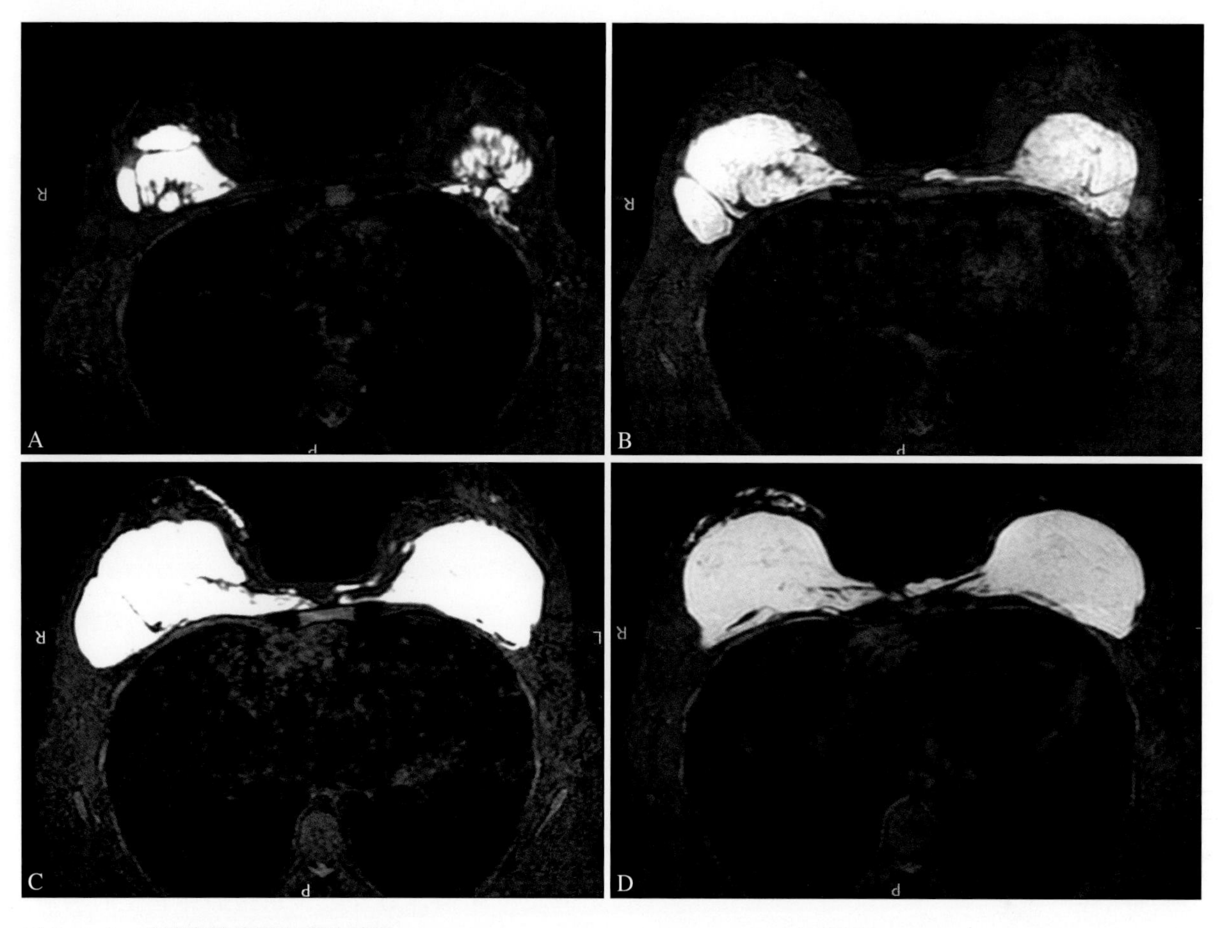

图 8-4-4 **硅胶囊假体置入囊外破裂**

A，B，C，D．为同一病例不同的 T2WI 脂肪抑制横断面。在 MRI 上也出现“包囊下线和舌征”，同时于纤维囊外乳腺组织内或胸大肌前间隙内出现散在或弥漫的呈局灶性高信号的游离硅颗粒影像，包膜周围见反应性渗液

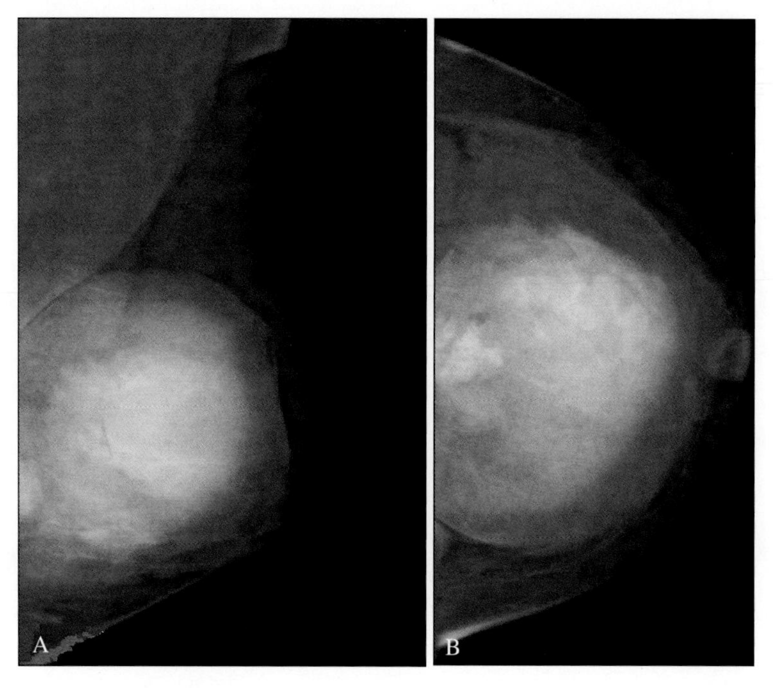

图 8-4-5 **囊外破裂**

A．左乳内外斜位；B．左乳头尾位。左乳硅胶囊假体置入乳腺 X 线摄影显示囊外破裂

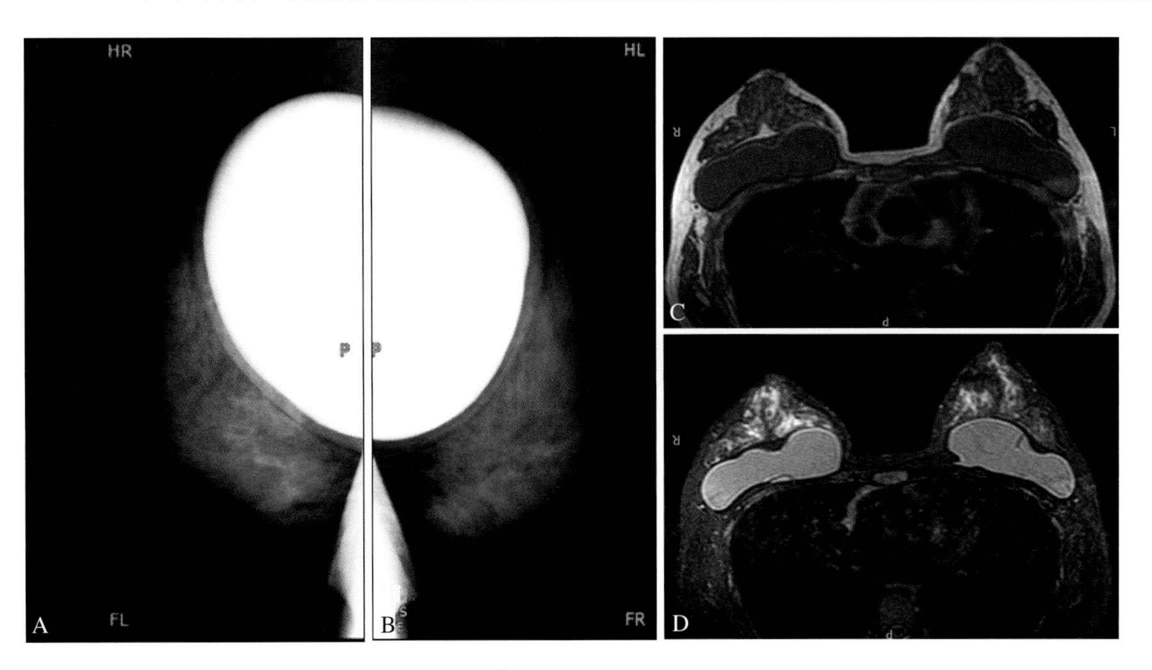

图 8-4-6 **硅胶囊假体置入术后 12 年纤维包膜挛缩**
A．乳腺 X 线摄影右乳内外斜位；B．乳腺 X 线摄影左乳内外斜位；C．MRI T1WI；D．MRI T2WI。显示假体纤维包膜挛缩

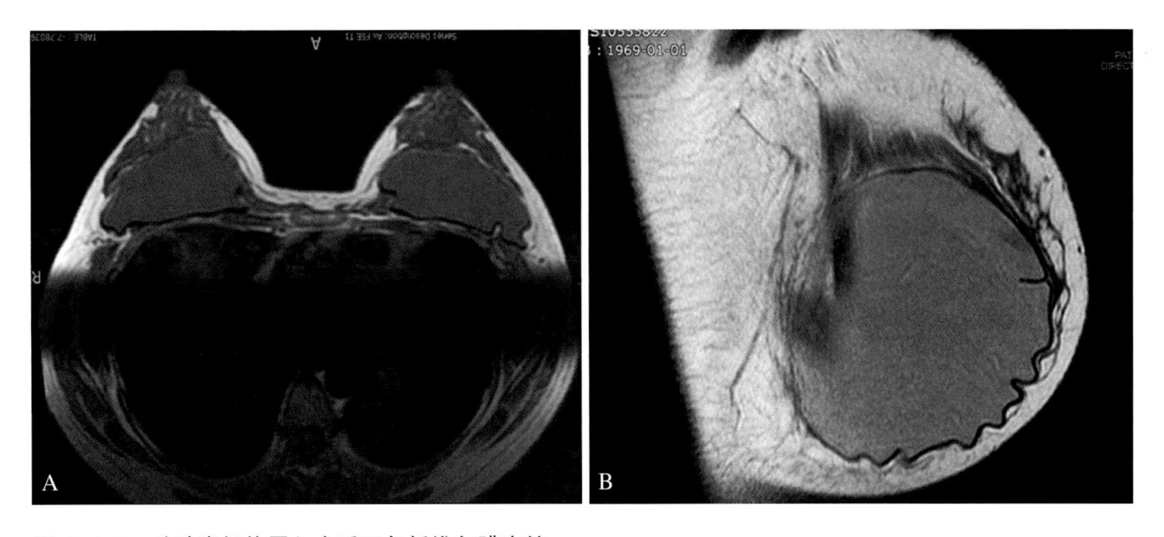

图 8-4-7 **硅胶囊假体置入术后两年纤维包膜挛缩**
A．横断面 T1WI；B．矢状面 T2WI。MRI 显示假体纤维包膜挛缩

第 5 节 隆胸术后非并发症性乳腺疾病

【概述】

隆胸术后会患乳腺癌吗？与目前术式相似的隆胸术已有近 50 年的历史，技术、方法、材料也在不断地改进提高。一些经证明对人体有害的材料、术式已被淘汰，人造脂肪注射式隆胸已不被鼓励。隆胸手术后易患乳腺癌或发生其他乳腺疾病的说法缺乏依据，因为大规模的临床研究表明隆胸术后乳腺癌或其他疾病的发生率并不高于从未隆胸者。隆胸术常规使用的硅凝胶假体植入经历了 30 多年的临床实践，被证明是一种安全可靠的方法，虽然在极少数受术者会发生并发症，但取出假体后即可解决，所以是有退路的选择，因此是较科学和相对有保障的

【影像表现】

- 隆胸术后所发生的乳腺癌及其他乳腺疾病的放

射学表现与非隆乳术者所表现的征象并无二致

- 如果不是为了观察假体本身，乳腺 X 线摄影检查需要强调的是尽可能将假体推移开进行投照（图 8-5-1）
- 投照时所采用的乳腺压力也应小于常规摄影
- 必要时可进行 MRI 或彩超进一步观察

【注意事项】

- 隆胸植入物或假体可以遮盖乳腺其他非并发症性病变，如乳腺硬化性腺病、放射状瘢痕、纤维腺瘤等，甚至乳腺癌也可被掩盖
- 进行放射学检查时应注意避免遗漏重要病变，MRI 是隆胸术后较好的影像检查手段

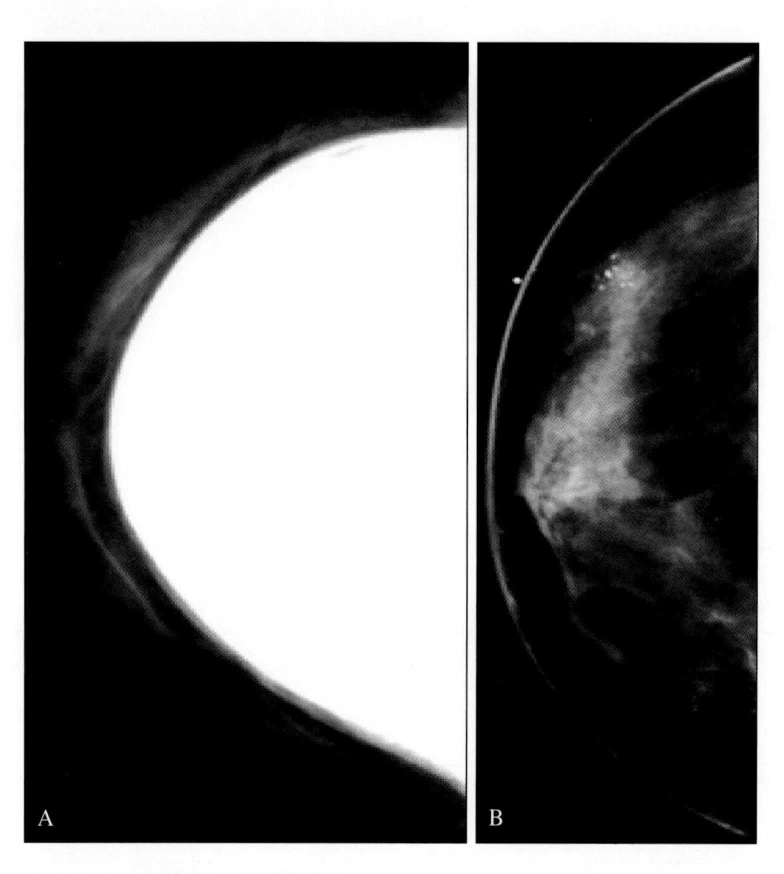

图 8-5-1 **假体植入后恶性钙化**
A．假体推开前头尾位投照；B．假体推开后头尾位投照。乳腺 X 线摄影显示硅胶囊假体置入术后右乳外份恶性钙化

（何之彦）

重点推荐文献

[1] Brown L，Ferlo Todd J，Do Lou HM. Breast implant adverse events during mammography：reports to the food and drug administration. Journal of Women' s Health，2004，13：371-378.

[2] Phillips JW，deCamara DL，Lockwood MD，et al. Strength of silicone breast implants. Plastic and Reconstructive Surgery，1996，97（6）：1215-1225.

[3] Berg WA，Nguyen TK，Middleton MS，et al. MR imaging of extracapsular silicone from breast implants：diagnostic pitfalls. AJR，2002，178（2）：465-472.

主要参考文献

[1] van Rappard JHA, Sonneveld GJ, Twisk RV, et al. Pressure resistance of breast implants as a function of implantation time. Annals of Plastic Surgery, 1998, 21(6): 566-569.

[2] Brinton LA, Lubin JH, Burich MC, et al. Breast cancer following augmentation mammoplasty. Cancer Causes Control, 2000; 11: 819-827.

[3] Wiener TC. Relationship of incision choice to capsular contracture. Aesthetic Plast Surg, 2008, 32: 303-306.

[4] Sarwer DB. The psychological aspects of cosmetic breast augmentation. Plast Reconstr Surg, 2007, 120 (7, Suppll): 110S-117S.

[5] Hölmich L, Friis S, Fryzek J, et al. Incidence of silicone breast implant rupture. Archives in Surgery, 2003, 138: 801-806.

[6] Safvi A. Linguine sign. Radiology, 2000, 216: 838-839.

[7] Gorczyca DP, DeBruhl ND, Mund DF, et al. Linguine sign at MR imaging: does it represent the collapsed silicone implant shell? Radiology, 1994, 191 (5): 576-577.

[8] Weum S, de Weerd L, Kristiansen B. Form stability of the style 410 anatomically shaped cohesive silicone gel-filled breast implant in subglandular breast augmentation evaluated with magnetic resonance imaging.Plast Reconstr Surg, 2011, 127: 409-413.

[9] Hölmich LR, Lipworth L, McLaughlin JK, et al. Breast implant rupture and connective tissue disease: a review of the literature. Plastic Reconstr, Surg, 2007; 120 (7, Suppll): 62S-69S.

[10] Song JW, Kim HM, Bellfi LT. The effect of study design biases on the diagnostic accuracy of magnetic resonance imaging for detecting silicone breast implant ruptures: a meta-analysis. Plast Reconstr, Surg, 2011; 127 (3): 1029-1044.

[11] Miglioretti DL, Rutter CM, Geller BM, et al. Effects of breast augmentation on the accuracy of mammography and cancer characteristics. Journal of the American Medical Association, 2004, 291 (4): 442-450.

[12] Fajardo LL, Harvey JA, McAleese KA, et al. Breast cancer diagnosis in women with subglandular silicone gel-filled augmentation implants. Radiology, 1995, 194 (3): 859-862.

[13] Cahan, AC, Ashikari R, Pressman P, et al. Breast cancer after breast augmentation with silicone breast implants. Annals of Surgical Oncology, 1995, 2: 121-125.

[14] McLaughlin JK, Lipworth L, Fryzek JP, et al. Long-term cancer risk among Swedish women with cosmetic breast implants: an update of a nationwide study. J Natl Cancer Inst, 2006, 98 (8): 557-560.

[15] Karanas YL, Leong DS, Lio AD, et al. Surgical treatment of breast cancer in previously augmented patients. Plastic and Reconstructive Surgery, 2003, 111 (3): 1078-1083.

9 乳腺外伤和术后改变

第1节　乳腺外伤

一、创伤性血肿

【概念与概述】

乳房受到钝性挫伤或暴力性碰撞伤，可以引起乳房内小血管的断裂、破损，导致腺体内或乳房皮下的局部出血，从而引起局部血肿，也可由于患者凝血功能障碍，或者患白血病等出血性疾病，再受创伤而引发乳内出血而形成乳房血肿。也可由于乳房手术时止血不当而形成乳房血肿。乳腺针吸活检，尤其是麦默通（mammotome）活检技术，也可引起血肿。汽车安全带也可引起乳腺损伤，汽车安全带对乳腺的损伤是由于处于骨性胸廓和安全带之间的乳腺组织因躯体突然减速而受压，以及同时由于躯体的旋转而对软组织形成的剪切应力。如果乳腺外伤或者介入手术时发生血管三层结构破裂，还可能形成假性动脉瘤

【临床表现】

- 患者大多数有明显的外伤史或手术史
- 早期的临床表现为乳房肿胀和疼痛，有些患者可以见到皮肤局部的青紫淤斑等出血征象，继而乳房内形成血肿。这种血肿部分可能未经治疗而自行消失，但有不少因吸收缓慢而形成血囊肿
- 临床查体时，可在乳房内扪及明显的肿块，大小不等，可发生于乳房的任何部位，质地中等偏硬，有明显的囊性感，活动度尚可或欠佳，常有轻压痛，或无明显压痛。肿块穿刺时，可抽出不凝固的血液

【影像表现】

乳腺X线摄影表现

- 早期可见乳房呈弥漫性密度增高影，皮肤增厚，皮下脂肪呈毛玻璃样改变
- 以后可以看到边缘境界清楚的肿块影，囊壁周围可见透明晕带

乳腺超声表现

- 可见典型的液性平面或暗区，常能确定血肿的确切部位、大小和范围
- 如果形成假性动脉瘤，彩色多普勒上可以表现为肿块内的涡流，涡流与邻近血管相通

二、Mondor 病

【概念与概述】

Mondor 病可能是乳腺外伤的另一个结果。该病首先由Fagge于1870年提出，1939年Mondor对该病进行了系统的描述。Mondor 病是发生在身体不同部位的浅表静脉的血栓性静脉炎。在解剖学上，Mondor 病最易受累的部位是胸腹部的侧胸静脉、胸腹壁静脉和腹壁上静脉。此外还有腋窝到上肢内侧浅静脉，阴茎背面浅静脉和腹股沟区浅静脉等。Mondor 病的病原尚不清楚。乳腺区域的Mondor 病，除局部创伤以外，乳房手术（包括乳房穿刺活检术、前哨淋巴结活检术和乳房整形术），乳房炎症和感染，肥胖下垂，乳房胸罩过紧，类风湿性关节炎等可能也是危险相关因素。也有的研究

认为Monder病可能与乳腺癌相关，建议乳腺区域的Mondor病应进行乳腺X线摄影等相关检查。关于其发病机制，Hogan推测对静脉的直接损伤或对胸静脉的压迫而导致血流淤滞可能是导致该病的病理生理原因

【临床表现】

- 典型的临床表现为单个或多个可触及的沿血管走行的条索状物，通常有疼痛。它们牵拉皮肤，有时只有在上臂上举时才能看见。在索条走行部位上出现一条沟状凹陷或嵴状隆起
- 通常患者没有发热或不适的症状
- Mondor病是一种自限性疾病，临床上对症治疗即可，通常2～6周病变消退

【影像表现】

- 乳腺X线摄影片在侧倾斜位和头尾位可见到外上象限局限的浅表管状致密影，与浅表压痛条索状肿物相一致，这种增宽的管状致密影可能被误认为乳腺扩张的导管而进行活检。二者的区别在于血栓静脉较长，呈串珠状外观，多位于乳房外上象限。即便位于乳晕周围，也不会像输乳管一样终止在乳晕
- 彩色多普勒超声检查可见因血栓而膨胀的浅表静脉显著扩张，呈多处狭窄的管状无回声结构，形似串珠，无彩色血流，与浅表血栓静脉相一致，一般较导管要长

诊断与鉴别诊断精要

- 大多数有明显的外伤史或手术史
- X线上，创伤性血肿可表现为肿块，Monder病表现为外上象限局限的浅表管状致密影
- 一般结合病史，容易诊断

重点推荐文献

[1] Gatta G, Pinto A, Romano S, Ancona A, Scaglione M, Volterrani L. Clinical, mammographic and ultrasonographic features of blunt breast trauma [J]. Eur J Radiol, 2006, 59 (3): 327-330.

[2] Sohn YM, Kim MJ, Kim EK, Chung SH, Kwak JY, Moon HJ, et al. Pseudoaneurysm of the Breast During Vacuum-Assisted Removal [J]. J Ultrasound, Med, 2009; 28 (7): 967-971.

[3] Shetty MK, Watson AB. Mondor's disease of the breast: Sonographic and mammographic findings [J]. Am J Roentgenol, 2001, 177 (4): 893-896.

第2节　乳房脂肪坏死

【概念与概述】

乳腺脂肪坏死（fat necrosis of breast）由Lee和Munzer于1920年首先报道，1929年Hadfield强调了乳腺脂肪坏死和乳腺癌临床表现的相似性：临床诊断为乳腺恶性病变而行乳房切除术的妇女中，26%的患者最后病理诊断为良性脂肪坏死。脂肪坏死是一种良性病变，可发生于乳腺钝挫伤之后，也可发生于囊肿抽吸、活检、肿块切除、放射治疗，缩乳术、进行肌肉皮瓣转移的乳房重建术、植入物取出和抗凝治疗后。有些病例没有相关病史。Bilgen等报道了94例乳腺脂肪坏死患者，有相关病史者占61.7%，由此推测，引起皮下脂肪坏死的外伤不一定很重，特别是钝挫伤，可使乳腺组织中的脂肪组织直接受到挤压而坏死。此外，还可见继发性脂肪坏死：如乳腺的化脓性感染、肿瘤出血坏死以及乳腺导管扩张等，均可引起乳腺脂肪坏死

【病理与发展过程】

- 脂肪坏死是一个无菌性的炎症过程，源于由血液和组织中的脂肪酶所引起的皂化
- 早期表现为脂肪组织内出血，肉眼上表现为局部硬变坚实。乳腺实质内血液外渗引起乳腺小梁结构的水肿和膨胀，该过程伴随着脂肪细胞的破坏和细胞碎屑形成。这种破坏导致细胞间囊泡的形成，这些囊泡充满坏死的脂质
- 成纤维细胞，多核巨细胞，上皮样组织细胞增生并聚集在囊样区域之间。上皮样组织细胞（常称为充满脂质的巨噬细胞或者泡沫细胞）沿囊泡内面排列而且吞噬脂肪碎屑。多核巨细胞则聚集在形成中的脂性囊肿的边缘
- 3 ~ 4 周后病变与周围组织出现分界，形成一个黄灰色局部伴红色的肿块，周围有正常的组织包绕
- 脂肪坏死的愈合过程主要通过囊样区域边缘的纤维化进行。成纤维细胞增生形成一个致密薄壁包绕中心的脂样囊腔时就形成了脂性囊肿。纤维化过程中，纤维组织可以完全取代囊样区域，也可以有囊腔残留。在脂肪坏死的晚期阶段，纤维化可以非常明显，形成发硬的灰黄色肿块。此时，囊腔可消失或仍残留
- 作为纤维反应的过程，钙化可以出现于纤维化区域，因此特征性地位于脂性囊肿边缘
- 晚期还可以看到含铁血黄素沉积

【临床表现】

- 大多数脂肪坏死病例有外伤、感染、手术或放射治疗史，发生年龄在 14 ~ 80 岁不等，以中年妇女多见，特别是肥胖和悬垂型乳房的妇女
- 病变可以发生于乳房的任何部位，但以乳晕下区和乳晕周围常见。脂肪坏死最初在乳晕或其附近出现直径 2 ~ 8cm 的黄色或棕黄色的淤斑，典型表现是乳房浅表无痛性肿块
- 触诊为局限的、质硬的肿块。少数患者可以出现皮肤青紫、红斑、炎症和压痛，皮肤增厚、皮肤和乳头回缩以及类似乳腺癌的淋巴结肿大

【影像表现】

概述

- 乳腺脂肪坏死的乳腺 X 线摄影和临床意义在于其表现可能类似乳腺恶性病变而需要活检进行诊断
- 脂肪坏死的乳腺 X 线表现可以是一个脂样囊肿，或者表现为可疑恶性病变，包括簇状的微钙化，具有毛刺的局部致密影，或者不规则肿块
- 不同表现的病理基础是不同阶段纤维化和钙化程度的差别

乳腺 X 线摄影表现

- 含脂囊肿
  - 为较常见的表现
  - 表现为圆形或卵圆形边界光滑的透亮肿块，伴有薄壁
  - 囊肿的纤维壁可以伴或不伴钙化
  - 如果含脂囊肿包含油和血清液体的混合物，在水平光线投照的侧斜位片上，可以出现分层现象，含脂囊肿罕见的表现包括囊肿含有脂液平面以及可移动的纤维蛋白球
  - 囊肿的内容物有时可以失去其均匀一致的透亮性，因而可类似于实性病变，单纯囊肿或者脓肿
- 微钙化
  - 脂肪坏死的钙化多为光滑和圆形或曲线形钙化，但也可表现为局部的簇状多形性微钙化，以及成簇的线样钙化和分支样钙化和角形钙化
  - 乳腺 X 线片上与恶性病变难以鉴别
- 局部有毛刺的密度增高
  - 表现为边界不清的、带有毛刺的局部致密影
  - 壁的纤维性的结构扭曲可以引起囊肿壁不规则，如果这种不规则囊肿同时失去了中心的透亮区，其表现就成为一个毛刺结节
- 局部肿块
  - 脂肪坏死在罕见情况下可表现为不透明的局限性肿块，可伴或不伴钙化
  - 脂肪坏死表现为高密度结节的基础是局部纤维增生

乳腺 MRI 表现

- 大量含铁的噬铁细胞导致 T1 和 T2WI 的弥漫信号下降
- 局部水肿在 T2WI 图像上则呈现高信号
- 脂肪坏死由含脂囊肿和噬脂肉芽肿以不同的比例构成。纯的含脂囊肿在 T1WI 上表现为圆形，边界清楚的高信号病变，相当容易诊断。噬脂性肉芽肿与恶性病变的鉴别更为困难一些。因此这类表现需要活检诊断

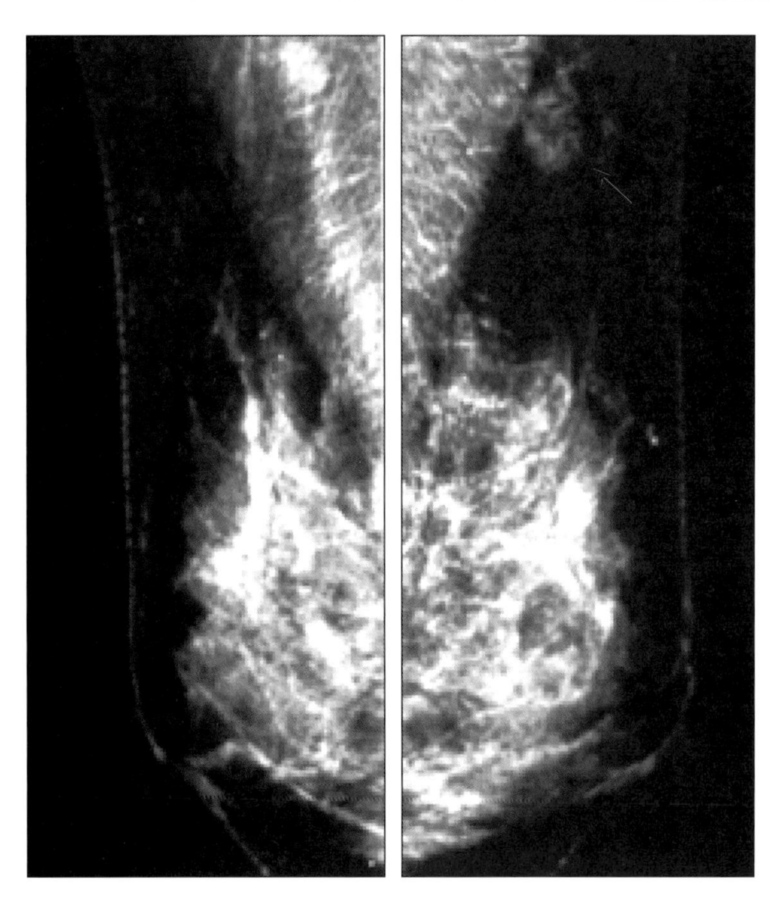

图 9-2-1 **乳房脂肪坏死**
乳腺 X 线摄影示左乳上方结节影，手术病理为脂肪坏死

- 强化依赖于炎症过程，强化可以是局部的或弥漫的，也可以是均匀的或不均匀的。强化方式可以从缓慢的逐渐强化到迅速强化。有时强化方式可表现为廓清型
- 病灶边缘的表现可以从清楚，不清楚到毛刺。脂肪坏死在磁共振上也可表现为不规则的边缘强化而中心区域不强化

【鉴别诊断】

- 脂肪瘤的鉴别
  - 乳腺 X 线片表现为圆形或卵圆形透亮肿块，周围有薄的囊壁
  - 脂肪瘤的囊壁罕有钙化
- 多发性皮脂腺囊肿
  - 多发性皮脂腺囊肿是一种常染色体显性遗传疾病
  - 包括主要位于躯干前方，背部，肢体近端，外生殖器的皮脂腺囊肿；主要发生于男性
  - 乳腺 X 线片上，双乳可见无数的含脂囊肿

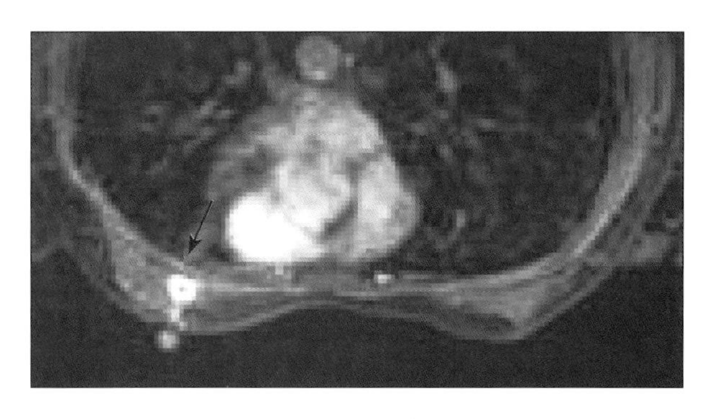

图 9-2-2 **乳腺间质纤维化并脂肪坏死**
乳腺磁共振增强扫描示左乳环形强化结节，手术病理为间质纤维化并脂肪坏死

诊断与鉴别诊断精要

- 乳房浅表无痛性肿块
- 影像上可表现为含脂囊肿或可疑恶性病变（微钙化、毛刺、肿块）
- 需与脂肪瘤、多发性皮脂腺囊肿鉴别

重点推荐文献

[1] Hogge JP，Robinson RE，Magnant CM，Zuurbier RA The mammographic spectrum of fat necrosis of the breast[J]. Radiographics，1995，15（6）：1347-1356.

[2] Evers K，Troupin RH. Lipid cyst：classic and atypical appearances[J]. AJR Am J Roentgenol，1991，157（2）：271-213.

[3] Bilgen IG，Ustun EE，Memis A． Fat necrosis of the breast：clinical，mammographic and sonographic features [J]. Eur J Radiol，2001，39（2）：92-99.

第 3 节　保乳术后的检查

【概念与概述】

1894 年美国医生 Halsted 创立的经典乳腺癌根治术，明显减低了乳腺癌的复发率。然而，随着观察时间的延长，人们认识到患者的生存机会远没有达到预想水平，加上根治手术给患者会带来心理上的摧残，人们开始探讨肿块切除加上放疗和化疗的保乳治疗（breast conservation therapy）手段以改善患者的生存质量。多项通过 8 ～ 10 年随访的随机研究表明，对于小于 5cm 的乳腺癌，选择根治性手术或是保乳治疗，患者的生存结局是类似的。因此，越来越多的乳腺癌Ⅰ期和Ⅱ期患者接受保乳治疗。

保乳治疗后每年的复发率在 1.5 ～ 2% 之间。前 5 年内大约 5% 的患者发生局部区域复发。10 年后复发率增加到 10% ～ 15%。患者患对侧乳腺癌的危险性也要增加。研究表明，保乳治疗后，患侧乳房内复发如进行补救性全部切除，仍可取得与一般改良根治术相近的生存率。因此，保乳治疗后的监测十分重要

【影像学在乳腺癌保乳治疗后随访中的价值】

乳腺 X 线摄影在乳腺癌保乳治疗后随访中的应用

- 钙化在乳腺癌保守治疗后复发检测中的意义
  - 保乳手术后新出现钙化的病例，大部分为良性病变，常表现为点状钙化以及粗大钙化。这些钙化与肿瘤复发关系不大
  - 约五分之一到半数接受放疗的乳房会发生钙化，钙化的发生是由于放疗对脂肪组织的损伤引起的。粗大，圆形，中心可见透亮区是这类钙化的特点。中心透亮是脂肪坏死钙化的典型表现。这些钙化在治疗完成后 2 ～ 5 年发生，它们不提示肿瘤的复发
  - 遗留在乳房中的缝合材料也会以一种具有特征性的方式钙化
  - 在形态学方面，与肿瘤复发相关的钙化特征包括钙化数目超过 10 枚，线形或多形型，不规则，体积较小以及簇状和节段状分布
  - 如果原发肿瘤部位有微钙化残留，它们可能稳定不变，增加或者减少。微钙化数目增加提示肿瘤生长，这种情况下微钙化必须切除。如果钙化减少或消失，可以认为肿瘤已经得到有效控制。稳定的微钙化需要长时间随访以确保它们没有数目的增加
- 乳腺癌复发的其他征象
  - 出现肿块和（或）结构扭曲。肿块可以表现为单纯肿块，或者肿块伴钙化，具有钙化的肿块总是肿瘤复发的信号。肿块样表现也可以是手术瘢痕的增大
  - 其他提示复发表现可以是弥漫性乳腺密度

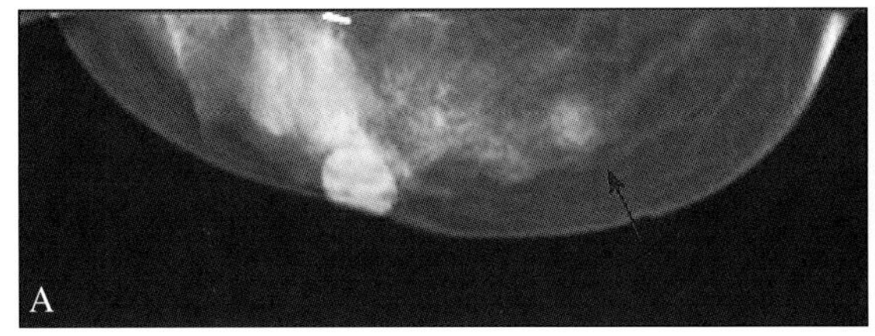

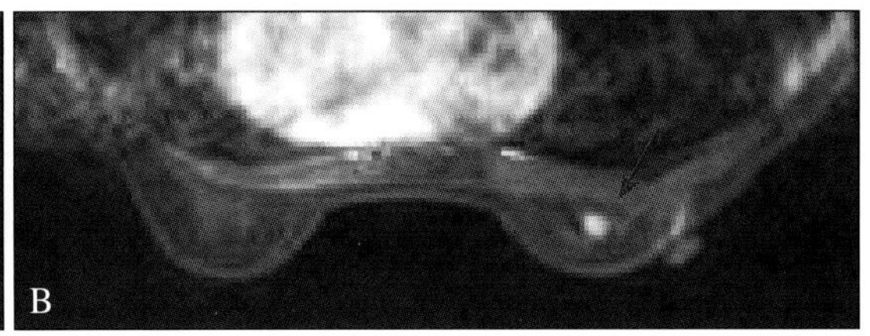

图 9-3-1 **右侧乳腺术后 44 个月再发乳腺癌**
A．乳腺 X 线摄影轴位片可见类结节影；B．乳腺磁共振增强扫描可见一均匀强化肿块影，穿刺活检为浸润性导管癌

增加或者乳腺间质的进行性增粗

- 需要与肿瘤复发鉴别的常见术后改变
  - 血清肿或血肿
    - 表现为手术区域的卵圆形水样密度肿块
  - 瘢痕
    - 瘢痕的特征是毛刺状边缘，不同投照角度显示乳腺内瘢痕组织的形态有所不同，有时中心包含脂肪
    - 当外科或放疗所致的水肿减轻时，手术瘢痕会更加明显。仔细观察早期的乳腺片，可以发现瘢痕是被水肿所遮盖，而不是新出现的病变
    - 早期治疗后的乳腺片如果显示毛刺状肿块，往往提示为瘢痕

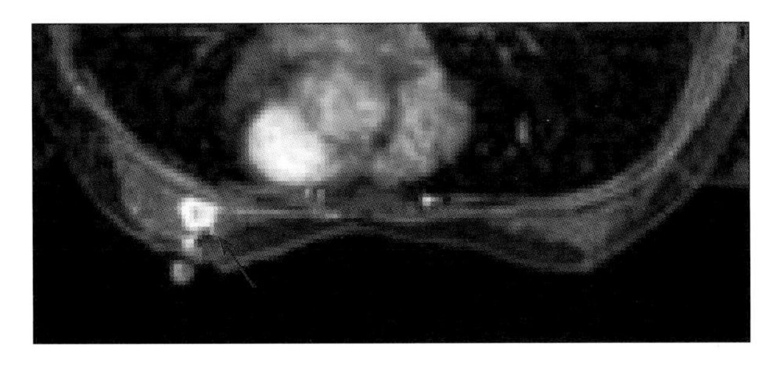

图 9-3-2 **左乳浸润性导管癌**
左乳癌术后 31 个月，乳腺磁共振检查示左乳环形强化肿块，手术病理结果为左乳浸润性导管癌

  - 皮肤增厚
    - 接受乳腺放射治疗的妇女乳腺 X 摄影片最常见的表现是皮肤增厚，见于超过 90% 的病例，其厚度可达 1cm
    - 鉴别皮肤增厚的最好方法是与治疗前乳腺片比较或与对侧乳腺比较，约 20% ~ 60% 的妇女乳房皮肤随着时间的推移会恢复正常
  - 水肿
    - 几乎所有接受腋窝淋巴结切除或放疗的患者均有乳腺水肿
    - 乳腺中度水肿时，乳房增大，密度增高，增厚的线状实质小梁显影清晰
    - 通常乳房水肿在 2 年内逐渐缓解，仅少数患者遗留轻度水肿

乳腺 MRI 在乳腺癌保乳治疗后随访中的应用

由于局部手术后的改变和术后放疗的实施，临床检查 X 线检查及超声检查均受到一定影响，MRI 在随访过程中可提供有用信息

- 敏感性高于乳腺 X 线摄影
- 乳腺癌复发表现为早期强化
- 在治疗后 1 年之内，由于局部治疗的改变，可以出现原手术区域周围的强化，甚至早期强化，形成假阳性信号，与肿瘤复发鉴别困难。治疗 1 年后，原手术区域周围的强化明显减弱，假阳性信号减低
- 几乎 100% 的阴性预测值，提示在其他检查怀疑复发时，如果磁共振检查阴性，就可以避免不必要的活检

对侧乳腺癌

- 一侧患乳腺癌的妇女，对侧再发乳腺癌的概率是普通妇女的 1.5 ~ 5 倍。研究表明，一侧患乳腺癌后，对侧乳腺癌的 5 年累计发病率和 10 年累计发病率分别为 2% 和 3.4%
- 乳腺癌患者的对侧乳腺监测是一个重要课题
- 磁共振在检出对侧乳腺癌中的敏感性和特异性高于乳腺 X 线摄影
- 建议对于较年轻的女性，有遗传家族史的女性在乳腺癌术后随访时加做乳腺磁共振检查

【乳腺癌保乳术后随访策略】

对于随访的程序目前没有达成一致意见，大都是根据专家的经验

- 策略 1

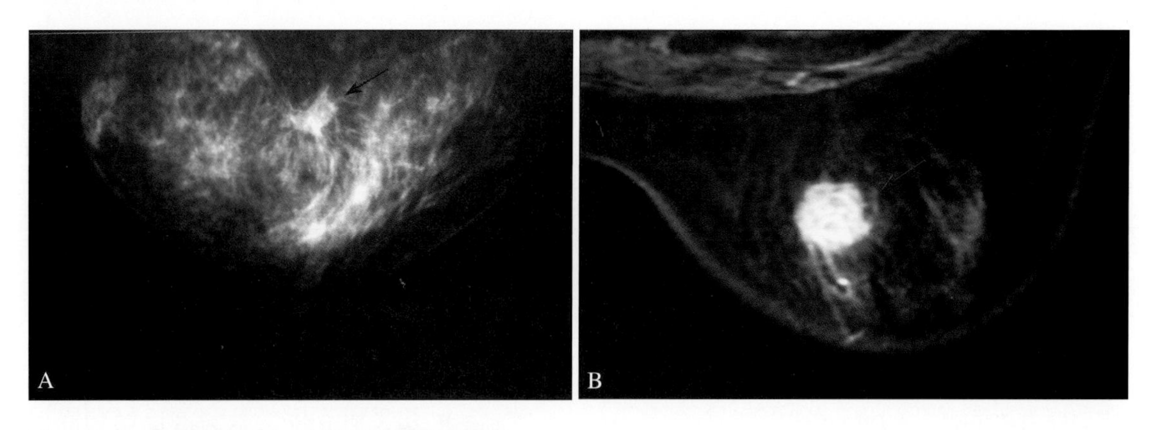

图 9-3-3 右乳癌术后 24 个月左乳再发乳腺癌
A．乳腺 X 线摄影示左乳不规则肿块；B．乳腺磁共振检查可见一不规则强化肿块，手术病理结果为左乳浸润性导管癌

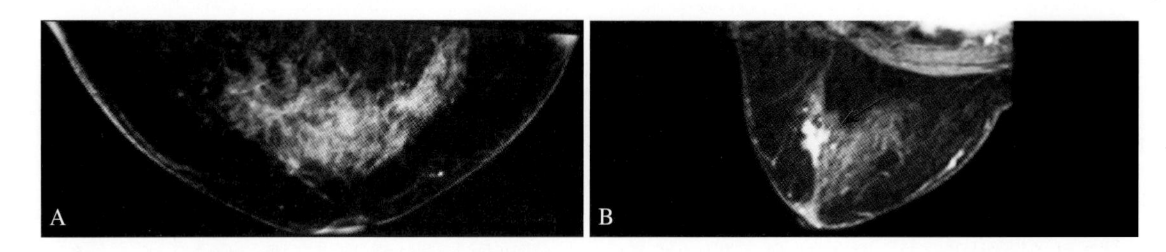

图 9-3-4 右乳癌术后 135 个月左乳再发乳腺癌
A．乳腺 X 线摄影左乳未见明确异常；B．乳腺磁共振检查示左乳不规则强化结节。手术病理为左乳小叶原位癌

- 乳腺癌治疗后，最初的 2 年内，每 3 ～ 4 个月复查一次
- 第 3 ～ 5 年，改为半年一次
- 5 年后每年复查一次
- 放疗结束后 6 个月内进行一次乳房 X 线检查（也有作者认为，乳腺癌保乳术后第 1 次乳腺 X 线摄影检查应在手术后第 2 年进行。因为如果进行充分的外科治疗和放射治疗，治疗后 18 ～ 24 个月内，很少会出现肿瘤复发），以后每 12 个月一次乳腺 X 线检查

- 策略 2
  - 治疗结束后 9 ～ 12 个月进行第 1 次检查
  - 对于线性瘢痕和营养不良性钙化，12 个月后随访，如果随访稳定，则继续进行每年一次的随访
  - 对于结节样瘢痕或者性质不定的钙化，则 6 个月后随访
    - 瘢痕收缩或者钙化变为粗大钙化，则进行每年一次的常规随访
    - 稳定结节或钙化，则继续进行半年一次的随访，若仍保持稳定，归入常规组
    - 结节增大，出现结构扭曲，或者仍然为性质不定的钙化，则进行活检

（刘海泉 彭卫军）

重点推荐文献

[1] Dershaw DD. Mammography in Patients with Breast Cancer Treated by Breast Conservation (Lumpectomy with or without Radiation) [J]. Am J Roentgenol 1995; 164 (2) : 309-316.

[2] Preda L, Villa G, Rizzo S, Bazzi L, Origgi D, Cassano E, et al. Magnetic resonance mammography in the evaluation of recurrence at the prior lumpectomy site after conservative surgery and radiotherapy [J]. Breast Cancer Res, 2006, 8 (5) : 9.

[3] Giess CS, Keating DM, Osborne MP, Rosenblatt R. Local tumor recurrence following breast-conservation therapy: correlation of histopathologic findings with detection method and mammographic findings[J]. Radiology, 1999, 212 (3) : 829-835.

主要参考文献

[1] 王钟富．现代实用乳房疾病诊疗学．郑州：河南科学技术出版社，2000：239-46.

[2] Hertl K，Marolt-Music M，Kocljanclc I，Prevodnik-Kloboves V，Zgajnar J. Haematomas After Percutaneus Vacuum-Assisted Breast Biopsy [J] Ultraschall Med，2009，30（1）：33-36.

[3] Gatta G，Pinto A，Romano S，Ancona A，Scaglione M，Volterrani L. Clinical，mammographic and ultrasonographic features of blunt breast trauma [J]. Eur J Radiol，2006，59（3）：327-330.

[4] Dixon AM，Enion DS. Pseudoaneurysm of the breast：case study and review of literature [J]. Br J Radiol，2004，77（920）：694-697.

[5] Al Hadidy AM，Al Najar MS，Farah GR，Tarawneh ES. Pseudoaneurysm of the breast after blunt trauma：Successful treatment with ultrasound-guided compression [J]. J Clin Ultrasound，2008，36（7）：440-442.

[6] Sohn YM，Kim MJ，Kim EK，Chung SH，Kwak JY，Moon HJ，et al. Pseudoaneurysm of the Breast During Vacuum-Assisted Removal [J]. J Ultrasound Med，2009，28（7）：967-971.

[7] Veronesi P，Zurrida S. Monder's disease：is there any correlation with breast cancer? [J]. Breast，1995，4（3）：170-171.

[8] 郭美琴，王晋峰，Mondor 病 [J]. 中国实用外科杂志，2005，25：316-317.

[9] Catania S，Zurrida S，Veronesi P，Galimberti V，Bono A. Pluchinotta A.Mondor's disease and breast cancer[J]. Cancer，1992，69（9）：2267-2270.

[10] Shetty MK，Watson AB.Mondor's disease of the breast：Sonographic and mammographic findings [J]. Am J Roentgenol，2001，177（4）：893-896.

[11] Hogge JP，Robinson RE，Magnant CM，Zuurbier RA.The mammographic spectrum of fat necrosis of the breast [J]. Radiographics，1995，15（6）：1347-1356.

[12] Bilgen IG，Ustun EE，Memis A.Fat necrosis of the breast：clinical，mammographic and sonographic features [J]. Eur J Radiol，2001，39（2）：92-99.

[13] Tan PH，Lai LM，Carrington EV，Opaluwa AS，Ravikumar KH，Chetty N，et al. Fat necrosis of the breast-a review[J].Breast，2006，15（3）：313-318.

[14] Evers K，Troupin RH. Lipid cyst：classic and atypical appearances[J]. AJR Am J Roentgenol，1991，157（2）：271-273.

[15] Cyrlak D，Carpenter PM. Breast imaging case of the day-Fat necrosis of the breast [J]. Radiographics，1999，19：S80-S83.

[16] Taboada JL，Stephens TW，Krishnamurthy S，Brandt KR，Whitman GJ. The Many Faces of Fat Necrosis in the Breast[J]. Am J Roentgenol，2009，192（3）：815-825.

[17] Baber CE，Libshitz HI. Bilateral fat necrosis of the breast following reduction mammoplasties[J]. AJR Am J Roentgenol，1977，128（3）：508-509.

[18] Bassett LW，Gold RH，Cove HC． Mammographic spectrum of traumatic fat necrosis：the fallibility of “pathognomonic” signs of carcinoma[J]. AJR Am J Roentgenol，1978，130（1）：119-122.

[19] Dershaw DD，McCormick B，Cox L，Osborne MP. Differentiation of benign and malignant local tumor recurrence after lumpectomy[J].. AJR Am J Roentgenol，1990，155（1）：35-38.

[20] Kinoshita T，Yashiro N，Yoshigi J，Ihara N，Narita M. Fat necrosis of breast：a potential pitfall in breast MRI[J]. Clin Imaging，2002，26（4）：250-253.

[21] Gilles R，Guinebretiere JM，Shapeero LG，Lesnik A，Contesso G，Sarrazin D，et al. Assessment of breast cancer recurrence with contrast-enhanced subtraction MR imaging：preliminary results in 26 patients[J].Radiology，1993，188（2）：473-478.

[22] Coady AM，Mussurakis S，Owen AW，Turnbull LW. Case report：MR imaging of fat necrosis of the breast associated with lipid cyst formation following conservative treatment for breast carcinoma[J]. Clin Radiol，1996，51（11）：815-817.

[23] Pollack AH，Kuerer HM. Steatocystoma multiplex：appearance at mammography[J]. Radiology，1991，180（3）：836-838.

[24] 李坤成，孙泽民．乳腺影像诊断学．北京：人民卫生出版社，2003：305-317.

[25] Stacey-Clear A，McCarthy KA，Hall DA，Pile-Spellman ER，Mrose HE，White G，et al. Calcified suture material in the breast after radiation therapy[J]. Radiology，1992，183（1）：207-208.

[26] Dershaw DD．Mammography in Patients with Breast Cancer Treated by Breast Conservation（Lumpectomy with or without Radiation）[J]. Am J Roentgenol，1995，164（2）：309-316.

[27] Gunhan-Bilgen I，Oktay A． Management of microcalcifications developing at the lumpectomy bed after conservative surgery and radiation therapy[J]. AJR Am J Roentgenol，2007，188（2）：393-398.

[28] Dershaw DD，Giess CS，McCormick B，Borgen P，Liberman L，Abramson AF，et al. Patterns of mammographically detected calcifications after breast-conserving therapy associated with tumor recurrence[J]. Cancer，1997，79（7）：1355-1361.

[29] Solin LJ，Fowble BL，Troupin RH，Goodman RL. Biopsy results of new calcifications in the postirradiated breast[J]. Cancer，1989，63（10）：1956-1961.

[30] Vora SA，Wazer DE，Homer MJ. Management of microcalcifications that develop at the lumpectomy site after breast-conserving therapy[J]. Radiology，1997，203（3）：667-671.

[31] Stomper PC，Recht A，Berenberg AL，Jochelson MS，Harris JR. Mammographic detection of recurrent cancer in the irradiated breast[J]. AJR Am J Roentgenol，1987，148（1）：39-43.

[32] Orel SG，Troupin RH，Patterson EA，Fowble BL. Breast cancer recurrence after lumpectomy and

irradiation：role of mammography in detection[J]. Radiology，1992，183（1）：201-206.
[33] Belli P，Costantini M，Romani M，Marano P，Pastore G. Magnetic resonance imaging in breast cancer recurrence[J]. Breast Cancer Res Treat，2002，73（3）：223-235.
[34] Rieber A，Merkle E，Zeitler H，Gorich J，Kreienberg R，Brambs HJ，et al. Value of MR mammography in the detection and exclusion of recurrent breast carcinoma[J]. J Comput Assist Tomogr，1997，21（5）：780-784.
[35] Fischer U，Kopka L，Grabbe E. Breast carcinoma：effect of preoperative contrast-enhanced MR imaging on the therapeutic approach[J]. Radiology，1999，213（3）：881-888.
[36] Preda L，Villa G，Rizzo S，Bazzi L，Origgi D，Cassano E，et al. Magnetic resonance mammography in the evaluation of recurrence at the prior lumpectomy site after conservative surgery and radiotherapy [J]. Breast Cancer Res，2006，8（5）：9.
[37] Mumtaz H，Davidson T，HallCraggs MA，Payley M，Walmsley K，Cowley G，et al. Comparison of magnetic resonance imaging and conventional triple assessment in locally recurrent breast cancer[J]. Br J Surg，1997，84（8）：1147-1151.
[38] Morakkabati N，Leutner CC，Schmiedel A，Schild HH，Kuhl CK. Breast MR imaging during or soon after radiation therapy [J]. Radiology，2003，229（3）：893-901.
[39] Giess CS，Keating DM，Osborne MP，Rosenblatt R. Local tumor recurrence following breast-conservation therapy：correlation of histopathologic findings with detection method and mammographic findings[J]. Radiology，1999，212（3）：829-835.
[40] Kurtz JM，Amalric R，Brandone H，Ayme Y，Jacquemier J，Pietra JC，et al. Local recurrence after breast-conserving surgery and radiotherapy. Frequency，time course，and prognosis[J]. Cancer，1989，63（10）：1912-1917.
[41] Solin LJ，Kurtz J，Fourquet A，Amalric R，Recht A，Bornstein BA，et al. Fifteen-year results of breast-conserving surgery and definitive breast irradiation for the treatment of ductal carcinoma in situ of the breast[J]. J Clin Oncol，1996，14（3）：754-763.
[42] Liberman L，VanZee KJ，Dershaw DD，Morris EA，Abramson AF，Samli B. Mammographic features of local recurrence in women who have undergone breast-conserving therapy for ductal carcinoma in situ [J]. Am J Roentgenol，1997，168（2）：489-493.
[43] Philpotts LE，Lee CH，Haffty BG，Lange RC，Tocino I. Mammographic findings of recurrent breast cancer after lumpectomy and radiation therapy：comparison with the primary tumor[J]. Radiology，1996，201（3）：767-771.
[44] Lu WL，Schaapveld M，Jansen L，Bagherzadegan E，Sahinovic MM，Baas PC，et al. The value of surveillance mammography of the contralateral breast in patients with a history of breast cancer[J]. Eur J Cancer，2009，45（17）：3000-30007.
[45] Viehweg P，Rotter K，Laniado M，Lampe D，Buchmann J，Kolbl H，et al. MR imaging of the contralateral breast in patients after breast-conserving therapy[J]. Eur Radiol，2004，14（3）：402-408.
[46] Kollias J，Evans AJ，Wilson ARM，Ellis IO，Elston CW，Blamey RW. Value of contralateral surveillance mammography for primary breast cancer follow-up[J]. World JSurg，2000，24（8）：983-989.

全身疾病的乳腺改变

10

第 1 节　乳腺水肿

【概念与概述】

乳腺水肿（breast edema）由于严重的心、肝、肾疾病，导致器官功能不全，液体聚集引起的乳腺组织水肿

【病理与病因】

- 严重的心功能不全时，全身静脉与淋巴回流障碍，以及液体过剩、肾功能不全、严重的肝疾病和低蛋白血症等原因，导致液体聚集于乳腺组织内，形成水肿

【临床表现】

表现

- 单侧或双侧乳房增大，皮肤肿胀，弹性减低
- 触之变韧、紧张度增加

治疗

- 强心、利尿、补充血浆白蛋白等对症治疗，改善心、肝、肾的功能状况

【影像表现】

概述

- 最佳诊断依据：有心功能衰竭者，单侧或双侧乳腺肿大

乳腺 X 线摄影表现

- 乳腺外形增大，纤维腺体密度增高，纤维小梁结构增粗（图 10-1-1）
- 皮肤水肿增厚，以乳晕区明显（图 10-1-2）

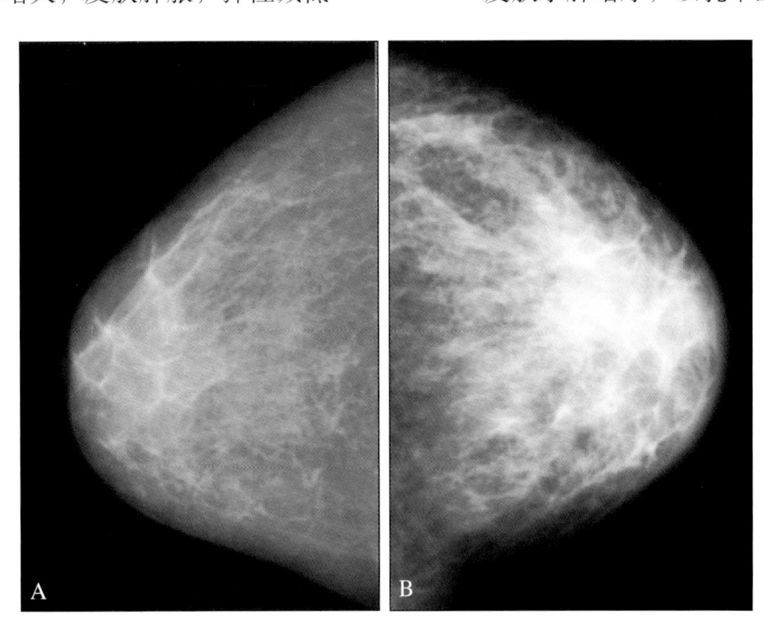

图 10-1-1　乳腺水肿
心功能不全引起的左乳腺水肿。A. 右乳头尾位；B. 左乳头尾位。左侧乳腺纤维腺体密度增高，纤维小梁结构增粗，皮肤水肿增厚。右侧乳腺正常

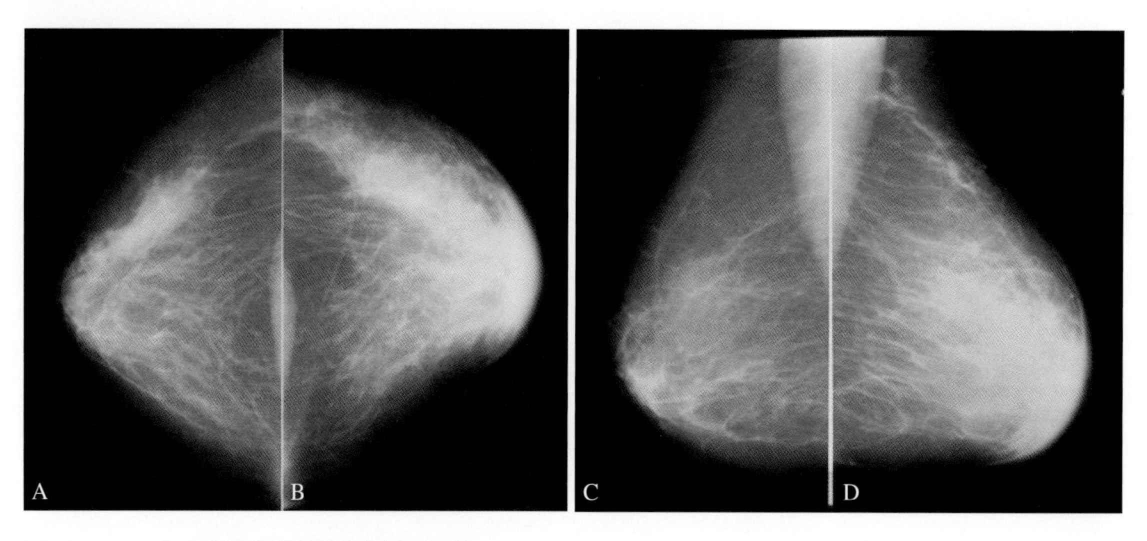

图 10-1-2 **心功能不全引起的左侧乳腺水肿**

A. B. 双乳头尾位，C. D. 双乳内外斜位。左侧乳腺纤维腺体密度增高，纤维结构增粗，皮肤水肿增厚，以乳晕区明显。右侧乳腺正常

- 当心、肝、肾功能不全得到改善、恢复后，血液与淋巴液淤滞状况与间质性水肿随之消失，乳房也随之缩小、变软、松弛

乳腺超声表现

- 皮肤增厚，回声增强，皮下组织间隙水肿
- 腺体增厚

推荐影像学检查

- 最佳检查方法：X 线摄影或超声检查

【鉴别诊断】

- 急性乳腺炎
  - 乳房肿大，皮肤红肿，发热，有压痛
  - 白细胞增高
  - 抗菌素治疗有效
- 炎性乳腺癌
  - 乳房增大，皮肤红肿热痛和橘皮样改变
  - 乳腺密度增高，可有结节或肿块、恶性钙化灶、结构紊乱
  - 由于腋窝淋巴管的阻塞，乳腺会出现广泛的网状阴影
  - 腋下淋巴结增长
- 乳腺淋巴管炎性转移
  - 乳房皮肤水肿增厚，皮下组织密度增高，小梁结构增粗
  - 腋下淋巴结增大
  - 有明确的恶性肿瘤病史

（杜红文　张毅力）

诊断与鉴别诊断精要

- 有心功能衰竭者，单侧或双侧乳腺肿大
- 主要 X 线表现是乳腺外形增大，纤维腺体密度增高，皮肤水肿增厚
- 与急性乳腺炎、炎性乳腺癌、乳腺淋巴管炎性转移的影像表现容易混淆

重点推荐文献

[1] 杜红文，张蕴 . 乳腺疾病影像诊断学．西安：陕西省科学技术出版社，2003：187-190.
[2] Blum C，Baker M. Venous congestion of the breast mimicking inflammatory breast cancer: case report and review of literature[J]. The Breast Journal. 2008；14（1）：97-101.
[3] Alikhassi A, Omranipour R, Alikhassy Z. Congestive heart failure versus inflammatory carcinoma in breast. Case Rep Radiol.Published online Apr 7，2014.

第 2 节　滋养细胞瘤引起的乳腺改变

【概念与概述】

滋养细胞瘤引起的乳腺改变（breast change caused by trophoblastic tumor）。

- 滋养细胞瘤包括葡萄胎、侵蚀性葡萄胎与绒毛膜上皮癌，是由胚胎滋养细胞变化而来的肿瘤，三者既有区别又密切相关，是一种疾病的不同发展阶段。葡萄胎属良性疾病，侵蚀性葡萄胎及绒毛膜上皮癌则为恶性滋养细胞肿瘤
- 这组疾病产生大量的绒毛膜促性腺激素（HCG），卵巢产生雌激素和黄体酮，引起乳腺导管和腺泡增生

【病理与病因】

- 在雌激素与黄体酮的作用下，乳腺小管与腺泡增生，充分发育，乳腺实质增加，乳腺间质水肿，毛细血管增多、扩张充血

【临床表现】

表现

- 双侧乳房外形增大，坚实
- 表浅静脉扩张
- 乳晕、乳头色素沉积增加

治疗

- 治疗原发疾病

【影像表现】

概述

- 最佳诊断依据：有滋养细胞肿瘤的病史，乳腺体积增大

乳腺 X 线摄影表现

- 乳腺体积增大
- 纤维腺体组织含量增多，密度增高

（杜红文）

诊断与鉴别诊断精要

- 有滋养细胞肿瘤的病史，乳腺体积增大
- 主要 X 线表现是乳腺体积增大、纤维腺体组织含量增多，密度增高

重点推荐文献

[1] 杜红文，张蕴 . 乳腺疾病影像诊断学．西安：陕西省科学技术出版社，2003：187-190.

第3节 乳腺梗塞

【概念与概述】

乳腺梗塞（breast infarction），又称乳腺坏死，或称乳腺自发性梗死或坏死

【病理与病因】

- 患者多有血管炎性闭塞、血管栓塞或其他心血管疾病
- 也有的患者因其他疾病应用了抗凝剂
- 有作者报道妊娠与哺乳期乳腺局限性梗塞，认为与妊娠期和哺乳期乳腺代谢增加有关，因血运不足引发缺血坏死，并称之为乳腺生理性增生性梗死
- 乳腺梗塞分为广泛性和局限性两类
  - 广泛性梗塞较局限性多见，为出血性坏死
  - 病理上局限性梗塞边缘可见有纤维腺瘤残存。近年来，文献报道多种之为纤维腺瘤自发性梗塞，妊娠和哺乳期多见

【临床表现】

表现

- 40岁以上的肥胖者多见，常伴有严重的心血管疾病，表现为一侧或双侧乳房皮肤、皮下组织及乳腺组织广泛出血、坏死
- 40岁以下多为纤维腺瘤自发性梗塞，表现为急性进行性增大的乳腺肿块，伴疼痛

【影像表现】

概述

- 最佳诊断依据：纤维肿瘤自发性梗塞表现为急性进行性增大的乳腺肿块，伴有疼痛

乳腺X线摄影表现

- 纤维肿瘤自发性梗塞表现为良性肿块，边缘光滑，边界清楚

（杜红文）

诊断与鉴别诊断精要

- 广泛性梗塞为一侧或双侧乳房皮肤、皮下组织及乳腺组织广泛出血、坏死
- 纤维肿瘤自发性梗塞：急性进行性增大的乳腺肿块，伴疼痛，多发生在妊娠期和哺乳期

重点推荐文献

[1] Lucey JJ. Spontaneous infarction of the breast[J].J Clin Pathol，1975，28:937-943.
[2] Behrndt VS，Barbakoff D，Askin FB，Brem RF.Infarcted lactating adenoma presenting as a rapidly enlarging breast mass[J]. AJR Am J Roentgenol，1999，173：933-935.
[3] Toy H，Esen HH，Sonmez FC，Kucukkartallar T. Spontaneous Infarction in a Fibroadenoma of the Breast[J]. Breast Care（Basel），2011，6：54-55.

第 4 节 继发性乳腺淋巴瘤

【概念与概述】

继发性乳腺淋巴瘤（secondary lymphoma of breast）为全身恶性淋巴瘤的一部分

- 继发性乳腺病变与原发病变之间间隔时间为 0 ～ 14 个月，中位间隔时间为 3 个月
- 发病率仅 0.07%

【病理与病因】

- 单个或多个病灶，或为弥漫性病灶
- 肿块大小不一，以 2 ～ 5cm 者多见
- 结节病变多数边界较清楚，弥漫性病变边界不清
- 切面灰白色或粉红色，质嫩呈鱼肉状，中心可有退变坏死
- 病理类型
  - 弥散大 B 细胞淋巴瘤多见
  - 霍奇金淋巴瘤极罕见

【临床表现】

表现

- 缺乏特征性，与乳腺其他恶性肿瘤不易区别
- 结节性病变表现为单侧或双侧乳房无痛性结节，边界清楚
- 弥漫性病变表现为乳房肿胀、变硬，病变表面皮肤呈紫红色，无明显红肿
- 肿块质中有弹性，生长迅速，活动度好与皮肤无粘连
- 皮肤无橘皮样改变，乳头受累者极罕见
- 少数患者可有局部皮肤受累，使病变部位皮肤固定，伴炎症性改变
- 症状和病变不平行

人口统计学

- 年龄
  - 好发于 40 ～ 60 岁
- 性别
  - 女性多见，男性罕见

治疗

- 化疗为主的综合治疗
- 可保留乳房

【影像表现】

概述

- 最佳诊断依据
  - X 线：乳腺实质密度增高，多发模糊斑片状阴影；单发或多发结节，无成簇的微小钙化、边缘毛刺征象，不伴有皮肤、乳头回缩
  - 超声：肿块回声极低类似囊肿样，后方回声增强，血流信号丰富
- 部位
  - 弥漫型：侵犯 1 个象限以上，或双乳受累
  - 结节型：单发或多发结节，以 2 ～ 5cm 者多见
- 形态学
  - 弥漫型：斑片状
  - 结节型：类圆形、分叶状或不规则形

乳腺 X 线摄影表现

- 弥漫型
  - 侵犯 1 个象限以上，或双乳受累（图 10-4-1）
  - 乳腺实质密度增高，或多发模糊斑片状阴影（图 10-4-2）
  - 皮下脂肪层欠清晰，呈网状改变
  - 皮肤水肿增厚
- 结节型
  - 单发或多发高密度结节（图 10-4-3）
  - 边缘清晰或模糊

乳腺超声表现

- 弥漫型
  - 侵犯 1 个象限以上，或双乳受累
  - 乳腺实质结构扭曲、紊乱
  - 皮下脂肪层欠清晰，回声增强
  - 皮肤增厚
- 结节型
  - 单发或多发低回声不规则、不均匀结节
  - 类圆形、分叶状或不规则形
  - 边缘清晰欠锐利或边缘模糊
  - 内部可见丝网状结构或类似囊肿的低回声图像，后方回声增强
  - 内部血流丰富，高阻动脉血流是其鉴别乳腺囊肿的特征

推荐影像学检查

- 乳腺 X 线摄影联合超声检查
- 备忘建议

需做胸、腹 CT 扫描，以了解其他部位的病变

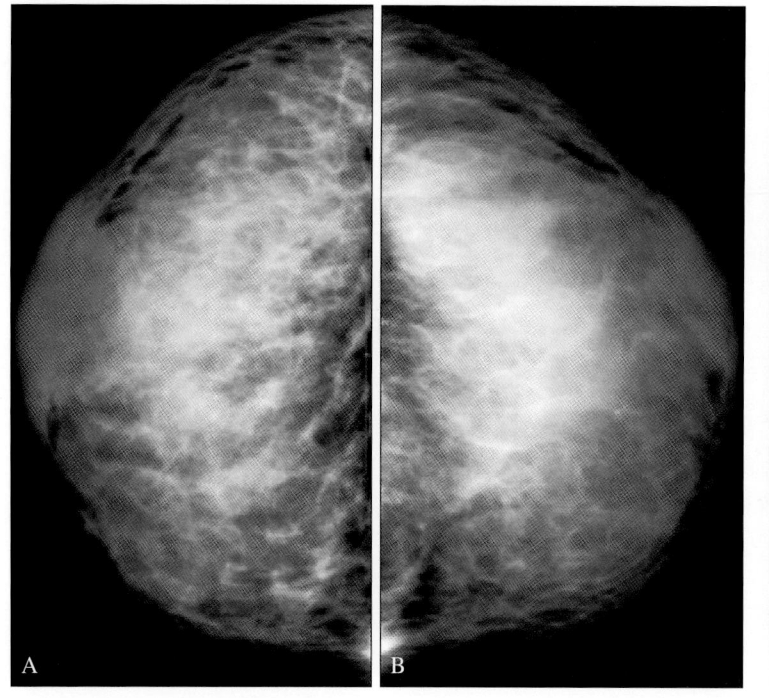

图 10-4-1 **乳腺继发性淋巴瘤**

A，B 为双乳头尾位。双侧乳腺实质密度增高，边界不清，皮下脂肪层欠清晰，乳晕区皮肤增厚。病理活检证实为非霍奇金淋巴瘤（图片由第四军医大学唐都医院陈宝莹医生提供）

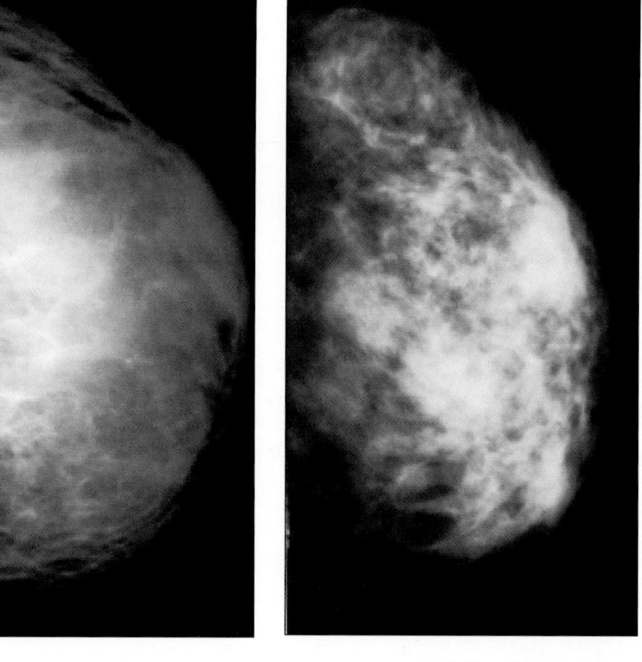

图 10-4-2 **乳腺继发性淋巴瘤**

乳腺多发不规则斑片状密度增高阴影，边界模糊。病理诊断：弥漫大 B 细胞淋巴瘤

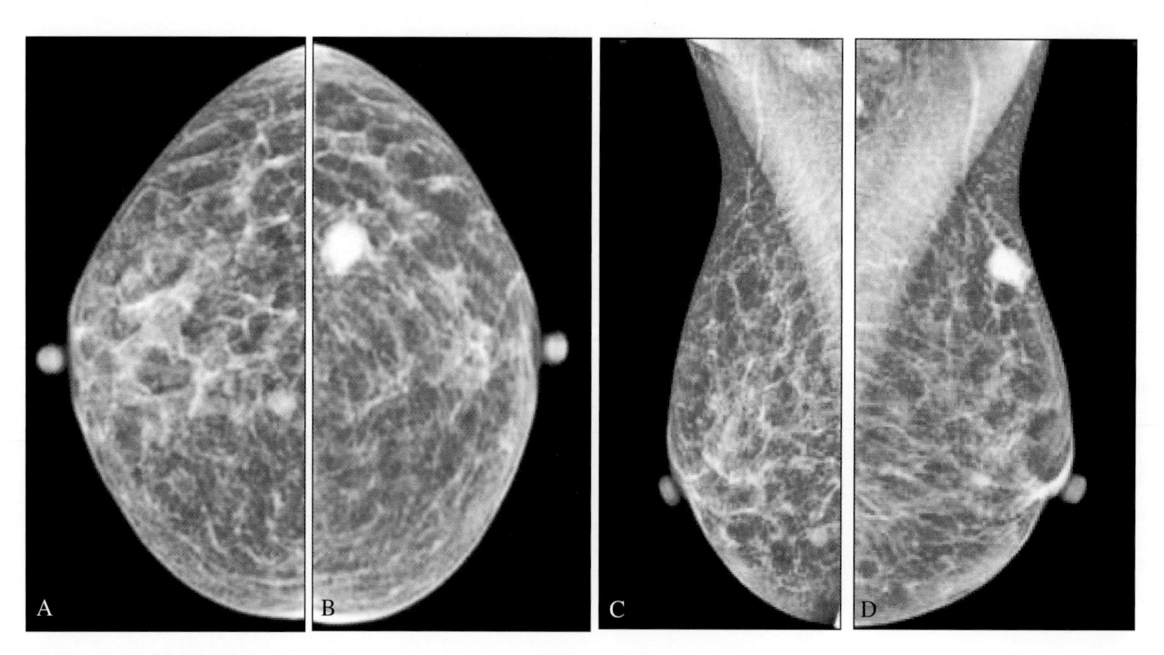

图 10-4-3 **乳腺继发性淋巴瘤**

A，B．双乳头尾位；C，D．双乳内外斜位。左乳外上象限可见不规则致密结节影，边缘欠光整，右乳内下象限深部小结节阴影，边界清楚。病理诊断：非霍奇金淋巴瘤（图片由第四军医大学唐都医院陈宝莹医生提供）

情况，确定临床分期、监测疗效

【鉴别诊断】

肿瘤

- 乳腺癌
  - X线表现常有蟹足样改变或成簇微小钙化、边缘毛刺
  - 局部皮肤、乳头内陷
  - B超表现为轮廓不规则、较高回声肿块，前后径与横径之比 > 1，后方回声衰减等
- 原发性乳腺淋巴瘤
  - 既往无恶性淋巴瘤病史
  - 乳腺是临床首发部位
  - 同侧腋窝淋巴结受累发生在乳腺病变之后或同时
  - 无乳腺上皮细胞恶变（癌）之证据
  - 影像学表现与继发性乳腺淋巴瘤无明显差异

良性病变

- 乳腺淋巴组织反应性增生
  - 常为全身多器官系统受累
  - 乳腺肿块规则，呈圆形或类圆形
- 乳腺囊肿
  - X线病变呈类圆形结节，边界清楚，边缘光滑锐利
  - 超声病变内无回声，有囊壁，后回声增强明显，内部无血流信号
- 非哺乳期乳腺炎
  - 乳腺局部红肿，压痛明显，腋窝淋巴结可肿大、疼痛
  - 白细胞增高
  - 抗菌素治疗有效

（杜江文）

诊断与鉴别诊断精要

- 病变表现为弥漫型或结节型
- 主要X线表现是乳腺实质密度增高，多发模糊斑片状阴影、单发或多发结节
- 主要超声表现为肿块回声极低，类似囊肿，血流信号丰富
- 与肿瘤及一些良性病变的影像表现容易混淆

重点推荐文献

[1] Watson AP, Fraser SE. Primary lymphoma of the breast [J]. Australas Radiol，2000，44：234-236.

[2] 索京涛，石木兰，蒋玲霞. 乳腺非霍奇金淋巴瘤的影像表现 [J]. 临床放射学杂志，2001，20（11）：835-838.

[3] Yang WT，Lane D，Le-Petross HT，et al. Breast lymphoma：imaging findings of 32 tumors in 27 patients[J].Radiology，2007，245（3）：692-702.

第 5 节 乳腺转移瘤

【概念与概述】

乳腺转移瘤（breast metastases）是继发于其他组织器官的恶性肿瘤

【病理与病因】

- 按部位或脏器转移到乳腺的机会大小排列依次是：淋巴、皮肤、肺、胃、卵巢、前列腺、直肠、扁桃体、肝等
- 流行病学

发病率国内外报道不一，大多数在 1% 左右，国内文献报道为 2.79%

【临床表现】

表现

- 有恶性病史
- 乳房出现无痛性肿块，单发或单发，双乳多见

治疗

- 单发病变可选择手术切除，术后放化疗
- 多发病变选择以化疗为主的综合治疗

【影像表现】

概述

- 最佳诊断依据：原发恶性肿瘤病史，乳腺出现多发大小不等的结节
- 部位：单乳或双乳，双乳多见

乳腺 X 线摄影表现

- 乳腺多发的，大小不等结节状病灶（图 10-5-1）
- 边界清楚，边缘欠光滑

乳腺超声表现

- 圆形或椭圆形结节，呈低回声实性阴影
- 如为囊实性病变，回声不均匀，可见液性暗区

推荐影像学检查

- 乳腺 X 线摄影或超声检查

【鉴别诊断】

有明确的恶性肿瘤病史，诊断不困难

（张毅力 杜红文）

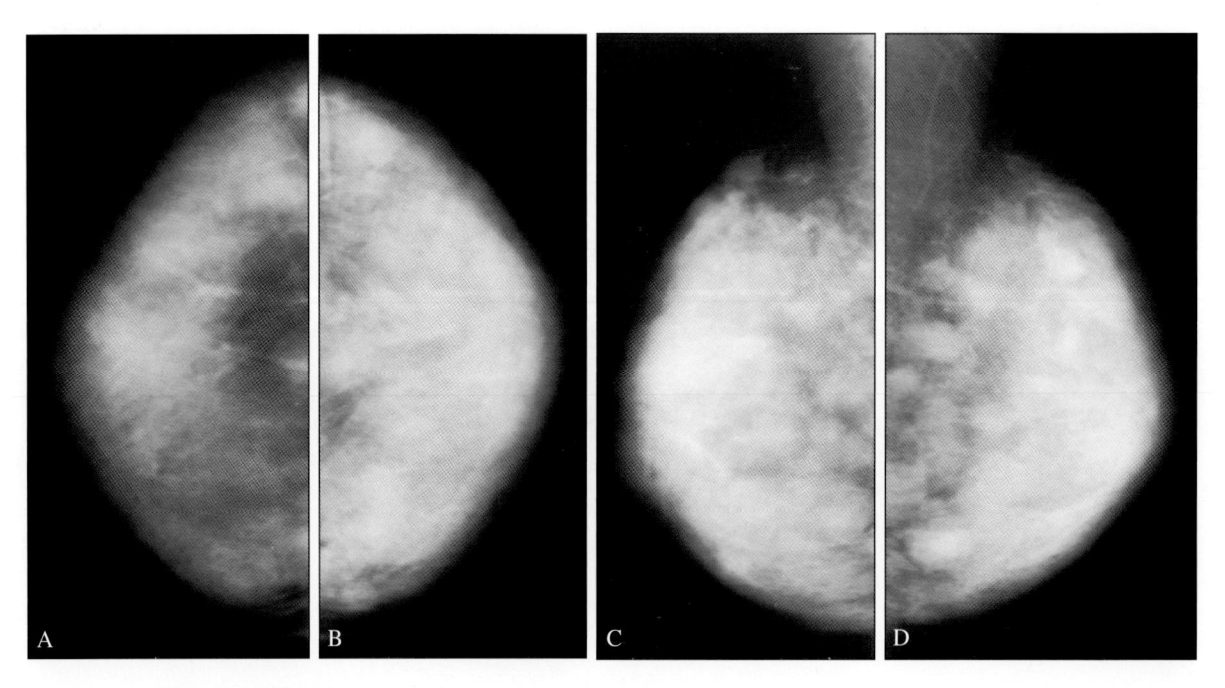

图 10-5-1 **鼻咽癌乳腺转移瘤**
A，B．双乳头尾位，C，D．双乳内外斜位。双侧乳腺内多发散在分布、大小不等的致密结节，密度均匀，边界清楚，边缘欠光滑。病理诊断：转移性低分化鳞状细胞癌

诊断与鉴别诊断精要

- 乳腺出现多发大小不等的结节，双乳多见
- 主要X线表现是乳腺多发的，大小不等结节状病灶，边界清楚
- 有明确的恶性肿瘤病史，可与其他乳腺病变鉴别

重点推荐文献

[1] Vizcaino I，Torregrosa A，Higueras V，Morote V，Cremades A，Torres V，et al. Metastasis to the breast from extramammary malignancies：a report of four cases and a review of literature[J]. Eur Radiol，2001；11：1659-1665.

[2] 张毅力，杜红文，张蕴. 鼻咽癌双乳转移1例 [J]. 中国医学影像技术，2001，17（10）：950.

[3] Chung SY，Oh KK. Imaging findings of metastatic disease to the breast[J]. Yonsei Med J，2001；42：497-502.

第6节　糖尿病乳腺病

【概念与概述】

糖尿病乳腺病（diabetic mastopathy，DMP），1984年Soler和Khardori首次报道，过去也曾被称为纤维性乳腺病、糖尿病硬化性淋巴细胞乳腺小叶炎或淋巴细胞乳腺病。DMP是一异常基质纤维化疾病，可能与长期胰岛素治疗有关，但在其他内分泌疾病患者中也有发生

【病理与病因】

一般特征

- 发病机制

  尚不完全清楚，目前有以下几种观点
  - 与自身免疫反应有关
  - 通过穿孔素和肿瘤坏死因子发挥作用
  - 与糖尿病视网膜病变及神经病变有关
- 病因学
  - 通常见于长期应用胰岛素治疗的糖尿病患者，更多地发生于合并微血管病变的Ⅰ型糖尿病绝经前妇女，并且血糖控制较差
- 流行病学
  - 发病率为0.06%～13%，在胰岛素依赖的糖尿病患者中高达13%

病理特征

- 复发性致密瘢痕样乳腺团块，切面色白
- 病变表现为淋巴浸润的乳腺小叶炎和淋巴细胞性脉管炎（主要为B细胞）。有不同程度的瘢痕样纤维化，上皮纤维化，脉管炎，上皮样的纤维原细胞、淋巴结节形成

【临床表现】

表现

- 单侧或双侧乳腺单发或多发结节，可移动、不规则、质地坚硬，不伴疼痛
- 也有报道双侧乳腺严重疼痛失去生活能力，而行乳腺切除术
- 随着年龄的增长，乳腺病变增大、增多，手术切除后易复发

治疗

- DMP是一种良性乳腺病变，但容易复发。明确诊断后，应尽量避免重复活检和不必要的外科手术，反复刺激可引起恶变

【影像表现】

概述

- 最佳诊断依据：Ⅰ型糖尿病绝经前妇女，并发肾病、视网膜病变及神经病变等并发症，乳腺出现高密度团块状或不对称致密阴影

乳腺X线摄影表现

- 高密度团状阴影，或者为局部不对称性密度增高影
- 边缘不清

乳腺超声表现

- 不规则低回声病灶伴后方声影

乳腺MRI表现

- 病变呈均匀轻度强化，时间-信号强度曲线为渐进上升型

推荐影像学检查

- 乳腺X线摄影或超声检查，MRI增强扫描有助于鉴别诊断

【鉴别诊断】

乳腺癌

- X线表现常有蟹足样改变或成簇微小钙化、边缘毛刺
- 局部皮肤及乳头内陷
- B超表现为轮廓不规则、较高回声肿块，前后径与横径之比 > 1，后方回声衰减等
- MRI增强表现为明显强化，时间 - 信号强度曲线为流出型或平台型
- 结合临床病史、必要时穿刺活检

（杜红文 张毅力）

诊断与鉴别诊断精要

- Ⅰ型糖尿病绝经前妇女，乳腺出现高密度团块状或不对称致密阴影
- 主要X线表现是高密度团状阴影，或者为局部不对称性密度增高影，边缘不清
- 与乳腺癌的影像表现容易混淆

重点推荐文献

[1] 张廷威，张宏．糖尿病乳腺病的研究进展[J]. 国际内分泌代谢杂志，2007（2）：127-129.

[2] Kudva YC, Reynolds C, O' Brien T, et a1. Diabetic mastopathy or sclerosing lymphocyteic lobulitis, is strongly associated with type 1 diabetes[J]. diabetes care. 2002, 25: 121-126.

[3] Sakuhara Y, Shinozaki T, Hozumi Y. MR imaging of diabetic mastopathy[J]. AJR, 2002, 179: 1201-1203.

主要参考文献

[1] 杜红文，张蕴．乳腺疾病影像诊断学．西安：陕西省科学技术出版社，2003：187-190.

[2] Kim EK, Lee SK, Oh KK. Mammographic and sonographic findings of unilateral breast edema in congestive heart failure: a case report[J]. J Korean Radiol Soc 1997; 36: 1097-1099.

[3] Blum C, Baker M. Venous congestion of the breast mimicking inflammatory breast cancer: case report and review of literature[J]. The Breast Journal. 2008; 14 (1): 97-101.

[4] Alikhassi A, Omranipour R, Alikhassy Z. Congestive heart failure versus inflammatory carcinoma in breast. Case Rep Radiol.Published online Apr 7, 2014.

[5] Lucey JJ. Spontaneous infarction of the breast[J].J Clin Pathol, 1975, 28: 937-943.

[6] Behrndt VS, Barbakoff D, Askin FB, Brem RF. Infarcted lactating adenoma presenting as a rapidly enlarging breast mass[J]. AJR Am J Roentgenol, 1999, 173: 933-935.

[7] Toy H, Esen HH, Sonmez FC, Kucukkartallar T. Spontaneous Infarction in a Fibroadenoma of the Breast[J]. Breast Care (Basel), 2011, 6: 54-55.

[8] Watson AP, Fraser SE. Primary lymphoma of the breast [J]. Australas Radiol, 2000, 44: 234-236.

[9] 索京涛，石木兰，蒋玲霞。乳腺非霍奇金淋巴瘤的影像表现[J]。临床放射学杂志，2001，20（11）：835-838.

[10] Yang WT, Lane D, Le-Petross HT, et al. Breast lymphoma: imaging findings of 32 tumors in 27 patients[J].Radiology, 2007, 245 (3): 692-702.

[11] Vizcaino I, Torregrosa A, Higueras V, Morote V, Cremades A, Torres V, et al. Metastasis to the breast from extramammary malignancies : a report of four cases and a review of literature[J]. Eur Radiol, 2001; 11: 1659-1665.

[12] 张毅力，杜红文，张蕴．鼻咽癌双乳转移1例[J]. 中国医学影像技术，2001，17（10）：950.

[13] Chung SY, Oh KK. Imaging findings of metastatic disease to the breast[J]. Yonsei Med J, 2001; 42: 497–502.

[14] 张廷威，张宏．糖尿病乳腺病的研究进展[J]. 国际内分泌代谢杂志，2007（2）：127-129.

[15] Kudva YC, Reynolds C, O' Brien T, et a1. Diabetic mastopathy or sclerosing lymphocyteic lobulitis, is strongly associated with type 1 diabetes[J]. diabetes care. 2002, 25: 121-126.

[16] Sakuhara Y, Shinozaki T, Hozumi Y. MR imaging of diabetic mastopathy[J]. AJR, 2002, 179: 1201-1203.

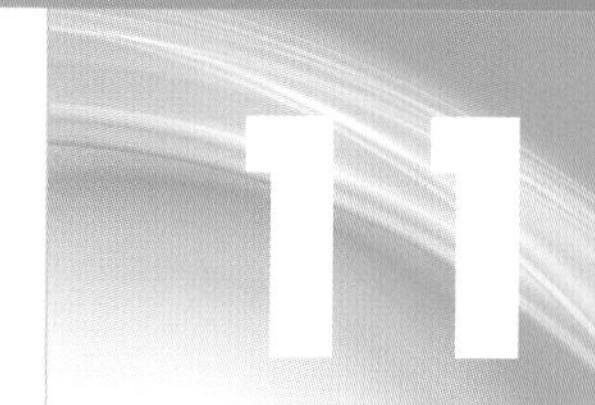

影像导引下介入性技术

第 1 节　乳腺导管造影

【概念与概述】

乳头溢液是比较常见的症状，表现为浆液性、水样、乳汁样、血性等，通常主要由乳腺导管病变引起，譬如导管扩张、导管内乳头状瘤、导管原位癌，还包括感染或内分泌因素等。导管病变由于体积小，大多为触诊阴性，X 线片上很少有阳性发现。1930 年 Ries 及 1937 年 Hicken 利用碘油行乳导管造影，后来，采用注射含碘水溶性对比剂进行造影。乳腺导管造影（breast galactography）方法简单、安全、无副作用，导管充盈后能清晰显示导管内壁表面及导管腔内情况，对临床诊断和治疗具有较大的指导价值

【适应证与禁忌证】

- 凡非妊娠、哺乳者出现乳头溢液均属导管造影的适应证。急性炎症、哺乳期及对对比剂过敏者，需列为导管造影禁忌证

【器械】

- 消毒用品
- 无菌手套
- 2 ～ 5ml 注射器一副
- 5 号特制钝头针一副
- 含碘水溶性对比剂，每次需 1 ～ 2ml
- 照明灯、放大镜、胶布等

【操作方法】

- 造影前行常规双侧 X 线摄影 (侧位及头尾位)；患者取坐位或仰卧位
- 患者乳头消毒按无菌技术操作，反复轻柔按压乳头使之溢液并确定溢液乳管开口。如果溢液较多，先将导管内分泌物尽量挤出，以免堵塞针头或稀释对比剂
- 多孔溢液时，如为同一性质，可选一溢液较清晰的乳孔注入对比剂，如溢液为不同性质或均为血性溢液，应分次逐个乳孔造影
- 根据乳管口大小选择相应 4 ～ 7 号钝针头，接上已抽满对比剂的注射器，排净其内空气 以防注入空气和对比剂外溢
- 在针头上涂布少量液体石蜡，左手尽量垂直提起、固定乳头，自溢液乳管开口缓慢插入导管 1cm，一般不超过 1cm，根据患者情况缓慢注入造影剂 0.5ml ～ 2.5ml，注药时捏紧乳头以防对比剂外溢，注射过程中注射器始终头低尾高位，避免将气体注入
- 常规摄侧位及头尾位片，摄影条件略高于平片，适当加压向前牵引乳头使导管充分伸展拉直，乳头可用胶布封住以防对比剂外溢

【注意事项】

- 抽取对比剂时应谨慎操作，防止气体进入注射器
- 注射对比剂时最好先注射少量对比剂（0.2 ～ 0.4ml），确保针顶端位于乳导管内，再注入剩余对比剂，这是因为初始过多注入对比剂可能掩盖小病灶，特别是靠近乳头的病灶
- 对比剂注射过多可能造成外渗，此时淋巴管可显影
- 针在导管内行进时不要施加太大力量，可能会穿破导管，如患者剧烈疼痛，应及时调整针的

位置

【正常导管造影X线摄影表现】

- 从乳头开始为主导管、输乳窦，然后分支为2级导管，再逐渐分支，由粗到细，直至腺泡
- 导管树形态自然柔软，一般主导管最粗管径平均1.2～8mm，2级导管平均管径约0.93mm，3级导管管径平均约0 .6mm
- 造影示各级导管分布自然，粗细均匀，无狭窄和充盈缺损，管壁光滑，呈根须样，分支逐渐变细（图11-1-1）

【乳腺导管病变分析】

- 导管扩张（ductal ectasia）
  - 单纯导管扩张症：常见有柱状和囊状扩张，表现为导管管径普遍增宽，范围较广，往往可涉及多级导管，导管扩张明显，粗细不均，失去正常规则的树枝状外形，但管壁光滑，无明显僵硬征象
  - 导管扩张伴乳腺增生：临床胀痛明显。造影表现为团块状密度增高的腺体内导管扩张，分支较多，导管树形态扭曲，末梢分支显示欠佳
  - 导管扩张伴炎症：在导管扩张的基础上，导管壁毛糙、模糊，次级导管旁有对比剂渗入间质，导管树形态较僵硬（图11-1-2）
- 导管内乳头状瘤（病）(intraductal papilloma/papillomatosis)
  - 导管内乳头状瘤是起源于导管上皮的良性肿瘤，单发多见，亦可多发
  - 常发于主导管及2、3级分支导管。导管内乳头状瘤以血性溢液为主，与病理上乳头状瘤内含丰富的薄壁血管有关
  - 肿瘤由管壁向内突出生长，形似乳头状。可有远端乳管扩张，亦可见导管梗阻
  - 乳腺导管内乳头状瘤存在一定的恶变率（6%～8%），多发导管内乳头状瘤更易恶变
  - 当乳腺导管造影发现病灶所致充盈缺损同时伴有局部腔壁中断、破坏，应高度警惕导管内乳头状瘤伴有恶变的可能性
  - 影像学表现
    - 导管内细小圆形、类圆形充盈缺损，导管扩张不严重，扩张范围较小，远端分支充盈良好
    - 发生于主导管处呈弧形杯口状充盈缺损影，管壁光滑、完整、无浸润现象
    - 发生于分支导管主要为单个导管截断现象
    - 较大的导管内乳头状瘤可见病变处乳管

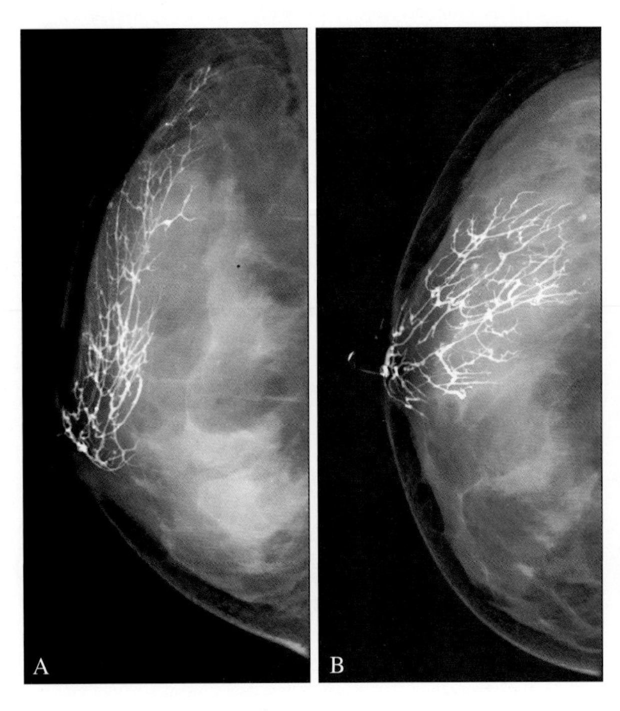

图11-1-1 正常乳导管造影图像
A.右乳导管造影侧位片；B.右乳导管造影头尾位。各级导管显示较清晰，未见明显扩张、狭窄及充盈缺损

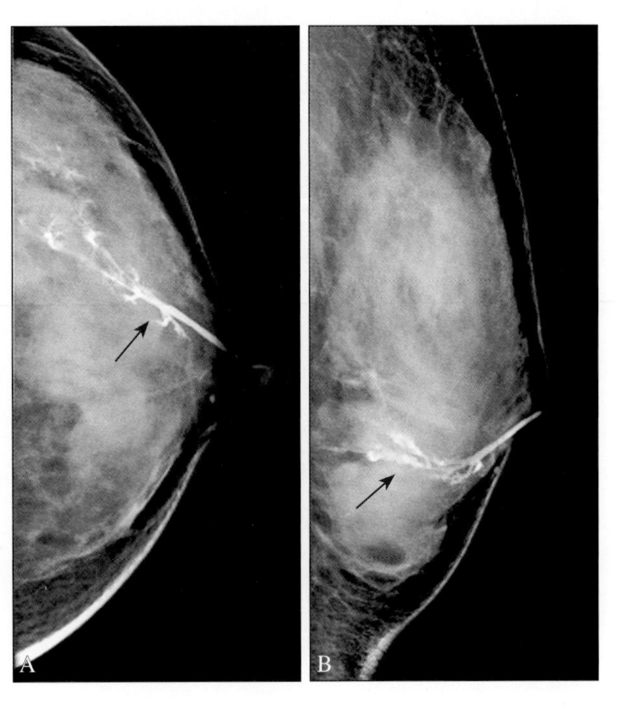

图11-1-2 左乳外下导管扩张
A.头尾位显示左乳外侧导管扩张（箭头）。B.侧位片显示第一～三级导管扩张，三级导管边缘较模糊，欠规则，但未见明显充盈缺损（箭头）

极度扩张及分叶状肿瘤

- 导管内乳头状瘤分为 3 型
  - 管内型：呈管状或伴不同程度的管状扩张，管内充盈缺损呈米粒状，单发或多发，其长轴与管腔长轴一致，与管壁交角呈锐角，与对比剂接触面呈杯口状（图 11-1-3）
  - 囊内型：导管扩张呈囊状，囊腔直径约为 1.5cm 左右，囊内可见部分充盈缺损，呈米粒状、结节状，单发或多发
  - 实体型：病变较大，病变处导管扩张呈囊状
- 导管内癌 (ductal carcinoma in situ)
  - 临床上常有血性溢液及结节触及，乳腺癌出现乳头血性溢液时，常因癌已侵犯导管所致
  - 因导管本身受癌浸润的直接征象表现为大导管及分支导管管壁不规则浸润、虫蚀样破坏、僵硬及狭窄，腔内多发小充盈缺损，近端导管扩张，主导管及部分分支中断等
  - 管壁因为破坏和有溃疡形成容易破裂，在注射对比剂压力稍大和延长造影时间时可见对比剂在局部进入间质呈点片状或呈斑片状（图 11-1-4）

【良、恶性肿瘤鉴别诊断】

- 导管内乳头状瘤
  - 导管内充盈缺损呈圆或类圆形，单发或多发，表面光滑
  - 导管扩张较轻，中断处呈杯口状，断面光滑，远端分支显影良好
- 导管内癌
  - 导管扩张明显，粗细不等，形态僵硬，导管狭窄、阻塞、中断，呈鼠尾状、刀切样或不规则样
  - 当对比剂通过肿瘤间隙渗入时，可以看到对比剂呈断断续续充盈——断续征
  - 当肿瘤破坏导管时，会出现对比剂渗漏、外溢，形成潭湖状改变。局部乳腺可有致密块影，或伴细沙样微小钙化点

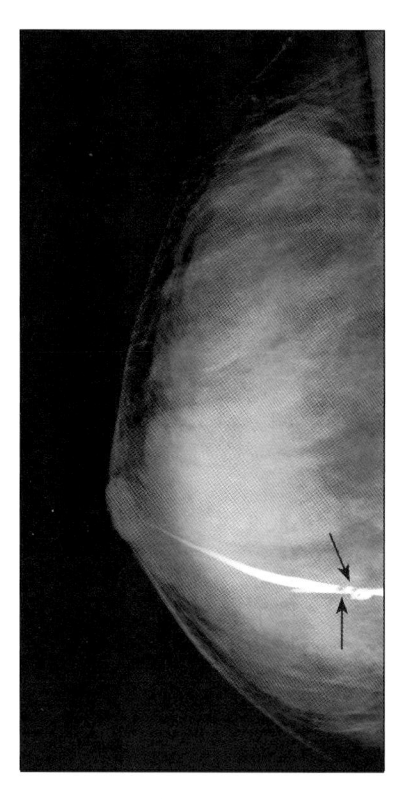

图 11-1-3 **右乳导管内乳头状瘤（病）伴导管扩张**
右乳一、二级导管明显扩张，并见两枚小圆形充盈缺损（箭头）

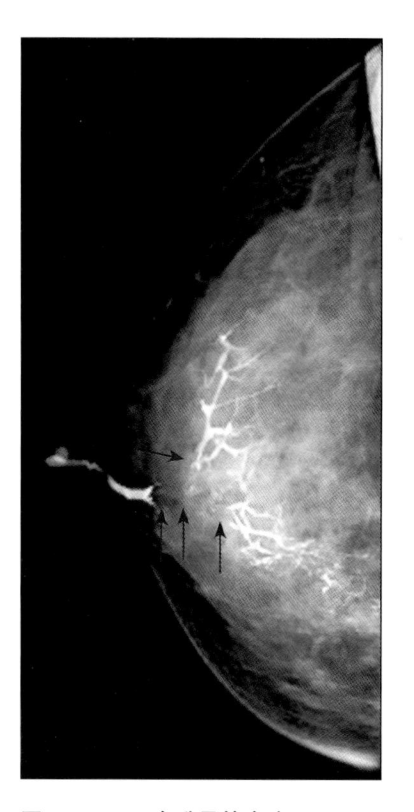

图 11-1-4 **右乳导管内癌**
右乳导管造影显示：一、二级导管扩张，其内见广泛充盈缺损，并见杯口状改变（箭头）

重点推荐文献

[1] 钱海珊，丁小龙，吴利忠等．乳腺导管造影诊断乳腺溢液疾病的研究 [J]. 中国医学计算机成像杂志 ,2007,13（5）:348-350.
[2] 李桂华，王新华，曹桂景等．选择性乳腺导管造影对导管内癌的诊断价值 [J]. 北京大学学报 ,2008,40(2):143-145.
[3] Dinkel H-P, Trusen A, Gassel A M, et al.Predictive value of galactographic patterns for benign and malignant neoplasms of the breast in patients with nipple discharge. The British Journal of Radiology 2000，73:706-714.

技术与诊断精要

- 乳腺导管造影的适应证为非妊娠者、非哺乳者出现乳头溢液，禁忌证为急性炎症、哺乳期及对比剂过敏
- 乳腺导管造影操作应注意无菌技术，手法轻柔，并避免注入空气
- 导管内乳头状瘤（病）和导管内癌均可发现导管内充盈缺损，当有管壁破坏时需怀疑导管内癌

第 2 节　乳腺 X 线摄影导引下病灶术前定位

【概念与概述】

有时候，只有乳腺 X 线摄影能显示病灶，临床触诊及其他影像学手段均未见显示，称为触诊阴性的乳腺病变，若此病灶的 BI-RADS 分类为 4 类及以上，通常需获得病理学诊断结果。因此，乳腺病变的 X 线摄影定位（mammographically guided localization）是为了指导外科医生手术切取活检或切除病变而应运而生的

【适应证】

- 通常为触诊阴性的乳腺病变，并且 BI-RADS 分类为 4 类及以上类别者
- 主要为微小钙化灶

【器械】

除了乳腺 X 线摄影机，尚需要以下器具和药品

- 一次性消毒用品一套
- 5ml 注射器一副
- 无菌手套一副
- 无菌纱布
- 5ml 利多卡因一支
- 定位钩丝一副

【操作方法及注意事项】

操作方法

进行患侧乳腺的头尾位和标准侧位摄影

- 根据图像确定病灶位置以及进针的线路
- 将加压板换为窗口式或镂孔式，并行侧位或头足位摄影
- 根据图像上病变的坐标位置，确定具体的进针位置和线路
- 在进行相关操作之前，行局部皮肤消毒和注射利多卡因局麻药
- 一边操作一边与患者交谈以减少其紧张和焦虑，这样才能更好地配合完成定位
- 一般建议将带有套针的钩针插入较深的位置，以便换体位时确保针仍在病灶中

注意事项

- 在加压的情况下按照病灶坐标将针刺入后，行 X 线摄影，以观察针与病灶的位置关系
- 一般应确保针刺入病灶区域。随后，行另一垂直体位摄影，以观察针尖与病灶的关系，即深度是否合适，最好是针稍退出或稍推进即可将针尖置入病灶区域
- 经过调整后，将套针与其内的钩丝做相反运动，即针芯的钩丝向病灶内推进而套针向外缓缓拔出，最后再行摄影以确认钩丝位于病灶区
- 一般以钩丝与病灶中心的距离在 1cm 以内均被认为是定位获得成功

- 若采用的是双钩的导丝，在出现定位偏差时，可将钩丝退入套针，再进行调整，直至获得成功（图 11-2-1）
- 外科医生可根据留在体外的导丝及阅读定位图像进行手术，切除可疑病灶区域，并将标本送至放射科进行标本摄影，以确保钙化灶或小结节被切除

【标本 X 线摄影】

- 外科医生切下的标本由乳腺放射技师进行摄影
- 目的是了解拟切除的病灶是否被切下来
- 若出现标本中未显示拟切除的病灶，需提醒外科医生扩大切除范围，以便杜绝手术失败

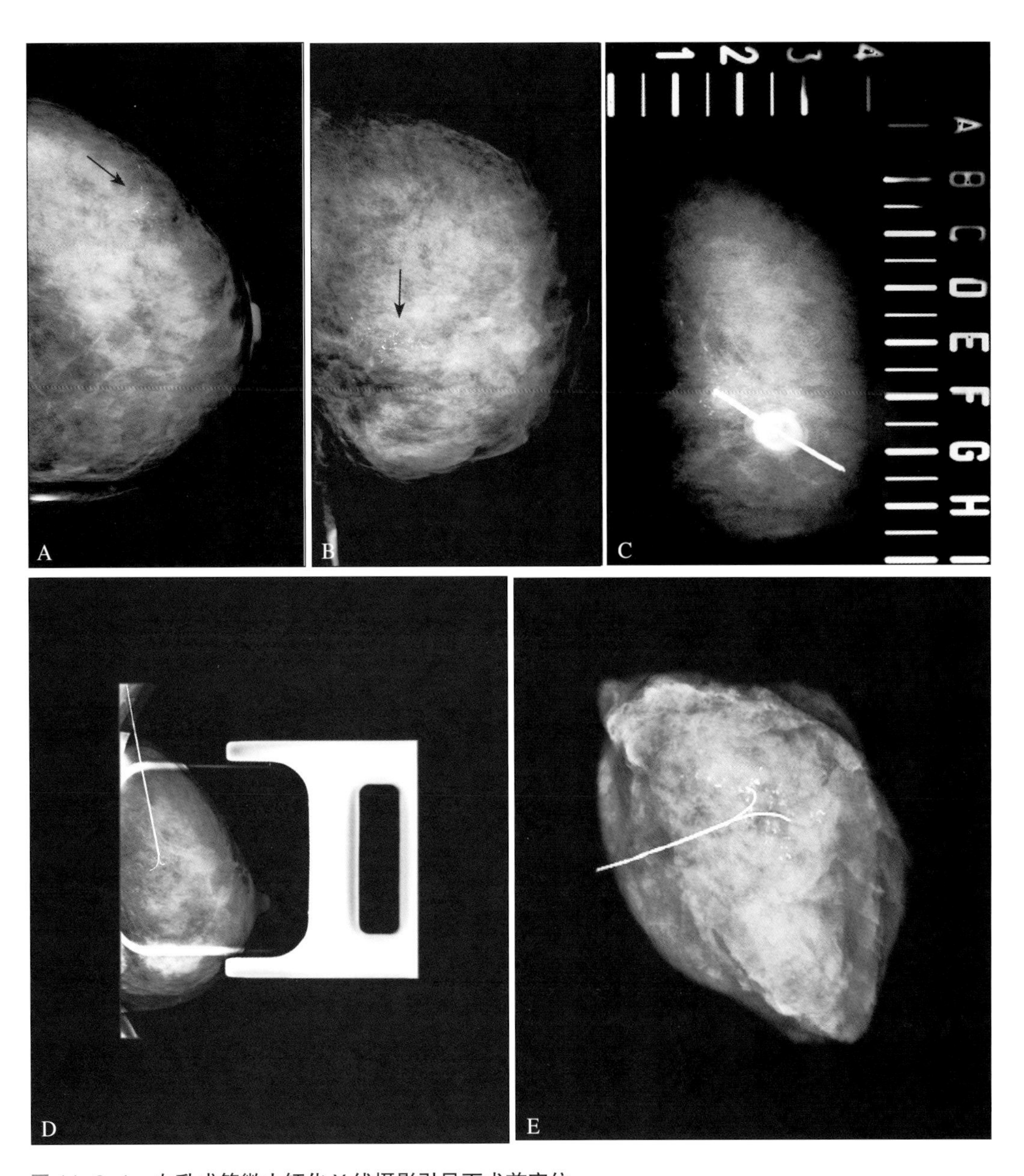

图 11-2-1 **左乳成簇微小钙化 X 线摄影引导下术前定位**

A. 左乳头尾位：左乳外侧成簇微小钙化影（箭头）；B. 左乳侧位：微小钙灶显示在乳腺中部（箭头）；C. 根据坐标选择进针；D. 退出套针，留带双钩的针芯于病灶内；E. 切除的标本摄影显示微小钙化和定位钩丝

重点推荐文献

[1] Wallis M, Tardivon A, Helbich T, et al. Guidelines from the European Society of Breast Imaging for diagnostic interventional breast procedures. Eur Radiol, 2007, 17：581-588.
[2] Pijnappel RM, van den Donk M, Holland R, et al. Diagnostic accuracy for different strategies of image-guided breast intervention in cases of non-palpable breast lesions. Br J Cancer, 2004; 90: 595-600.
[3] Hung WK, Ying M, Chan CM, et al. Minimally invasive technology in the management of breast disease. Breast Cancer, 2009; 16:23–29.

技术精要

- X 线摄影引导下病灶术前定位的适应证为触诊阴性的 BI-RADS 4 类或以上类别病变，主要是微小钙化
- 定位前仔细阅片、设计合理进针路线、调整进针后深度以及反向运动缓慢拔出套针是定位成功的关键
- 外科切除的标本应进行 X 线摄影以确保拟切除的病灶完整切除

第 3 节　乳腺 X 线摄影立体定位穿刺活检

【概念与概述】

- 影像导引经皮活检（imaging-guided percutaneous biopsy，IPB）是指以 X 线、CT、MRI 或超声等影像技术为指导，先对既定病变进行准确定位，然后对其施行细针抽吸或粗针活检的一种非手术性活检，包括乳腺 X 线摄影立体定位（mammographically stereotactic localization, MSL）、超声引导（ultrasound guidance, USG）和 MRI 引导下的活检（MRI-guided biopsy）。通常应用于乳腺触诊阴性病变（nonpalpable breast lesion，NBL）
- 乳腺触诊阴性病灶影像学引导下活检包括细针抽吸活检（fine needle aspiration biopsy, FNAB）和粗针旋切活检或空芯针活检（core needle-biopsy, CNB）。FNAB 是一种细胞学检查手段，以细胞涂片进行镜下检查，其结果能否作为乳腺癌的诊断依据是个很有争议的问题。NCB 因能获取足够标本进行组织病理学诊断，且能区分浸润癌和原位癌，应用日益广泛

【适应证】

目前认为，NCB 除与 FNAB 有类似的适应证外，还用于：

- FNAB 提示怀疑恶性或不确定者
- FNAB 阴性，但是超声和（或）乳腺 X 线摄影怀疑者
- FNAB 取得的组织量太少，不足以进行分析者
- 乳腺病变存在微钙化灶者
- 用于以研究为目的的组织库标本收集

【设备与器械】

使用数字化乳腺 X 线摄影检查设备，俯卧式数字化立体定位活检床系统或其他立体定位系统，11G 活检针或真空辅助活检系统譬如 Mammotome 活检系统等

【定位方法】

- 复习患者以前获得诊断的乳腺 X 线图像，并于活检当日首先分别拍摄患侧乳腺标准侧位和头尾位以确定病灶位置
- 使用活检定位系统前，每日均需进行质量保证（quality assurance，QA）校准测试，以确定活检系统准备就绪，然后在主机上安装活检定位装置，患者采用俯卧位，患侧乳腺悬垂于活检床的洞眼中，使用专用矩形加压框压迫乳腺，使视野包括病变部位
- 随后，行摄片以观察病灶是否位于视野内，称为初步定位像（Scout），确定病灶在图像视野内后，再分别行正、负 15° 投照，根据以上图

像确定穿刺点

- 针对细小钙化灶等病灶，采用 ROI 选择病灶中心处为穿刺点。由系统电脑自动算出 X、Y、Z 三轴上病灶所对应的精确数据
- 在将活检枪发射前及发射之后，均进行正负 15° 摄影，以确保定位准确，取材位置正确

【影响活检定位的因素】

- 病灶贴近胸壁使得乳腺病灶不易准确压迫定位，有时也不易固定乳腺位置，影响定位
- 乳房过小，使活检针发射后有可能打穿乳房，此时系统会报错，发出警报声；有时，病灶过浅，紧邻皮下，活检针进入乳腺后抵达病灶中心时，活检针切口仍露在乳腺之外，无法形成负压，活检将失败。以 11G 活检旋切针为例，如令 A= 压迫厚度（C)+12-19，B= 病灶 Z 轴坐标值 (Z)-2；若 A-B > 0 则活检可行，否则难以完成活检

【真空辅助抽吸的 NCB 活检操作方法】

- 使用专用 11G 针由系统发射穿刺病灶中心，并实施 Mammotome 活检真空系统旋切病灶，分别进行一圈共 12 个点的旋切，获得 12 条组织条，分别每次均需从针的推出标本处取出活检组织，将活检组织浸入甲醛，送病理科检查
- 活检手术结束后，穿刺点压迫防止出血，包扎，必要时使用胸带
- 在送病理检查前，必须对标本进行摄影，以观察是否将可疑的细小钙化切下，并确认可疑钙化灶位于标本内；完成活检术前，对患者病灶区摄影，以确定可疑病灶被切除或部分被切除（图 11-3-1）
- 一般而言，1cm 左右的钙化区域能全部切除
- 对患者进行绑胸带压迫止血，必要时输液观察 2 小时

【临床价值】

- 一般而言，NCB 病理诊断的准确性与肿块大小有关
- 当肿块直径 < 1cm 时，NCB 诊断的准确率为 90.8%，当肿块直径 > 5cm 时，准确率为 100%
- NCB 病理诊断的准确性随着肿块直径的增加而增加
- 真空辅助抽吸的空芯针活检（vaccum-assisted biopsy，VAB）的方法取得的组织量比无真空辅助的 NCB 大，能完整切除较大的肿瘤
- 影像学显示病灶的完全切除并不代表病理病灶的完全切除，也不能保证组织切缘阴性，因此 VAB 不适用于恶性肿块的切除

【并发症、后遗症及注意点】

经皮活检在乳腺病变方面的并发症和后遗症均少见。一般不会出现手术活检引起的瘢痕等后遗症。少数可能发生的情况为

- 出血：只是在使用较粗活检针或同一部位多次

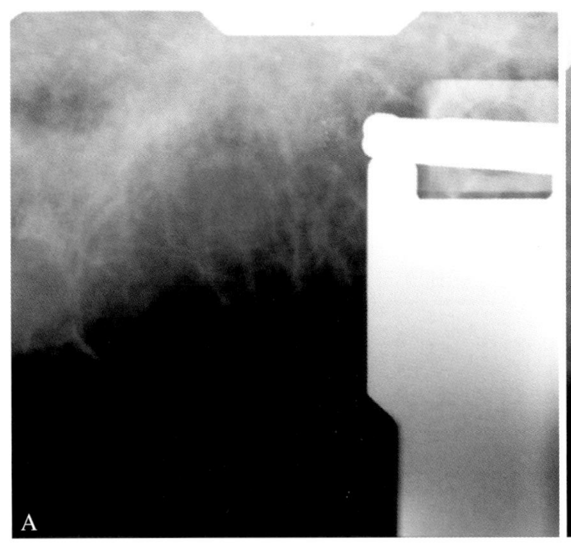

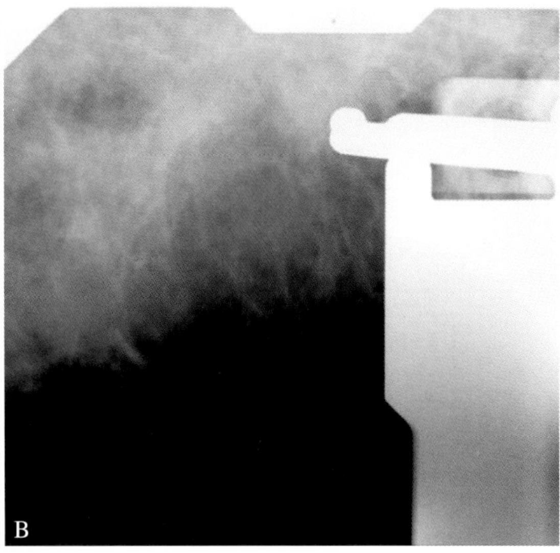

图 11-3-1　**右乳微小钙化真空辅助抽吸旋切活检**

A. 活检针（枪）发射之前摄影，显示活检针（枪）与钙化的位置关系；B. 活检针（枪）发射之后摄影，显示活检针（枪）与钙化的位置关系；

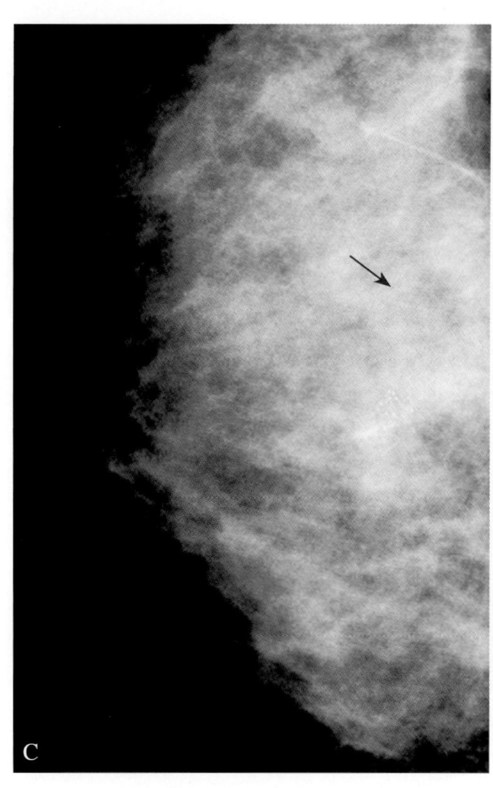

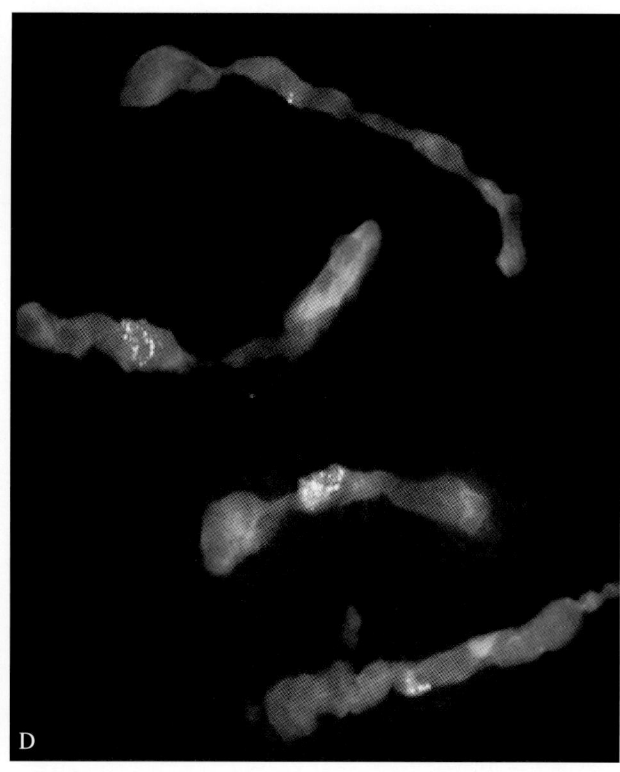

图 11-3-1 续 **右乳微小钙化真空辅助抽吸旋切活检**
C. 右乳成簇微小钙化（箭头）；D. 所取标本的 X 线摄影，显示其内较多的成簇微小钙化影

穿刺时才会出现，所以在不影响检查结果的情况下，应将穿刺次数尽量减少

- 感染：遵守操作规程，严格无菌技术，感染应该可以完全避免。另外有些年轻患者容易出现血管迷走神经反应
- 一般而言，理论上 NCB 活检即粗针活检后存在转移的可能性，包括针道种植，但是粗针活检所取标本丰足，可以做切片，以资判断恶性病变的浸润程度或是否有浸润，而且，真正形成转移性肿瘤极罕见
- 有人提出，如果粗针穿刺活检结果为恶性，应在 1 周内手术或采取其他治疗手段，譬如化疗等。这样可以减少或避免发生转移的机会

重点推荐文献

[1] Liberman L. Clinical management issues in percutaneous core breast biopsy. Radiol Clin North Am, 2000, 38:791–807.2008, 248:406–413.

[2] Liberman L, Smolkin JH, Dershaw DD, et al. Calcification retrieval at stereotactic, 11-gauge, directional, vacuum-assisted breast biopsy. Radiology, 1998, 208:251–560.

[3] Burbank F. Stereotactic breast biopsy: comparison of 14- and 11-gauge Mammotome probe performance and complication rate. Am Surg, 1997, 63:988–995.

技术精要

- X 线摄影引导下穿刺活检包括细针抽吸活检和粗针旋切活检或空芯针活检
- 活检定位受病灶深度及乳房大小的影响；获取标本前准确定位是成功活检的关键
- 乳腺经皮活检后并发症和后遗症少见；若粗针穿刺活检结果为恶性，应在数天内手术

第 4 节　超声导引下穿刺定位及活检

【概念与概述】

定位的方法同乳腺 X 线摄影。在活检前常行完整的超声检查，将病变的位置、深度、形态、大小及声学特性结果与乳腺检查相互对照。如果超声检查发现多个可疑病变，可以在超声引导下应用细针穿刺在可疑部位取样以明确诊断。以下以细针抽吸活检为例介绍超声引导下穿刺活检

【适应证】

所有超声可以显示的乳腺病变均可以在超声引导下进行定位活检取样

【超声引导下细针穿刺活检（FNAB）】

- 操作方法
  - 乳腺细针穿刺活检不需要麻醉，对于表浅部位进行穿刺时不需要探头穿刺架
  - 将皮肤和探头进行常规消毒后，在实时超声的引导下，穿刺针顺着探头的长轴或者短轴方向斜向刺入病变内（当采用与声束平行的探头短轴穿刺方向进针时，只有当穿刺针的针尖到达病变所在的声像图平面时才能被观察到）声像图上表现为强回声并伴有衰减
  - 如果从探头侧面长轴方向进行穿刺，就可以显示整个穿刺针及穿刺通道，便于对操作进行监控，这种方法常被初学者采纳，但缺点为需要使用较长的穿刺针
  - 在整个操作过程中，应该将病变控制在探头下，实时显示病灶位置与针道的关系，确保穿刺针进入病变时不会偏移
  - 使用探头穿刺引导支架对初学者有帮助，可避免在同一部位多次取样。但应用穿刺架就需要较长的穿刺针，穿刺针行进的距离较长，有发生穿刺针弯曲的风险
  - 细针穿刺抽吸取样方法有两种
    - 在穿刺针运动过程中用针管抽吸
    - 穿刺针在病变内转动过程中通过毛细现象取样
- 注意事项
  - 穿刺针必须刺入肿块内部，一旦确定针尖位于肿块内，就可以在类似扇形的平面内变化穿刺针的角度进行组织取样
  - 细针穿刺抽吸的样本必须足够
  - 病理学诊断与影像学相符，否则应考虑切除活检
  - 初学者正确掌握进针角度和穿刺针穿入病变的深度后，可以徒手进行自由式穿刺方法

【超声引导下粗针组织切割活检】（图 11-4-1）

- 操作方法

其活检针的选择及取样方法与 X 线引导下立体定位穿刺活检相似，不再赘述；具体操作方法如下：

- 向患者解释整个过程，减轻取样时穿刺枪发出声音而引起的恐惧感
- 确定病变位置，活检处与穿刺点体表投影

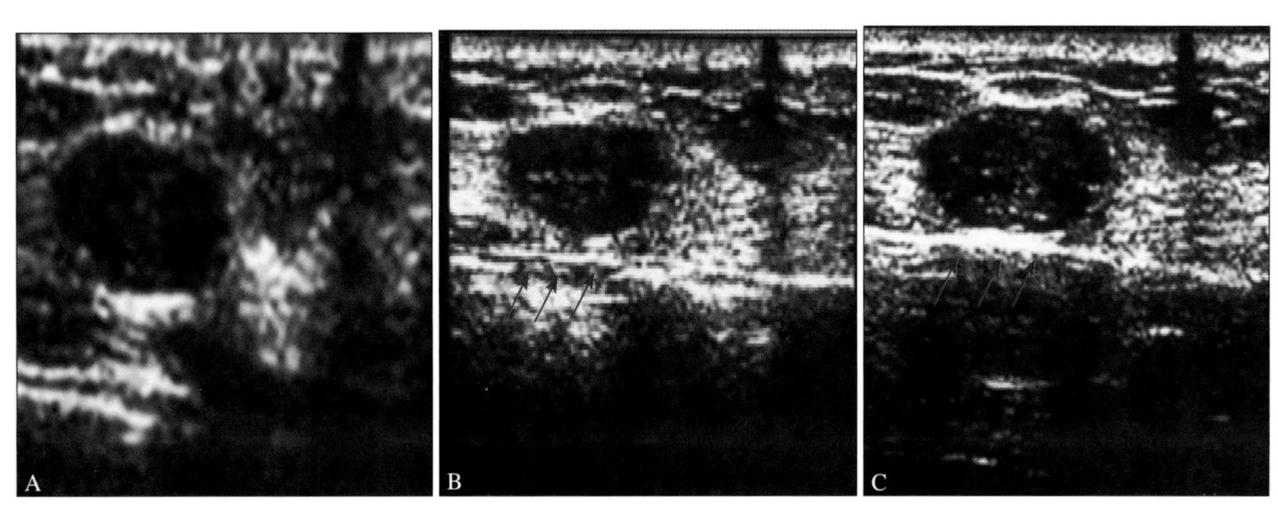

图 11-4-1　超声引导下乳腺病灶旋切活检
A. 低回声结节；B. 活检针位于病灶下方（箭头）；C. 开始旋切病灶，针与病灶下缘贴近（箭头）

距离要在 1cm 以上，确保穿刺针与胸壁及超声探头尽量平行；肿瘤位于深部时，距离要更远一些
- 使用利多卡因在穿刺点、穿刺通道及肿块附近进行局部麻醉，通常在进行皮下局部麻醉时，患者疼痛感最明显，因此可先对深部组织进行麻醉，再麻醉皮下组织
- 若选用 14G 穿刺针，表皮穿刺点用手术刀切开皮肤
- 沿着超声探头的长轴方向将穿刺针斜行刺入（超声探头方向与病变及穿刺针方向为一条直线）
- 移动超声探头以确定穿刺针位置是否需要调整，当确定穿刺针的针尖到达病灶的边缘后，启动穿刺活检枪取材
- 采用切线位显示取样后的图像以确定穿刺针与病变的位置，确保穿刺针穿过病变；切线位成像对于直径小于 1cm 的病变定位尤为重要
- 穿刺活检结束后，用纱布加压穿刺部位 5 ~ 10 分钟，防止出血，对穿刺部位使用无菌敷料进行包扎

- 注意事项
  - 穿刺活检前，尤其是腋下病变，应确定病变周围是否有血管存在，如有血管，应使用多普勒引导穿刺，以免损伤血管
  - 有时，由于乳腺内脂肪组织多，肿块质地较韧，穿刺针弹射后，穿刺目标发生位移，此时，可以使用探头加压，在穿刺针弹射前将针尖刺入病变
  - 由于乳腺腺体致密，若穿刺针未完全弹射，应将穿刺针取出，重新穿刺
  - 穿刺活检有可能会导致气胸，这是由于乳腺腺体薄或活检区域腺体薄，肿块靠近胸壁，应利用胸壁的自然曲线斜向穿刺活检

【并发症】
- 出血
- 疼痛
- 皮下淤血
- 感染
- 气胸

重点推荐文献

[1] Doyle JM, O' Doherty A, Coffey L,et al.Can the radiologist accurately predict the adequacy of sampling when performing ultrasound-guided core biopsy of BIRADS category 4 and 5 lesions detected on screening mammography? Clin Radiol, 2005; 60: 999–1005.

[2] Liberman L, Feng TL, Dershaw DD, et al. US-guided core breast biopsy:use and cost-effectiveness. Radiology, 1998, 208:717-723.

[3] Dillon MF, Hill AD, Quinn CM, et al. The accuracy of ultrasound,stereotactic, and clinical core biopsies in the diagnosis of breast cancer with analysis of false-negative cases. Ann Surg, 2005, 242:701-707.

技术精要
- 超声引导下穿刺活检包括细针抽吸活检和粗针旋切活检或空芯针活检
- 穿刺针准确进入病变是成功活检的关键
- 穿刺活检应注意避免血管损伤和气胸

第 5 节　MRI 导引下穿刺定位及活检

【概念与概述】

- MRI 在高危人群的乳腺癌筛查和乳腺癌分期方面发挥着越来越重要的作用，大多数 MRI 发现的病灶在乳腺 X 线摄影及超声上亦可以显示，但是，尚有部分病灶只能在 MRI 上显示，而其他手段无法显示，若病灶为可疑恶性时，需行 MRI 引导下病灶定位和活检
- MRI 引导下穿刺定位及活检能明显提高早期乳腺癌的检出率。但是，此法较费时，费用亦较高，所使用定位及活检装置及器材均为非磁性，与 X 线摄影及超声检查引导下的介入操作使用的器械完全不同。因此，必须特别注意，切记不能将磁性金属及其他具有磁性的器具带到 MRI 扫描机房，否则将造成设备受损、人员受伤等严重后果。相关人员必须严格掌握指征和安全知识

【MRI 引导下定位及活检的适应证】

一般适用于只在 MRI 上显示且分类为 4 类及以上的病灶

【MRI 引导下穿刺定位及活检的操作过程】

- 乳腺放置于乳腺线圈内，用碘酒消毒皮肤
- 压迫乳腺至合适的程度，仅允许对乳腺进行适度挤压，过强的挤压会影响病变的强化，并改变乳腺的正常解剖结构
- 采集图像以确保压迫板上的方形窗及定位标志均在成像范围内，确保乳腺的位置合适
- 注射对比剂 Gd-DTPA 后，再次扫描获得病灶图像
- 通过肿块对应的压迫板上的方形窗进行局部麻醉，若为活检而不仅仅进行定位后放置定位钩丝，那么通常还需在皮肤表面切开小口（有的系统无需在皮肤上切口）
- 如使用穿刺活检软件，会提示穿刺针从哪个孔进入，如无软件，可将一维生素 E 胶囊放置于对应病变或紧邻的方形窗，然后行增强检查，依靠病变与维生素 E 胶囊的关系可以比较准确找到病变位置
- 通过穿刺针导向装置进针确定深度后，再进行扫描看是否需要调整
- 根据病变位置放置定位导丝。若为活检，即可发射活检枪（针），进行病灶旋切等活检。一般取标本 10 余条。取材并放置定位夹后，再次进行 MRI 扫描 (图 11-5-1、图 11-5-2)

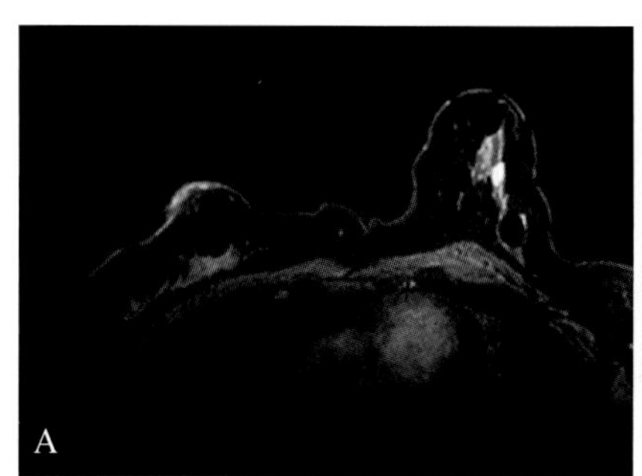

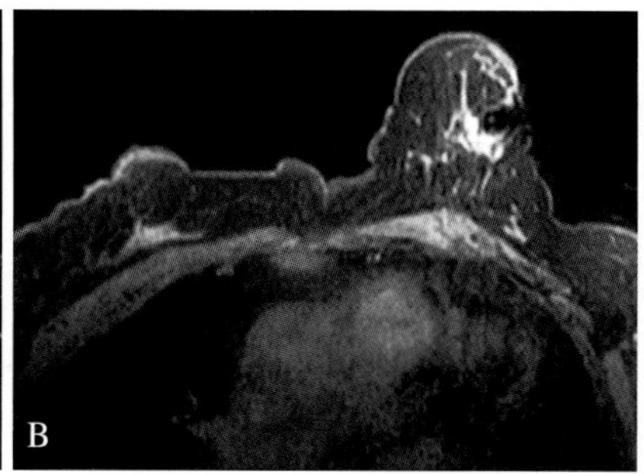

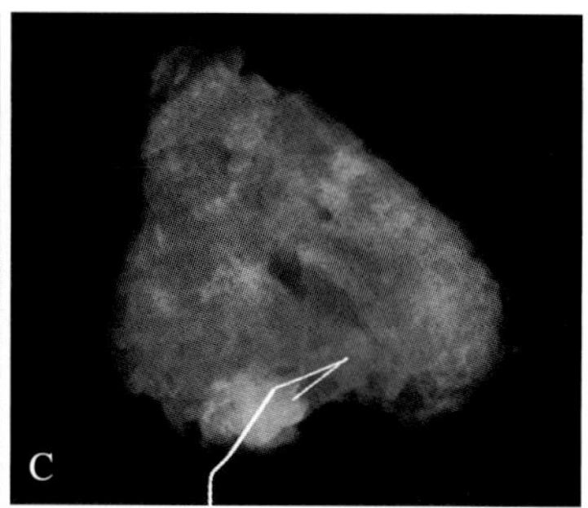

图 11–5–1　左乳小结节 MRI 引导下放置定位导丝

A: 增强 MRI 显示左乳强化小结节；B: 放置定位导丝至病变位置，显示低信号条状影，一端达病灶；C: 切除标本 X 线摄影显示病灶密度较高

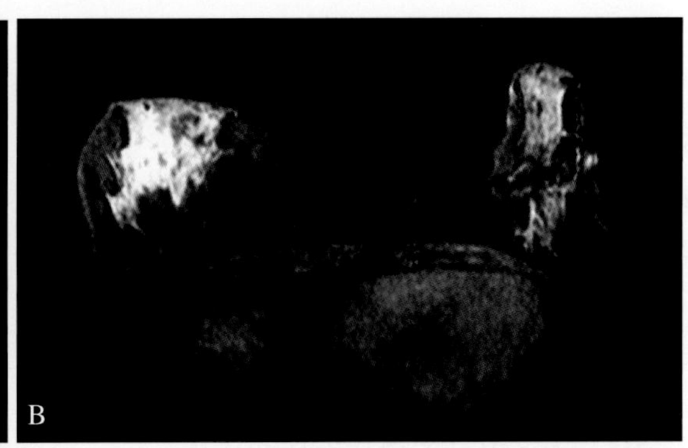

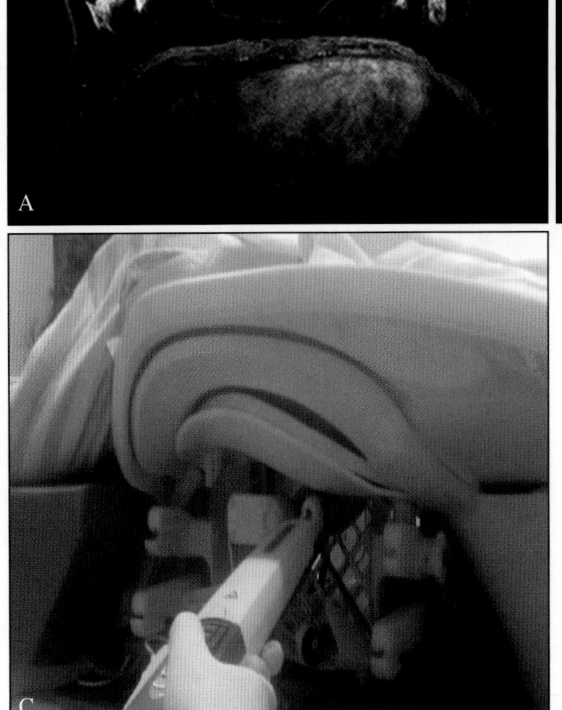

图 11-5-2 右乳小结节 MRI 引导下旋切活检。
A．增强 MRI 上显示左乳强化小结节（箭头）；B．活检针进入病灶后成像显示针位于病灶区，然后进行旋切活检；C．方格定位装置，并根据图像选择进针方格；

【MRI 引导下定位活检的注意事项】

- 扫描时：患者处于俯卧位，应用乳腺表面线圈来减少序列采集过程中患者的呼吸运动伪影
- MRI 检查尽可能在月经周期的第 6 到 16 天之间进行
- 在静脉注入钆剂的前后采集图像，经过减影处理能够很好地显示增强区域。乳腺 MRI 的灵敏度很高，在 88% ~ 100% 之间，但是有相当一部分良恶性病变表现存在一定的重叠，包括纤维囊性改变、纤维腺瘤、乳腺炎、放射状瘢痕、原位小叶癌、不典型增生等，早期文献报道其特异性在 37% ~ 97% 之间，目前，一般认为，其特异性在 90% 左右。由于所处的月经周期的阶段不同，正常的乳腺组织也可以强化
- MRI 定位下活检必须在 1.5T 以上的 MRI 设备引导下进行，采样设备的安置必须位于 MRI 机房之外
- 利用 0.2 ~ 0.5T 低场强的开放式磁场也是可行的，可以在整个过程中实时监测穿刺针的进入、放置，并减少伪影的形成。但是，低场强的开放式 MRI 设备对于影像诊断效果较差，限制了它的使用
- MRI 定位下活检采用的是同轴技术，与 X 线摄影引导下活检相似，其穿刺针是配套的，只是采用了可以在磁场中使用的非磁性材料
- 由网格压迫器械、成像线圈和导向设备组成的立体定位导向系统将乳腺固定在合适的位置。通常是采用侧位穿刺进入的方式，最近，也有人通过中间部位水平穿刺进入
- 上述 MRI 定位导向下活检，也有许多局限性。在对比剂流出之前，能使病灶显示的时间只有大约 45 分钟；穿刺活检的标本不能再次进行 MRI 扫描以确保得到了足够的样本量；此外，MRI 所使用的费用高昂，所花时间也很长，成本相当高
- 只有在乳腺 X 线摄影和超声下不能发现且 MRI 上显示了病变的情况下，才建议进行 MRI 引导下乳腺病灶的活检

【MRI 引导下乳腺病灶定位及活检的临床价值】

- 乳腺 MRI 引导下病灶的定位放置导丝所采用的设备已商品化，很容易获得
- 现有的报道显示其成功率较高，达 93% ~ 100%，病灶手术后诊断为癌者达 31% ~ 73%，遇到高危病变的概率高达 29%
- 学术界已有共识，即完整的乳腺 MRI 检查应包括能进行 MRI 引导下乳腺可疑恶性病变的定位及放置钩丝，以引导外科医生进行手术，以及进行 MRI 引导下活检
- MRI 引导下乳腺病变活检能提高乳腺癌的早期诊断率，使患者避免贻误治疗时机，从而使其获得良好的预后

（汪登斌　李　志）

重点推荐文献

[1] Morris EA, Liberman L, Dershaw DD, et al. Preoperative MRI-guided needle localization of breast lesions. AJR Am J Roentgenol, 2002, 178:1211-1220

[2] Liberman L, Morris EA, Dershaw DD, et al. Fast MRI-guided vacuum assisted breast biopsy: initial experience. AJR Am J Roentgenol, 2003, 18:1283-1293.

[3] Dillon MF, Hill AD, Quinn CM, et al. The accuracy of ultrasound,stereotactic, and clinical core biopsies in the diagnosis of breast cancer with analysis of false-negative cases. Ann Surg, 2005, 242:701-707.

[4] Hung WK, Ying M, Chan CM, et al. Minimally invasive technology in the management of breast disease. Breast Cancer, 2009, 16: 23-29

技术精要

- MRI 引导下定位及活检适用于只在 MRI 上显示且 BI-RADS 分类在 4 类及以上的病灶
- MRI 引导下定位及活检所使用的进入 MRI 机房的装置及器材均必须为非磁性
- 虽然 MRI 引导下定位及活检有许多局限性，但其应用可提高乳腺癌的早期诊断率，使患者获得良好的预后

主要参考文献

[1] 欧阳伟，王孝英，邵学勇等．伴乳头溢液乳腺癌的乳腺导管造影表现与病理对照研究．放射学实践，2006，21(5):494-497.

[2] 陆欣，杨荷霞，黄文杰．乳腺导管内乳头状瘤的 X 线诊断 [J]. 放射学实践，2003,18(6):422-423.

[3] 潘芝梅，俞琳玲，李强．乳腺导管造影对溢液性乳腺病的诊断价值 [J]. 中国医学影像技术，2002,12(1):37-38.

[4] 杨红兵，陆华萍．乳腺导管造影在乳腺导管内乳头状瘤诊断中的临床应用 [J]. 临床放射学杂志，2008,27(8):1047-1049.

[5] 张毅力，杜红文，张蕴等．乳腺导管造影诊断乳腺囊性增生病 13 例 [J]. 第四军医大学学报，2003,24(4):356.

[6] Kocjan G. Fine needle aspiration cytology. Inadequate rates compromise success. Cytopathology,2003,14:307-308.

[7] Kocjan G, Bourgain C, Fassina A, et al. The role of breast FNAC in diagnosis and clinical management: a survey of current practice. Cytopathology, 2008，19：271-278.

[8] Pisano ED, Fajardo LL, Tsimikas J, et al. Rate of insufficient samples for fine needle aspiration for nonpalpable breast lesions in a multicenter clinical trial: The Radiologic Diagnostic Oncology Group 5 Study. Cancer, 1998, 82:678-688.

[9] Parker SH, Jobe WE, Dennis MA, et al. Ultrasound guided automated large-core breast biopsy. Radiology 1993,187:506-511.

[10] Helbich TH, Rudas M, Haitel A, et al. Evaluation of needle size for breast biopsy: comparison of 14-, 16- and 18-G biopsy needles. AJR Am J Roentgenol 1998,171:59-63.
[11] Parker SH, Lovin JD, Jobe WE, et al. Non-palpable breast lesions: stereotactic automated large-core biopsies. Radiology, 1991,180:403-407.
[12] Helbich TH, Matzek W, Fuchsja ¨ger MH. Stereotactic and ultrasound-guided breast biopsy. Eur Radiol, 2004,14:383-393.
[13] Helbich TH, Mayr W, Schick S, et al. Co-axial technique: approach to breast core biopsies. Radiology, 1997,203:684-690.
[14] Liberman L, Dershaw DD, Rosen PP, et al. Stereotactic 14-G breast biopsy: how many core biopsy specimens are needed? Radiology ,1994,192:793-795.
[15] Sauer G, Deissler H, Strunz K, et al. Ultrasound guided large core needle biopsy of breast lesions: analysis of 962 cases to determine the number of samples for reliable tumour classification. Br J Cancer ,2005,92:231-235.
[16] Parker SH, Klaus AJ. Performing breast biopsy with a directional, vacuum-assisted biopsy instrument. Radiographics ,1997,17:1233-1252.
[17] Cassano E, Urban LA, Pizzamiglio M, et al. Ultrasound-guided vacuum-,assisted core breast biopsy: experience with 406 cases. Breast Cancer Res Treat ,2007,102:103-110.
[18] Schueller G, Schueller-Weidekamm C, Helbich TH. Accuracy of ultrasound-guided, large core needle breast biopsy. Eur Radiol , 2008,18:1761-1773.

中英文专业词汇索引

附　录

图目录

表目录